がん看護学

臨床に活かすがん看護の基礎と実践

【第2版】

鈴鹿医療科学大学看護学部教授
三重大学名誉教授　　　　　　　大西和子

国立看護大学校教授　　　飯野京子　編集

国立がん研究センター中央病院副看護部長　平松玉江

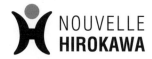

執筆者一覧(五十音順)

朝鍋	美保子	国立がん研究センター中央病院看護師長／がん化学療法看護認定看護師
荒尾	晴惠	大阪大学大学院医学系研究科保健学専攻教授
飯野	京子	国立看護大学校教授
石田	和子	新潟県立看護大学教授／がん看護専門看護師
市川	智里	国立がん研究センター東病院看護師長／がん看護専門看護師
稲村	直子	国立がん研究センター中央病院副看護師長／がん看護専門看護師
井上	佳代	鈴鹿医療科学大学看護学部助教
今井	真美子	国立がん研究センター中央病院／集中ケア認定看護師
大石	ふみ子	聖隷クリストファー大学看護学部教授
大市	三鈴	伊勢赤十字病院看護係長／がん看護専門看護師
大川	明子	四日市看護医療大学大学院教授
大西	和子	鈴鹿医療科学大学看護学部教授／三重大学名誉教授
大矢	綾	国立がん研究センター中央病院看護師長／集中ケア認定看護師
奥野	和美	市立四日市病院／がん看護専門看護師
柿本	英明	国立がん研究センター中央病院副看護師長／国立看護大学校臨床教員
片岡	純	愛知県立大学看護学部教授
狩野	太郎	群馬県立県民健康科学大学看護学部教授
神田	清子	群馬大学大学院保健学研究科教授
紀藤	千春	鈴鹿医療科学大学看護学部助教
栗原	美穂	国立がん研究センター中央病院副看護師長／がん性疼痛看護認定看護師
近藤	由香	群馬大学大学院保健学研究科准教授
作田	裕美	大阪市立大学大学院看護学研究科教授
菅野	かおり	日本看護協会神戸研修センター／がん化学療法看護認定看護師
鈴木	牧子	国立がん研究センター中央病院看護師長／乳がん看護認定看護師
高橋	美賀子	聖路加国際病院オンコロジーセンター／がん看護専門看護師
田墨	惠子	大阪大学医学部附属病院看護師長／がん看護専門看護師
田中	久美子	鈴鹿医療科学大学看護学部准教授
塚越	真由美	国立がん研究センターがん対策情報センター研修専門職／がん看護専門看護師
辻川	真弓	三重大学大学院医学系研究科看護学専攻教授
中	滉子	畿内会岡波総合病院／がん看護専門看護師
長岡	波子	国立看護大学校助教
中村	喜美子	鈴鹿医療科学大学看護学部准教授／がん看護専門看護師
平井	和恵	東京医科大学医学部看護学科教授
平松	玉江	国立がん研究センター中央病院副看護部長／感染症看護専門看護師・感染管理認定看護師
福永	稚子	三重大学医学部附属病院／がん看護専門看護師
藤井	恵美	国立がん研究センター中央病院看護師長／がん化学療法看護認定看護師
藤澤	雄太	国立看護大学校講師
三浦	浅子	福島県立医科大学看護学部講師／がん看護専門看護師
水谷	奈緒子	国立がん研究センター中央病院副看護師長／国立看護大学校臨床教員
水野	道代	筑波大学医学医療系教授
宮下	光令	東北大学大学院医学系研究科保健学専攻教授
向井	未年子	愛知県がんセンター中央病院緩和ケアセンター ジェネラルマネージャー／がん看護専門看護師
村上	好恵	東邦大学看護学部教授
村木	明美	済生会松阪総合病院／がん看護専門看護師
村瀬	麻樹子	国立がん研究センター中央病院副看護師長／地域看護専門看護師
森	真喜子	国立看護大学校教授
吉田	和枝	三重大学大学院医学系研究科看護学専攻准教授
吉田	智美	滋賀県立総合病院緩和ケアセンター副センター長
吉村	久美	国立がん研究センター中央病院副看護師長／がん放射線療法看護認定看護師
渡邊	知映	上智大学総合人間科学部看護学科准教授
綿貫	成明	国立看護大学校教授

第2版まえがき

　日本における第1位の死因はがん疾患であり，1981（昭和56）年から現在に至るまでその状況は続いています．それは，近年，がん疾患が生活習慣病，あるいは国民病とまでいわれるように，超高齢社会における一つの特徴的な様相といえるかもしれません．がん疾患は高齢になればなるほど罹りやすくなることから，今後もがん患者が減ることはないと予測されますが，一方で，診断・治療の著しい進歩により，がんに罹患後もがんと共に生きている長期生存者（がんサバイバー）が増加しているという現実もあります．

　過去約35年にわたり，わが国の重点政策として1984（昭和59）年に「対がん10カ年総合戦略」が始まって以来，第2次，第3次と10カ年戦略が進められてきました．2006（平成18）年6月には「がん対策基本法」が成立し，2007（平成19）年度から2011（平成23）年度までの「第1期がん対策推進基本計画」が策定され，実行に移されました．がんの予防から早期発見，がん医療の均てん化，社会環境の整備，研究促進など幅広い対がん戦略が展開され，その後も第2期基本計画（2012～2016年度）の実施，そして現在の第3期基本計画（2017～2022年度）によって，「がん患者を含めた国民が，がんを知り，がんの克服を目指す」という，まさに国民レベルの努力目標が掲げられています．

　がん看護においては，身体・生理的支援としての症状マネジメント（痛み，吐き気，食欲不振，倦怠感など），精神的・社会的支援としてのサポート（再発・転移への不安，経済的問題），自己の存在の意味を問うようなスピリチュアルな面でのケア，患者の家族への支援などがなされてきました．今後さらに，がんの予防，再発予防へのかかわりが求められています．また，いまや病院での看護だけでなく，在宅医療や地域包括ケアなどの推進により，訪問がん看護も必要になってきました．看護する場所がどこであれ，がん看護の基本的目標は患者・家族のQuality of Life（QOL）やWell-being（安寧）にあり，それを追求していくことが，がん看護の研究課題といえます．

　がん看護専門看護師やがん看護関連認定看護師の増加により，がん看護の認知度が高まり，評価されるようになってきたことから，社会におけるがん看護へのニーズが拡大してきました．がん看護は，予防から急性期看護，リハビリテーション・慢性期看護，終末期看護，緩和ケア，グリーフケア，そして多職種連携によるチーム医療，倫理的配慮，家族・遺族支援など，広く網羅することのできる領域です．そのために，がん看護を基礎看護教育で学ぶことの重要性が認識されるようになり，看護師国家試験問題にも多く出題されるようになってきました．

　本書は，上記のことをふまえて，がん疾患の基礎，動向，がん看護の技術，現状と課題，事例など，あらゆる学習テーマから構成したものです．今回の改訂では，がんと共に生きる患者と家族の支援のなかにチーム医療の提供と地域における包括医療の項目を加え，また，第四の治療法として注目される分子標的療法・免疫療法とその看護，さらには高齢がん患者の看護といった新たな章も設けました．

　がん医療に関する学問や技術は著しく変化しています．世界的な潮流としてがん看護が急速に進展しているなか，特にアジアにおけるがん患者の増加は顕著であるため，国内外を問わずがん看護の新しい知見や技術の修得が進み，がん看護が体系化されていくことが期待されます．ぜひ，本書も手に取って一読いただき，ご批評・ご意見をくださることを願っています．

平成30年1月

大西　和子

目 次

第1章 がん看護学の概念 ……………………………………………………… 1
- 1 日本におけるがん医療・看護の歩みと展望 （大西和子） 2
- 2 がんと共に生きる患者と家族への支援 12
  - 1. がんサバイバーシップ （辻川真弓） 12
  - 2. がん患者とその家族 17
    - 1）がん患者の特徴 （片岡 純） 17
    - 2）家族の特徴 （大石ふみ子） 20
  - 3. チーム医療の提供 （中村喜美子） 25
  - 4. 地域における包括医療 （辻川真弓） 29

第2章 がん医療の基礎知識 ……………………………………………………… 33
- 1 がんの統計・原因と予防 （飯野京子・平松玉江） 34
- 2 がんの診断と治療 （飯野京子・平松玉江） 40
- 3 遺伝性腫瘍とカウンセリング （村上好恵） 47
- 4 がんのリハビリテーション （栗原美穂） 57
- 5 がん医療における社会資源 （村瀬麻樹子） 66

第3章 臓器別がんの特徴と治療 ……………………………………………………… 73
- 1 はじめに （飯野京子・平松玉江） 74
- 2 胃がん （藤澤雄太） 75
- 3 食道がん （藤澤雄太・綿貫成明） 79
- 4 大腸がん （柿本英明・飯野京子） 82
- 5 肺がん （長岡波子） 86
- 6 乳がん （水谷奈緒子・飯野京子） 89
- 7 喉頭がん （長岡波子） 93
- 8 前立腺がん （柿本英明・飯野京子） 96
- 9 子宮がん （水谷奈緒子・飯野京子） 99
- 10 白血病，悪性リンパ腫 （長岡波子） 104

第4章 がん医療における倫理的課題 ……………………………………………………… 111
- 1 倫理原則にそったがん看護の課題 （中村喜美子） 112
- 2 インフォームドコンセント （田中久美子） 115
- 3 治療における倫理的課題 （向井未年子） 118

4　療養における倫理的課題　（中　滉子）　121
　　　5　終末期における倫理的課題　（大市三鈴）　123
　　　6　がん看護研究における倫理的配慮　（大西和子）　127

第5章　化学療法にともなう看護　…（塚越真由美・藤井恵美・朝鍋美保子・飯野京子）　131

　　　1　化学療法の基礎知識　132
　　　2　化学療法の理解を促す援助　134
　　　3　心身状態のアセスメント　135
　　　4　安全・確実・安楽な治療を支えるためのアセスメント　136
　　　5　有害事象に対する症状マネジメント　141
　　　6　長期合併症のアセスメントと援助　147
　　　7　外来化学療法を受ける患者への援助　149
　　　8　曝露対策　150

第6章　分子標的療法・免疫療法とその看護　……………（大西和子）　153

　　　1　分子標的療法　154
　　　2　免疫療法　157

第7章　造血幹細胞移植における看護　………………（菅野かおり）　163

　　　1　造血幹細胞移植の理解を促す援助　164
　　　2　心身状態のアセスメント　169
　　　3　ドナーの健康状態のアセスメントと援助　170
　　　4　移植病室在室中の患者の援助　170
　　　5　移植片対宿主病（GVHD）の観察と援助　172

第8章　放射線療法にともなう看護　…………（稲村直子・吉村久美・飯野京子）　175

　　　1　放射線療法の基礎知識　176
　　　2　治療経過にそったアセスメントとケア　179
　　　3　放射線被曝防護　186

第9章　手術療法にともなう看護　………………（長岡波子・飯野京子）　189

　　　1　がん治療における手術療法　190

目　次

　　2　手術療法の実際　190
　　3　手術療法の理解を促す援助　193
　　4　患者の安全・安楽に向けた周手術期管理　194
　　5　手術にともなう形態・機能の変化とケア　196

第10章　がんの進展にともなった緊急病態　199

　　1　オンコロジックエマージェンシー（大矢　綾）　200
　　2　緊急病態に対する症状マネジメント　201
　　　1．腫瘍崩壊症候群（TLS）（大矢　綾）　201
　　　2．肺血栓塞栓症（PE）（大矢　綾）　202
　　　3．脊髄圧迫症候群（大矢　綾）　204
　　　4．心タンポナーデ（大矢　綾）　206
　　　5．上大静脈症候群（大矢　綾）　207
　　　6．敗血症（今井真美子）　208
　　　7．播種性血管内凝固症候群（DIC）（今井真美子）　210
　　　8．高カルシウム血症（今井真美子）　212
　　　9．低ナトリウム血症（抗利尿ホルモン不適合分泌症候群）（今井真美子）　213
　　　10．消化管穿孔（今井真美子）　214
　　　11．腸閉塞（今井真美子）　215

第11章　症状マネジメント　217

　　1　疼　痛（高橋美賀子）　218
　　2　嘔気・嘔吐（三浦浅子）　236
　　3　食欲不振（三浦浅子）　242
　　4　口内炎（奥野和美）　246
　　5　倦怠感（平井和恵）　250
　　6　呼吸困難（市川智里）　256
　　7　リンパ浮腫（作田裕美）　262
　　8　下肢浮腫（奥野和美）　268
　　9　睡眠障害（紀藤千春）　272

第12章　補完療法　279

　　1　補完代替医療（大西和子）　280
　　2　看護技術としての補完療法　282

1. マッサージ（福永稚子）*282*
　　　2. リラクセーション（大川明子）*286*
　　　3. 音楽療法（大西和子）*288*
　3 心理療法（森 真喜子）*291*
　4 栄養療法（作田裕美）*294*
　5 アピアランスケア（鈴木牧子）*297*

第13章　緩和ケア　　　　　　　　　　　　　　　　　　　　　　　（荒尾晴惠）*301*
　1 緩和ケアの理解 *302*
　2 全人的苦痛の理解 *305*
　3 症状マネジメント *306*
　4 家族ケア *308*
　5 緩和ケアチームアプローチ *310*

第14章　終末期・臨死期のケアと遺族ケア　　　　　　　　　　（宮下光令）*313*
　1 終末期とは *314*
　2 看取り期の徴候 *316*
　3 看取り期における対応とケアの修正 *317*
　4 鎮　静 *320*
　5 看取り期の家族ケア *321*
　6 臨終前後のケア *323*
　7 死後処置 *323*
　8 悲嘆と遺族ケア *324*

第15章　理論を用いたがん看護の実践　　　　　　　　　　　　　　　　*327*
　1 がん看護に活用される理論・モデル（水野道代）*328*
　2 事　例 *334*
　　　1. オレム看護論の活用　胃切除後のセルフケア獲得（井上佳代）*334*
　　　2. オレム看護論の活用　ストーマ造設後の患者と家族への支援（吉田和枝）*340*
　　　3. オレム看護論の活用　悪性リンパ腫・R-CHOP療法でのセルフケアデマンド（田墨惠子）*344*
　　　4. 危機理論の活用　子宮がん患者の情動中心型対処と危機回避（神田清子）*350*
　　　5. 危機理論の活用　喉頭全摘での悲嘆とリハビリテーション（村木明美）*356*
　　　6. ボディイメージ理論の活用　乳房切除による混乱と不安（渡邊知映）*361*
　　　7. ストレングス理論の活用　余命わずかで人生を立て直した高齢患者（狩野太郎）*369*

目次

第16章 高齢がん患者の看護 ……………………（綿貫成明・飯野京子）377
 1 がん治療を受ける高齢者のアセスメントの視点 378
 2 高齢がん患者のセルフケア支援 383
 3 治療にかかわる意思決定を支える 385

第17章 がん看護実践に重要なスキル ……………………………………391
 1 高度看護実践の概念 392
   1．リーダーシップ（中村喜美子） 392
   2．コンサルテーション（吉田智美） 394
   3．調 整（吉田智美） 400
   4．倫理的判断（吉田智美） 400
   5．教 育（吉田智美） 401
   6．研 究（吉田智美） 403
 2 ストレスマネジメント（石田和子・近藤由香） 405

索 引 ………………………………………………………………………413

第1章
がん看護学の概念

1 日本におけるがん医療・看護の歩みと展望

1 がん医療の歩み

1 国民病としてのがん対策

　がんという疾病は昔から存在していたが，疾病はその時代によって特徴があり，大昔は栄養不良や感染症などが大半を占めていた．特に戦前までの病気の主な死因は結核であり，国民病としておそれられていた．戦後，結核治療が飛躍的な進歩をとげて治癒が可能になり，疾病構造の大きな転換期となった．その後に脳卒中が台頭し，しばらく死亡原因の第1位を占めていたが，1981（昭和56）年にがんが死因第1位となり，以後継続して1位を独占している．

　2025年に高齢者人口のピークを迎える時期までがん患者は増加し続けることが想定されており，それと関連してがん死も増加することになる．国立がん研究センターのがん登録・統計によると，生涯のうちに男性・女性とも2人に1人ががん疾患に罹患し，男性の4人に1人，女性の6人に1人ががん疾患で死亡するということから，がんは現在の国民病ともいわれる．

　がん研究で著名な菅野[1]は，がん研究を3期に分けている．第1期を1900年から1951年（結核死亡とがん死亡が交差する年）まで，第2期を1951年から1981年（がん死が死因第1位になった年）まで，第3期を1981年から現在まで，としている．2006（平成18）年に成立した**がん対策基本法**により2007年に**がん対策推進基本計画**が策定され，さらに2016（平成28）年に法改正されて，がん医療は著しく変化してきたことを考慮すると，2006年から現在までを第4期としてもよいかもしれない．

　がん研究は第1期の時代からすぐれた研究がなされており，1934（昭和9）年に長与又郎によりがん専門研究所および病院（現・がん研究会有明病院）が設立されている．第2期のがん研究においては国立がんセンターや大学病院にがん研究施設が設立され，がん研究体制が整えられてきた．また，日本人に多い胃がんの研究が進み，早期診断・早期治療が進歩し，胃がん死亡を減少に導いた時期である．第3期ではいっそう研究が進み，がん治癒率が高くなった．がん死亡率は減少しているが，高齢化にともなって罹患率は高くなっており，がん患者は増加している．今後もがん患者の増加が予測されている．

　2004年に厚生労働省からだされた「第3次対がん10か年総合戦略」[2]における今後の方向性をうけて，国のがん医療対策が進められてきた．しかし，この第3次戦略以前に第1次，第2次戦略がすでに遂行されてきた．1984年に政府の重点政策「対がん10カ年総合戦略」が定められ，がんの原因究明のための研究がなされた．その後，その成果をもとに10年後の1994年に「がん克服新10か年戦略」事業が始まり，予防，診断，治療に関する研究事業が推進された．そして2004年に第3次戦略をスタートさせ，がんの罹患率・死亡率の激減を目指して，がん予防の推進，がん研究の推進，がん医療の向上とそれを支える社会環境の整備という3つの課題が掲げられ実行されてきた．また，第3次戦略では「がん患者等の生活の質（QOL）の向上」が示され，がん看護師の活動が期待されるにいたった．

　2006年6月にがん対策基本法が成立し，翌2007年6月にがん対策推進基本計画が策定され，実行に移されてきた．基本的施策では，がんの予防および早期発見の推進，がん医療の均てん化の促進等（医師・コメディカルの育成，がん診療連携拠点病院制度，相談支援センター，がん患者の療養生活の質の維持向上），研究や教育の推進をうたっている．

表 1-1 がん対策基本法の一部を改正する法律の概要

2016（平成28）年12月成立

1. 目的規定の改正（第1条）
目的規定に「がん対策において，がん患者（がん患者であった者を含む．）がその状況に応じて必要な支援を総合的に受けられるようにすることが課題となっていること」を追加

2. 基本理念の追加（第2条）
①がん患者が尊厳を保持しつつ安心して暮らすことのできる社会の構築を目指し，がん患者が，その置かれている状況に応じ，適切ながん医療のみならず，福祉的支援，教育的支援その他の必要な支援を受けることができるようにするとともに，がん患者に関する国民の理解が深められ，がん患者が円滑な社会生活を営むことができる社会環境の整備が図られること
②それぞれのがんの特性に配慮したものとなるようにすること
③保健，福祉，雇用，教育その他の関連施策との有機的な連携に配慮しつつ，総合的に実施されること
④国，地方公共団体，医療保険者，医師，事業主，学校，がん対策に係る活動を行う民間の団体その他の関係者の相互の密接な連携の下に実施されること
⑤がん患者の個人情報の保護について適正な配慮がなされるようにすること

3. 医療保険者の責務・国民の責務の改正（第5条，第6条）
①医療保険者は，がん検診の結果に基づく必要な対応に関する普及啓発等の施策に協力するよう努力
②国民は，がんの原因となるおそれのある感染症に関する正しい知識を持ち，がん患者に関する理解を深めるよう努力

4. 事業主の責務の新設（第8条）
がん患者の雇用の継続等に配慮するとともに，がん対策に協力するよう努力

5. がん対策基本計画等の見直し期間の改正（第10条，第12条）
がん対策推進基本計画・都道府県がん対策推進計画の見直し期間を「少なくとも6年ごと」（現行は5年）に改正

6. 基本的施策の拡充
(1) がんの原因となるおそれのある感染症並びに性別，年齢等に係る特定のがん及びその予防等に関する啓発等（第13条）
(2) がんの早期発見の推進（第14条）
　①がん検診によってがんに罹患している疑いがあり，または罹患していると判定された者が必要かつ適切な診療を受けることを促進するため，必要な環境の整備その他の必要な施策を明記
　②がん検診の実態の把握のために必要な措置を講ずるよう努力
(3) 緩和ケアのうち医療として提供されるものに携わる専門性を有する医療従事者の育成（第15条）
(4) がん患者の療養生活の質の維持向上に係る規定の改正（第17条）
　①がん患者の状況に応じて緩和ケアが診断時から適切に提供されるようにすること
　②がん患者の状況に応じた良質なリハビリテーションの提供が確保されるようにすること
　③がん患者の家族の生活の質の維持向上のために必要な施策を明記
(5) がん登録等の取組の推進（第18条）
(6) 研究の推進等に係る規定の改正（第19条）
　①がんの治療に伴う副作用，合併症及び後遺症の予防及び軽減に関する方法の開発その他のがん患者の療養生活の質の維持向上に資する事項を追加
　②罹患している者の少ないがん及び治癒が特に困難であるがんに係る研究の促進についての必要な配慮を追加
　③がん医療に係る有効な治療方法の開発に係る臨床研究等が円滑に行われる環境の整備に必要な施策を明記
(7) がん患者の雇用の継続等（第20条）
(8) がん患者における学習と治療との両立（第21条）
(9) 民間団体の活動に対する支援（第22条）
(10) がんに関する教育の推進（第23条）

また，がん対策推進基本計画のなかには，①緩和ケアの推進とともに，がん患者の意向をふまえ，住み慣れた家庭や地域での療養選択ができるよう在宅医療・ケアの充実，②地域医療連携の強化として，病院医療従事者が中心となって在宅療養支援診療所，訪問看護ステーション，薬局との連携，③訪問看護の24時間連絡体制の整備や事業所の拡大など，訪問看護師の専門性の充実，④在宅における緩和医療・ケア従事者の専門知識の習熟，などがあげられた．

　2007年から2012年（第1期がん対策推進基本計画）の5年間の実施において，がん診療連携拠点病院の整備や緩和ケア提供体制の強化，地域がん登録の充実など一定の成果を得られたとの評価がなされた．そのなかの重点課題の一つである人材育成に関して，文部科学省は，がん対策基本法の第14条にそって，「腫瘍専門医師養成コース」，「がん医療に携わる専門のコメディカル養成コース」，その他に短期間の「インテンシブコース」を設置した．

　コメディカルのコースは「看護師，薬剤師，放射線技師等の基礎資格を有し，一定期間実務を経験した者に対し，がん医療に特化した実践型教育を行うことにより，効率的な環境下（充実した教育指導と高度な機器の整備等）で学位の取得とともにがんチーム医療に積極的に貢献できる高度職業人の養成を目指す」ことであった．この人材育成プログラムが実施されたことにより，**がん看護専門看護師**養成課程（修士課程）の設置が加速し，それにともなってがん看護専門看護師の増員がみられた．

2　がんプロフェッショナルの養成

　一方，この5年間で新たな課題も明らかになった．がん医療や支援については地域格差や施設間格差がみられること，緩和ケアにおいては精神心理的痛みのケアが不十分であることが課題として上がってきた．小児がん，思春期・若年成人世代である**AYA**（adolescent and young adult）世代や高齢がん患者への対策，がん患者の就労などの社会的問題への対策，チーム医療・がん教育の必要性——などの課題が示され，さらなる改善が求められてきた．そこで，第2期がん対策推進基本計画として5年間（2017年3月まで）の継続期間が設けられ，第2期の全体目標として，がん患者を含めた国民的取り組み「がんになっても安心して暮らせる社会の構築」「がんを知り，がんと向き合い，がんに負けることのない社会」の実現を目指すことになった．

　そのなかで，がんサバイバーシップの重要性が認識され，がん患者の就労支援や雇用者側への働きかけなどが進められている．さらに，子どもたちががんに対する正しい知識をもつためのがん教育が文部科学省と厚生労働省の連携のもとで全国的に展開されようとしている．

　2016（平成28）年12月，がん対策基本法が改正・施行された．第2期の基本計画は2017年終了後に評価，さらに5年間（2022年3月まで）の第3期がん対策推進基本計画が策定されており，今後は国民レベルでの取り組みが加速していくことになる．

　その基本計画のなかには，**多様な新ニーズに対応する「がん専門医療人材（がんプロフェッショナル）」養成プラン**があり，①高度がん医療人材の養成（ゲノム医療従事者の養成，希少がんおよび小児がんに対応できる人材の養成），②ライフステージに応じたがん対策を推進する人材の養成——が掲げられている（図1-1）．

　近年，治療が進歩したにもかかわらず難治がん患者の存在やがん治療が進歩したゆえに治療を受けながら自宅で生活をしている**長期生存がん患者**（がんサバイバー）が増えてきた．このことは，これまでの治療環境やケアとは様相が違ってきており，ケアのありようも変えていかなければならない．2014年度から文部科学省・厚生労働省・経済産業省の連携のもと，新たな「がん研究10か年戦略」の取り組みが開始した．今後さらにがん研究が進み，がん遺伝子やがん抑制遺伝子の応用が診断・治療に用いられるようになると，それにともなってインフォームドコンセント，治療の選択・意思決定支援などの倫理的配慮，さらに経済的・社会的支援，心のケアが求

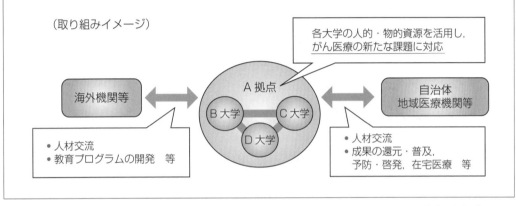

図1-1 多様な新ニーズに対応する「がん専門医療人材(がんプロフェッショナル)」養成プラン
(文部科学省ホームページ,多様な新ニーズに対応する「がん専門医療人材(がんプロフェッショナル)」養成プランより抜粋して転載)

められるようになり,看護が重要な役割を担っていくことになる.そこには**チーム医療**が欠かせないものとなり,患者・家族を中心に医師・看護師・薬剤師・栄養士・メディカルソーシャルワーカー,臨床心理士,理学・作業療法士などの協働作業が不可欠となる.その調整役を看護師が担うのは,直接患者ケアに携わっており患者の状態をいろいろな側面から把握している最も適したケア提供者だからといえる.それゆえに,がんという疾病やその治療に関する知識,ケアリングマインド,そして他職者との調整能力を兼ね備えたがん看護専門看護師やがん看護関連認定看護師の拡充をはかり,彼らの活躍の場を広げていくことが求められる.

今後,入院治療におけるがん看護ケアだけでなく,外来治療・在宅医療におけるがん看護ケアが重要になってくる.つまりそれは継続看護であり,施設ケアから在宅ケアへとつないでいく必要がある.そこでは自ずと日常生活のなかでの治療に関する問題,治療以外の多様な問題が浮き彫りになり,その相談に対応することが求められる.例えば,英国のマギーズセンター(Maggie's Cancer Caring Center)のような病院外の支援相談所が広がりつつある.すでに,マギーズ東京センターやそれに似た日本版相談所が国内各地で少しずつ開設の動きをみせている.これは第3期の基本計画のライフステージに応じた多様なケアに相当すると考えられ,広い視野で相談に応じることができるがん看護専門看護師の能力が求められていくことになる.

2 がん看護（日本がん看護学会）の歩み

1　1987年から1996年

　日本におけるがん看護は，がん医療とともに歩んできたが，がん看護として独自の発展をとげてきたのは 1987（昭和 62）年の**日本がん看護学会**発足以降であり，その目的は，がん看護に関する研究，教育および実践の発展と向上に努めることであった．学会発足後，毎年学術集会が行われている．

　1987年から1996年の10年間の歩みについては96年のがん看護学会学術集会における小島[3]の記念講演で述べられている．それによると，同学会の会員数は発足当時400人であったが，96年には2,000人を超える勢いで増加した．発足から10年めの96年に4人のがん看護専門看護師が誕生し，同年，**認定看護師**の教育が開始された．翌97年からホスピスケア（後に「緩和ケア」と改称），がん性疼痛看護，がん化学療法看護，乳がん看護，がん放射線療法看護が順次加わり，2017年現在，認定看護師21分野の5分野をがん看護が占めるようになった．日本がん看護学会は1996年に日本学術会議学術研究団体として登録受理され，それが今日のがん看護発展の礎となっているといえる．

2　1997年から2006年

　学会発足20年後の2006年には会員数は3,000人に達し，25周年の年には5,000人を超える人数になった．臨床で働く看護師の入会が多くみられ，実践，教育，研究がともに研鑽されるようになってきた[4]ことは，看護師のがん看護への関心が高くなったことを示している．なかでも臨床で活躍するがん看護関連認定看護師やがん看護専門看護師が増え，がん看護関係の研修会や勉強会，がん看護学会・学術集会で活躍している．これらの状況に鑑み，がん看護学会は2006年に**特別関心活動グループ**（Special Interest Group：SIG）を立ち上げ，13テーマで活動を開始した．この10年間の学術集会での演題発表数および学会誌への投稿論文数の増加，研究内容の質的向上の背景には，このようながん看護への関心，専門看護師や認定看護師の活躍，大学や大学院レベルにおけるがん看護の研究が盛んになってきたことがあげられる．

　また，2006年にがん看護学会総会で20周年記念行事としての学会ロゴマークが決定され，翌年からロゴマーク使用（学会誌表紙に掲載）が始まった．その他，2007年「Core Curriculum for Oncology Nursing」（米国がん看護学会）の翻訳本が市販され，その後「がん看護コアカリキュラム日本版」が日本がん看護学会誌25巻1号に掲載された．さらに，看護系学会等社会保険連合との連携や診療報酬に結びつく看護技術の調査・申請などの取り組みがなされた．これらの活動の結果，日本がん看護学会は学術団体としての高い評価を得るようになった．

3　2007年から2016年

　その後の10年は，2006年のがん対策基本法の成立と2007年のがん対策推進基本計画策定により，実行にいたった期間であった．これまでのがん看護の実績をふまえて，さらにがん対策推進基本計画の内容にそってがん看護の専門性を進展させ，拡充し，質の向上に努めてきた10年間であったといえよう．

　2016年12月現在で学会員は5,300人を超える会員数となり，がん看護専門看護師数は全専門看護師数1,883人（13分野）のうち721人であり，がん看護関連認定看護師数は全認定看護師数1万7,472人のうち4,820人である[5,6]．この数字をみても，がん看護の活躍がうかがえる．がん看護学会の推進力ともいえる特別関心活動グループ（SIG）は，現在17グループ（表1-2）が活

表1-2 日本がん看護学会特別関心活動グループ（SIG）のテーマ

①がん看護専門看護師	⑦臨床試験看護師	⑬在宅がん看護
②がん化学療法看護	⑧リンパ浮腫ケア	⑭がん精神看護
③がん性疼痛看護	⑨血液・骨髄幹細胞移植看護	⑮小児がん看護
④ホスピスケア	⑩遺伝がん看護	⑯災害がん看護
⑤乳がん看護	⑪がん放射線療法看護	⑰肺がん看護
⑥スキンケア	⑫外来がん看護	

（日本がん看護学会ホームページ，SIG：日本がん看護学会特別関心活動グループより転載）

発に活動している．

4 2017年から10年間

　第3期がん対策推進基本計画の取り組みが始まっており，小児がんやAYA世代や希少がん，高齢者のがんに対する治療に関しては，これまでのがん治療としての手術療法，分子標的薬を含む化学療法，放射線療法，加えて免疫療法の4つの治療を束ねるゲノム医療が進められている．また，学際的視点でもって，職場でのがん患者への対応，学校教育等を通して，がんサバイバーのケア，がん予防・健康増進に関する国民全体に対する啓発活動が推進されようとしている．この変化のなかで，がん看護の専門看護師に求められる役割は大きなものがあり，多様な問題の隙間を埋めるための知識，技術，態度にさらに精通していかなければならない．今後の10年間のがん看護師の飛躍に期待したい．

　また，がん看護に携わるジェネラリストに対して教育セミナーやアドバンストセミナー開催などのキャリアアップ支援事業も活発に行われてきた．その他，がん看護の標準化を示すガイドラインとして「外来がん化学療法看護ガイドライン」「がん薬物療法における曝露対策合同ガイドライン」が刊行された．

　このように，がん専門看護師の拡充，がん看護に関心をもつ看護師の教育，ガイドライン作成などをはかり，がん看護の専門性の追求・教育に貢献してきた時期であった．

　国際がん看護に関しては，日本がん看護学会第1回国際学術集会が2003年に大阪で，第2回が2005年に東京で開催された．その後10年間に，**国際がん看護学会**（International Society of Nurses in Cancer Care：**ISNCC**）や**米国がん看護学会**（Oncology Nursing Society：**ONS**）との関係をもち，世界各地で開催される国際がん学術集会に日本から多くのがん看護師が参加し，研究発表をするようになった．2013年には**アジアがん看護学会**（Asian Oncology Nursing Society：**AONS**）が設立され，2年ごとにアジア各国で開催されるようになった．日本のがん看護師も国際的な活躍が期待されている．

3 がん看護の展望

1 がん看護学の体系化

　がんは原因不明といわれた時代から，近年の生命医科学研究の進歩により遺伝，ウイルス・細菌，化学物質，放射線・紫外線，酸化ストレス，そして生活習慣と大きく関係していることが解明されてきた．生活習慣ががん疾患の発症に大きく関与していることから，人々の生活スタイル，行動パターン，環境（人害となる化学物質の存在）などが注目されるようになり，日常生活における予防対策が求められる時代になってきた．また，がん治療の進歩にともなって，がんと共存

しながら自分の生活を維持している人々（がんサバイバー）も多くなっている．しかし，がんは1981年から継続して死因第1位を占めていることから，人々はがんに恐怖感をもっていることもまた事実である．

保健師助産師看護師法は，看護師が診療の補助業務と療養上の世話の2つの業務を行うことを示しているが，現在の高度医療や複雑な治療環境においては，その2つの業務の解釈をどこまで拡大して実際の看護をしていけるかは難しいことである．例えば，がん予防，がんサバイバーケア，在宅終末期ケアにおける看護は，入院患者のように直接患者に看護ケアを行うこともさることながら，在宅での日常生活における患者や家族へのケア指導・教育支援にも多くの時間やエネルギーが費やされる．また，認知症をともなった高齢がん患者へのインフォームドコンセントや意思決定などの倫理的問題，高度医療システムや経済格差，貧富に関連する医療費問題，核家族や高齢者家族の増加により家族支援が得られにくい，といった諸問題が生じている．

看護実践の場，特に在宅看護においては，これらのことを無視して看護することはできず，看護活動が複雑になり悩むことが多くなっている．このような状況下で，2007年に施行されたがん対策推進基本計画は，がん看護に携わる看護師への研修・教育，がん看護教育の充実，がん看護研究などに大きく波及し，がん看護の活動は飛躍的に進展した．

さらに2012年には，第2期がん対策推進基本計画の目標が改定され，「すべてのがん患者とその家族の苦痛の軽減と療養生活の質の維持向上」，「がんになっても安心して暮らせる社会の構築」が掲げられた．これは，これまでがん看護として実践してきたことであるが，今後より一層のがん看護の活動を強化し，その活躍が期待されているといえる．がん看護はこの改定目標にそって，①人々の日常生活に根ざしたがん疾病の予防から早期発見，診断・治療に関する支援，がんサバイバー支援，終末期ケア，②身体的・精神的・社会的・発達段階的・スピリチュアル面における全人的ケア，③意思決定支援や倫理的配慮，④施設医療・ケアあるいは在宅医療・ケアなど，多側面を考慮し，柔軟に対応していくことが求められる．

また，2015（平成27）年10月から保健師助産師看護師法の一部（第37条）が改正され，**看護師特定能力認証制度**が施行されることになり，特定行為に係る看護師の研修制度が開始された．このように看護職の裁量拡大への取り組みが広がりつつあるなかで，がん看護専門看護師やがん看護関連認定看護師を増員し，がん看護の充実をはかり，がん看護の専門性を発揮することは，がん患者や家族の支援につながることになる．

一方，がん看護がさらに発展していくには，がん看護学の体系化をはかり，社会貢献をしていくことが求められる．すでに看護学一般においては，学問として体系化されることにより大学・大学院で看護教育がなされ，そして一般社会から看護学として認められるようになってきた．がん看護が学問体系化されるためには，研究・教育・実践においてその成果の積み重ねを公に示していく必要がある．それには，まず研究・教育活動を推進し，そして実践の場でがん看護の専門性を発揮していかなければならない．

がん看護の若い研究者の育成とともにがん看護専門看護師やがん看護関連認定看護師への研究支援が望まれる．また，彼らが地域で活躍するために，地域の医療政策や市民への啓蒙活動に看護師が参画し，意見を出していけるようなリーダーシップの育成も重要である．このことを視野に入れて，修士学位をもつがん看護専門看護師が実践に根ざしたがん看護の追求や改善を研究する看護臨床博士（nursing doctor：ND）コースを設置することも必要かと考える．これは哲学的理論追究である看護哲学博士（philosophy doctor in nursing：Ph.D）とは異なり，実践に直結した研究である．それはつまり，がん看護の実践や教育の向上につながり，社会から評価されることになる．こうしたことから，がん看護の研究者育成，医療社会ニーズに適したがん看護提供，そのシステムづくり，がん看護の標準化などを推進し，がん看護学の体系化をはかることが

必要であると考える．

2 複雑化，高度化する実践・教育

がん看護に携わる者の基本的態度として，**シモーヌ・ローチ**（Roach,M.Simone）[7] は，**職業的ケアリングの主要な属性**として，5C（compassion：思いやり，competence：能力，confidence：信頼，conscience：良心，commitment：コミットメント＝公約，責務）が必要であると述べている．この5Cは，がん看護だけでなく看護全般に携わる看護者として身につけなければならないことである．特にがん看護においては，緩和ケアや終末期ケアに携わることが多いため，がん看護師は自己の**人生観**や**死生観**を養うことが重要である．

また，がん看護師は複雑化，多様化する**倫理的問題**に直面することが多く，近くにがん看護専門看護師やがん看護関連認定看護師がいる場合，彼らに相談し解決方法を見いだすことはできるが，彼らが近くにいない場合，その対応に悩んだりジレンマに落ちこむことがよくある．この倫理的課題は，患者・家族の権利擁護に関連しており，看護では重要なケア要素であるため，基礎看護教育において生命倫理・看護倫理の教育が必修になっている現在，実践の現場においても事例検討などを通して，倫理観に基づいた看護実践が重要視されている．

医療の進歩・高度化にともなって，複雑化しているがん医療にとまどう患者が増加しており，患者擁護の立場で患者の意思決定と選択に対して支援するための知識・技術，患者の身体・精神的苦痛を緩和するための症状マネジメントの知識・技術，そのほかあらゆる知識の探求・技術開発などが求められている現状において，これらを前進させていくことはがん看護向上のためには必要不可欠である．昨今の医療社会の動きのなかで診療報酬に結びつく看護技術が認められており，情報通信などの先端技術も含めた看護技術開発の進展が望まれる．このようにがん看護に求められる活動は多様化しており，その課題に応えるために，がん看護専門看護師やがん看護関連認定看護師の拡充をはかり，実践の場でより質の高いがん看護を提供することが必要である．

一方，がん看護教育においては，がん看護コアカリキュラムにそって基礎看護教育，ジェネラリスト教育，高度な大学院教育を各レベルに応じて行えるようなシステムづくり，さらに国際レベルでのがん看護教育のネットワークづくりへと進展させ，知識の共有化をはかることが望まれる．時代の変化に即した知識・技術・ケアにおける標準化の促進・改善をはかり，さらなるコアカリキュラム改定へと結びつけることである．

また，臨床現場の教育においては，最新のがん医療に関する専門的知識を修得し，それに基づいた判断でもって個別のがん看護を提供する実践者であることが求められており，その実践場での教育，つまり各施設内での教育も必要である．看護師は生涯学習が必要であり，標準化した知識を絶えず吸収できるシステムが必要である．それには，継続教育における研修会などで修得した時間・単位の評価を教育システムのなかにどのように位置づけていくかが今後の課題である．

3 がん看護研究の課題

日本がん看護学会誌は1987年の学会発足にともなって刊行され，過去30年間の研究成果や進歩の動向を知ることができる．

1）研究数の推移

嶺岸ら[8] の研究によると1988～1997年の10年間に日本がん看護学会誌と日本看護科学学会誌に掲載されたがん看護研究は25件であり，その他の雑誌，大学・短大紀要などに掲載された研究は63件であった．また，真壁[9] の研究によると，1998～2002年の5年間にがん看護学会誌と看護科学学会誌に掲載されたがん看護研究は66件であった．

2000年以降，がん看護の修士論文や博士論文のがん看護学会誌への投稿が確実に増えており，2003～2010年（8年間）に原著51件，研究報告39件，資料15件の合計105件となり，2011～2015年（5年間）には原著25件，研究報告57件，資料20件の合計102件となっている．

一方，がん看護学会の学術集会での研究発表に関しては，小島[4]が述べているように1987～1996年の10年間に406演題数，1997～2006年の10年間に1,612演題数へと増加している．そして，10年後の第30回日本がん看護学術集会（2016年2月）では549演題数に上り，これまでの発表数の約3.5倍にもなり，急激な勢いで増加している．がん看護学会学術集会は，臨床看護師，看護教員，大学院生などの広い層による研究であることから，がん看護を研究する看護師が増えていることがわかる．

2）研究デザイン・分析方法

研究デザインに関しては，前述の嶺岸らや真壁の研究によると，1988～2002年の論文のなかの90％近くが記述研究と関連検証研究で占めているという．2000年以降のがん看護学会誌の論文においても，記述研究がかなりの部分を占めており，なかでも調査研究が多くみられる．研究分析法では，内容分析，質的帰納的分析，関連検証，現象学，グラウンデッドセオリー，尺度開発などの順に多く用いられているが[10]，実験研究や準実験研究といった因果仮説検証のような評価研究は少数である．

このように，がん看護における現象を明らかにしようとする研究が主流であったが，最近，質の高いケアの提供を行っていくには看護インターベンション（介入）の効果を検証していくことの必要性が問われている．この検証は看護の独自性や有効性を確立していくことに役立つものである．今後は，質的・量的研究，質量混合型研究などいろいろな研究方法を広く取り入れていくことが推奨される．

3）病気別時期・部位別・年齢に焦点をあてた看護研究

1988～2002年の論文のなかで，病気別時期に焦点をあてた看護研究の70％近くは診断・治療・回復期に関して，25％程度が終末期に関する内容であった[8), 9)]．その当時は，がんの診断・治療に力が注がれ，再発・転移が発症すればそれに対する治療を行い，治療の見込みがなくなったときから終末期ケアに移行するというものであった．しかし，2000年以降のがん解明や治療の進歩で，がん疾患をもちながら生きている人（がんサバイバー）が増加してきた．看護研究においても，まだ治療期を対象にした乳がん患者や消化器がん患者の研究テーマが多くの部分を占めているが，治療後の長期生存患者や治療継続患者に関する研究はこれからの課題である．また，小児がん患者，若年成人がん患者，高齢がん患者など，これまで注目されなかった年齢層に対する研究なども求められている．

さらに，以前はがんの発症因子，がんと予防のための調査などに関して取り組む必要性の低い課題であったものが，2000年代に入り，がんは生活習慣病であるといわれだしてから第3次がん戦略対策に示されているように，がん予防や再発予防に関する看護研究が求められている．治療期患者のケアも含めて，がんサバイバーへのケア，がん予防支援などにおいて，セルフマネジメントや症状マネジメントの教育支援（意識づけ，テクニックの指導コーチ，評価など）を行うことは今後の研究課題である．

4　社会貢献としてのがん看護

今後，入院施設における在院日数の短縮化，在宅医療の診療報酬の加算などにより，治療の場が入院治療から外来治療，在宅治療・ケアへと移行されることになる．これまで，病院における

看護が多くを占めていたが，これからは在宅における看護にも注目し，継続看護を発展させていくことが重要である．

がん予防の重要性も増しており，それにかかわるがん看護もまた研究の対象になる．そこで，これらの看護を発展させていくため，がん看護専門看護師やがん看護関連認定看護師，がん看護研究者の活躍を期待したい．それに応えるためには，①がんに関する専門的知識・技術，②がん患者や家族の視点で考えることができるヒューマニティー・倫理観，③患者・家族セルフケア支援教育，④他職者とのコミュニケーション（多職種連携によるチーム医療），⑤問題解決のための調整・リーダーシップ（特に地域包括ケアの中心的役割），⑥研究姿勢——などに関する能力向上に努め，看護活動を発揮することである．

さらに，自分たちの活躍の場の開拓，がん看護師のネットワーク構築，そして，地方行政におけるがん政策への参画，患者支援のためのネットワークづくり，住民への普及活動などが求められる．入院患者には入院時から退院後の生活を視野に入れたがん看護支援を行い，がんサバイバーに対してはがん看護外来や地域包括支援センターにおいてがん看護ケアを充実させていく必要がある．社会貢献を推進するにはがん看護専門看護師やがん看護関連認定看護師の活躍を広く社会に示すことであり，それにはリーダーシップ教育や彼らが活躍できる場や仕組みをつくっていくことである．

文部科学省はミレニアム2000年を迎える前に，21世紀医学・医療懇談会で「21世紀の医療」のあり方を検討し，その答申として「100年生きる地球人」への医療，患者の立場に立った医療，技術と生命の尊厳が調和した医療といった3つのことを掲げた．そして，**「21世紀の医療人の資質」**としては，明確な目的意識と適性，幅広い教養／感性豊かな人間性，すぐれた人権意識，多様な学習・社会経験，生涯学習への意欲・態度，地球規模の活動をあげている．このなかで，100年生きる高齢社会におけるがん患者の増加は最も考慮しなければならない分野であると考えられていたが，現に医療費高騰問題と関連してその状況に直面している．

2006年には診療報酬の改定が行われ，がん治療の統一化，在宅医療や緩和医療・ケアの充実，患者への精神的ケアなどを重視した政策への取り組みが始まった．その後も2年ごとの診療報酬改定でその視点は継続されており，さらに「地域包括ケアシステムの推進と医療機能の分化・強化，連携」，「チーム医療の推進，勤務環境の改善，人材確保」などが加えられた．多職種連携によるチーム医療が重要になり，そのなかでのがん看護師の役割として，チーム間調整やリーダーシップを発揮するといったことが期待されている．特に施設医療から在宅医療・ケアへの移行がなされており，外来看護における看護の役割は大きい．外来看護や訪問看護を含めた在宅看護が重要になっている．その期待にそえる人材育成，看護実践の充実，がん看護の質の向上のための研究，教育・管理の発展に取り組んでいく必要がある．

今後は医療者中心で行う対策だけでなく，社会全体で取り組むがん対策が期待されている．生活者としてのがん患者をケアしていくことが重視されるようになり，がん看護師は学際的な視野をもって俯瞰的にものごとをとらえ，具体的には患者個人の個別性を考慮したケアを柔軟に実践していくことが求められている．つまり，これらすべては社会貢献につながっていくものである．

[引用文献・資料]
1) 菅野晴夫（1997）特別講演 日本におけるがん研究の歩み，日本がん看護学会誌，11（1），pp. 9-14.
2) 厚生労働省ホームページ，報道発表資料，「第3次対がん10か年総合戦略」．
3) 小島操子（1997）記念講演 日本がん看護学会10年の歩みと今後の課題，日本がん看護学会誌，11（1），pp. 1-8.
4) 小島操子（2006）基調講演 日本がん看護学会20年の歩みとがん看護の進展，日本がん看護学会誌，

20（2），pp. 5-11.
5）日本がん看護学会ホームページ．
6）日本看護協会ホームページ，専門看護師数，認定看護師数．
7）M. シモーヌ・ローチ著，鈴木智之ほか訳（1996）アクト・オブ・ケアリング：ケアする存在としての人間，pp. 97-112，ゆみる出版．
8）嶺岸秀子，遠藤恵美子（1999）日本における過去10年間（1988〜1997）のがん看護実践領域における研究の概観と今後の課題，日本がん看護学会誌，13（1），pp. 1-13.
9）真壁玲子（2003）資料 がん看護学領域における研究の動向と課題：過去5年間（1998〜2002年）に看護系学会誌2誌に掲載された研究論文，日本がん看護学会誌，17（2），pp. 13-19.
10）神田清子，片岡純ほか（2012）発展的な学術論文の創造を目指して：今，がん看護に求められる論文とは，日本がん看護学会誌，26（3），pp. 96-99.

[参考文献]
1. 国立がん研究センターホームページ（2015）がん情報サービス．
2. 佐藤禮子（2002）基調講演 がん罹患者に対するがん看護の問題と将来展望，日本がん看護学会誌，16（2），pp. 89-97.
3. 真壁玲子（2006）日本における高齢者に関するがん看護研究の動向と課題：過去20年間に報告された研究論文に焦点をあてて，がん看護，11（4），pp. 539-545.
4. 小島操子，佐藤禮子ほか（2016）日本がん看護学会30周年記念に寄せて：日本がん看護学会の歩みと期待，日本がん看護学会誌，30（2），pp. 11-12.
5. 小松浩子，荒尾晴惠ほか（2016）日本がん看護学会30周年記念シンポジウムより：10年後のがん看護研究と社会への貢献，日本がん看護学会誌，30（2），pp. 18-32.

2 がんと共に生きる患者と家族への支援

1 がんサバイバーシップ

「がん＝死」を連想するような，がんは不治の病とされた時代は変化した．がんは種類によって異なるものの，治療の進化・発展により5年生存率は向上した．また，生存の延長とともに，がん罹患率は上昇し続けていることから，がんをもって生きる人の数は確実に増加している．そのため，がんを抱えて生きる人々への支援が必要と考えられる時代になった．

1 がんサバイバーとは

サバイバー（survivor）を「生存者」とするならば，がんサバイバーは「がん生存者」ということになるが，「生存者」というより「がん経験者」という方がより的確といえる．なぜならば，がんサバイバーとは，がんの病歴をもつ人すべてを含むからである．がんと診断されたばかりの人，がん治療中の人，現時点では治療が効果的に進み，がんが自分の身体の中にまったくなくなっている人，そして再発がんと闘う人など，いままでにがんと診断されたことのある人すべてが，がんサバイバーなのである．

これまで医学領域で使われてきたサバイバーという概念は，治療成果を判定する指標としての生存率という意味が強かった．しかし，がん罹患率が高まる一方で，がん治療の研究はめざましく発展し，がんは不治の病ではなく，むしろ闘病過程の長い病気ととらえられるようになった．さらに，がん遺伝子・がん抑制遺伝子など，がんは複数の遺伝子が長い年月をかけて変化した結果，発病する慢性疾患であることも明らかになった．したがって，がんはすでに「慢性疾患モデル」としてとらえられるようになっている．

2 がんサバイバーシップとは

がんと診断され，さまざまな思いを抱きつつ治療をしながら生活することはがん患者が共通して体験するプロセスである．しかし，その体験には大きな価値があり，人を変容させ，成長に導くことがわかっている[1]．

1986年，米国では25人のがん患者たちが**国立がんサバイバーシップ連合**（National Coalition for Cancer Survivorship：**NCCS**）を結成した．当時は米国のがん医療においても患者の生存を延ばすことばかりが中心であったが，がん経験者である患者らは，治療成績を中心とした医療ではなく，がん患者と家族が治療中だけでなくその後も生きていくプロセスを支援されるべきであることを提唱した．

がんサバイバーシップとは，がんの状態にかかわらず，がんを経験したすべての人，およびその家族，友人など，支えるすべての人の生き方と考え方をいう．がんと診断されたときから治療後にわたって，生涯をいかにその人らしく生き抜くかをより重視した考え方をいう[2]．

3 「4×4」の視点

がんサバイバーシップには4つの側面（身体的，精神的，社会的，スピリチュアル的），および4つの時期（急性期，生存が延長された時期，安定した時期，人生の終焉時期）があるという[2]．すなわち，がんサバイバーは，がんと診断されてから，4つの時期を過ごすことになる．4つの時期には，それぞれ特徴的な出来事や困難があり，がんサバイバーは**トータルペイン**をもつと考えられているため，4つの側面を意識したケアが必要となる．

1）4つの側面

がん患者がもつ苦しみはトータルペインとして知られており[3]，4つの側面の痛みが互いに関連し，全人的苦痛として現れると考えられている．

(1) 身体的側面

がんによる身体的な痛みや症状だけでなく，手術や化学療法などの治療による痛みや症状，および体の変化などが生じる．また長期的には，二次発がんの問題も含まれる．

(2) 精神的側面

がんと診断されたときだけでなく，長期にわたる治療や副作用などにより，不安やいらだち，孤独感などの精神的な問題を抱えることが多い．うつ状態などが引き起こされる場合もあるため，医療者だけでなく家族や友人らからの精神的サポートが求められる．

(3) 社会的側面

がん治療費は高額であることが多く，それにともなう経済的な問題のほか，就労の問題や職場復帰した場合のトラブル，家族内での立場の変化など，さまざまな対応が求められる．

(4) スピリチュアル的側面

　がんと診断されたことにより見つめ直すスピリチュアルな面，つまり，いままで考えたことのなかった「死」というものに直面して，この世における自分の存在価値はどこにあるのか，生きていく目的は何なのか，また，死への恐怖や不安，自分のこれまでの人生を振り返りさいなまれる罪悪感などといった問題があげられる．

2）がんサバイバーの4つの時期

　がんと診断されると，患者と家族は衝撃を受けるとともに絶望感や将来の希望を失う体験をする．しかし，そんななかでそれを受け止め，サバイバーとして一歩前に踏み出すためには，いくつかのステージがあるといわれている．

　医師であり，がん患者でもあったフィッツヒュー・モラン（Mullan, Fitzhugh）は，がんサバイバーシップには，「急性期の生存の時期」「延長された生存の時期」「長期的に安定した生存の時期」の3つの時期があると述べた[4]．さらに，1993～1995年までNCCSの会長であったスーザン・レイ（Leigh, Susan）は，自身もがん体験者である看護師であり，その経験から，モランの3つの段階に加えて，死を意識する「終末期の生存の時期」を加える必要性を述べている[5]．現在では，がんサバイバーシップの段階として以下の「4つの時期」が広く知られるようになった．

(1) 急性期の生存の時期 acute stage of survival －がんの発見・診断から治療終了まで

　急性期の時期であり，がんの診断後に初回治療を始め，それを終了するまでの時期である．がん患者にとっては，人によって程度の差はあるが，少なからず「危機」を体験し，いままでの自分の価値観の転換を迫られる場合もある．

　治療は手術，化学療法，放射線療法などさまざまであるが，がん患者と家族はそのつど悩んだり不安を抱きつつも医療者の支援を受けながら治療を行う時期である．治療の場は，入院の場合も外来の場合もあるが，がんサバイバーは求めれば医療者からの支援や教育を受けやすい環境にある．また，同じ病気で闘うサバイバーからの支援も大きく，互いにピアサポートを及ぼし合いながら，治療を行い終了していく段階である．

　看護師には，医師だけでなく，薬剤師，理学療法士，医療ソーシャルワーカー（MSW）など他職種とともに，そのサバイバーが必要な支援を受けられるように調整することが求められる．

(2) 延長された生存の時期 extended stage of survival －病気が治療に反応した時点から

　一連の治療が終了し，受診間隔が延び，医療者と接する頻度や時間が減少する．大きな山を越えたという安心感が得られる時期である．しかし，その半面，改めて自分に起きたことを考えたり，ボディイメージの変化や，いままでの自分とは異なった心身の感覚を抱くことも多い時期である．心のどこかに再発への不安があり，ちょっとした体調の変化であっても再発や転移と結びつけて考えてしまう場合もある．職業をもつ人の場合，職場への復帰をする時期でもあり，それまでの職場生活に戻れるのかという心配や，調整に悩むこともある．また，がん患者であるということで職を失う場合もあり，がんサバイバー各人のおかれた状況や社会情勢によって大きな違いが現れる時期である．

　一方，インターネットの普及により，がんサバイバー自身が得られる情報も多くなり，ネットワークを利用したサポートを受ける人も増えている．また，がん対策基本法の制定後，がん拠点病院などの相談支援センターを利用する人も増えている．

（3）長期的に安定した生存の時期 permanent stage（long-term）of survival －変化のない時期

　がんは慢性疾患である．この時期は落ち着いた状況で，とくに治療や検査等もなくなり，サバイバーは病院と疎遠になる時期である．医療者からのサポートを要しない状況であり，がんを患ったことを忘れたかのように思うサバイバーもいる．しかしその一方で，長期生存者が多くなり，初回治療の晩期合併症や二次がん，治療後の生殖機能の問題，新たながんの発生などに悩む場合もある．人によって経過はさまざまではあるが，がんサバイバー自身のセルフケア能力を高めておくことが，この時期には必要である．したがって，看護師の役割は，長期生存できたサバイバーに対し，必要な知識・情報の提供をすること，そしてサバイバー自身が必要なときに情報を入手できるためのリソースづくりをすることである．

（4）終末期の生存の時期 final stage of survival：dying －死にゆくこと

　人は生まれてきたからには，必ず死ぬ存在であり，がんサバイバーもこの時期を迎える．しかし，この時期にあっても，その人らしく生ききることは重要であり，サバイバー自身がどのようにこの時期を過ごしたいか，あらかじめ考えておく必要がある．看護師としては，サバイバーと家族の希望を知ることから始まり，希望をかなえるためには，どのように工夫すべきかをアドバイスする．また，最期を過ごす場所についても，病院であるのか，緩和ケア病棟もしくは在宅であるのかなど，患者と家族が選択できるように援助することも必要である．その場合，どこで最期を過ごすことになっても，十分な緩和ケアが提供され，その人らしい人生をまっとうできるよう援助することが望まれる．

4　継続的なサポートの必要性

　がんサバイバーは，最初の診断時だけでなく，病気の状態や治療の経過に合わせて，治療の効果がないことや，治療方法を変更しなければならないこと，場合によっては治療の場も変更する必要があるなど，良いニュースも悪いニュース（bad news）も伝えられる．病状の進展や効果などの説明は医師が行う場合が多いが，その後のサポートは医療チームとして多職種が継続的に行っていく必要がある．

　がんサバイバーたちは闘病過程で何度もバッドニュースを聞かねばならない．しかし，そういったストレスを受けても適切なサポートを受けることにより，がんサバイバー自身が生き方を見直し闘病意欲をもつことが可能になる．

1）ソーシャルサポート

　がんサバイバーが困難を乗り越えて変容していくためには，自分のがんの特性と状態，今後の治療および予後について正しく認識することから始まる．また，正しく現実を認識しても適切な社会的支持（ソーシャルサポート）がなければ危機回避はできない．したがって，看護師はがんサバイバーが適切なソーシャルサポートを受けられるよう支援する必要がある．

　ソーシャルサポートにはフォーマルなサポートとインフォーマルなサポートがある．インフォーマルなサポートには家族，友人，隣人などのネットワークがあり，後述するセルフヘルプグループなどもこれに含まれる．フォーマルなサポートには病院や公的な立場の専門家によるサポートなどがあり，後述する「がんを知って歩む会」や「マギーズ東京」などの取り組みがこれに相当する．

（1）サポートグループ

　1977年，ジュディ・ジョンソン（Johnson, J.）は，がん患者が知識を得て不安と上手に向き合

い，人生の価値を高めるための"I can cope program"を開発した．これは全米各地3,000カ所以上で実施され，日本では1994年からホスピスケア研究会が「がんを知って歩む会」として活動を続け，現在はがん専門病院などにも広がり，全国5カ所で開催され，これまでに4,100人以上が参加している[6]．プログラムでは，がん患者と家族が，がんをもちながらも前向きに生活できるような知識と対処方法を学ぶ内容になっている．

(2) マギーズ東京

造園家であったマギー・ケスウィック・ジェンクス（Jencks, Maggie K.）は乳がんの再発後，「がん患者が自分を取り戻せるための空間やサポート」を求め，入院先の病院の敷地内にあった小屋を借りて誰でも気軽に立ち寄れるサポートのための専門家がいる場所をつくった．マギーの死後，その遺志は建築評論家である夫のチャールズ・ジェンクスに受け継がれ，1996年には「マギーズセンター」（Maggie's Cancer Caring Center）として建築され，その後人々の共感を得て2016年現在でイギリスに20カ所のセンターが設立されている．

日本では，訪問看護師の秋山正子とがんサバイバーであり報道キャスターでもある鈴木美穂が代表となり，2016年10月，「マギーズ東京」をオープンした[7]．マギーズ東京には毎日看護師や心理士が常駐し，訪れた人の話をよく聴き一緒に考える手伝いをしている．がんによってとまどい孤独なとき，気軽に訪れて安心したり，自分の力を取り戻すためのサポートが得られる．サポートグループの一つであり，全国的にも拡大が期待されている．

(3) セルフヘルプグループ

セルフヘルプグループは，がんサバイバー自身やその仲間が主体的に運営するグループで，患者会活動などが含まれる．患者会活動は病気の種類や，病気の種類にこだわらず同じ病院に通う人などがひと月に1回くらいの頻度で茶会などを通じて交流している．いずれの場合も共通の悩みをもつ人同士で対等な立場で気持ちを分かち合い，先に経験した人の知恵やアドバイスを役立てていく．どのように病気を乗り越えたかを語る人と，それを聴く人との相互作用により互いが体験に意味を見いだしたり，新しい生き方を見いだす機会となる．

2) インターネットによるサポート

NCCSでは，Cancer Survival Toolbox（がんを生き抜く道具箱）＊のように，インターネットを利用したサポートプログラムも提供している．このプログラムは誰もが簡単に操作でき，がんサバイバーたちが必要な教育を受けることができる．

日本でもインターネットによるサポートが広がっており，国立がん研究センター（一般向けの情報サービス）[8]，日経BP社による「がんナビ」[9]などのホームページからさまざまな情報を得ることができるようになった．また，ディペックス・ジャパン[10]のホームページでは，乳がん，前立腺がん，大腸がんのサバイバーの体験談が専門家の監修を受けたうえで公開されている．

インターネットによる情報には適切なものや，営利目的のものもあることから，がんサバイバーの支援に対応するスタッフは，サバイバーたちが適切な情報にアクセスできるよう助言することも必要となる．

[引用文献・資料]
1) 近藤まゆみ，嶺岸秀子編著（2006）がんサバイバーシップ：がんとともに生きる人びとへの看護ケア，

＊ http://www.canceradvocacy.org/resources/cancer-survival-toolbox/

医歯薬出版．
2) 日野原重明監修，山内英子，松岡順治編（2014）実践 がんサバイバーシップ，vii‐x，医学書院．
3) 武田文和監訳（2010）トワイクロス先生のがん患者の症状マネジメント 第2版，pp. 13-14，医学書院．
4) Mullan, F. (1985) Seasons of survival : reflections of a physician with cancer. N Engl J Med, 313（4），pp. 270-273.
5) Leigh, Susan, Cancer survivorship : a nursing perspective : Ganz, Patricia A. ed.（2007）Cancer survivorship : Today and Tomorrow, pp. 8-13, Springer.
6) NPO法人ホスピスケア研究会ホームページ．https://www.hospice-care.jp/
7) マギーズ東京ホームページ．http://maggiestokyo.org/service/
8) 国立がん研究センターホームページ．http://ganjoho.jp/public/index.html
9) 日経BP社「がんナビ」ホームページ．http://medical.nikkeibp.co.jp/inc/all/cancernavi/
10) ディペックス・ジャパンホームページ．http://www.dipex-j.org/

[参考文献]
1. フィッツヒュー・モラン著，改田明子訳（2017）がんサバイバー：ある若手医師のがん闘病記，ちとせプレス．
2. Johnson, J. (1997) I Can cope : staying healthy with cancer second ed. Chronimed Publishing.

2 がん患者とその家族

1 がん患者の特徴

1）がんの病理と身体への影響

　悪性腫瘍（がん）とは，非上皮性悪性腫瘍（**肉腫**）と悪性の上皮腫瘍（**癌腫**），ならびに2種類以上の異なった組織成分から構成される混合腫瘍（**がん肉腫**など）をさし，全身のあらゆる部位に発生する疾患である．**がん遺伝子**の活性化と**がん抑制遺伝子**の失活により，細胞ががん化する．

　がんの特徴の一つは，無制限に増殖を続けることである．がん細胞は正常細胞と異なり，生理的な制御機構を逸脱した無制限の増殖能を示すが，これには細胞死の制御異常が関与している[1]．細胞死のなかでも，特に生理的な機構として起こるアポトーシスにかかわる遺伝子の異常によってがん細胞が不死化し，自律的で無制限な増殖が生じる．

　がんのもう一つの特徴は，**浸潤**と**転移**である．浸潤とは，発生した組織のなかでがんが増殖して大きくなり，上皮下にある基底膜を破って直接広がる状態である．また，転移とは，悪性細胞が血流を介する血行性，リンパ流を介するリンパ行性に原発巣から別の部位に移動することである．原発巣から離脱したがん細胞は脈管内に侵入し，生体防御機構を回避して転移先の臓器にたどり着く．そこでがん細胞はさまざまな物質を産生し，周囲の間質細胞と相互に作用することで，自身の生存や増殖能力を制御し，原発巣とは異なる転移臓器の環境に適応する[2]と考えられている．

　さらに，がん細胞が体内で増殖するためにはより多くの酸素と栄養を必要とする．腫瘍血管が新生されなければ，がんは体内で一定以上に大きくなることはできず，血管新生によって腫瘍血管が形成されると加速度的に増大する[3]．

　がんの異常増殖，ならびに浸潤・転移するという特徴は，多様な身体症状や機能障害ががんの進行にともなって生じる原因となる．がんの病理からみた患者に与える身体的影響は，局所的影

響と全身的影響の2つの視点からとらえられる．

(1) 局所的影響
①**増大した腫瘍による圧迫や浸潤を起因とする症状**
　腫瘍細胞は発生臓器で増殖し，周囲の組織へと浸潤を広げる．そのため，腫瘍による圧迫や浸潤によって組織の破壊，炎症，血流障害，機能障害が生じる．圧迫や浸潤の生じた部位特有の身体症状として，例えば頭蓋内圧上昇による神経圧迫症状，消化管閉塞による通過障害などがある．
②**がん性疼痛**
　がん性疼痛はがん患者の多くが体験する身体症状である．がん患者が体験する身体的な痛み[4]には，がん自体が原因となった痛み，筋のれん縮やリンパ浮腫などのがんに関連した痛み，治療に関連して起こる痛み，併発したがん以外の疾患による痛みがある．がん自体が原因となる痛みは，がん患者の痛みの原因の70％を占め，がんの軟部組織への浸潤，内臓への波及・転移，骨転移および病的骨折，神経の圧迫，神経の損傷，頭蓋内圧亢進のいずれかと関連している．また，がんの発生部位，組織への浸潤の程度，患者の心理社会的状態などで，患者の体験する痛みの性状や程度は大きく変化する．

(2) 全身的影響
　腫瘍による全身性の影響として代表的な症状は**悪液質**である．悪液質はがん細胞や宿主から分泌されるサイトカインやホルモン，その他の炎症惹起物質によって糖新生の促進，同化作用の抑制，異化作用の促進を起こす結果，骨格筋の分解や脂質・炭水化物の代謝障害をきたす[5]ことである．筋力の低下，疲労感，食欲不振，貧血などの症状を呈し，全身が著しく衰弱した状態となる．

2) 治療による身体の変化
(1) 手術療法による変化
　手術療法は，生存率の改善とがん患者のQOL向上を目指して手技の改良が重ねられ，侵襲が少ない治療が可能となった．しかしながら，がんの発生部位や病期および術式によっては病変とその周囲組織の切除による形態機能の変化が起こり，生活の仕方の変更を余儀なくさせる．例えば，進行期の喉頭がんに対する喉頭全摘出術では，発声機能の消失，経口摂取機能の変化，気道の浄化機能の変化，嗅覚の喪失が生じる．また，怒責ができないために重いものを持つことが困難になったり，便秘になったりと生活の支障がもたらされる．さらに，失声の喪失感，ボディメージの変化，社会からの孤立といった心理社会的問題も体験する．患者は新たなコミュニケーション方法の獲得，永久気管口の管理など，手術による機能障害に適応するための対処方法を身につけることが求められる．
　また，前立腺，乳房，子宮などのセクシュアリティと関連の深い部位のがんでは，病変に対する治療によって生殖機能への影響や外見の変化がもたらされ，男性性・女性性の喪失ならびに自尊心の低下をまねきやすくなる．

(2) 化学療法・放射線治療による変化
　がん化学療法で用いられる**抗がん薬**のうち，細胞障害性抗がん薬は細胞の分裂周期に働きかけることによりがん細胞を死滅させる抗腫瘍効果と正常細胞への毒性を併せもち，一般薬と比して治療域が狭く毒性が出現しやすい性質がある．細胞障害性抗がん薬の主な毒性には，血液毒性，消化管毒性，皮膚粘膜障害，心毒性，腎毒性，肝毒性，神経毒性，肺毒性，脱毛などがあり，毒

性にともなう症状は患者のQOLに多大な影響を与える．また，**分子標的薬**はがんの原因となる分子や増殖させる分子を標的として選択的に作用する抗腫瘍効果をもち，有害事象には過敏症，皮膚障害，末梢神経障害などがある．化学療法の有害事象の多くは治療後短期間に出現し，かつ一過性である．しかし，治療はくり返し行われることが多く，患者は長期にわたって有害事象による身体症状を体験し，症状コントロールへ継続的に対応する必要がある．

　放射線治療は，放射線を照射された細胞内での化学的な電離作用が細胞に損傷を与える機序を利用する．局所的な治療ではあるが，照射部位周辺の正常組織への影響は避けられず，急性期および晩期反応の副作用が出現する．化学療法や放射線療法は外来治療に移行しており，外来で治療を受ける患者は，地域で生活を営みながら治療の副作用や疾患の症状に対処することを余儀なくされる．

　治療による形態機能の喪失や後遺症，副作用症状は，がん罹患の事実に苦悩し，生命への不安を抱く患者にさらなる試練をもたらす体験となる．看護師は，疾患そのものによる苦痛だけでなく，治療が患者に与える影響を理解し，変化した形態や失われた機能，あるいは治療がもたらす心理社会的問題や生活の支障に患者が適応できるよう支援する役割を担っている．

3）精神的な負担

　がんと診断された人の5年相対生存率は60%を超え，がんは慢性疾患の一つに位置づけられるようになった．がん罹患後の生存期間の長期化により，がん患者は疾患や治療がもたらす身体的・心理社会的・実存的な問題に継続的に対応することが求められるようになった．

(1) 悩み，気がかり

　がん患者の悩みや負担に関する調査[6]では，治療開始前の気がかりとして，がんの進行や転移の有無，治療の副作用や機能障害，治療の効果など病状や治療に関することがあげられている．また治療中は，治療にともなう症状のつらさ，外見の変化，治療費，就労や経済的負担など，診療の悩みとともに暮らしの負担を感じる患者が多いことが示された．特に働く世代のがん患者にとって仕事と治療の両立は大きな課題である．

　がんと診断されたとき，仕事をもつ患者の半数がこれまで通り仕事を続けたいという希望をもつが，実際には仕事を続ける自信がなくなった，会社や同僚に迷惑をかけると思った，治療や静養に必要な休みを取ることが難しかったといった理由で退職を余儀なくされる[7]場合がある．がん治療は長期にわたって行われるため，退職による経済的基盤の弱体化は，治療法の選択肢を狭め，治療の継続に影響をおよぼす．また，社会における役割を罹患前のように果たせなくなることは，患者の自尊感情を低下させる出来事となる．がんになっても安心して働ける社会をつくりだすことは，がん対策における重要な問題である．

(2) 不安，抑うつ

　がん罹患を契機として，患者は病状の説明による心理的衝撃，治療や病状悪化にともなう身体的苦痛，将来の不確かさ，再発や死の不安を体験し，精神的な負担を抱える．がんの診断や再発など悪い知らせを伝えられたことに衝撃をうけ，抑うつ状態，否認などの防衛機制を示すことは通常の心理反応である．しかし，強い抑うつ状態が継続した場合には精神医学的な介入が必要となる．がん患者を対象とした有病率調査では，がん種や病期によっても異なるが，うつ病は3〜12%，適応障害は4〜35%にみとめられている[8]．うつ病から生じる食欲不振や睡眠障害，易疲労性といった症状と，がんそのものから派生する症状は類似するため，がん患者の精神症状は見逃されやすいことが問題となっている．

4）スピリチュアルペインと「生」への希求

がんの診断から始まる療養過程において，がん患者はさまざまな**喪失**を体験する．喪失の対象となるものは，身体的な健康，病気になる前の身体的自己，生きられる時間，社会や家庭における役割，将来の見通し，希望，周囲の人々との関係性など多岐にわたる．喪失体験は，「なぜ私がこんなに苦しまなければならないのか」「こんな状態で生きている意味があるのか」といったスピリチュアルペインと結びつく．

終末期にあるがん患者のスピリチュアルペインを，村田[9]は「自己の存在と意味の消滅から生じる苦痛」と定義し，患者の意識の志向性に応じて，時間性，関係性，自律性の3つの次元で説明している．時間性とは，生きられる時間に限りがあると知り，いまを生きる意味，いまここに存在する意味を失うことである．関係性とは，自分が死ぬことは現世における自己の存在と周囲の人々との関係性を失うことであると意識し，生きる意味を失い，虚無や孤独を感じることである．自律性とは，自分のことは自分でできる「自立」と，自分が誰かの役に立っている「生産性」を，病状の悪化によって実現できなくなり，周囲の人々に依存したり負担をかけたりする自分を価値のないものとして感じることである．

自己の存在と生きる意味の喪失は，がん患者にとって実存的苦悩となる．しかし，生きられる時間の限界に直面することで，「生きたい」という生命の根源的希求が呼びさまされる．根源的希求に突き動かされた患者は，これからどのように生きるのか，どのように自分はあればよいのかを深く洞察し，より豊かに生きることにつながる力を発揮する．

がん患者のQOLの長期的な変化をみると，健康な人と比べて全体的な健康状態や情動機能には差はないことが示されている[10]．患者はがん罹患後に生じる身体的・心理社会的・実存的な問題に自らの力で取り組み適応しようとするプロセスを通して，自分の生活や気持ちをコントロールする力を獲得することが可能である．看護師は，患者が潜在的にもつこれらの力を十分に発揮できるよう支援する役割を担っている．

［引用文献］

1) 冨田章弘，細胞死：日本臨床腫瘍学会編（2015）新臨床腫瘍学　第4版，pp. 26-29，南江堂．
2) 前掲書1），二口充，浸潤と転移，pp. 39-43．
3) 前掲書1），樋田京子，血管新生，pp. 44-47．
4) 武田文和，的場元弘，鈴木勉（2016）よくわかるWHO方式がん疼痛治療法，p. 21，金原出版．
5) 前掲書1），小原弘之，その他の身体症状と症状緩和，pp. 667-672．
6) 「がんの社会学」に関する研究グループ，2013がん体験者の悩みや負担等に関する実態調査報告書，pp. 37-47．http://cancerqa.scchr.jp
7) 前掲書6），pp. 68-79．
8) 清水研，福嶋好重，小川朝生ほか，うつ病と適応障害：日本緩和医療学会編（2014）専門家をめざす人のための緩和医療学，pp. 235-243，南江堂．
9) 村田久行（2005）スピリチュアルペインの構造から考えるケア　終末期患者のスピリチュアルペインとそのケア，緩和ケア，15（5），pp. 385-390．
10) Joly, F., Henry-Amar, M., Arveux, P., et al. (1996) Late psychosocial sequelae in Hodgkin's disease survivors: a French population-based case-control study. J Clin Oncol, 14 (9), pp. 2444-2453.

2　家族の特徴

家族とは，一般的に夫婦や親子などの婚姻関係や血縁関係にある2人以上の家族メンバーによって構成される小集団である．しかし，現在は家族のとらえ方が多様化し，互いが家族と認識し

ているが婚姻関係はない場合もあり，婚姻関係や血縁関係だけで家族をとらえず，患者にとって重要他者である人々を家族ととらえ，看護を展開することが必要である．

　家族メンバーは，父・母・子どもなどの役割をもった個人であるが，家族という集団としてとらえた場合，互いの存在が影響し合い成立している．そのため，家族メンバー個人のできごとが他の家族メンバーに影響し，それが家族全体へと広がる．例えば，幼児期の子どもがいる主婦ががんに罹患した場合，夫が家事や子どもの育児を行う，子どもは母親が入院していて会えず悲しむなど，家族メンバーが病気になることは，その他の家族メンバーに大きな影響を及ぼす．これは，家事を行ったり育児を行ったりするという役割の変更だけではなく，身体的・心理的・社会的にも家族に変化をもたらすことを意味する．このような家族メンバーへの影響は，家族集団に危機をもたらす可能性もあるが，その状況を乗り越えることにより家族としての絆が生まれるなど，家族の成長をもたらす機会ともなりうる．看護者は，家族メンバーがもっている力を最大限に発揮し，家族が協力して家族メンバーの健康問題に対処できるように援助していく．

1）「患者」という新たな存在

　がんに罹患するまで自立して生活していた人が，がんの罹患によりさまざまな変化にさらされる．ひとたびがんに罹患すると，それまでは例えば夫や父親という役割を十分果たしていた人に「患者」という役割が与えられる．これは，患者自身のなかで役割が変化することと同時に，家族や社会からも「患者」という役割を与えられることを意味する．「患者」という新たな役割をもち，病名告知や治療方針の決定など多くの困難に対応していかなければならない患者は，身体・心理・社会・スピリチュアルな面での苦痛を体験する．このような状況から，がんの罹患により家族内での力関係が変化したり，社会的に弱い立場となることもある．これには，患者のそれまでの家族内・社会での役割，生活における困難への対処方法が大きく影響する．

　家族メンバーは家族内での役割をそれぞれもっている．がん患者以外の家族メンバーに介護が必要な場合や，家族メンバーが母と子のみなど少人数である場合，家族メンバーは多いが協力体制が得られない場合などは，がんの罹患にともなう他の家族メンバーの役割負担が大きくなったり，1人の家族メンバーに役割が集中したりすることがある．その場合は家族内の役割移行が円滑に進まず，家族機能の縮小をまねいたり，家族内の不和を引き起こしたりする．

　がんの告知とその経過説明，再発，予後など，患者の病状や治療に関する情報は，医師から直接患者に告げられる場合と，少なくなってはいるが最初に家族に伝えられ，その同意をもって患者に告げられる場合がある．がん患者は自身のがん罹患によって衝撃を受けるが，家族にとっても家族メンバーのがん罹患は衝撃となりうる．家族は病名告知や治療方針の決定，療養場所の決定など多くの意思決定の場面において患者とともに悩む．そして，家族は患者本人ではないからこそ，患者の本当の気持ちを理解できているのか，患者がどうしたいと思っているのかなど多くのことに悩む．

　このように，家族メンバーのがん罹患は他の家族に心理的影響を及ぼす．家族自身が患者のがん罹患によって苦しんでいるにもかかわらず，患者を苦しみや衝撃から守りたいという思いのため，保護的な役割をとろうとして結果的に過大な責任を背負い，追いつめられていく家族も存在する．がん患者の家族の生活は，家族としての心理的負担のみならず，患者がこれまで果たしていた家族内，家族外の役割を代行するという負担，患者を支援するという新たな役割による負担を背負ったものとなる．

2）疲労と生活上の制約

　家族メンバーに健康問題が生じると，他の家族は患者のそばにいて役に立ちたいという感情を

抱いたり，患者自身も家族に世話をしてほしいと希望したりすることが多くみられる．その場合，家族メンバーがそれまでの役割以外に病院に見舞うなどの介護者の役割を果たすため，日常生活の調整や時間の調整を行うことが必要となる．これは，家族メンバーの患者のそばにいて役に立ちたいという感情を満たす半面，がんは長期の経過を歩むため，身体的疲労やストレスを蓄積させる可能性をはらんでいる．

また，患者が家族の生計を担っていた場合，がん罹患により収入が減少して生活を変化させざるを得ない状況が発生することもある．それ以外にも，入院費や病院への交通費など新たに必要な経済的負担も発生する．これらの負担は，患者の入院中のみならず，退院後にも形を変えて継続し，病状の改善とともに軽減するが，再発や転移などにより急激に負担が増大して家族生活を消耗させる．慢性的な経過をたどるがんが潜在的脅威となっている時期には，患者と家族はがんを生活に取り込み，がんとともに生きることになるが，生活の変化，持続するがんの再発や転移への不安，長期にわたる療養の負担などが，患者と家族の疲弊を生み，関係性をぎくしゃくさせてしまう場合もある．

3）コミュニケーションの変化

がん患者と家族メンバーとの間で病名や予後に対して秘密がある場合，患者は「家族が自分に何かかくしごとをしているのではないか」という疑念を抱くことがある．また，家族メンバーも患者にかくしごとをしているという後ろめたさを感じ，互いにオープンなコミュニケーションをとることができず，患者と家族の思いや考えにずれが生じる可能性がある．

患者が中心となって家族がコミュニケーションをとっていた場合，患者のがん罹患により，家族内のコミュニケーションがうまくとれず，家族のもつ情報に偏りがみられたり，意見がまとまらなかったりすることも起こりうる．家族内で円滑なコミュニケーションがはかれなくなることは，家族メンバーの孤立化をまねきかねない．

4）サポートの制限

日本は血縁関係を重視する社会であり，がん罹患は通常家族ととらえている家族メンバー以外の親類などにも影響を及ぼす．親類からの助言やサポートが家族メンバーの期待と異なる場合，家族メンバーにとって負担となることがある．また，家族メンバーが患者の疾患を親類や友人，職場などにかくしている場合，患者の秘密をかくそうと交友関係を控えることもある．これは，家族メンバーの情緒的サポートや物質的サポートを縮小させる結果となり，家族メンバーの社会的孤立をまねくことにつながる．

また，近年は高齢者夫婦のみの家族が増加してきた．患者が高齢で，その配偶者も高齢である場合，近くに住んでいる子どもの存在の有無，社会的・経済的・精神的サポート体制の有無などが家族の負担度に大きく影響することになる．このような高齢患者の家族は複雑で困難な状況下にあり，地域社会全体で支えていくことが求められている．

5）家族としての闘病

身体・心理・社会・スピリチュアルな面での苦痛を抱えるがん患者にとって，家族は大きな支えであることはいうまでもない．しかし，患者の最も身近で日常や闘病生活をともにする家族は，第二の患者といわれるほどの苦痛，苦悩を患者と分け合う存在でもある．がん患者の家族は，ともに苦しむものでありながら援助者であるという立場の二重性により複雑な状況にある．

配偶者，親，子，きょうだいなどががんに罹患することにより，患者の苦痛や喪失を予測して苦悩し，悲嘆する家族は，助けてあげたいのに何もできないという無力感を抱いていっそう苦し

む．また，あまり患者の面会に来ず，来てもすぐに帰ってしまう，ほんのわずかな患者の病状の変化に非現実的な回復への希望を口にし続ける家族もみられることがある．

このように，家族はさまざまな反応を示すが，がん患者の家族は診断の段階から患者の死後に至るまで，がんを家族としての立場で病む．そのため，がん患者の家族に対しても看護者の継続的な支援が必要である．

(1) 診断・治療期の家族の思い

がんの診断・治療期にある患者をもつ家族が抱く思いとして，本田ら[1]は「家族ががんに罹

表 1-3 終末期がん患者の家族の死への気づきに対する反応

死の過程に対する衝動
・衝撃を受ける
・否認する
・逃避したい
・否定的感情が生じる
死の過程の感知
・患者の病状の変化に脅かされる
・病状の進行が予想外である
・残された時間の少なさを感じる
・近づきつつある死期を感じとれない
予期悲嘆
・大切な人を失う悲哀を感じる
・感情が溢れでる
家族の限界の実感
・自分の無力さを感じる
・方策がみつからない
・希望がもてない
不確かな状況への没入
・患者の病状経過が見通せない
・これからの生活が想定できない
・看取ることを心配する
看取りからの見直し
・患者との日常に感動する
・患者の存在の価値を感じる
・周りの人々とのつながりを感じる
生への希求
・回復への期待をもちたい
・希望をもっていたい
・患者の生存を願う
死にゆく人の安寧の切望
・患者の苦しみを共感する
・患者の苦しみをみたくない
・できる限り患者が楽になるようにしたい
・安らかな人生の終焉を迎えてほしい

(大川宣容，藤田佐和ほか(2002)終末期がん患者の家族の死への気づきに対する反応，高知女子大学紀要　看護学部編，51，pp.1-12より転載)

患したことへの思い」「治療の厳しさへの思い」「家族への思い」「医療の助けへの思い」「将来の見通しへの思い」が生じることを報告している．これらは診断期にあるがん患者の家族が患者のがん診断により強い衝撃を受け，不眠や食欲不振などの身体症状を呈したり，告知について思い悩むこと，治療期には患者の苦痛や検査所見，患者に用いられる医療機器，また直感から治療の厳しさを感じること，そして患者をそれまでの夫や娘などの見方でとらえる以外に病者としてとらえるようになり家族内の役割変化に心苦しさや不安を抱いたり，がんと立ち向かうため医療の助けを期待し，治療を受けることで生きることへの希望を感じつつも再発や転移の可能性が消えないことから将来の見通しが立たない姿などを浮き彫りにしている．

(2) 終末期の家族の思い

大川ら[2]は，終末期がん患者の家族が患者の「死」への気づきによって体験するさまざまな心理的反応をくわしく示している（表1-3）．終末期がん患者の家族は患者の死を意識して悲しみながらも，患者の生存を願うという両価的な気持ちをもちあわせている．そして，これまでの患者との関係性を振り返り，患者の価値を見いだしているからこそ，助けられないことに無力感を感じ，ひたすら患者が苦しまず穏やかであることを願う．また，佐々ら[3]は，終末期がん患者を抱える家族が，大川らの報告と同様に患者の価値を見いだす一方で価値ある患者の喪失を悲しむ体験をしていることを示すと同時に，患者の残された生の充実を願い介護に奮闘する体験，家族としての安定した生活を維持する体験，適切な支援を求める体験をしていることを報告した．このように，終末期がん患者の家族は相反するさまざまな感情のなかで絶えず揺れている．

ハンプ（Hampe, S. O.）[4]は終末期がん患者の家族がもつ8つのニードを報告し（表1-4），終末期がん患者の家族は見通しのつかない状況のなかで患者の安寧を願い，そばにいて役に立ちたいという患者に関するニードをもつとともに，家族自身に対するニードとして家族の感情を表出し，他の家族メンバーや医療者からの家族への慰めや支えを必要としていることを示した．また，鈴木[5]はこれら8つのニードに加えて，気分転換のニード，患者と家族間の対話のニードがあることを報告している．これらはいずれも終末期がん患者の家族が見通しのつかない複雑な状況のなかで，さまざまな援助を求めていることを示している．

患者のがん再発から死に至る道のりは家族にとって予期的悲嘆の日々であり，死は愛する人の喪失という耐え難い苦しみである．がん患者の苦しみは，その生の終わりをもって区切られるが，家族の苦しみは患者の喪失という形でなおも続く．患者の生前において予期的悲嘆のプロセスが踏まれても，死別はつらい体験である．ほかの原因による死と同様，がん患者の遺族に対する医療者のかかわりは，ほとんどの場合，死の直後に限られている．そのため，家族は多くの場合，宗教や周囲の人々の助けを得つつも悲しみが少しずつうすれていくまで長く孤独な日々を送る．

表1-4　終末期患者および死亡患者の配偶者の8つのニード（Hampe, S. O.）

- 死にゆく人々とともに居たいというニード
- 死にゆく人の役に立ちたいというニード
- 死にゆく人の安楽の保証に関するニード
- 患者の状態を知りたいというニード
- 死期が近づいたときに知りたいというニード
- 感情表出のニード
- 家族のメンバーによる慰めと支えに対するニード
- 保健の専門家による受容と支持と慰めに対するニード

（Hampe, S.O.著，中西睦子，浅岡明子訳(1977)病院における終末期患者及び死亡患者の配偶者のニード．看護研究，10(5)，pp. 386-397より作成）

[引用文献]
1) 本田彰子，佐藤禮子（1997）がん患者の家族の思いに対する研究，日本がん看護学会誌，11（1），pp. 49-58.
2) 大川宣容，藤田佐和ほか（2002）終末期がん患者の家族の死への気づきに対する反応，高知女子大学紀要 看護学部編，51，pp. 1-12.
3) 佐藤まゆみ，増島麻里子ほか（2006）終末期がん患者を抱える家族員の体験に関する研究，千葉看護学会誌，12（1），pp. 42-48.
4) Hampe, Sandra Oliver 著，中西睦子，浅岡明子訳（1977）病院における終末期患者及び死亡患者の配偶者のニード，看護研究，10（5），pp. 386-397.
5) 鈴木志津枝（1988）終末期の夫をもつ妻への看護：死亡前・死亡後の妻の心理過程を通して援助を考える，看護研究，21（5）.

3 チーム医療の提供

1 多職種連携への動き

　近年，わが国では医療の高度化や医療技術の進歩により患者の選択肢の幅は広がり，ニーズも多様化している．また，急速な高齢化や在院日数の短縮化などさまざまな問題は，医療の提供に大きく影響を及ぼしている．さらに，質の高い医療やケアを求める患者・家族の声が高まる一方で，マンパワー不足や医療の高度化・複雑化にともなう業務の増大や煩雑性により，医療現場は疲弊していると指摘される．このような問題に対して，患者のQOL向上を目指した質の高い医療・ケアを提供するために，多職種が連携して行うチーム医療が必要となってきている．厚生労働省は2010年に「**チーム医療の推進についての報告書**」[1)]を取りまとめ，チーム医療の必要性を示している．

　医療者の卒前教育をみると，医療系総合大学のなかにはそれぞれの専門性をもった学生が学部の垣根を越えてともに学ぶ教育プログラムを展開している大学もあり，基礎教育の段階で多職種連携の重要性と医療人としてのコミュニケーション能力の修得に力を注いでいる教育機関も増えている．

　そして，厚生労働省の前述の動きのほかにチーム活動の活発化を後押しするもう一つの要因として，診療報酬がある．必要な要件を満たし効果的な活動を行うチームに対して診療報酬の算定が可能となったことがチーム活動を活発化させ，多くの医療機関で緩和ケアチームや栄養サポートチーム，摂食・嚥下チームなどの専門チームが活動するようになってきている．また，専門チームだけでなく，病棟など各医療現場でも多職種での連携・協働の必要性から，それぞれの部門でのチーム医療が進められている．

2 いまなぜチーム医療か

1）パターナリズムからの変化

　以前から，医療はチームで行われてきた．しかし，ひと昔前までのチームは医師を頂点とした上下関係のあるパターナリズムに基づいていた．チームメンバーは医師の意思決定のもとに行動し，患者は医師が決めた医療に従うという構図が成り立っていた．これに対して，いま求められているチーム医療は，患者・家族を中心とした医療であり，メンバーは対等な関係にある．メンバーそれぞれは各職種の専門性を活用し協働しながら，一人あるいは一つの職種ではできない医療やケアを実践するという形のチーム医療である．チームを構成する職種は，医師，看護師，薬

剤師，医療ソーシャルワーカー，管理栄養士，臨床心理士，理学療法士，作業療法士，言語聴覚士などが多い．

2) 患者を全人的にとらえる
(1) さまざまな苦痛の解決
　がん患者は，疼痛，呼吸困難感，嘔気・嘔吐などの身体的苦痛のみでなく，精神的，社会的，スピリチュアルな苦痛を抱えている．そして，それらは互いに影響し合い，複雑にからみ合って全人的苦痛となっている．このようながん患者に対して，医療者はがんという疾患にだけ目を向けるのではなく，患者を一人の生活者としてとらえ，その患者にとって必要な医療・ケアを考えなければならない．患者のさまざまな側面の苦痛を緩和したり問題を解決したりするためには，その問題に応じた適切な職種が専門性を発揮し，多職種が協働連携するチーム医療が不可欠となる．

(2) 多様な選択肢・価値観
　現在，医療技術の進歩や治療薬の開発によりがん患者の治療方法の選択肢は広がっている．そのなかで，最後まで治療にかけることに価値をおく患者もいれば，治療の副作用に苦しむより家でおだやかに過ごしたいと希望する患者もいる．また，療養場所の選択においては，医療施設の機能分化や在院日数の短縮化などから急性期治療の終了後には地域に戻り在宅療養へ移行するという社会全体の流れがある．このようななかで，最後まで住み慣れた家で過ごしたいと希望する患者もいれば，家族に迷惑をかけたくないから入院していたいという患者もいる．また，最期は緩和ケア病棟に入院したいと希望する患者もいる．このような多様な価値観を尊重し，患者・家族の意向にそった治療や療養場所の決定ができるよう多職種が協働することが必要となる．

(3) 患者にとっての最善を導きだす
　治療法の決定や治療中止の時期，療養場所の選択などの意思決定の場面，また患者と家族の意向にずれが生じている場合や悪いニュースをどう伝えるかなど，がん患者の療養過程で医療者は倫理的問題が潜んでいることに気づき，「これでよいのだろうか」と悩むことも多い．このような場合には多職種で話し合いを重ね，さまざまな視点から問題を整理し，患者・家族だけでなく医療者も納得した"患者にとっての最善"を導きだす必要がある．そのためにも多職種で協働するチーム医療が必須となる．

3　チーム医療を円滑に進めるために
1) 目標を共有する
　チーム医療の目的は，多職種の専門性を活用して協働連携することにより，患者・家族の複雑な問題を解決し，QOLの向上をはかることである．そのためにチームメンバーで情報を共有し，その患者にとって何が最善かを話し合ったうえで目標を共有することが重要である．もし目標が共有されていないと各職種のチームメンバーはそれぞれの考えに基づき行動することとなり，多職種連携の有効性が活用されずに終わりかねない．チーム内でしっかりと目標が共有されていれば，おのずと各職種の役割と行動も明確になり，各人の専門性が統合された有効なチーム医療が実現できる．

2) どんな意見でも出し合う
　各職種の専門性をより有効に活用するためには，互いに意見が言い合える対等な関係性が必要

である．しかし，メンバーの誰もがいつでも言いたいことが言えるとは限らない．もし，発言することで，他のメンバーから否定されたり問い詰められたり，あるいは聞いてもらえなかったりするようなことがあれば，せっかく発言してもそのメンバーは傷ついてしまい，「また責められたら嫌だ」「どうせ言っても聞いてもらえないのだから黙っておこう」と萎縮してしまう．そして，一部のメンバーの意見でチームの方針が決定してしまうことになりかねない．

　チーム活動では，特にカンファレンスなどの意見交換の場では，どのような意見でも否定されずに聞いてもらえるという安心感と温かみのある雰囲気づくりを心がけることが大切である．例えば一つの問題について検討する際に，問題内容に応じたメンバーの専門性を尊重して意見を求めたり発言を促したりする．意見を聞く側としては，その発言者と視線を合わせたりうなずいたりして，積極的に聞くという態度も大切である．そうすることで，その専門性に基づいた意見はチームの活動に有効に活かされることになる．また，発言したメンバーには自信が生まれ，チーム内での自身の存在意義を見いだすことにもつながる．

3）専門性をさらに高める

　他職種と対等に意見交換するには自身の専門性についての知識・技術を高める努力が必要である．看護師であれば，患者をどのように理解し，どのようなケアが必要だと考えるのか，看護師がどのような役割を担えるのかなど，看護の視点から根拠に基づいた意見が述べられることが求められる．そして，実践においても看護ケアの側面から問題解決がはかれるよう責任を果たす努力が必要である．

　多職種との協働を通して看護の専門性が発揮できれば看護師自身の意欲向上につながるだけでなく，看護の専門性について他の職種からの理解を得ることにもなる．このことが，他の職種を信頼して任せる，また，責任をもって引き受けるという互いの信頼関係と責任感を生み，チームの成長につながっていく．

4）決定事項の共通認識をはかる

　多職種で協働連携して行うチーム医療では，重要な情報がタイムリーに共有されなければならない．情報をもたずに行動すると，患者を混乱させたり，チームの方針とは違う方向に動いてしまったりする危険性があり，情報共有の方法について工夫が必要である．

　情報の共有方法の一つは記録である．患者に介入したメンバーは，かかわりの内容やアセスメントを診療録に記録し，他のメンバーは記録を読んで情報を得る．また，チームカンファレンスの内容は，参加しなかったメンバーにもわかるように何らかの形で記録を残す必要がある．チームメンバーは誰もが多忙であるが，だからこそ空いた時間を駆使して記録を読んで患者の状態を把握したり，適切な職種のメンバーと直接会って話し合ったりするなどして，常に情報を共有するという意識が必要である．

　多職種が一堂に会して話し合うカンファレンスは，重要な情報共有の場であると同時に有効な意見交換の場である．前項で述べたように，多職種カンファレンスで発言しやすい雰囲気をつくることは大切であるが，それ以外にも注意することがある．

　意見交換では，職種による意見の相違が生まれることがある．しかし，職種が違えば大切にすること，優先することは違って当然である．さまざまな側面からの意見があってこそ問題の見方や考え方の幅が広がることになり，それがディスカッションを行う意義である．意見の相違をネガティブにとらえるのではなく，よりよい医療やケアを導くためのプロセスととらえて，有意義なディスカッションにする努力が大切である．

　有意義なディスカッションに不可欠なのはアサーティブな態度である．つまり，相手の立場や

権利を尊重し，自分とは違う意見にも真剣に耳を傾けて最後まで聞く．同時に，自分の意見は感情的にならずに客観的に述べ，必要なときには「ノー」と言える勇気も含まれる．チームメンバー一人ひとりがこれらを心がけていくことで，活発で意義のあるカンファレンスにすることができる．

また，カンファレンスでの決定事項は言葉にして確認し合うことが必要である．同じカンファレンスに参加していても，決定事項に関して全員が同じ内容を認識しているとは限らない．よって，最後に必ず決定事項の内容を具体的に言語化してメンバー全員で共通認識をはかることが必要である．

4 チームにおける看護師の役割

1）日々の細かな変化をつかみ，伝える

看護師は，患者・家族にもっとも近い存在である．そのため，日々の患者・家族の様子や生活面での細かな変化など，看護師だからこそ得られる情報を多職種と共有していく必要がある．そして，その情報から問題やニーズを明らかにしてアセスメントし，必要な看護ケアを提供していく．

看護の視点から意見や考えを他の職種に伝える際には，根拠に基づき端的かつ明確に伝えることが必要である．"なんとなく気になる"など，看護師ならではの感性も大切ではあるが，客観的な情報に基づいて伝えられることは多職種協働で求められる能力である．

また，必要と考えるケアを実践する責任感や自律的に行動しようとする積極性は，看護師にとって常に必要な態度であり，チーム医療における看護師の役割と存在意義への理解を他職種に促すことになる．

2）調整役としてのキーパーソン

組織横断的に活動する専門チームでの看護師は，チーム医療のキーパーソンだといわれることがある．つまり，チーム医療が効果的に行われるようチーム内での調整役としての役割が求められる．患者の状況から，どの職種がかかわる必要があるかを判断し，適切なメンバーがタイムリーにかかわり，その問題についてリーダーシップを発揮できるようチーム内で調整を行う．また，チームメンバーと情報を共有し密に連携をはかり，各職種の専門性をより効果的に活用できるようメンバー間の調整を行う．必要なときには適宜カンファレンスを設定し，チームとしての意思決定を促す．また，全体を見渡して，各職種の責任範囲を臨機応変に変化させ，柔軟に対応するよう促すことが必要なこともある．

組織としてのリーダーは医師であることが多い．よって，チームの最終的な意思決定者は医師であるかもしれない．しかし，リーダーが適切な意思決定を導けるよう，さまざまな情報を提供したりチーム内での合意を得たりするなど，チーム内でリーダーシップを発揮するのは看護師の役割であると考える．

チームの雰囲気づくりも重要な役割である．前述のとおり，上下関係のない誰もが安心して意見を言い合えるチームにつくり上げていくのも看護師の役割といえる．チーム全体を見渡し，その場の雰囲気や他のメンバーの気持ちを敏感に感じ取って，厳しさのなかにも温かさのあるチームにしていくために，毅然とした態度で言うべきことを言う勇気も看護師に求められる．

3）プライマリーチームの看護師として求められること

緩和ケアチームのように組織横断的に活動する専門チームに対して，プライマリーチームとは，専門チームに介入を依頼したり相談したりする相談元のチームのことをいう．患者に日常的にか

かわっている病棟など各部門のチームのことである．

　専門チームに依頼すると，とかくプライマリーチームの看護師は「あとは任せておけばよい」ととらえがちであるが，そうではない．専門チームとプライマリーチームは同じ目標に向かって協働していくことが不可欠である．つまり，専門チームによる点での介入と，プライマリーチームの 24 時間継続したケアの提供という，点と線の両方が存在してはじめて有効なチーム医療が実現するといえる．そのために，プライマリーチームの看護師は，日々のかかわりから得た情報や経時的な患者の変化などを専門チームと共有し，専門チームの専門性に基づいた提案やアドバイスを受けながら，24 時間患者のそばにいる自分たちは何をすべきかを考え，実践していかなければならない．専門チームとの協働による患者の QOL 向上や問題解決の体験は，プライマリーチームの看護師の成長と意欲の向上につながり，さらに質の高いケアの提供をもたらすことになる．

[引用文献・資料]
1) 厚生労働省，「チーム医療の推進に関する検討会」報告書（平成 22 年 3 月 19 日）．
　http://www.mhlw.go.jp/shingi/2010/03/s0319-9.html

[参考文献]
1. 加藤裕久（2016）昭和大学 在宅チーム医療教育推進プロジェクト：大学と地域で育てるホームファーマシスト，大学教育と情報，3，pp. 10-13.
2. 安部博史，矢田浩紀（2015）医療系総合大学における多職種連携教育のあり方に関する考察：北海道医療大学の現状と課題，北海道医療大学人間基礎科学論集，41，pp. A1-21.
3. 鈴木志津枝（2013）がん医療現場での専門職者間の連携・協働を目指すチーム医療教育，保健医療社会学論集，23（2），pp. 26-31.
4. 小西恵美子編（2014）看護倫理：よい看護・よい看護師への道しるべ 改訂第 2 版，南江堂．
5. 厚生労働省委託　がん医療に携わる看護研修事業特別委員会編（2014）看護師に対する緩和ケア教育テキスト 改訂版，日本看護協会．

4　地域における包括医療

　日本は諸外国に例をみないスピードで人口の高齢化が進行している．平成 27（2015）年 10 月 1 日現在，65 歳以上の高齢者人口は 3,392 万人となり総人口に占める割合（高齢化率）は 26.7％である．すなわち国民の 4 人に 1 人以上が高齢者になったことになる．また，総人口が次第に減少するなかで高齢化率は上昇を続け，2060 年には 39.9％に達し，国民の 2.5 人に 1 人が 65 歳以上の高齢者になると予想されている[1]．

　戦後の第一次ベビーブーム期に生まれた「団塊の世代」が 75 歳以上になる 2025 年以降は，さらに国民の医療や介護の需要が増加することが見込まれる．厚生労働省は 2025 年を目途に，高齢者が可能な限り住み慣れた地域で自分らしい暮らしを人生の最期まで続けることができるよう，地域の包括的な支援・サービスを提供する体制（地域包括ケアシステム）の構築を推進している[2]．

1　地域包括ケアシステムとは

1）住み慣れた生活の場での療養

　慢性疾患，認知症などの疾病を抱えていても，人々が住み慣れた自宅や自宅に代わる地域の施設などで療養することができるよう関係機関が互いに連携して，住まい・医療・介護・予防・生活支援が一体的に提供される――それが地域包括ケアシステムの目指す姿である．

　すなわち，疾病を抱えていても高齢者は自宅等の住み慣れた生活の場で療養し，必要に応じて介護予防サービスや生活支援を受け，介護が必要になったときには介護サービスを，病気の治療が必要な場合には病院を利用する．地域の医療・介護関係機関が連携し，多職種による一体的なサービスを切れ目なく提供することにより，住民は高齢期を迎えても病気になっても住み慣れた地域で暮らし続けることができるというものである．

2）地域包括ケアシステムを構成する要素

　地域包括ケアシステムにおいて最も重要な要素は，「本人・家族の選択と心構え」である．単身または高齢者のみの世帯が増えるなかで，自身で養生しながら自宅で過ごすことを選択するためには，本人と家族がどのように過ごしたいかという心構えを理解し合うことが前提となる．

　そのうえで重要な要素は「住まいと住まい方」である．生活の基盤として必要な住まいが整備され，本人の希望と経済力に適した住まい方が確保されていることが前提となる．次に必要なのは「生活支援・福祉サービス」である．心身の能力の低下や家族関係の変化などがあっても，尊厳ある生活が継続できるよう生活支援が行われる．そして，「医療・看護」「介護・リハビリテーション」「保健・予防」も必要である．本人の抱える課題に合わせて，医療・看護・介護・リハビリテーション・保健・予防が，ケアマネジメントに基づき，生活支援と一体的に提供される．

　このように「介護」「医療」「予防」という専門的なサービスと，その前提としての「住まい」と「生活支援・福祉サービス」が相互に関係し，連携しながら高齢者の在宅での生活は支えられている．

3）自助・互助・共助・公助

　地域包括ケアシステムは，保険者である市町村や都道府県が地域の自主性や主体性に基づき，地域の特性に応じてつくりあげていくものである．自助・互助・共助・公助のそれぞれが必要であり，互いに連携しながら統合されることにより，対象者に適したサービスの提供が可能となる．

（1）自　助

　住み慣れた地域で自分らしく暮らしていくために，できるだけ自立した生活を続けたいと思う心構えと，自身でも健康管理や介護予防行動などのセルフケア行動をとれることが「自助」である．このように考えると「自分でできる」ことが強調されがちであるが，たとえ自分で行うことが難しくても，自身の経済力で市場サービスを購入・活用し生活を営むことも「自助」に含まれる．

（2）互　助

　家族，友人，近所の人びとなど，個人的な関係をもつ人同士が助け合いながら，互いに抱えている課題を助け合って解決する力である．これらの活動が発展したものとしてボランティア活動やNPO（非営利団体）活動などがある．

(3) 共　助

介護保険に代表される社会保険制度およびサービスなどである．医療や年金なども「共助」に含まれ，いずれも保険料を納めてきた人が，そのサービスを受けることができるという制度化された相互扶助である．

(4) 公　助

自助，互助，共助では対応できない場合に最終的に利用される制度である．生活保護，または人権擁護・虐待対策などがこれに相当し，当事者のプライバシーにかかわる度合いが高く，しかし放置すれば生命の危険をともなうといったケースに適用される．

2　地域包括ケアシステムとがん医療

がん対策基本法では「質の高いがん医療の均てん化」を目指して，全国二次医療圏に1カ所の割合で「地域がん診療連携拠点病院」の整備を進めてきた．その一方で，高齢者が住み慣れた地域で安心して暮らし続けられることを目的に地域包括ケアシステムを推進している．地域包括ケアシステムにおける日常生活圏とは，概ね30分以内で必要なサービスが提供される範囲であり，がん診療における二次医療圏とほぼ重なっていると考えられている[3]．したがって，がん医療も含めた地域包括ケアシステムが提供されれば，地域完結型のがん医療となり得る．

地域包括ケアシステムは，前述したように今後高齢者が増加していくこと，慢性疾患や認知症高齢者が増加することを見すえて計画されたシステムである．しかし，がんも高齢化とともに増加する疾患であり，地域包括ケアシステムのなかで，がんに関して医療と介護の連携を進めることが，「住み慣れた地域で，がんを抱えても自分らしい暮らしを人生の最後まで継続できる」ことにつながる．そのためには，地域での診療拠点病院などがん治療を行う病院の医療チームと，在宅医療を担う病院等の医療チームが情報を共有し，患者本人が望む適切な治療を提供することが必要である．

また患者が高齢となり，生活支援や介護サービスを必要としている場合には，医師，看護師，理学療法士といった医療チームの連携だけでは不十分であり，在宅等で患者および家族の生活支援を行う介護職・福祉職などを含めた多職種チームの連携が必要となる．医療的な支援と生活を支える支援とが統合された形で継続的に提供されることにより，患者はがんを治療しながらも住み慣れた地域で暮らし続けることが可能になる．

3　地域における看護師の役割

日本看護協会は，少子高齢社会において病気を抱えながら生活する人々が増えるなか，看護師は「治療」と「生活」の両面から患者をとらえ，身体と心の状態の変化を予測しながら必要なケアを提供する役割を担い，その期待はますます大きくなると述べている[3]．

例えば看護師や訪問看護師は，介護職・福祉職が把握している夜間せん妄や食事中の誤嚥のリスクといった診療場面では観察しきれない生活情報をきちんと把握し，医師に伝えていくことにより，生活情報や患者・家族の意向を医療に反映させることができる．

一方，看護師や訪問看護師が現在の患者の病態や今後の見通しなどについて介護職・福祉職に伝えることにより，彼等が生活支援に携わるなかでそれを考慮したかかわりができる．具体的には，例えば患者の病状が進み終末期にある場合，患者の状態や医療の方針などを介護・福祉職と共有できれば，緩和ケアを視点とした食事や生活援助につなげることなどができる．

看護師は本来，患者の「治療」と「生活」の両面をとらえることができる職種であるが，在宅医療の場面では，訪問看護師であっても患者にかかわる時間は限られる．したがって，看護師が

リーダーシップをとって，医療職だけでなく介護職・福祉職も含めた多職種チームカンファレンスを開催し，そのなかで患者の生活の情報を共有するとともに，治療に関する情報や方針をメンバーにフィードバックするような役割が求められる．このようなプロセスを通して，真の意味での治療と生活が統合されたケアが提供される．

[引用文献・資料]
1) 内閣府ホームページ，平成28年版高齢社会白書（全体版）．
2) 厚生労働省ホームページ，地域包括ケアシステム．
   http://www.mhlw.go.jp/stf/seisakunitsuite/bunya/hukushi_kaigo/kaigo_koureisha/chiiki-houkatsu/
3) 日本看護協会ホームページ，「特定行為に係る看護師の研修制度」の活用促進と諸課題対策．
   http://www.nurse.or.jp/nursing/tokutei/

第2章

がん医療の基礎知識

1 がんの統計・原因と予防

1 がんの統計

1 死亡者数

　がんによる死亡者数は 2015（平成 27）年には 37 万 346 人（男性 21 万 9,508 人，女性 15 万 83 人）であり，総死亡の 28.7% である．図 2-1 のとおり，がんは 1981（昭和 56）年より死因の第 1 位を占めており，死に至る重大な疾患であり，人生の最終段階における医療体制のなかで，がん医療が重要な位置を占めている[1]．

　がんによる死亡者数が多い部位は，男女合わせた全体では，1 位が肺，2 位が大腸，3 位が胃の順番である（表 2-1）．死亡率が増加しているがんは肺がん，すい臓がん，大腸がん，前立腺が

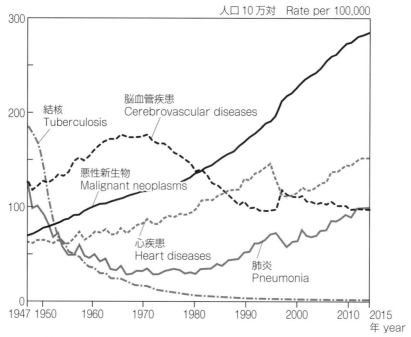

図 2-1　主要死因別粗死亡率年次推移（1947 年〜 2015 年）

（「がんの統計」編集委員会(2017)がんの統計 '16，p.38 より転載）

表 2-1　2015 年の死亡数が多いがんの部位

	1位	2位	3位	4位	5位
男　性	肺	胃	大腸	肝臓	膵臓
女　性	大腸	肺	胃	膵臓	乳房
合　計	肺	大腸	胃	膵臓	肝臓

（「がんの統計」編集委員会(2017)がんの統計 '16，p.15 より転載）

ん（男性），乳がん（女性）であり，減少しているがんは胃がんである[2]．

2　罹患者数

がんと診断された患者は 2012 年には 86 万 5,238 人（男性 50 万 3,970 人，女性 36 万 1,268 人）である．罹患数が多い部位は，全体では，1 位が大腸，2 位が胃，3 位が肺の順番である（表 2-2）．罹患率が増加しているがんは，肺がん，大腸がん，前立腺がん（男性），乳がん（女性）であり，減少しているがんは胃がんである[3]．

表 2-2　2012 年の罹患数が多いがんの部位

	1位	2位	3位	4位	5位
男　性	胃	大腸	肺	前立腺	肝臓
女　性	乳房	大腸	胃	肺	子宮（全体）
合　計	大腸	胃	肺	乳房	前立腺

（「がんの統計」編集委員会(2017)がんの統計 '16，p.23 より転載）

3　年齢階級別死亡者数・罹患者数

がん患者の死亡者と罹患者を年齢階級別に概観した（図 2-2）．年齢が高くなるほどがん患者は増加し，2015 年の死亡者数のうち，65 歳以上は 31 万 3,867 人（84.8％），75 歳以上は 21 万 8,535 人（59.0％）を占めている．また，罹患者数は，65 歳以上は 6 万 5,719 人（70.0％），75 歳以上は 35 万 9,164 人（41.5％）である[4]．

このように高齢者になるほど，がん患者数が増加しているため，高齢者の増加とともに，がん患者も増加していく．がんは高齢者が多く罹患する疾患であり，高齢者へのケアが重要となっている．

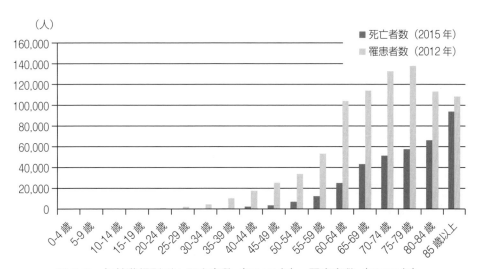

図 2-2　年齢階級別がん死亡者数（2015 年），罹患者数（2012 年）

（国立がん研究センター，がん情報サービス，がん登録・統計(死亡データ，罹患データ(全国推計)より作成)

4 患者数の将来推計

がんにより死亡するリスクは，2015年死亡データによると，男性25.2%，女性15.5%であり，男性の4人に1人，女性の6人に1人の割合である[5]．

また，一生のうちにがんと診断されるリスクは，2012年罹患データによると，男性62.7%，女性46.6%であり，男女とも2人に1人である[6]．

このように，がんの罹患，死亡とも重要な課題であることがわかる．

5 生存率

がん診療連携拠点病院における**5年生存率**（表2-3）*は，2008年診断例全体で65.2%である．胃がん，大腸がん，乳がんはⅠ期ではほぼ100%に近い5年生存率である．一方，Ⅱ期，Ⅲ期と進行すると5年生存率の低下が著しいため，早期発見し，適切な医療を提供することが重要であ

表2-3 がん診療連携拠点病院における5年生存率

部位	Site	臨床病期 Clinical stage (UICC)		例数 N	割合(%)	5年実測 生存率(%) 5-year crude survival	5年相対 生存率(%) 5-year relative survival
全がん	All cancers C00-C96	計	Total	214,469	100.0	58.0	65.2
胃	Stomach C16		Ⅰ Ⅱ Ⅲ Ⅳ	20,339 2,546 2,571 6,698	61.7 7.7 7.8 20.3	82.4 60.0 37.8 8.0	95.0 68.8 42.8 9.0
		不詳 計	Unknown Total	521 32,964	1.6 100.0	13.4 61.2	17.2 70.4
大腸	Colon/rectum C18-20		Ⅰ Ⅱ Ⅲ Ⅳ	6,636 6,937 6,690 5,175	25.3 26.5 25.5 19.7	83.8 76.2 67.4 15.9	95.5 88.5 76.5 17.5
		不詳 計	Unknown Total	348 26,219	1.3 100.0	24.1 63.6	30.2 72.6
肝臓	Liver C22		Ⅰ Ⅱ Ⅲ Ⅳ	4,058 3,180 2,307 854	37.7 29.6 21.4 7.9	51.3 35.4 14.0 2.2	58.5 40.2 16.1 2.5
		不詳 計	Unknown Total	323 10,761	3.0 100.0	15.6 33.9	18.0 38.5
肺，気管	Lung/trachea C33-34		Ⅰ Ⅱ Ⅲ Ⅳ	9,268 1,857 7,145 8,015	34.5 6.9 26.6 29.8	71.1 41.9 18.6 4.2	80.9 47.8 20.9 4.6
		不詳 計	Unknown Total	471 26,886	1.8 100.0	7.0 34.5	9.0 39.1
乳房（女性）	Breast (female) C50		Ⅰ Ⅱ Ⅲ Ⅳ	8,292 7,711 2,291 991	42.7 39.7 11.8 5.1	95.8 91.9 77.6 33.9	100.0 95.7 81.6 35.2
		不詳 計	Unknown Total	98 19,428	0.5 100.0	65.0 88.8	72.7 92.7

2008年診断例，臨床病期(UICC TNM分類総合ステージ)別5年実測・相対生存率　男女計

(「がんの統計」編集委員会(2017)がんの統計'16，p.92より抜粋して転載)

ることがわかる．また，肝臓がんや肺がんのようにⅠ期でも生存率が低いがんがあり，Ⅱ期より進行すると5年生存率は50%以下となる．国のがん対策ではこのような「難治がん」に関する研究などを積極的に推進している[7]．

2 がんの原因と予防

1 発生と転移

　人の細胞は常に分裂，増殖，細胞死をくり返し，正常な状態を保っている．細胞の分裂・増殖の成長過程を**分化**といい，細胞の死を**アポトーシス**とよぶ．分化やアポトーシスの秩序が乱れた生体の細胞がコントロールを失って無制限に増殖するようになったものががんである．がん細胞は多段階的に時間をかけて生じる**遺伝子異常**からなり，以下に示すように，細胞周期，分化，細胞死，細胞接着などに関する異常，また血管新生と転移をへて細胞が悪性化するとともに全身に広がっていく過程がある．臨床的に症状の出現する早期がんといわれる1cm程度の腫瘍でもすでに10^9（10億）の腫瘍細胞の存在が推定されており，その細胞の増殖速度は細胞のタイプや宿主の状態により異なる．

　近年，がんの原因は遺伝子異常によることがわかってきた．遺伝子異常をきたす生活習慣，ウイルス等の要因について疫学的に明らかにする動きが急激に進んできている．

(1) 細胞周期に関する異常

　細胞が増殖・分解する周期の破綻である．細胞周期とはG_1期（DNA合成準備期），S期（DNA合成期），G_2期（分裂準備期），M期（分裂期）であり，その調節機構の破綻ががん化につながる．

(2) 分化に関する異常

　分化とは，細胞が分裂・増殖し特有の形態および機能をもった細胞へと形態的に変化していくことである．一般に正常形態像をよく保持している（高）分化型は悪性度が低く，未分化のがん腫は悪性度が高い．一般に悪性度の低い順に「高分化」「中分化」「低分化」「未分化」と用いる．

(3) 細胞死に関する異常

　アポトーシスとは細胞死のことである．通常，生体に不要な細胞は自発的に死滅し，細胞が増殖しすぎない秩序が保たれている．この細胞死の誘導機構の欠損ががん化につながる．

(4) 細胞接着に関する異常

　細胞接着とは多様な細胞を集合して個体を形成する現象であり，内皮細胞は接着因子を発現して白血球が潜り込む場所を定めている．

(5) 血管新生と転移

　がん細胞は移動したのみでは遠隔転移を生じない．血管新生能を獲得して腫瘍血管が新生されると，がん細胞はアポトーシスを免れ，加速度的に増大して遠隔転移の危険性も増大する．

---

* **5年実測生存率**：ある疾患と診断されてから5年後に生存している確率．予後の指標として用いられる．
　5年相対生存率：5年生存率と同じ指標で，ある集団のある疾患に関して算出した5年生存率（実測生存率）を，その集団と同じ性・年齢・出生年齢分布をもつ日本人の期待5年生存率で割ったもの．対象疾患以外の死亡の影響を調整した5年生存率であり，異なる集団間の生存率の比較に用いられる[8]．

がんの転移は，**リンパ行性転移**と**血行性転移**とに区別される．転移は，①原発巣におけるがんの増殖，浸潤，血管新生，②がん細胞の血管内侵入，③循環系での移動，④標的器官の末梢血管内皮への着床，⑤その器官でのがん細胞の血管外漏出，⑥その場での再増殖等のいくつかのプロセスをへて成立する．

2 日本人のがんの原因をふまえた予防法

遺伝子異常等をともなう発がんに関連する因子についてさまざまな疫学的な検討がなされている．国立がん研究センター社会と健康研究センターの予防研究グループが提言している「日本人のためのがん予防法（平成28年8月31日改訂）」では，日本人のがんの原因に関する調査をふまえた予防法を推奨している[9]（表2-4）．

表2-4 日本人のためのがん予防法
—現状において日本人に推奨できる科学的根拠に基づくがん予防法—

喫 煙	たばこは吸わない． 他人のたばこの煙を避ける．
飲 酒	飲むなら，節度のある飲酒をする．
食 事	偏らずバランスよくとる． ＊塩蔵食品，食塩の摂取は最小限にする． ＊野菜や果物不足にならない． ＊飲食物を熱い状態でとらない．
身体活動	日常生活を活動的に．
体 形	適正な範囲内に．
感 染	肝炎ウイルス感染検査と適切な措置を． 機会があればピロリ菌感染検査を．

（国立がん研究センター社会と健康研究センター予防研究グループ，日本人のためのがん予防法（平成28年8月31日改訂）より転載）

(1) 喫 煙

本人の喫煙および受動喫煙ががん罹患および死亡に寄与しており，禁煙および受動喫煙を避けることが目標となっている．

喫煙により発がんのリスクが「確実」に高まるがん：食道がん，肺がん，胃がん，すい臓がん，子宮頸がん，頭頸部がん，膀胱がん．

喫煙により「ほぼ確実」にリスクが高まるがん：肝臓がん，「可能性あり」は乳がんと大腸がん．

受動喫煙によりリスクが高まるがん：肺腺がん，乳がん．

(2) 飲 酒

ある一定以上の飲酒により発がんのリスクが高まるため，飲むなら節度のある飲酒とし，目標は，アルコール換算で1日あたり約23g程度まで（日本酒なら1合，ビールなら大瓶1本，焼酎や泡盛なら1合の2/3，ウィスキーやブランデーならダブル1杯，ワインならボトル1/3程度），飲まない人，飲めない人は無理に飲まないようにすることとなっている．

飲酒によりリスクが「確実」に高まるがん：肝臓がん，大腸がん，食道がん．

（3）食　事

塩分に関するリスクが報告されており，食塩は1日あたり男性9g，女性7.5g未満，特に，高塩分食品（例えば塩辛，練りうになど）は週に1回未満に控えることが目標となっている．また，熱い飲食物に関してもリスクが報告されている．

　塩分の摂取によりリスクが「ほぼ確実」に高まるがん：胃がん．
　熱い飲食物によりリスクが「ほぼ確実」に高まるがん：食道がん．

（4）身体活動

身体活動により発がんのリスクを下げるため，がん予防の目標の例としては，例えば，歩行またはそれと同等以上の強度の身体活動を1日60分，また，息がはずみ汗をかく程度の運動は1週間に60分程度である．

　身体活動によりリスクが「ほぼ確実」に下がるがん：大腸がん．

（5）体　形

肥満が発がんのリスクを上げるため，がん予防の目標としては，適正な範囲内に．中高年期男性の適正なBMI値（body mass index：肥満度）は21〜27，中高年期女性では21〜25としている．

　肥満によりリスクが「確実」に高まるがん：閉経後の乳がん．リスクが「ほぼ確実」に高まるがん：大腸がん，肝臓がん．

（6）感　染

発がんと関連するウイルスとして，肝炎ウイルス，ヘリコバクター・ピロリ等が特定されている．肝炎ウイルスの検査後，感染が確認されたら専門医への相談が推奨されている．また，胃の検診として機会があればピロリ菌の検査を行い，感染している場合，定期的に胃の検診を受ける．感染の有無にかかわらず禁煙や塩分のとりすぎ，野菜不足などの食生活にも配慮するよう注意喚起されている．

　B型・C型肝炎ウイルスががんのリスクを「確実」に高める：肝がん．
　ヒトパピローマウイルスががんのリスクを「確実」に高める：子宮頸がん．
　ヘリコバクター・ピロリががんのリスクを「確実」に高める：胃がん．
　HTLV（human T-cell leukemia virus）-1の感染は，成人T細胞性白血病の原因となる．

[引用・参考文献]
1)「がんの統計」編集委員会（2017）がんの統計'16，p. 38.
2) 前掲書1），p. 15.
3) 前掲書1），p. 23.
4) 国立がん研究センターホームページ，がん情報サービス「がん登録・統計」（死亡データ，罹患データ（全国推計）．
5) 前掲書1），p. 35.
6) 前掲書1），p. 34.
7) 前掲書1），p. 92.
8) 前掲書1），p. 119.
9) 国立がん研究センター社会と健康研究センター予防研究グループ，日本人のためのがん予防法（平成28年8月31日改訂）．

2 がんの診断と治療

1 がん検診

　がんは初期には自覚症状に乏しいために，検診で見つかることが多い．がん患者の診断のプロセスは，検診ないし自覚症状で受診後，精密検査による多様な検査をへて確定診断となるのが一般的である．早期に発見することで5年生存率が高く，治癒を目指すことができるために，がん対策推進基本計画においても重点課題として取り上げられてきた．

1　検診の指針

　現在の検診の指針は，科学的根拠に基づくがん検診として最新の研究成果に基づいた「がん予防重点健康教育及びがん検診実施のための指針（厚生労働省，平成28年一部改正）」[1]である．この指針により，市町村による胃がん，子宮頸がん，肺がん，乳がん，大腸がん，総合がん検診を推進している（表2-5）．

表2-5　市町村のがん検診の項目について

種類	検査項目	対象者	受診間隔
胃がん検診	問診に加え，胃部エックス線または胃内視鏡検査のいずれか	50歳以上 ※当分の間，胃部エックス線検査については40歳以上に対し実施可	2年に1回 ※当分の間，胃部エックス線検査については年1回実施可
子宮頸がん検診	問診，視診，子宮頸部の細胞診および内診	20歳以上	2年に1回
肺がん検診	質問（問診），胸部エックス線検査および喀痰細胞診	40歳以上	年1回
乳がん検診	問診および乳房エックス線検査（マンモグラフィー） ※視診，触診は推奨しない	40歳以上	2年に1回
大腸がん検診	問診および便潜血検査	40歳以上	年1回

（厚生労働省ホームページ，がん予防重点健康教育及びがん検診実施のための指針の一部改正について，平成28年2月4日（厚生労働省健康局長，健発0204第13号）より転載）

2　検診事業の評価

　がんの検診については，過剰な検診を避け，効果的・効率的な手法を確立する必要がある．厚生労働省は根拠に基づいた検診を推進するために，検診の『目標と標準の設定』『質と達成度のモニタリング・分析』『改善に向けた取り組み』による精度管理のシステムを設定した．
　このなかで『目標と標準の設定』について，がん検診の目的はがんによる死亡率減少であるが，効果があらわれるまで相当期間を要することなどから，「がん検診事業評価に用いる指標」[2]を提示している．その項目は，技術・体制的指標，プロセス指標，アウトカム指標である（表2-6）．
　今後，評価をくり返し，がん対策へ反映させる方針となっている．

表 2-6 がん検診事業評価に用いる指標

技術・体制的指標	検診実施機関の体制の確保（設備，医師・技師等），実施手順の確立等
プロセス指標	がん検診受診率，要精検率，精検受診率，陽性反応適中度，がん発見率等
アウトカム指標	がん死亡率

（がん検診事業の評価に関する委員会，「今後のわが国におけるがん検診事業評価の在り方について」報告書，平成20年3月，厚生労働省より転載）

2 診断と治療

1 診　断

　がんは細胞のタイプ，進展度により治療方針が異なるために，がん患者に対する診断のプロセスは単に「がん」であるかだけではなく，TNM分類に代表される病気の広がりを判断することが必要である．「がんの種類はなにか」「病気の広がりはどうか」「患者の体調はどうか」など，病名を確定するための検査，治療方針を決めるための検査等，多くの検査を必要とする．

1）TNMシステム

　TNMシステムとは**国際対がん連合**（International Union Against Cancer: **UICC**）により，国際的な合意のもと作成された病変の進展度によるがん症例の分類である．3つの構成要素の評価に基づいて病変の解剖学的進展が記述される．

(1) TNM臨床分類（治療前分類）

　治療前に得られた情報であり，TNM（またはcTNM）で示される．臨床分類は，T0，N0，X0が腫瘍や転移等をみとめない状態であり，進行にそって1～4の進行度で示される．評価が不可能な状態はXをつけて，TX，NXで示される（表2-7）[3]．

(2) pTNM病理学的分類（術後病理組織学的分類）

　治療前情報を基礎に手術や病理学的組織検査により補足修正される．pT，pNとも組織学的評価，pMには顕微鏡学的評価が必要である．

(3) 病理組織学的分類度（pTNM分類の細分類）

　原発腫瘍の悪性度を示す，より詳細な情報として**分化度**＊があり，TNM分類の病理組織細分類に区分されている．分化型（高分化型）は細胞が正常な形態を保持して悪性度は低く，未分化・低分化型は悪性度が高い．その標記は表2-8に示す通りである．

＊　**低分化がん**（poorly differentiated carcinoma）：組織学的には，がん腫が発生したと考えられる上皮組織の構造および上皮細胞の形態に比べ，構造異型や細胞異型が著明で，もとの上皮組織の構造が判然としなくなったもの．すなわち，より分化段階が低いと考えられるがん腫である．
　高分化がん（well-differentiated carcinoma）：形態学的に正常組織の形質がよく保たれている，すなわちがん腫の構造異型，細胞異型がともに軽微なものをいう．増殖速度も遅く，その発生母組織の機能をよく保っている．

表 2-7　TNM 臨床分類

T−原発腫瘍
　　TX　原発腫瘍の評価が不可能
　　T0　原発腫瘍を認めない
　　Tis　上皮内癌
　　T1〜T4　原発腫瘍の大きさ，および／または局所進展範囲を順次表す

N—所属リンパ節転移
　　NX　所属リンパ節転移の評価が不可能
　　N0　所属リンパ節転移なし
　　N1〜N3　所属リンパ節の程度を順次示す

M−遠隔転移
　　M0　遠隔転移なし
　　M1　遠隔転移あり
　注：遠隔転移の臨床的な評価は身体的検査のみで可能であるので，MXというカテゴリーは不適切と考えられる（MXというカテゴリーを使用すると病期分類ができない結果となることがある）．

TNM分類の再分類
　　より詳細な定義が必要とされる場合には，いくつかの主カテゴリーは細分される（例：T1a，T1b あるいは N2a，N2b）．

(Sobin, L.H., Gospodarowicz, M.K., Wittekind, Ch.編，UICC日本委員会TNM委員会訳(2010) TNM悪性腫瘍の分類　第7版：日本語版, pp. 9-10, 金原出版より転載)

表 2-8　原発腫瘍の組織学的分化度分類

　　GX　分化度の評価が不可能
　　G1　高分化度
　　G2　中分化度
　　G3　低分化度
　　G4　未分化度

2）病期分類

　TNM 分類で示された 4 段階の T，3 段階の N，2 段階の M の 24 の組み合わせを早期から病期 0，Ⅰ，Ⅱ，Ⅲ，Ⅳ期に分類している．病期は可能な限り各群の生存率がほぼ均一症例により構成され，各ステージ間に明確な生存率の差があることが条件となる．

3）診断の方法

　病期を TNM 分類により診断するためには，単にしこりがあることを証明するだけではなく，そのしこりが悪性腫瘍である確証を示すことが必要となる．ときにはその組織型分類も重要となるために，がん腫によって診断に必要な検査が異なる．
　T 分類を確定するためには，それぞれの臓器により異なる．例えば，乳腺は腫瘍の大きさ，肺は腫瘍の部位と大きさ，食道，胃，大腸などの管腔臓器は腫瘍の深達度について検査することが診断には不可欠となる．
　そのために行われる検査は，内視鏡（消化管内視鏡，気管支内視鏡等），画像診断（X線撮影，

CT スキャン，超音波検査等），生検などの術前検査とともに，手術により摘出された臓器の検索が重要となる．

N 分類は所属リンパ節への広がりにより病期が検討されるが，手術前にセンチネルリンパ節生検が可能となり，術式の決定がされる臓器もある．そのために行われる検査は，治療前は主に画像診断であり，手術後には摘出された所属リンパ節転移数と大きさにより分類される．脳や悪性リンパ腫にはN分類はない．

M 分類は全身状態，主要な遠隔転移部位の検査を主に画像診断にて行う．

さらに，治療のためにはこれら以外に臓器特有の検査が追加される．

4）画像診断

主要な画像診断として CT，MRI，PET，超音波検査がある．

(1) CT：computed tomography（コンピューター断層撮影）

X 線をあてコンピューターで解析をすることで，人体の内部構造を断層としてみることができる．多くの腫瘍の診断に用いられている．

(2) MRI：magnetic resonance imaging

磁気により生体内の構造や機能を画像化する検査である．特定の周波数の電波を生体組織が受けると特定の物質（核子）がエネルギーを吸収するという核磁気共鳴現象を用いている．脳など軟部組織を敏感に反映して写す．磁場を短時間に振動させるために騒音が出る．

(3) PET：positron emission tomography（ポジトロン断層装置）

陽電子（ポジトロン）放出核を用いる検査である．がん細胞は正常細胞より糖代謝が激しいという原理を活用した検査であり，FDG（フルオロデオキシグルコース・ブドウ糖類似化合物）というブドウ糖類似物質を注射し，その分布を CT にて造影する．ほとんどのがんの検査に用いられ，特に1cm 程度の小さな腫瘍も発見できることで早期発見に寄与している．また，代謝を画像化するために細胞の悪性度がわかるという点で他の診断法と異なる．

(4) 超音波検査（ultrasonography）

超音波をプローブ（探触子）から発生させ，体の中からの反射波を画像に変える．簡便でよく用いられる．甲状腺，乳腺，腹部の検査に用いられる．腹部超音波検査は肝臓・胆嚢・膵臓・腎臓・脾臓の診断に用いられる．

5）内視鏡診断

主要な内視鏡診断には胃，大腸などの消化器内視鏡，気管支鏡などがある．

(1) 胃内視鏡検査

胃内視鏡は食道，胃，十二指腸の検査に用いる．先端に内蔵されている CCD（charge coupled device）カメラで画像を写したり，写真撮影が可能である．また，組織に造影剤を散布したり，組織診のために細胞を採取することができる．

(2) 気管支鏡検査

気管支鏡は肺がんの検査に用いられる．気管支鏡の主要な目的として病変部の組織を採ること

があるが，BALとTBLBの2種類に分けられる．

BAL（bronchoalveolar lavage：**気管支肺胞洗浄法**）とは，肺の病変を採取するための検査法であり，気管支内視鏡から「ブラシ」を伸ばし，病気と思われる部分を擦ることによって細胞を採取する方法である．

TBLB（transbronchial lung biopsy：**経気管支肺生検**）とは，気管支内視鏡から生検鉗子とよばれるハサミで肺の組織を塊で切り取るもので，BALより大きな組織の検査ができる．

6）腫瘍マーカー

腫瘍マーカーとは腫瘍に特異的に産生される物質であり，各臓器にそれぞれ特徴的なマーカーがある．しかし，早期がんで陰性であること，臓器それぞれの特異性に限界があること，良性疾患においても偽陽性であることもあるなどの理由により腫瘍マーカーが陽性というだけで「がん」であると診断はできないが，可能性は否定できない．臓器別に活用の意義が異なるため，それぞれのがん腫別に理解することが重要である．

2　治療

がんの治療は臓器それぞれの病期ごとにより異なるが，がんの三大治療として，薬物療法（殺細胞薬，分子標的薬，ホルモン薬），手術療法，放射線療法がある．それぞれ単独で実施することもあるが，集学的治療として併用して行うことが多い．以下にがん治療の特徴を解説する．

1）局所療法・全身療法

(1) 局所療法

手術療法（内視鏡治療含む），放射線療法など局所的な効果を期待して用いる．

薬物療法の局所療法としては腫瘍の存在する局所に直接投与したり，局所への血流を介した投与による治療がある．

(2) 全身療法

薬物療法として，静脈注射や内服治療などにより全身への効果を期待して用いる．

2）集学的治療

(1) 薬物療法との併用療法（術前・術後化学療法）

①術後化学療法

手術，放射線療法などの局所的治療後に再発予防目的で薬物療法を行う．乳がん，胃がん，食道がん，大腸がん，膵がん，骨肉腫，子宮体がん，非小細胞肺がん，GIST（消化管間質腫瘍）など．

②術前化学療法

手術前に腫瘍を縮小させる目的で薬物療法を行う．食道がん，膀胱がん，乳がん，喉頭がん，骨肉腫，胚細胞腫瘍，小児固形腫瘍など．

(2) 化学放射線療法（化学療法と放射線療法の併用）

局所療法（手術／放射線療法）と全身療法を組み合わせて効果を高める．肺がん，食道がん，非ホジキンリンパ腫，子宮頸がん，頭頸部がん，肛門管がんなど．

3　年齢階級別治療法分布

図2-3は2013年のがん患者の年齢階級別治療分布（がん診療連携拠点病院409施設および都道府県推薦病院284施設において自施設で診断されたか他施設で診断されて自施設を初診した症例）である[5]．

胃がんは84歳までⅠ～Ⅱ期が7割程度であり，全患者の8割程度は手術を含む集学的治療を受けている．大腸がんは84歳までⅠ～Ⅱ期が4割程度であり，9割程度が手術を含む集学的治療を受けている．肺がんは84歳までⅠ～Ⅱ期が4割程度であり，79歳までは4割程度，80～84歳は3割弱が手術を含む集学的治療を受けている．いずれの年代もⅢ期以上が多く，手術以外の治療が多い．乳がんは84歳まではⅡ期までの患者が9割程度であり，手術を含む集学的治療を8割以上が受けている．

このように，臓器により治療時の病期が異なること，いずれにしても84歳程度までは手術を含む集学的治療を受けており，無治療の患者は少ないことがわかる．これらの結果から，治療を受ける患者の生活を支える援助が重要であることがわかる．

4　集学的治療の充実に向けた対策

がん対策では治療を受けるがん患者の療養生活の質を向上させ，さらに患者が無理なく仕事と両立できるために，「治療にともなう副作用・合併症・後遺症の実態を把握し，それをふまえた支持療法に関する研究を進める」「特に術後の合併症・後遺症を軽減する観点から，栄養療法，リハビリテーション療法や漢方薬を用いた支持療法に関する研究を進める」「患者視点の評価も重視した，支持療法に関するガイドラインの作成に向けた研究を進める」などの方針が提示された[6]．

がん対策は，全国の医療を均てん化するためのコアとなるがん診療連携拠点病院を整備している．その要件のなかで集学的治療の推進における取り組みを概観する[7]．

1）主要ながんに対する標準的治療等の提供

わが国に多い肺がん，胃がん，肝がん，大腸がん，乳がんについて，以下の治療提供体制が求められている．
①集学的治療および緩和ケアを提供する体制
②がん患者の状態に応じた適切な治療の提供（根拠に基づいた診療ガイドラインに準ずる標準的治療等）
③クリティカルパスの整備，活用状況と，活用状況の把握
④地域連携クリティカルパス

2）チーム医療推進のためのキャンサーボード設置

キャンサーボード*を設置し月1回以上開催することで，がん患者の病態に応じたチームによるより適切ながん医療の提供を目指す．

3）手術療法の提供体制

術中迅速病理診断，手術部位感染に関するサーベイランスの実施など．

＊　キャンサーボードとは手術，放射線診断，放射線治療，化学療法，病理診断，緩和ケアに携わる専門的な知識および技能を有する医師その他の専門を異にする医師等により，がん患者の症状，状態，治療方針等について意見交換・共有・検討・確認等をするカンファレンスのことである．

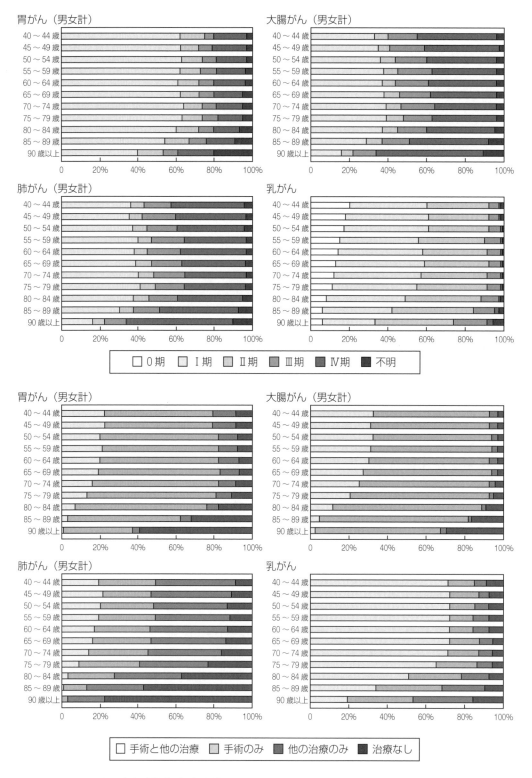

図2-3 がん診療連携拠点病院等における年齢階級別治療方法（2013年診断例）

（「がんの統計」編集委員会(2017)がんの統計 '16, pp. 129-130より転載）

4）放射線療法の提供体制

高精度治療である強度変調放射線治療等を含む放射線療法に関して地域の医療機関と連携するとともに，役割分担をはかること．放射線治療の品質管理を行うことなど．

5）化学療法の提供体制

外来化学療法室において，がん看護専門看護師／化学療法看護認定看護師を中心として，治療の有害事象を含めた苦痛のスクリーニングを行い，主治医と情報を共有できる体制を整備すること．化学療法のレジメンを審査し，組織的に管理する委員会を設置すること．

以上，がん治療を安全・確実に実施し，がん患者の生活を支えるためには組織的な取り組み，各専門職の取り組み，チームにおける医療の提供などが鍵となる．

[引用文献・資料]
1) 厚生労働省ホームページ，がん予防重点健康教育及びがん検診実施のための指針の一部改正について，平成28年2月4日（厚生労働省健康局長，健発020第13号）．
2) 厚生労働省ホームページ，がん検診事業の評価に関する委員会，「今後のわが国におけるがん検診事業評価の在り方について」報告書，平成20年3月．
3) Sobin, L.H., Gospodarowicz, M.K., Wittekind, Ch. 編，UICC日本委員会TNM委員会訳（2010）TNM悪性腫瘍の分類：日本語版，pp.9-10，金原出版より転載．
4) 国立がん研究センター内科レジデント編（2016）がん診療レジデントマニュアル 第7版，p.25，医学書院．
5) 「がんの統計」編集委員会（2017）がんの統計'16．
6) 厚生労働省ホームページ，がん対策加速化プラン，2015．
7) 厚生労働省ホームページ，がん診療連携拠点病院等の整備について（厚生労働省健康局長通知，平成26年1月10日）．

3 遺伝性腫瘍とカウンセリング

1 がんの「遺伝性」に注目が高まる

遺伝性腫瘍に関する診療や遺伝カウンセリングという言葉が少しずつ浸透しはじめた矢先の2013年に米国の著名な女優が「**遺伝性乳がん・卵巣がん症候群（HBOC）の遺伝学的検査を行い，BRCA1遺伝子に変異があること**」と，それをふまえて「リスク低減のために両乳腺切除術と再建術を受けたこと」を公表し，瞬く間にそのニュースは全世界を駆け巡った．この発信により，わが国でも遺伝性腫瘍への関心が高まり，患者や家族，そして医療者も大いに注目するようになった．

さらに，2015（平成27）年12月に発表された「がん対策加速化プラン」ではゲノム医療の推進と遺伝カウンセリングの必要性が明記され，2016（平成28）年に改正されたがん対策基本法を受けて，第3期がん対策推進基本計画においてもがんゲノム医療の充実の方針が盛り込まれた．

今後ますますこの分野の医療が進んでいくなかで，看護師も取り残されることのないように関心を向け，知識をもつことが求められる．

2 遺伝するがんの特徴

近年の分子遺伝学の発展により，がんが遺伝子の異常によって生じる病気であることがわかってくるとともに，遺伝的な素因が原因となって発症するがんは，がん全体の10％程度であることも知られるようになり，20種類以上の遺伝性腫瘍の原因遺伝子が同定されてきている．このような遺伝性腫瘍を理解するための基本的知識として，遺伝性腫瘍の特徴3点について以下に述べる．この基本的知識をもつことにより，看護実践で気づくことが増え，アセスメントの視点が変わるといえる．

1 若年での発症が多い

一般的にがんは高齢になってから発症することが多い．環境や食事などさまざまな要因により対になった遺伝子の1本に変異が生じても，残りの1本が機能を果たすことで補っているが，その後10〜15年と経過するなかで対側の1本にも変異が生じてその遺伝子の機能が果たせなくなり，がんを発症する．

しかし遺伝性の場合，遺伝子に生まれつき変異があり，予備能は1本である．何らかの要因でその1本に変異が生じるとがんを発症することになるため，通常のがん発症年齢よりも10〜20歳は若く発病するといわれている．例えば，一般的ながんは60歳以上で発症することが多いが，40〜50歳，またはそれより若い年齢でがんを発症した場合にはある特定の遺伝子変異が関係していることがある．

2 再発や転移ではなく何回も原発性のがんを発症する

再発や転移ではなく何回も原発性のがんを発症するとは，一度がんにかかって完治したあとも同じ臓器の別の場所，または別の臓器に新たにがんができることである．遺伝性の場合，受精卵の時点で遺伝子に変異があると考えられている．人間の全身の細胞は受精卵が細胞分裂を起こしてつくられていくため，全身の細胞に同じ遺伝子変異が存在することになる．したがって，例えばHBOCの場合，乳がんを発症して部分切除したとしても，温存した乳房の乳腺細胞に同じ変異があり，ここから新たながんが発生する可能性が高い．このような同時性または異時性の多発がん・多重がんの発生にはある特定の遺伝子変異が関係していることがある．

3 家系内に同じ種類のがんを発症した人が多い

遺伝するがんの多くは常染色体優性遺伝という形式で伝わるため，男女の性別にかかわりなく親から子に50％の確率で遺伝子変異が伝えられる．もし自分と自分の両親，兄弟姉妹，そして自分の子どもが同じようながんにかかっている場合や，親族に同じ種類のがんを発症した人が複数いるときには遺伝的な原因が関係していることがある．

3 遺伝学的検査

遺伝性のがんの早期発見・早期治療のために，生殖細胞レベルで遺伝子変異を調べるという発

症前の遺伝子診断が試みられるようになってきた．その結果，遺伝性腫瘍の可能性が高いがん発症者や家系員に対して遺伝情報が提供されるようになってきたが，遺伝学的検査は万能ではない．結果には，①変異が検出される，②変異が検出されない，③変異は検出されたが疾患発症への関連は不明——という検査の限界ゆえのあいまい性を含んでおり，家系情報から遺伝性腫瘍の可能性が高いことが予測されても，変異が検出されない場合もある．

現在，もっとも一般的に使用されている遺伝学的検査の方法は，採取した血液から疾患に関連する遺伝子を抽出し，塩基配列の端から端まで詳細に探索する方法であるため，実施価格が高額である．また，これらは保険適用となっていないため自費となり，クライエントの経済的問題も視野に入れて検討する必要がある．

しかし，遺伝学的検査は少しずつ保険適用となってきており，今後も範囲が広がる可能性はある．2008年4月の診療報酬改定の際に，悪性腫瘍遺伝子検査として保険請求が可能になったものが5つある．そのなかに遺伝性腫瘍に関する遺伝学的検査が1つだけ含まれており，それは**リンチ症候群**（遺伝性非ポリポーシス大腸がん：**HNPCC**）におけるマイクロサテライト不安定性検査（**MSI検査**）である．MSI検査はリンチ症候群の補助診断として行われる検査で，患者本人に対して検査を行った場合に限り，患者1人につき1回限り2,100点を算定でき，患者の負担は6,000円（3割負担）である．

リンチ症候群は遺伝子を正しく複製して次の細胞に伝える機能が低下することが原因で起きる病気のため，MSI検査はがん病変組織を用いてこの修復機能の状態を調べる．しかし，MSI不安定性は，一般的な大腸がんの場合には10％前後，リンチ症候群の場合には80〜90％のがんにみとめられると報告されているものの，MSI不安定性を示さないリンチ症候群や，その他の原因で生じる遺伝性大腸がんが疑われることもある[1]．

表2-9　主な遺伝性腫瘍の例

主な腫瘍	遺伝性腫瘍の病名	その他にできやすいがんの例
大腸がん	家族性大腸ポリポーシス（家族性大腸腺腫症：FAP）	胃がん，十二指腸がん，デスモイド腫瘍
	リンチ症候群（HNPCC）	子宮体がん，卵巣がん，胃がん，小腸がん，卵巣がん，腎盂・尿管がん
乳がん，卵巣がん	遺伝性乳がん・卵巣がん症候群（HBOC）	前立腺がん，膵臓がん
内分泌系（ホルモンをつくる臓器）の腫瘍	多発性内分泌腫瘍症1型（MEN1）	下垂体・膵ランゲルハンス島・副甲状腺腫瘍または過形成
	多発性内分泌腫瘍症2型（MEN2）	甲状腺髄様がん，副甲状腺機能亢進症，褐色細胞腫
骨軟部肉腫	リー・フラウメニ症候群（LFS）	乳がん，急性白血病，脳腫瘍，副腎皮質腫瘍
眼のがん	網膜芽細胞腫	骨肉腫，肉腫
泌尿器がん	ウィルムス腫瘍（腎芽腫）	
	遺伝性乳頭状腎細胞がん	
脳腫瘍	フォン・ヒッペル-リンドウ症候群（VHL）	網膜血管腫，小脳・延髄・脊髄の血管芽細胞腫，腎・膵・肝・副腎等の囊胞・腫瘍

2016年4月の診療報酬改定の際には**甲状腺髄様がん**に対する**RET遺伝学的検査**が保険収載（3,880点）された．RET遺伝子は遺伝性腫瘍の一つである多発性内分泌腫瘍症2型（MEN2）の原因遺伝子であり，MEN2は甲状腺髄様がんが好発する．甲状腺髄様がんには遺伝性と散発性があり，RET遺伝学的検査によりほぼ両者を鑑別でき，治療法選択の有益な情報の一つとなる．

このように関連する原因遺伝子が同定され始めてきたが，遺伝学的検査の結果のみで結論が出るものではないといった不確定な内容も含むため，遺伝学的検査を行うにあたっては十分な説明を行う必要がある．

4 遺伝カウンセリング

1 社会の理解とニーズの高まり

米国臨床腫瘍学会（American Society of Clinical Oncology）は遺伝学的検査について，①自身または家族が遺伝性腫瘍の易罹患性の特徴を示し，②検査結果の解釈が明確であり，③検査結果が患者や遺伝性腫瘍のリスクがある家族の診断，あるいは医学管理に役立つ——場合に行うことを推奨している．さらに，遺伝学的検査前後の遺伝カウンセリングは必須であることを強調している[2]．当然のことながら，発がんのはるか前に検出が可能であるため，特に未発症の家系員の遺伝学的検査では，現在は健康であっても将来がんにかかる可能性がきわめて高いという個人の罹患リスクについての情報を提供することに加えて，遺伝子情報は家系全体に共有されるという，従来の診断方法とは異なる性質を有することから，遺伝学的検査および診断には慎重で丁寧な遺伝カウンセリングを行うことが不可欠である．

わが国では，家族性腫瘍研究会（現・日本家族性腫瘍学会）の「家族性腫瘍における遺伝子診断の研究とこれを応用した診療に関するガイドライン2000年版」[3]で，「各個人の状況に合わせた最新の遺伝学的情報をはじめ，適切で十分な情報を伝え，その正確な理解および意思決定を助けると同時に被験者およびその家族の心理的変化に応じた支援」として遺伝カウンセリングを必須としている．さらに，2011年2月に公表された日本医学会の「**医療における遺伝学的検査・診断に関するガイドライン**」[4]において，「遺伝カウンセリングは，情報提供だけではなく，患者・被検者等の自律的選択が可能となるような心理的社会的支援が重要であることから，当該疾患の診療経験が豊富な医師と遺伝カウンセリングに習熟した者が協力し，チーム医療として実施することが望ましい」と明記された．

このような社会の理解とニーズの高まりとともに，国内で遺伝性腫瘍の遺伝カウンセリングを実施している施設は増加しており，標準的な遺伝カウンセリングのあり方についても関連学会や研修セミナー等で盛んに議論されている．

2 チーム医療として実施

現在，遺伝カウンセリングの実施施設は増加しており，例えば，HBOCについてはNPO法人「日本HBOCコンソーシアム」のホームページ，リンチ症候群については日本家族性腫瘍学会の「MSI検査」ホームページなどで施設の参照が可能である．

また，遺伝カウンセリングの担当者は，従来の医師，看護師，助産師，保健師などに加えて，遺伝に関する専門的研鑽を積んだ臨床遺伝専門医，認定遺伝カウンセラー，家族性腫瘍カウンセラー／コーディネーターなどの新たな専門家が誕生している．日本医学会のガイドラインに明記されているように，遺伝カウンセリングはチーム医療として実施することが求められている．したがって，遺伝に関する専門的知識をもった者だけが関与すればよいのではなく，さまざまな立

場で，さまざまなかかわり方で，遺伝性腫瘍を発症した患者やその家系員を支援していくという視点が各医療者に必要である．

3 カウンセリングの流れ

がん遺伝カウンセリングについて，以下4つの段階に分けて概説する．

1）第1段階：家系図の作成と相談内容の焦点化

第1段階では，クライエントの病歴と家族歴を聴取し，家系図を作成し，遺伝性腫瘍の家系の可能性についてアセスメントを行う．また，家族の情報を確認しながら家系図を作成することで，クライエントのもつ悩みや疑問点も把握していく．カウンセリングで最初に行われる家系図の作成は，①診断の助けになる，②予後を推定できる——となり，遺伝的にハイリスクな家系員を特定していくため，非常に重要である．

家系図作成の際は，がんの遺伝的リスクを把握するために，遺伝情報の50％を共有している第一度近親者（親，子，兄弟姉妹），25％を共有している第二度近親者（祖父母，叔父叔母，甥姪，孫），12.5％を共有している第三度近親者（いとこ）とクライエントを含めて4世代程度の家系情報を確認する．成人発症型の遺伝性腫瘍では発症年齢が比較的遅い場合もあり，未発症であっても遺伝子変異を受け継いでいる可能性は否定できないため，家系員の罹患歴のみならず，現在の年齢（死亡している場合には死亡時の年齢）および明らかな罹患歴がなく健常である場合でもその点もしっかり収集しておく必要がある．前述した遺伝性のがんの特徴に着目し，発症年齢や，治療がくり返し行われなかったかという情報についても収集する．こうした家族歴に関する情報を収集する役割を看護師が担っている施設も多い．

2）第2段階：情報提供と問題解決へのサポート

第2段階では，遺伝や遺伝性腫瘍に関する情報を主に臨床遺伝専門医が提供する．また，遺伝学的検査という選択肢がある場合には，そのメリットとデメリットを含めて伝える．クライエントにとっては初めて聞く用語も多いため，資料をもとにゆっくりと時間をかけて説明していく．そして，クライエントが遺伝学的検査を含めた選択肢のなかから自身にとって最善の選択ができ

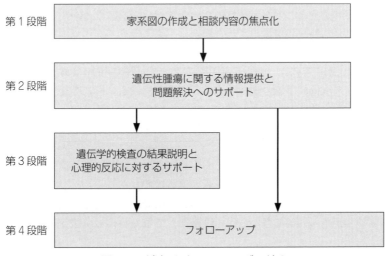

図2-4 遺伝カウンセリングの流れ

るようにサポートする．遺伝学的検査という選択肢がない遺伝性腫瘍もあるため，遺伝カウンセリングは遺伝学的検査を受けるためだけの説明の場ではない．したがって，クライエントは家系情報から考えられる遺伝性腫瘍に関する情報提供を受けたことで事前に抱いていた疑問が解決されて，1回のみの遺伝カウンセリングで終了することも多い．

　クライエントが最初から遺伝学的検査を希望して遺伝カウンセリングを受ける場合は，理解度や意思決定を確認したうえで同日に遺伝学的検査を実施することもある．しかし，遺伝学的検査のメリットやデメリットを考えて検査を受けないことを選択するクライエントもいれば，遺伝学的検査を行うと家系全体の情報にもなるという特徴を知ったことで受けることを躊躇するクライエントもおり，躊躇するクライエントに対しては，即決せずいったん持ち帰って家族と相談して考えてみることを勧める．

　また，遺伝学的検査を受ける前にその希望理由を再確認するとともに，変異が検出された場合とされなかった場合を想定して，結果によってどのような治療選択を望んでいるのか，さらに結果によって自分の気持ちがどのように反応すると予想しているのかについても話し合っておく．クライエントにとって，自分の考えを言語化することは，いま自分は何を考えているのか，あるいは自身で気づいていないが混乱しているのか，などの状況について結果を知る前だからこそ冷静に思考することができる．結果を知った後に行動や気持ちが変化することもあり，事前の考えどおりに行動しなければならないわけではない．大切なことは，結果が出てからあわてて先のことを計画するのではなく，事前に心構えをすることであり，医療者はクライエントがそのように思考することができるように支援することである．必ずしも予想通りの反応とならないときもあるが，事前に確認し合っておくことによって，クライエントは自分の気持ちを整理することができ身構えることができ，医療者は開示後の反応に対するさまざまなアプローチを想定して臨むことができる．

　遺伝学的検査を受けたクライエントに対しては，結果が判明するまでの間に気持ちが変わった場合は，いつでも解析の中止や結果開示の希望を撤回できることの説明も行う．

3）第3段階：検査結果の説明と心理的反応に対するサポート

　第3段階では，遺伝学的検査を受けたクライエントに対して検査結果を説明する．結果説明の前には，必ず遺伝学的検査の結果開示の希望についてクライエントの意思を再確認する．また，遺伝学的検査を受ける前に話し合った結果による治療選択の希望や気持ちの揺れや，結果開示を待つまでの期間にどのようなことを考えていたのか，変化があったのかなどを確認する．

　遺伝学的検査により病的変異が検出された場合は，ガイドライン等で推奨されるサーベイランス方針があればそれに則り，今後の具体的なスケジュールを立てる．米国の女優がリスク低減手術の実施を公表した2013年に比べると，現在は日本でも自費診療ではあるが遺伝子変異保持者が希望した場合にリスク低減手術の選択肢を実行できる施設も全国に存在する．しかし，このときに必要なことは，がん診断の告知と同様に，結果を聞いてクライエントがそれをどのように受け止めているのかに注意を払うことである．後述するさまざまな心理的反応がみられるため，クライエントへの精神的サポートは重要である．

　変異が検出されたとき，医療者は，未発症の家系員に対する遺伝学的検査の実施とがんの早期発見やサーベイランスを進めていく方向に思考が進む傾向にある．しかし，まずは目の前のクライエントへのサポートが優先であり，結果をどのように受け止めたのか気持ちを丁寧に聴いていく．その後，気持ちが落ち着いてきたら次の段階として家系員への情報伝達など今後の方向性について話し合う．

　一方，変異が検出されなかったという結果を受けたクライエントが，「では，なぜこの病気に

なったのか」と釈然とせず，かえって気持ちが落ち込む場合もある．したがって，遺伝カウンセリングに携わる医療者は，結果のいかんにかかわらず，その個人の反応に丁寧に対応するためのコミュニケーションスキルが必要である[5]．検査結果に対して精神的に動揺する人もいれば，同じ遺伝情報を共有している家系員に対して結果を伝えたくないと主張する人もいる．家系員への情報伝達を承諾しなければ遺伝学的検査が受けられないというものではないが，結果を知った場合に家系員に関する問題にどのように対処するか，検査を受ける前から考えるようにかかわっておくことが大切である．

4）第 4 段階：フォローアップ

　第 4 段階では，遺伝学的検査を受ける・受けないにかかわらず，遺伝カウンセリングに訪れたクライエントやその家系員に対するフォローを行う．遺伝性腫瘍の可能性が高い家系のクライエントには，サーベイランスの実施計画を立てて継続してフォローする．また，遺伝子変異が検出されたことにより，ほかの家系員が遺伝学的検査を受けることを希望した場合には，その本人に対して同様に遺伝や遺伝性腫瘍の説明を行い，理解し納得したと判断できたときには遺伝学的検査を実施していく．遺伝子変異が明らかになったことで精神的に動揺しているクライエントに対しては，気持ちが落ち着くまで，何度でも相談にのるなどの対応を行う．

　第 1 段階から第 4 段階にむかって一方向的に進むのではなく，行きつ戻りつ，あるいはしばらく同じ段階にとどまってじっくりとカウンセリングを行うという場合も少なくない．遺伝カウンセリングに携わる医療者は常にすべての段階を視野に入れながらクライエントや家系員にかかわっていく必要がある．

4　がん遺伝カウンセリングの実際

　筆者がかかわっているいくつかの施設における遺伝相談の実際の紹介とともに遺伝カウンセリングの特徴を述べる．

　これまで，国立がんセンター（現・国立がん研究センター）遺伝相談外来，聖路加国際病院遺伝診療部，東邦大学医療センター大森病院乳腺外科・内分泌外来，埼玉医科大学総合医療センターブレストケア科にて遺伝カウンセリングに携わってきた．施設によって多少の違いはあるものの，遺伝カウンセリングは，通常 1 回のカウンセリングに 1 時間から 1 時間半程度，臨床遺伝専門医（診療科の主治医の場合とそうでない場合がある）と看護師がペアとなって行っている．遺伝カウンセリングの記録は，プライバシーの保護の観点から電子カルテには記載せず，紙カルテへの記載をメインとしてきたが，日本医学会のガイドライン[4]に「すでに発症している患者の診断を目的として行われた遺伝学的検査の結果は，原則として，他の臨床検査の結果と同様に，患者の診療に関係する医療者が共有する情報として診療録に記載する必要がある．遺伝学的検査で得られた個人の遺伝情報は，すべての医療情報と同様に，守秘義務の対象であり，被検者の了解なく血縁者を含む第三者に開示すべきではない」と明記されたことをうけ，関係者のみ閲覧可能な状況での電子カルテへの記録を行っている施設もある．

　遺伝カウンセリングの際に実際に行っている内容を表 2-10 に示す．遺伝性腫瘍や遺伝学的検査に関する医学的情報の説明は臨床遺伝専門医が行うが，全体の流れは事前に両者で打ち合わせを行い，遺伝カウンセリング中は随時，互いにクライエントに話しかけたり反応を見たりと協力体制で実施している．

表2-10 遺伝カウンセリングの構成

1. 病歴・家族歴の聴取と家系図の作成
2. 家系情報から推測される遺伝性腫瘍のリスク評価
3. 遺伝と遺伝性腫瘍の説明
4. 遺伝学的検査のメリットとデメリットの説明
5. 今後のサーベイランスについて
6. 心理・社会的問題についての対応
7. 倫理的問題についての配慮
    - 十分な情報提供と自己決定
    - 変異が明らかになった場合に家系員に対する結果説明の必要性
    - 遺伝相談記録と家系の遺伝情報の管理
    - 遺伝学的検査結果についての情報提供と守秘義務
8. フォローアップと社会的支援についての情報提供
9. 家系員の相談

5 遺伝学的検査後の心理・社会的反応

　欧米では1990年代に入り，乳がんのハイリスク者を対象に遺伝情報がもたらす心理・社会的影響と遺伝カウンセリングへの関心が高まり，遺伝学的検査後の心理・社会的問題についての報告が1996年頃から散見されるようになってきた．これらの報告では，遺伝子変異が検出された群，変異が検出されなかった群の両者において，ある程度の心理的変化がみられたものの，結果開示直後に臨床的に問題となる抑うつ症状を呈することは少なく[6-8]，かえって遺伝学的検査を受けなかった群において抑うつがみられた[9]．これは，不確かさをかかえていく心理的苦痛の存在を示唆するものである．

　遺伝学的検査を受けた後の心理的反応について長期的に追跡した報告では，遺伝性乳がん・卵巣がん家系のがん既往者148名と未発症者79名を対象に原因遺伝子であるBRCA1/2遺伝子の検査前と結果開示後6カ月での精神的衝撃を調査した結果，変異が検出されなかったがん既往者も未発症者も有意に軽減していた．また，変異が検出されたがん既往者や未発症者も精神的衝撃は増悪していなかった[10]．すなわち，未発症である家系員が遺伝子診断を受けて，変異ありとの結果をうけても精神的問題を生じることはなかった．

　また，リンチ症候群（HNPCC）に関する遺伝学的検査を受けた未発症の家系員271名を対象に不安の変化を検査前・結果開示直後・開示1カ月後・1年後に評価した研究[11]では，変異が検出された群で結果開示直後に不安が有意に上昇したが，1カ月後，1年後には変異が検出されなかった群と同レベルに低下していた．したがって，結果開示直後は何らかの心理的反応が出るものの，時間の経過とともに徐々に軽減していくといえる．これまでの欧米の長期追跡の結果では，結果開示によって重篤な精神的衝撃は生じないとの結論に至っている．

　わが国における遺伝学的検査の結果開示後の長期追跡の結果を紹介する[12,13]．

　HNPCCに関連する遺伝カウンセリングと遺伝学的検査を受けたがん既往者と未発症家系員を対象に，遺伝学的検査の結果開示1カ月後，12カ月後における精神的苦痛および罪責感について面接調査した．12カ月後調査を完遂した30名において，結果開示1カ月後，12カ月後に大うつ病や外傷後ストレス障害（PTSD）といった重篤な精神的衝撃はみられなかった．しかし，大うつ病あるいは小うつ病の既往歴といった精神的な脆弱性をもっている場合に，軽度ではあるが精神的苦痛が生じる（16.7％）ことが明らかとなった．また，遺伝性疾患に特徴的な心理反応と

して報告されている罪責感（guilt feeling）が，1カ月後（16.7％）も，12カ月後（13.3％）もみられた．罪責感を抱いていた母親は，子どもが遺伝学的検査を受けておらず遺伝の有無が確定していないにもかかわらず「子どもの将来を考えると申し訳ない」と罪責感を抱いていた．一方で，遺伝子変異を受け継いでいないことが明らかとなった未発症者が，すでにがんを発症している家系員に対して罪責感を抱いていた．これは自分だけ健康で申し訳ないという**サバイバーズ・ギルト**（survivor's guilt）とよばれるものである．この研究によって，わが国においても欧米の報告と同様に，遺伝学的検査の結果説明は重篤な精神的衝撃をもたらすものではないことが明らかとなった．しかし，軽度であってもさまざまな反応がみられたため，がん遺伝カウンセリングに携わる看護師は，対象者の精神的な脆弱性の有無を早期にアセスメントし，家系全体を対象とした長期的な視点で支援する体制を整えていくことが必要である．

6 遺伝性腫瘍の診療における看護師の役割

　米国では，早くから遺伝医学はすべての人々に関与するという認識があり，遺伝看護に関する遺伝看護教育プログラムが整えられ，同時に遺伝性腫瘍を専門とする看護師が育成され活躍している[14, 15]．

　一方，わが国でも徐々にではあるが，全国で開設されている遺伝子診療部には看護職が配置され始め，遺伝医療における看護職の役割を模索している．また，大学院に遺伝カウンセラー養成コースが設立され，学会認定ではあるが認定遺伝カウンセラーが誕生し活躍し始めている．さらに，日本家族性腫瘍学会が，学会活動および研修会参加により研鑽を重ねたものに「家族性腫瘍コーディネーター」という称号を与える制度を開始し，遺伝性腫瘍に精通する看護職が増えている[16]．そして，2016年に「遺伝看護」が専門看護師の分野特定を受け，今後は遺伝看護専門看護師の活躍が期待される．

　しかし，遺伝性腫瘍の患者や家族を支援するために，遺伝に関する専門的な知識をもった特異的な看護師だけがいればよいわけではない．患者や家族にとって，相談の一番の窓口は，身近にいる看護師である．したがって，看護師自身が，まずは「遺伝性のがん」について存在を認識し，その専門的医療やケアを行っている施設が国内には意外に多くあることを理解する必要がある．看護師の役割は，保健師助産師看護師法において，「看護師とは，厚生労働大臣の免許を受けて，傷病者もしくはじょく婦に対する療養上の世話または診療の補助を行うことを業とする者をいう」と定められている．

　「診療の補助」とは，すなわち患者や家族にとって必要な診療を「つなぐ」役割であるともいえる．例えば，遺伝性腫瘍は多臓器に発症する特徴をもつゆえ，多科の診療を受けることになる．いくつもの診療科の医師の説明に対する理解を促進するために，患者や家族があいまいな理解をしていないか，不明な点はないか，などを明らかにし，再度医師から説明が必要であれば，そのような機会をもてるように調整を行う．こうしたことは日頃看護師が行っている看護である．

　また，「療養上の世話」とは，すなわち生涯にわたる病気との付き合い方を支援することにほかならない．定期的に受けなければならない検査，時に必要となる手術療法，化学療法，そして放射線療法などのがん治療を滞りなく遂行できるような支援は，いつも実施しているがん看護である．さらに，生活を送るなかで，自己管理が必要なことへの指導などは，本来看護師がすべてのがん患者へ対応している通常の看護である．そして，ときに「遺伝性」ゆえの精神的動揺への対応が必要なときもあるが，これについても患者や家族が，まずは何に悩んでいるのかを聴き，解決するためにはどのような方略があるのかを一緒に考えていくことから始めればよいのである．

7 今後の展望

　遺伝性腫瘍は若年でがんを発症する傾向にある．若い世代にとっては，「こんなに若くてがんになるはずがない」と思っているため，早期発見できない場合もある．そうなると，これから人生を楽しく過ごしていこうと夢や希望をもっている人たちの将来が大きく変わってしまう．もし，遺伝子変異を有していたとすると，がんを発症することは避けられないかもしれないが，早期発見することはでき，若年でのがんによる死亡をくいとめる道もあるかもしれない．そのためには，患者や家族のいちばん近くで働いている看護師一人ひとりが知識をもつことと，気負わずに相談にのることである．

　臨床において看護師は，ふとした瞬間に患者から「私のがんは子どもに遺伝するのかしら」という質問を投げかけられたり，「子どもにがんのことを言えない」と相談を受け，対応にとまどうことも多いのではないかと思われる．そのようなときに遺伝は難しいことと思っていると，「私に相談されても答えられないから」と相談自体を聞かずにやり過ごしてしまう場合もあろう．しかし，勇気を出して質問してきたその行動を受け止め，何に不安をもっているのか，何に悩んでいるのかを聞き，問題を整理することを一緒に行うことが大切である．これは，通常の看護計画を立案する前のアセスメントそのものである．その際に，家系図を患者や家族と一緒に書いてみると，客観的に考える一助となり，さらに，他の医療者へ相談する際に役立つ情報となる．

　遺伝性腫瘍でなくとも，がんに対する薬物療法も遺伝子変異の有無を調べてから投与するか否かを検討するオーダーメイド医療時代に突入している．分子遺伝学の解明が医療方針に影響を及ぼすスピードは今後もますます速くなるであろう．それらの情報に振り回されず，看護師自身が情報をうまく看護に活用できるようになっていくことが望まれる．そのためには，看護学基礎教育の充実化も必要である．

[引用文献]

1) 菅野康吉（2004）遺伝性非ポリポーシス大腸癌（HNPCC）の分子遺伝学，医学のあゆみ，211（3），pp. 238-244.
2) American Society of Clinical Oncology（2003）American Society of Clinical Oncology policy statement update: genetic testing for cancer susceptibility. J Clin Oncol, 21（12），pp. 2397-2406.
3) 家族性腫瘍研究会倫理委員会ガイドライン作成ワーキンググループ（2001）家族性腫瘍における遺伝子診断の研究とこれを応用した診療に関するガイドライン，家族性腫瘍，1（2），pp. 74-86.
4) 日本医学会（2011）医療における遺伝学的検査・診断に関するガイドライン．
5) 村上好恵（2008）家族性腫瘍の遺伝カウンセリングにおけるコミュニケーションスキル，家族性腫瘍，8（1），pp. 29-32.
6) Croyle, R. T., Smith, K. R., Botkin, J. R., et al. (1997) Psychological responses to BRCA1 mutation testing: preliminary findings. Health Psychol, 16（1），pp. 63-72.
7) Smith, K. R., West, J. A., Croyle, R. T., et al. (1999) Familial context of genetic testing for cancer susceptibility: moderating effect of siblings' test results on psychological distress one to two weeks after BRCA1 mutation testing. Cancer Epidemiol Biomarkers Prev., 8（4 Pt2），pp. 385-392.
8) Lerman, C., Narod, S., Schulman, K., et al. (1996) BRCA1 testing in families with hereditary breast-ovarian cancer. A prospective study of patient decision making and outcomes. JAMA, 275（24），pp. 1885-1892.
9) Lerman, C., Hughes, C., Lemon, S. J., et al. (1998) What you don't know can hurt you: adverse

psychologic effects in members of BRCA1-linked and BRCA2-linked families who decline genetic testing. J Clin Oncol, 16（5），pp. 1650-1654.
10) Schwartz, M. D., Peshkin, B. N., Hughes, C., et al.（2002）Impact of BRCA1/BRCA2 mutation testing on psychologic distress in a clinic-based sample. J Clin Oncol, 20（2），pp. 514-520.
11) Aktan-Collan, K., Haukkala, A., Mecklin, J. P., et al.（2001）Psychological consequences of predictive genetic testing for hereditary non-polyposis colorectal cancer（HNPCC）: a prospective follow-up study. Int J Cancer, 93（4），pp. 608-611.
12) Murakami, Y., Okamura, H., Sugano, K., et al.（2004）Psychologic distress after disclosure of genetic test results regarding hereditary nonpolyposis colorectal carcinoma. Cancer, 101（2），pp. 395-403.
13) 村上好恵（2010）遺伝性非ポリポーシス大腸がんに関連する遺伝子検査の結果開示後の精神的苦痛と罪責感，日本看護科学会誌，30（3），pp. 23-31.
14) Oncology Nursing Society（2000）The role of the oncology nurse in cancer genetic counseling. Oncology Nursing Society. Oncol Nurs Forum, 27（9），p. 1348.
15) Oncology Nursing Society（2000）Cancer predisposition genetic testing and risk assessment counseling. Oncology Nursing Society. Oncol Nurs Forum, 27（9），p. 1349.
16) 中村清吾編著，村上好恵（2012）HBOC の遺伝カウンセリングの特徴・留意点，遺伝性乳がん・卵巣がんの基礎と臨床，pp. 43-46，篠原出版新社.

[参考文献]
日本臨床腫瘍学会編（2015）新臨床腫瘍学　改訂 4 版，南江堂.

4 がんのリハビリテーション

1 がんサバイバーを支える社会に

　近年のがん医療の発展による診断・治療技術の向上は，がん患者に生存率の向上や生存期間の延長をもたらした．依然として罹患率，死亡率が高い一方で，長期生存のがんサバイバーが増加している．2015 年 12 月に厚生労働省より公表された「**がん対策加速化プラン**」でも，プランの柱の一つとして「**がんとの共生**」（就労支援や緩和ケア等を含む包括的な支援により「がんと共に生きる」ことを可能にする社会の構築）が示されているように，がん患者にとっては，疾患の経過や治療の影響といかにうまく付き合っていくか，どれだけ従前の生活を維持し，自分らしく生きていけるかが重要なテーマになっている．
　米国の国立がんサバイバーシップ連合（NCCS）が示すがんサバイバーシップは，「がんと診断されたときから人生の最後まで」を意味する．近年，がんサバイバーは複雑で多様化する治療や副作用への対応，病状や治療と生活との両立等，生存期間が長いからこそ経験する困難や課題を抱えている．
　がんサバイバーを支える医療においては，"団塊の世代"が 75 歳以上に達する「**2025 年問題**」，さらには 2050 年から訪れる人口減少に目を向ける必要がある．高齢者医療・福祉の問題はさら

に深刻化し，2050年には高齢者1人を1.2人の現役世代が支える時代になるといわれる．超高齢社会でがん患者は増加し，療養期間が延長するなか，若年層の減少により看護師数も減少し，限られた看護の人的資源で効率的な看護の提供が求められる[1]．

これらのことから，がん患者には疾患の治癒や改善，治療実施の側面だけでなく，年齢や生活の変化を考慮した治療選定および通常の生活を送り続けることができるような身体面，精神面，社会面での自立や適応力を身につけることが求められる．こうした背景のもと，がんサバイバーを支援し続ける体制の一つとして，がんのリハビリテーションが注目されている．

2 がん患者にとってのリハビリテーションとは

WHOによれば，「障害をもつ人々のリハビリテーションは，身体的，感覚的，知的，心理的および社会的機能の最適なレベルへの到達とその維持を目的としたプロセスである．リハビリテーションは障害をもつ人々に自立と自己決定を実現するために必要なツールを提供する」[2] とある．また，英国国立臨床評価機構（National Institute for Clinical Excellence．現在はNational Institute for Health and Care Excellence：NICE）は，がんのリハビリテーションは「がん患者の自立を促進することや患者が自分の状態に適応するのを支援すること，機能的な能力を最大限にするための介入」であると定義している[3]．

米国では，がんのリハビリテーションは治療にともなう症状として生じる痛み，倦怠感，asthenia（無力感・脱力感）などを改善する．また，がんリハビリテーションはがん患者のサバイバーシップケアプランニングの重要な要素であり，健康な生活習慣のための望ましい行動を促進することにより障害を緩和すると示している（米国リハビリテーション看護師協会と米国がん看護学会の共同指針より）[4]．また，Fialka-Moserらは，がんのリハビリテーションはがん患者の生活機能とQOL改善を目的とする医療ケアであり，がんとその治療による制限を受けたなかで患者に最大限の身体的，社会的，職業的活動を実現させるものと定義している[5]．

日本においても，多様化・複雑化するがん治療をはじめ，病状や治療にともなう影響や副作用への対応等，患者自身が自立し，がんと共存し続けることが求められるなかで，がんのリハビリテーションは，がんサバイバーへの支援の一つとなりうる．2010（平成22）年の診療報酬改定でがん患者リハビリテーション料が算定可能となった．本算定では，がん疾患を横断的に見すえた障害に焦点が当てられ，治療後を見越した障害発生前の予防的な観点でのリハビリテーション介入を評価する等の点でがん患者の特性に合致しているとともに，がん患者の自立（自律）および病期にかかわらず患者自身のQOLの維持向上への継続的な支援の重要性を示している．

3 リハビリテーションの進め方

1 患者個々に合わせ，段階的に

がんのリハビリテーションの目的は，"がんとその統合的な治療過程において受けた身体的および心理的な種々の制約に対して，個々の患者が属するそれぞれの家庭や社会へ，可能な限り早く復帰することができるように導いていくこと"にある[6]．リハビリテーションの対象となる障害は，骨転移や脳腫瘍，脊髄・脊椎腫瘍，腫瘍の直接浸潤，疼痛等のがんそのものによる障害と，手術や化学療法，放射線療法などの治療過程によって生じる障害に分類されている[7]．がんの治療は局所治療法と全身療法に大別され，患者はがんと診断されてから個々の病態や全身状態など

さまざまな要素をふまえ治療法が選択される．がんの治療法には主に手術治療，放射線治療，薬物療法などがあり，これらを単独に行うのではなく，がんの種類や進行度に応じてさまざまな治療法を組み合わせた集学的治療を行う．

がんのリハビリテーションは，①予防的，②回復的，③維持的，④緩和的，などの病期別に分類される（表2-11）．患者が受ける集学的治療や病状の進行にともないリハビリテーションも患者個々の状況をふまえたアプローチを行うことを示している．

表2-11　がんのリハビリテーションの病期別分類

予防的（preventive）リハビリテーション	がんと診断された後，早期に開始されるもので，手術，放射線治療，化学療法前もしくは化学療法後すぐに施行される．機能障害はまだないが，その予防を目的とする．
回復的（restorative）リハビリテーション	治療されたが残存する機能や能力をもった患者に対して，最大限の機能回復を目指した包括的訓練を意味する．機能障害，能力低下の存在する患者に対して，最大限の機能回復をはかる．
維持的（supportive）リハビリテーション	がんが増大しつつあり，機能障害，能力低下が進行しつつある患者に対して，すばやく効果的な手段（例えば，自助具，セルフケアのコツの指導等）により，セルフケアの能力や移動能力を増加させる．また拘縮，筋萎縮，筋力低下，褥瘡のような廃用を予防することも含まれる．
緩和的（palliative）リハビリテーション	終末期のがん患者に対して，そのニーズを尊重しながら，身体的，精神的，社会的にもQOLの高い生活が送れるようにすることを目的とし，温熱，低周波治療，ポジショニング，呼吸介助，リラクセーション，各種自助具・補装具の使用などにより，疼痛，呼吸困難，浮腫などの症状緩和や拘縮，褥瘡の予防等をはかる．

（辻哲也，悪性腫瘍（がん）：千野直一編(2009)現代リハビリテーション医学　第3版，p. 494，金原出版より転載）

2　注意点，リスク管理

がん患者が安全にリハビリテーションを行えるかどうかの目安として，例えば下記のような中止基準[8]が設けられている．

①血液所見：ヘモグロビン 7.5g/dL 以下，血小板 50,000/μL 以下，白血球 3,000/μL 以下．
②骨皮質の50%以上の浸潤，骨中心部に向かう骨びらん，大腿骨の3cm以上の病変等を有する長管骨の転移所見．
③有腔内臓，血管，脊髄の圧迫．
④疼痛，呼吸困難，運動制限をともなう胸膜，心嚢，腹膜，後腹膜への滲出液貯留．
⑤中枢神経系の機能低下，意識障害，頭蓋内圧亢進．
⑥低・高カリウム血症，低ナトリウム血症，低・高カルシウム血症．
⑦起立性低血圧，160/100mmHg以上の高血圧．
⑧110/分以上の頻脈，心室性不整脈．

そのほかに，病状または治療にともなう骨髄抑制，骨転移にともなう骨折，脳転移にともなうけいれん等の症状，深部静脈血栓症・肺梗塞，悪液質，胸水・腹水等，リハビリテーションを遂行するうえで危険をともなう因子がある．これらはリハビリを行ううえでその内容や運動負荷量を変更する必要がある場合もあるため，検査データや日々の観察を十分に行うとともに，病態や治療効果の推移等を十分に把握したうえで，正常な状態との変化や日内変動の有無等に注意を払うことが重要である．また，精神症状やせん妄等もリハビリテーションに影響を与える可能性がある．主治療の遂行状態や告知の状況，患者の背景に関する心理状態，睡眠状態等の観察やかかわりも非常に重要である．

看護師は，患者が病棟から離れたリハビリ室で行うことを念頭におき，リハビリテーションの前後のバイタル測定や治療・病状にともなう症状を観察およびアセスメントし，リハビリスタッフとの情報共有を十分に行い，多角的な側面から患者の安全を守る必要がある．

3　看護のプロセス

がん患者は，疾患そのものや治療によって機能障害や体力消耗をはじめとする身体的な支障をはじめ，外観などボディイメージの変化による心理的な影響，仕事や役割の変化・制約などの社会的な側面等，さまざまな変化にともなう苦痛や困難，喪失や悲嘆を経験する．がんのリハビリテーションは機能回復だけではなく，疾患や治療によって起こる変化に適応し，患者個々のさまざまなニーズにそった，その人らしさを支えるための支援である．看護師は，①情報収集・アセスメント，②看護上の問題抽出，③目標の設定，④計画・実施，⑤評価——というプロセスにそってがん患者のリハビリテーションに携わっていく．こうした看護のプロセスは，在院日数の短縮化や急性期化によって患者と医療者の接する時間が短くなっているいまの医療現場において，計画的かつ網羅的な支援を患者に提供できる体制として意味がある．

1）情報収集・アセスメント

情報収集とアセスメントでは，患者の訴え等の主観的なデータに加え，患者背景やがんの病期・部位，治療等の客観的なデータを情報収集し，現時点とその先に起こり得る状況を勘案したうえで，患者個々の全人的な側面からニーズを導き出す．

2）看護上の問題の抽出

情報収集したデータから現在起こっている顕在的な問題と，今後起こり得る潜在的な問題の両側面をとらえて看護上の問題として抽出する．

3）目標の設定

目標は短期間で達成可能な目標と，時間はかかるが将来の生活や自己概念が想像できるような長期的な目標を設定する．これによって患者は先の目標に向かって日々のリハビリテーションの到達点を可視化できる．そしてこの目標設定にはリハビリスタッフをはじめとする多職種で検討することが重要である．

4）計画・実施

計画・実施にあたっては，①患者の意思決定を促進する介入，②患者と家族ががんおよび治療にともなう障害や生活の変化に適応することへの支援，③機能回復および機能維持（廃用予防）への支援，④資源の活用，多職種によるケア提供——の側面で行うことが望ましい．

5）評　価

評価は，目標が達成されたかということだけでなく，目標の設定や計画の妥当性，情報収集やアセスメントの不足や修正の是非等も確認することが重要である．修正が必要な場合には情報収集の段階から再度調整し，患者個々の真のニーズにそった支援にしていく必要がある．

4 病期に応じた実践

1 周術期の場合

　周術期リハビリテーションの目的は，術前および術後早期からの介入により，術後の合併症を予防し，後遺症を最小限にしてスムーズな術後の回復をはかることである[9]．一方，多くのがん患者は，在院日数の減少にともない，がん告知から治療選択等の意思決定や，手術方法の選択，術前の予防的リハビリテーション等，手術前の準備に必要な時期の多くを医療者と接しないなかで過ごしている．また，手術によって変化した状況や障害に適応し，社会生活に復帰するためのリハビリテーションの時期も退院後に経験することが多くなっている．医療者はこのような状況でも患者が安全に手術を受け，できるだけ早く生活に適応し，自立できるよう多職種と協働して支援する必要がある．

1）看護のプロセス

　がんの手術では疾患や手術部位によって呼吸や摂食，嚥下，発声，会話に関する問題，歩行，排泄など，受ける障害は多岐にわたる．周術期におけるリハビリテーションは，主に予防的，回復的リハビリテーションの適応となる．

　情報収集・アセスメントでは，手術前のできるだけ早い段階で身体的情報（疾患・既往・治療），患者背景，心理社会面（告知，治療提示に対するコーピング，家族・支援者の状況，社会的役割，自己概念）等を患者の主観的・客観的な側面から情報収集し，看護問題の抽出を行う．患者の治療に対する理解や受け止め方，意思，希望，不安などを確認し，自分の身体と生活に起こる課題を正確にイメージしたうえで意思決定できるように支援する．

2）看護計画

(1) 意思決定促進への介入

　患者の意思決定を促進する介入では，治療選択において，不足している情報の補足，医師の説明に関する理解の状況，不安な要素等を確認，調整したうえでかかわる必要がある．

(2) 障害と生活の変化に対する適応への支援

　がんおよびがん治療にともなう障害，生活の変化への適応に関しては，手術療法によってもたらされる障害の程度や状況を患者の生活や仕事，役割などに関連づけて考えられるよう支援したうえで患者が自分のこととしてイメージできるように支援する．

(3) 機能回復および機能維持（廃用予防）への支援

　術後早期・晩期合併症予防への教育や，生活復帰へのリハビリの実施，継続を支援する．特に開胸，開腹を施行された患者への呼吸リハビリテーションによる呼吸器合併症の減少がみとめられており，術前から必要性を十分に説明し計画的にリハビリテーションを遂行できるよう支援する[10]．

　術後のリハビリテーションでは，患者参画を意識し，長期目標を視野に入れた達成可能な短期目標を設定して多職種間や患者と共有できるツール等を活用するとよい．

(4) 資源の活用，多職種によるケア提供

　手術後に起こり得る障害や生活への影響に対して，活用できる社会資源を検索しておくことや，

家族成員の支援体制の再調整等が必要になる可能性を助言，指導しておくことが重要である．高齢化が進む現代においては，家族構成上，老々介護を強いられる生活や，退院後の準備の遅れによって体制が整備されないまま在宅に移行し，結局再入院となってしまうケースも少なくない．早めの準備の重要性を説明し支援する必要がある．さらに退院後も患者は手術の影響や障害による症状を抱えて生活することになる．入院中と自宅の生活環境の違いによるとまどいや，医療者への相談や連絡についての判断や迷い等も患者を苦しめ，受診の遅れにつながることも少なくない[11]．

3）多職種による連携

がんの周術期は侵襲が大きく，多岐にわたるため，多職種による多角的な側面から専門的なアプローチを行うことが重要である．ERAS（enhanced recovery after surgery）プロトコールは，主に大腸がん手術のエビデンスに基づき作成された術後回復プログラムで，「術後の回復は，侵襲反応の大きさによって規定される」という従来の概念に対して，それを多角的ケアによって過速度的に回復させる総合的試みである[12]．これらの考え方や意義を把握し，看護師も根拠に基づいたチーム医療の一環としてかかわっていくことが大切である．

2　化学療法患者の場合

1）看護のプロセス

化学療法を受ける患者は使用する薬剤の種類や量によって多岐にわたる副作用を経験する．近年，内服抗がん薬の普及によって，患者の治療や療養先は在宅や外来治療が中心となり，入院の場合も初期だけの場合や短期間の入院が主になっている．化学療法を受ける患者へのリハビリテーションには予防的，維持的なリハビリテーションが適応される場合が多い．化学療法を受ける患者は，重篤な副作用である腎機能障害，心機能障害，間質性肺炎等を回避することはもちろん吐気や嘔吐，食欲不振などの症状に日常生活を調整しながら対応していく必要がある．

また近年，末梢神経障害や皮膚障害，倦怠感等，生命をおびやかすまでには至らないが，療養の場が在宅や社会へと広がってきたゆえに患者にとって生活の質（QOL）を低下させる要因になっている症状もある．情報収集・アセスメントでは，これまでの治療歴や化学療法の経験や推移，使用する薬剤の種類・特性，これまでの副作用や身体への影響等を聴取し，複数回の化学療法を経験している患者であれば，実施してきた対処方法や注意していることなども十分に確認する．使用する薬剤によっては糖尿病や遺伝性疾患，感染症等これまでの既往や併存疾患が大きく影響する場合もあるため十分に聴取し，アセスメント，看護問題の抽出につなげる．

2）看護計画

(1) 意思決定促進への介入

治療選択における意思決定支援であるが，末梢神経障害による手足のしびれや知覚障害，皮膚症状や脱毛などの外見の変化等は，男女を問わず社会生活との並行にあたって大きな影響となり得ることを事前に十分説明し，対処方法も伝え，安心して治療決定にのぞめるよう配慮する必要がある．

(2) 障害と生活の変化に対する適応への支援

上記（1）での事前の説明に加え，日々の注意点等を習慣化するよう指導する必要がある．

(3) 機能回復および機能維持（廃用予防）への支援

　治療を継続している間は改善は見込めない場合が多く，症状悪化を遅らせたり，その影響を最小限にすることが重要である．医療者は患者のリハビリテーションの効果を同じ尺度*で観察，評価していくことが大切である．また，障害によって起こり得る転倒やけが，やけど等を回避することも重要である．倦怠感に関しては，化学療法中の患者の80〜96％の割合で出現する症状であり，数カ月から数年間持続するといわれている[13]．患者にとっては，自身の体調における苦しみに加え，他者に理解されにくいことで心理的にも追いつめられる苦しみを経験する．これらに対しては，倦怠感が出現することを情報提供することや，休息と運動の調整，具体的な運動等を教育することで対応が可能となる．

(4) 資源の活用，多職種によるケア提供

　治療前から起こり得る症状および対処方法とともに社会生活と並行して継続治療を受けていくための社会資源や，活用できることを探索することが重要である．皮膚障害や脱毛等に対するスキンケアの方法，かつらの選択・装着，治療にともなう変化を他者が気づきにくいようにするための化粧方法等も患者個々の生活においては重要になり得る．また，化学療法は受ける治療によって高価な場合もある．患者の経済面や控除可能な医療費についても事前に確認のうえ支援することが望ましい．

3　放射線療法患者の場合

1）看護のプロセス

　放射線療法が行われている時期のリハビリは回復的リハビリテーション，維持的リハビリテーションに適応する場合が多い．放射線による治療中は，がんそのものや治療の副作用による痛み，吐き気，だるさなどの症状がよく起こる．また，口内炎や吐き気・嘔吐，下痢などの副作用で食欲が低下し栄養状態の悪化をまねくこともある．これらが倦怠感につながり，廃用症候群をきたすケースも少なくない．治療前または早期から予防的なリハビリテーションを行う必要がある．

　また放射線治療では，一定期間照射野になる部位への皮膚炎が起こる．特に頭頸部への放射線治療は頸部の皮膚炎をはじめ，唾液腺の流出量が減少し，口腔乾燥，嚥下障害，味覚低下，会話への障害等の影響をおよぼす[14]ことから，日常生活を著しく阻害する．頸部の放射線による影響は頸部の可動域を制限することから，治療中・治療後は早期から頸部の伸展等のストレッチが必要である．

　放射線皮膚炎の評価や記録を行う際，一般的に用いられる重症度区分（グレーディング）や点数化法（スコアリング）があるため，観察する人が違っても一定の評価が可能である．

　化学療法や放射線療法を受ける患者への運動療法は倦怠感の緩和やQOLの改善，精神機能，心理面の改善が確認されている[15]ため，治療前から現時点での活動を制限することなく，効果を説明し，軽い運動等を推奨しておくとよい．

2）看護計画

(1) 意思決定促進への介入

　治療によって起こる日常生活への短期・長期的，晩期の影響を十分に説明し，治療期間も患者の生活や役割に与える影響について考えることが必要である．脊髄圧迫による神経麻痺を回避するための放射線治療では，時間的な制約もあり，意思決定に要する時間に制限がある．その場合

＊　有害事象共通用語規準v4.0日本語版訳JCOG版などがある．

は，患者も急な麻痺の出現でパニックになっているケースもあるため，精神的な支援を行う．放射線治療を受ける患者の背景はさまざまであるため，患者の病状や治療の状況に合わせた意思決定支援を行う．

(2) 障害と生活の変化に対する適応への支援

副作用の種類や部位，日常生活への影響について，先を予測し，最小限にとどめる工夫をすることが重要である．

(3) 機能回復および機能維持（廃用予防）への支援

照射部位に付随した影響を最小限にとどめるための観察および予防行動が治療遂行への大きなポイントとなる．例えば，口腔や嚥下に関連する部位への治療では，治療前から正しい口腔ケアの方法や歯科医との連携による口腔内の衛生保持等を徹底しておくこと等がある．また，脊髄圧迫による麻痺の回避を目的とした治療では安静を必要とする時期であるが，健側の下肢や上肢，患側の拘縮予防のリハビリテーションは放射線治療終了後のADL拡大を目的としたリハビリが開始された場合の準備として重要である．疼痛緩和のための放射線治療においては，効果発現にともない，患者にとっては急激に症状が緩和することもある．その際，医療者は苦痛症状に対して行っていたオピオイド等を用いた治療に関してもタイムリーに対応する必要がある．十分な観察とアセスメント，患者や家族への注意喚起等を徹底しておく必要がある．

(4) 資源の活用，多職種によるケア提供

影響の出現する障害に対する生活への支障に応じて，栄養士，MSW（医療ソーシャルワーカー）らとともに経済的な側面等を早期から予測し，準備を行う必要がある．

4　残された時間を見すえた緩和的リハビリテーション

緩和ケアとは，生命を脅かす疾患による問題に直面している患者とその家族に対して，痛みやそのほかの身体的・心理社会的・スピリチュアルな問題を早期に発見し，的確なアセスメントと対処（治療・処置）を行うことによって，苦しみを予防し，やわらげることで，QOLを改善するアプローチである．よって，がんのリハビリテーションにおける緩和的リハビリテーションと緩和ケアの概念は分けて理解する必要がある．ここで紹介する緩和的リハビリテーションは，がんが進行し，積極的治療がない段階で，終末期に向かう患者を対象にしたリハビリテーションである．

1）看護のプロセス

この時期は，患者の病状は日々進行しながら急激な変化や不安定な症状が出現する時期であり，長期的なゴール設定ではなく，数日をめどにした短期的な目標を設定することが望ましい．ここで重要なのは，リハビリテーションの適応と，患者の真のニーズを尊重するという本来のリハビリテーションの目的を重要視してかかわることである．例えば，これまで車椅子への移乗動作をリハビリテーションの目的にしてきた患者の状態が悪化し，起き上がることも困難になってきたときに，「トイレだけは自分で行きたい」と患者が希望したとする．当然この時期には多くのことを望むことはできない．そこで患者には，この言葉の真意として，「トイレという場所での排泄」なのか「排泄行為の自立」なのかを確認する．なぜなら，希望の内容によって動作やリハビリ内容はまったく違ってくるからである．この時期の体力維持やエネルギー温存は，患者の残された時間のQOLに大きく影響するため，患者の言葉だけを重視した無理なリハビリの推進は，患者

表2-12　末期がん患者のリハビリテーションの内容

生命予後が月単位(6～1カ月)	
ADL・基本動作・歩行の安全性の確立，能力向上	1. 残存能力＋福祉機器（車椅子，杖，手すり，自助具など）の活用 2. 動作のコツの習得
廃用症候群の予防・改善	3. 廃用による四肢筋力低下および関節拘縮の維持・改善
浮腫の改善	4. 圧迫，リンパドレナージ，生活指導
安全な栄養摂取の手段の確立	5. 摂食・嚥下面のアプローチ（代償手段主体）
生命予後が週・日単位	
疼痛緩和	6. 物理療法（温熱，冷却，レーザー，TENS等）の活用 7. ポジショニング，リラクセーション，（補助具，杖）
浮腫による症状緩和	8. リンパドレナージ主体
呼吸困難感の緩和	9. 呼吸法，呼吸介助，リラクセーション
心理支持	10. アクティビティー，日常会話や訪室そのもの

（辻哲也，緩和ケアにおけるリハビリテーション：辻哲也編（2007）実践！がんのリハビリテーション，p.159，メヂカルフレンド社より転載，一部改変）

の体力を奪い，本来可能であった家族や大切な人たちと過ごす時間を疲労回復にあてざるを得ないという危険性をもっていることを医療者は忘れてはならない．

終末期は患者の予後に応じてリハビリテーションの内容が変わってくる（表2-12）．ここで重要なのは，どの時期でも，患者にとってのQOL改善や維持を目的とする医療ケアであり，リハビリテーションというかかわりは死を目前にしてもあり得るということを医療者は理解しておく必要がある．

2）看護計画

(1) 意思決定促進への介入

それまでの治療や療養の経過を視野に入れ，今後の患者・家族の意向を十分に確認したうえで意思決定のために必要な要素をともに考える．

(2) 機能回復および機能維持（廃用予防）への支援

病期に応じたリハビリテーション介入を参考に，リハスタッフや関連する多職種で患者の真のニーズにそったケア方法を検討していく．この際，患者の真のニーズを引き出すためのコミュニケーションスキルや，多方面からの見解を共有することなどが重要である．また，患者はこれまでの生活や役割等のさまざまなことをあきらめる段階にも入ることから，身体面だけでなく，精神面，社会面，スピリチュアルな側面等の全人的な面で患者のニーズにそうことが重要である．

(3) 資源の活用，多職種によるケア提供

患者を取り巻く院内の他職種はもちろん，地域医療スタッフによる在宅支援等も含めた患者の生活全体の視点でかかわる必要がある．終末期になると，患者の状態によって家族の負担も増えるため，療養先の選定や家族の役割分担等にも配慮することが重要である．

[引用文献]

1) 森山幹夫（2016）2025年問題と社会保障政策の動向，がん看護，21（2），pp.108-111．

2) World Health Organization http://www.who.int/topics/rehabilitation/en/
3) The National Institute for Health and Care Excellence (2004) Improving supportive and palliative care for adults with cancer.
4) Association of Rehabilitation Nurses and Oncology Nursing Society joint position on rehabilitation of people with cancer.
http://www.rehabnurse.org/uploads/files/pdf/pscancer10.pdf
5) Fialka-Moser, V., Crevenna, R., Korpan, M., Quittan, M. (2003) Cancer rehabilitation: particularly with aspects on physical impairments. J Rehabili Med, 35 (4), pp. 153-162.
6) Ragnarsson, K. T.,et al. (2000) Principles of rehabilitation medicine. In Bast, R. C., et al. eds. Cancer Medicine. 5th ed. pp. 971-985. B. C. Decker.
7) 国立がん研究センターホームページ，がん情報サービス，がんの療養とリハビリテーション．
8) Gerber, L. H., Vargo, M. (1998) Rehabilitation for patients with cancer diagnoses. In DeLisa, J. A., Gans, B. M., Bockenek, W. J. eds. Rehabilitation Medicine；principles and practice. 3rd ed. p. 1296. Lippincott-Raven.
9) 日本がん看護学会監修，矢ヶ崎香編，辻哲也ほか（2016）サバイバーを支える看護師が行うがんリハビリテーション，pp. 16-23，医学書院．
10) 日本リハビリテーション医学会　がんのリハビリテーションガイドライン策定委員会編（2013）がんのリハビリテーションガイドライン，p. 21，金原出版．
11) 前掲書9），p. 38．
12) Kehlet, H., Wilmore, D. W. (2002) Multimodel strategies to improve surgical outcome. Am J Surg, 183 (6), pp. 630-641.
13) Prue, G., Rankin, J., Allen, J., et al. (2006) Cancer-related fatigue: A critical appraisal. Eur J Cancer, 42 (7), pp. 846-863.
14) 辻哲也ほか編（2006）癌のリハビリテーション，pp. 103-126，金原出版．
15) 前掲書10），pp. 120-133．

[参考文献]
1. 宮越浩一編（2013）がん患者のリハビリテーション：リスク管理とゴール設定，メジカルビュー社．
2. Loblaw, D. A., Laperriere, N. J. (1998) Emergency treatment of malignant extradural spinal cord compression：an evidence-based guideline. J Clin Oncol 16, pp. 1613-1624.
3. Helweg-Larsen, S., Sørensen, P. S., Kreiner, S. (2000) Prognostic factors in metastatic spinal cord compression：a prospective study using multivariate analysis of variables influencing survival and gait function in 153 patients. Int J Radiat Oncol Biol Phys, 46 (5), pp. 1163-1169.

5 がん医療における社会資源

　社会資源とは，種々の社会保障制度に基づく支援や公的サービス，フォーマル・インフォーマルな人的支援などを指す総称である．がん医療を受ける患者・家族にとっては，これら社会資源の活用が，安心して医療・ケアを受け，自律的な生活を送るために重要となる．本節では，がん医療を受けるにあたり活用する機会の多い社会資源を，社会保障制度と人的・物的なサービス内容から説明する．

1 社会保障制度

　平成24年版厚生労働白書によると，社会保障とは，「国民の生活の安定が損なわれた場合に，国民にすこやかで安心できる生活を保障することを目的として，公的責任で生活を支える給付を行うもの」（社会保障制度審議会＜社会保障将来像委員会第1次報告＞（1993（平成5）年）である[1]．社会保険，公的扶助，社会福祉，公衆衛生および医療が狭義の社会保障とされているが，このうち，がん医療で活用する機会の多い制度について概説する．

1　社会保険

　社会保険は，医療保険，年金保険，労災保険，雇用保険，介護保険の5分野で構成される．

1）医療保険

　日本の医療制度は社会保険方式による国民皆保険制度をとっている．医療費の一部が公的医療保険で保障され，フリーアクセスで医療機関を受診でき，国民の誰もが必要時に必要な医療を受けることが可能となっている．

（1）高額療養費制度

　被保険者である患者の医療費負担は年齢や収入により負担割合が定められている．受ける医療が高度になれば患者の医療費負担が1～3割であっても自己負担額は高額となる．そこで，家計

表2-13　高額療養費制度による自己負担限度額

平成27年（'15）1月から

種別	（医療保険）一般		A　医療保険 高齢受給者		B　後期高齢者医療 被保険者
対象者	70歳未満		70歳以上75歳未満		75歳以上（65歳以上で寝たきり等の患者含む）
患者窓口負担金	3割負担（義務教育就学前2割負担） ・ただし，下欄の自己負担限度額を上限に徴収		A　2割＊・B　1割負担，現役並み所得者は3割負担 ・ただし，下欄の自己負担限度額を上限に徴収		
高額療養費の自己負担限度額（月額）	区分	世帯単位	区分	個人単位（外来のみ）	世帯単位（入院含む）
	年収約1,160万円～	252,600円＋（総医療費－842,000円）×1% （年多＊＊140,100円）	現役並み所得者	57,600円	80,100円＋（総医療費－267,000円）×1% （年多44,400円）
	年収約770万円～約1,160万円	167,400円＋（総医療費－558,000円）×1% （年多93,000円）	一般	14,000円	57,600円 （年多44,400円）
	年収約370万円～約770万円	80,100円＋（総医療費－267,000円）×1% （年多44,400円）	住民税非課税	8,000円	24,600円　（年多同左）
	～年収約370万円	57,600円（年多44,400円）	住民税非課税（所得が一定以下）		15,000円　（年多同左）
	住民税非課税	35,400円（年多24,600円）			

注1）　＊平成26年4月1日までに70歳に達している者は1割．
　2）　＊＊年多は，年間多数該当の略（過去12カ月に3回以上高額療養費の支給を受け，4回目以降の支給の場合）．
　3）　高額長期疾病に係る自己負担限度額は1万円．ただし，70歳未満の上位所得者の人工透析に係る自己負担限度額は2万円．

（厚生労働統計協会編（2017）国民衛生の動向2017/2018，p.235より転載）

に対する医療費の自己負担が過重とならないよう，月ごと（暦月）の自己負担限度額を超えた場合に，その超えた金額を支給する制度が高額療養費制度である．がん医療においては，手術・抗がん薬治療・放射線療法や医療用麻薬等の多くの治療で高額な費用がかかる．また，近年は抗がん薬治療の分野で分子標的薬等の新しい薬剤が保険適用となり治療に導入されているが，高額な治療法であるため，この制度はがん医療を受ける患者にとって重要な経済的支援となる．なお，ひと月の自己負担限度額は，年齢や所得によって異なる（表2-13）．

過去12カ月以内に3回以上，限度額に達した場合，4回目からは「多数回該当」の適用となり，限度額がさらに下がるため，治療が長期化した場合の経済的支援が厚くなる（表2-13，注2）．

(2) 高額医療・高額介護合算療養費制度

医療保険制度と並び，がん患者の療養生活において活用される制度に介護保険制度がある．がん治療を受けながら介護保険制度を活用し療養生活を送るがん患者は少なくない．自己負担が高額となる患者に対し，費用の自己負担額の合算額に上限を設け，限度額を超えた額を支給する制度である．この制度は年単位で負担額をとらえ，高額療養費制度同様，収入や年齢により限度額が設けられている（表2-14）．

表2-14　高額医療・高額介護合算制度における自己負担限度額（年額）

（毎年8月～翌年7月）

	後期高齢者医療制度＋介護保険
現役並み所得者	67万円
一般	56万円
低所得者　Ⅱ	31万円
低所得者　Ⅰ	19万円

（厚生労働統計協会編(2017)国民衛生の動向2017/2018，p.235より転載）

2）労災保険

労働者が業務上の事由または通勤によって負傷したり，病気にかかって療養を必要とする場合に，療養補償給付または療養給付が支給される．給付の区分は災害の種類により分類され，業務上の事由による負傷・疾病等の場合は業務災害として「療養補償給付」，通勤によるものは「療養給付」となる．

業務災害のうち，業務との間に相当因果関係が認められる疾病は労働基準法施行規則第35条別表第1の2において定められており，「七．がん原性物質若しくはがん原性因子又はがん原性工程における業務による次に掲げる疾病」として，石綿に起因する肺がん・中皮腫や，有機溶媒に起因する胆管がんなど，発症原因に有害因子の関連が認められている悪性腫瘍が含まれている．それらについては要件が満たされる場合に「業務上疾病」として労災保険給付の対象となる．

3）雇用保険（基本手当）

求職者の失業中の生活の安定をはかりつつ求職活動を容易にすることを目的としている．2012（平成24）年に行われたがん対策基本法の見直しで，「がん患者の就労を含めた社会的な問題」が重点課題として盛り込まれたが，治療や療養と仕事との両立が困難となり，やむを得ず離職をするがん患者は少なくない．そのような患者ががん治療を終え，再就職するまでの期間，雇用保険（基本手当）を受給することも生活の安定のために有用である．受給要件として，離職前2年間に被保険者期間が12カ月以上あることが必要であるが，離職理由により必要な被保険者期間

の要件は異なってくる．

4）介護保険

　加齢にともない生じる心身の変化に起因する疾病等により要介護状態となっても，尊厳を保持し，能力に応じて自立した日常生活を営むことができるよう保健医療・福祉サービスの給付を行う制度として2000（平成12）年4月に施行されたのが介護保険制度である．

　施行当初，がん患者においては65歳以上の第1号被保険者で要介護・要支援状態になった患者のみが利用可能であった．その後，2005（平成17）年の改正により，40歳以上64歳以下で医療保険加入者である第2号被保険者が利用可能となる特定疾病に「末期がん」が含まれた．それにより自宅等で療養する第2号被保険者の末期がん患者も要介護・要支援認定を受けて介護保険サービスを利用することができるようになった．

(1) 介護保険サービスの種類
- 居宅サービス：訪問介護，訪問看護，通所介護，短期入所等
- 地域密着型サービス：定期巡回・随時対応型訪問介護看護，看護小規模多機能型居宅介護等
- 施設サービス：介護老人福祉施設，介護老人保健施設，介護療養型医療施設
- 介護予防サービス：介護予防訪問介護，介護予防訪問看護等
- 地域密着型介護予防サービス：介護予防小規模多機能型居宅介護等

　これらのサービスから利用者の心身の状態をふまえ，支給限度額の範囲内で利用計画を作成して利用する．

(2) 利用者の自己負担額

　介護度に応じ定められた支給限度額の範囲内で利用した費用のうち年金収入等に応じて1～3割が自己負担となる．がん治療を受けながら介護保険サービスを利用する第2号被保険者の場合，医療保険サービスは自己負担割合3割であり，介護保険サービスが1割負担であっても両サービスの自己負担を合わせると高額負担となりうる．医療・介護保険サービスの利用が望まれるがん患者・家族がその費用負担額からサービス利用を控え，安楽な療養生活が送れなくなるようなことがないよう，前述の高額医療・高額介護合算療養費制度の利用が望まれる．

2　公的扶助

＜生活保護制度＞

　生活に困窮するすべての国民に対し，その困窮の程度に応じて必要な保護を行い，最低限度の生活を保障するとともに自立の助長を目的としている．保護の種類として，①生活扶助，②教育扶助，③住宅扶助，④医療扶助，⑤介護扶助，⑥出産扶助，⑦生業扶助，⑧葬祭扶助がある．がん患者にかかわらず受給要件を満たす場合は必要な範囲内において医療・介護の扶助が行われる．

3　社会福祉

1）身体障害者手帳

　身体障害者福祉法に定められる身体上の障害が一定以上で永続的である者に対して，居住地の都道府県知事等が交付する．障害の種類と程度により下記のような等級が定められている．

(1) 障害の種類（原因になりうる悪性腫瘍と治療例）
- 視覚障害（眼腫瘍：眼球摘出・視力低下）

- 聴覚または平衡機能の障害
- 音声機能，言語機能またはそしゃく機能の障害（頭頸部がん：咽喉摘出・失声）
- 肢体不自由（骨軟部腫瘍：四肢切断）
- 心臓，腎臓または呼吸器の機能の障害（肺がん：肺全摘・呼吸機能障害）
- ぼうこうまたは直腸の機能の障害（膀胱がん・直腸がん：尿路・消化管ストーマ）
- 小腸の機能の障害
- ヒト免疫不全ウイルスによる免疫の機能の障害
- 肝臓の機能の障害

(2) 受けられるサービス

　医療費の助成や日常生活用具・衛生用品の助成，税控除などがあるが，居住地の市町村により提供するサービス内容が異なってくるため，各市町村の担当部署への確認が必要である．
　上記例のように，がんおよびがん治療の経過において起きた障害のうち，不可逆的な障害については身体障害者手帳の交付を受けられるものがあるため，患者が抱える障害と経過の予測を行い，医師や社会福祉士らと連携し，必要な支援の検討を行うことが看護師の役割として求められる．

2）小児慢性特定疾病医療費助成制度

　児童の健全育成を目的として，疾患の治療方法の確立と普及，患者家庭の医療費の負担軽減につながるよう医療費の自己負担分を補助するものである．対象年齢は18歳未満（引き続き治療が必要であると認められる場合は20歳未満も対象）で，対象疾病は2017（平成29）年4月現在，14疾患722疾病が認定されており，悪性新生物もそのなかに含まれる．世帯年収に応じて自己負担上限額が設けられており，上限を超えた分がこの制度により助成される．

2 がん医療を支える地域医療・介護保険サービス

　がん治療の進歩により，高齢患者に対する治療や外来通院での治療が増えてきている．治療に起因する身体的変化への対応・複雑なセルフケアの実施や心的支援，介護負担への支援などは，がん治療を提供する病院だけでは十分に対応できるとはいえず，その病期・治療内容にかかわらず，どの患者・家族にも起こりうる問題としてとらえ，患者・家族が感じている不安や問題，ニーズを聞き取り，必要な支援を調整することも看護師の役割といえる．地域においてがん患者・家族を支援する主なサービスを下記に紹介する．

1　訪問診療

　外来通院することが困難な患者に対し，医師が患者宅を訪問し，必要な医療を提供する．特に在宅療養を行う患者の主たる責任をもって診療にあたる診療所として，在宅療養支援診療所があり，がん患者・家族の支援者として重要な役割を果たす．

＜在宅療養支援診療所の必要要件＞
- 保険医療機関たる診療所である．
- 担当する医師または看護師が，24時間連絡が取れる体制を確保し，その連絡先を文書で患家に提供している．
- 患家の求めに応じて，24時間往診可能な体制を確保している．

- 担当医師の指示のもと，24時間訪問看護が可能な体制を確保している．
- 緊急時において連携医療機関が入院を受け入れられる体制を確保している．
- 地域の介護支援専門員と連携している．
- 在宅看取り数を報告する．

2　訪問看護

訪問看護の役割は，「疾病または負傷により居宅において継続して療養を受ける状態にある者に対し，その者の居宅において看護師等が行う療養上の世話または必要な診療の補助」とされている．さらに，患者・家族の心身両面への支援者としてだけでなく，がん患者・家族を支える在宅介護サービス関係者にとっても相談・コーディネートをするうえで重要な役割を果たす．

(1) 保険給付

訪問看護は，介護保険利用者においては医療保険よりも優先で提供される．40歳未満の患者や40歳以上でも要介護・要支援認定を受けていない患者や「厚生労働大臣の定める疾病」や医師の特別訪問看護指示がある場合には，医療保険適用となる．

「厚生労働大臣が定める疾病」には「末期の悪性腫瘍」が定められており，介護保険第2号被保険者で「末期の悪性腫瘍」を病名として介護認定申請を行った場合においても，医療保険の給付として訪問看護が適用される．

(2) 利用の流れ

①訪問看護の必要性・ニーズがあると判断．
②主治医より指定訪問看護事業所へ訪問看護指示書（必要時，特別訪問看護指示書）を発行．
③（介護保険利用の場合）介護支援専門員がサービス利用計画書（ケアプラン）へ訪問看護を含める．
④訪問看護事業所は患者・家族の同意を得て，訪問看護を実施．

3　訪問リハビリテーション

近年，がんリハビリテーションが注目されているが，機能回復だけでなく，安楽な日常生活を送るための住環境や福祉用具の相談助言，介護指導・精神的支援など訪問リハビリテーションによる介入内容は多岐におよぶ．理学・作業療法士，言語聴覚士によるリハビリテーションは医療保険・介護保険いずれかにより提供されるが，訪問看護同様，医師からの指示書とサービス利用計画が必要となる．

4　地域包括支援センター

地域包括支援センターは，「地域住民の心身の健康の保持及び生活の安定のために必要な援助を行うことにより，地域住民の保健医療の向上及び福祉の増進を包括的に支援することを目的とし，包括的支援事業等を地域において一体的に実施する役割を担う中核的機関」として設置されている．市町村または市町村から委託を受けた法人が設置主体となり，職員として，保健師・社会福祉士・主任介護支援専門員等を配置することが必要である．業務の内容は，介護予防ケアマネジメント，総合相談・支援，権利擁護，包括的・継続的ケアマネジメント支援，介護予防支援業務などである．

介護保険を申請する前後の相談支援，要支援1ないし2と認定された患者と家族に対する相談支援や介護予防ケアマネジメントなどの支援をがん患者・家族が受けることが多いが，介護支援

専門員等が抱える困難事例への助言を行う役割もあり，在宅療養支援者にとっての相談相手としての役割も大きい．

5 訪問介護

介護保険により提供される介護サービスである．支援内容は身体支援と生活支援の2つに分かれ，利用者のニーズ・家族構成や家族の介護力をふまえ，必要な支援内容と量が計画される．在宅療養を行う患者への身体介護の支援や，家事を担う家族がいない患者の生活支援など，患者・家族に近い存在としての支援者である．

6 社会福祉協議会

社会福祉法により規定された非営利民間組織である．市区町村と都道府県単位で社会福祉協議会が設けられている．地域の福祉サービス推進を目的に地域のボランティアと協力し，高齢者や障害者，子育て中の親子の支援などを行っている．介護保険制度が施行され，高齢者介護については介護保険により支援が得られるようになったが，育児中のがん患者・家族や介護保険の利用ができない若年患者への支援などには公的支援が十分とはいえず，社会福祉協議会の福祉サービスを活用する方法も検討されたい．サービスの内容については各市区町村の特性をふまえて計画されているため，患者の住居地の社会福祉協議会で確認することを勧める．

＊＊＊

看護師は，患者・家族に対し直接的なケアを行うだけでなく，患者が看護以外の必要な支援も受けられるようコーディネートを行う役割も担っている．がん治療を受ける患者・家族のおかれている状況をふまえ，本節で取り上げた社会資源以外も含め，適切な支援を効果的に活用できるよう医師や医療社会福祉士・療法士ら多職種と協働することが望まれる．

[引用文献・資料]
1) 厚生労働省ホームページ，平成 24 年版厚生労働白書：社会保障を考える，p. 29.

第 3 章
臓器別がんの特徴と治療

1 はじめに

　がん患者の経過は診断・治療から生涯のプロセスを通じて臓器別に特徴が異なる．がん患者にかかわる看護師は，がん患者特有の課題とともに，臓器別に異なる特徴をふまえたケアが重要である．

　がんは病気の初期には自覚症状に乏しいために，検診で見つかることが多い．がん患者の診断のプロセスは検診ないし自覚症状で受診後，精密検査による多様な検査をへて確定診断となる．その後，治療方針を決定するために，病気の広がり，患者の体調や意向などをふまえて最終的に治療方針が決定される．

　初期治療としては，**手術療法**，**化学療法**，**放射線療法**の三大治療をはじめ，多様な治療が集学的治療として実施されることが多い．いずれの治療も有害事象や長期的な形態・機能の変化が避けられず，長期生存となっても心身・社会的な課題は多い．がん患者は発病にともなう診断・治療の後に，再発のスクリーニングや治療にともなう障害に対する検査・治療がくり返される．

　本章では主に，臓器別の特徴的な診断・治療のプロセスについて解説する．

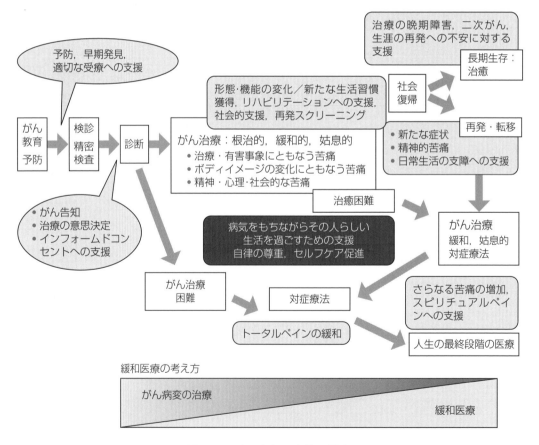

図3-1　がん患者の療養の過程

2 胃がん

1 基礎知識

1 疫学

わが国の胃がんの罹患率（2012年年齢調整罹患率）は，男性は79.6%，女性は28.3%と男性は高い値を示すものの，近年男女ともに減少傾向にある．また，胃がんの死亡率（2015年年齢調整死亡率）は，男性は22.9%，女性は8.3%であり，男女ともに減少している（2014年死亡数：男性3万1,483人，女性1万6,420人）．がんの部位別の死亡数は，男性の胃がんは肺がんに次いで2番目に多く，女性の胃がんは大腸がん，肺がんに次いで3番目に多い．

2 リスクファクター

胃がんの発生に影響を与える要因としては，ヘリコバクター・ピロリ感染があげられる．また，胃がん発生に影響を与える生活習慣としては，喫煙が発生リスクの増加に強く関連しており，塩分の多い食物の摂取に関しては発生リスクを増加させる可能性が指摘されている．これに対し，野菜や果物の摂取は発生リスクを低下させる可能性が指摘されている．

3 治療効果

胃がんの5年相対生存率は73.1%である．病期ごとにみてみると，ステージⅠが97.2%，ステージⅡが66.0%，ステージⅢが47.2%，ステージⅣが7.2%である．

2 病態と症状

1 病期進行度の基準

病期進行度（ステージ）は，**壁深達度（T因子）**，**リンパ節転移（N因子）**，**遠隔転移（M因子）**の3つの因子を用いて分類（**TNM分類**）されている（表3-1）．壁深達度は，T0（がんがない），T1a（がんが粘膜にとどまる），T1b（がんの浸潤が粘膜下組織にとどまる），T2（がんの浸潤が粘膜下組織を越えているが，固有筋層にとどまる），T3（がんの浸潤が固有筋層を越えているが，漿膜下組織にとどまる），T4a（がんの浸潤が漿膜表面に接しているか，またはこれを破って遊離腹腔に露出している），T4b（がんの浸潤が直接他臓器までおよぶ）に分けられる（胃癌取扱い規約 第14版，UICC-TNM分類）．

2 症状

早期胃がんの場合には自覚症状はあまりみとめられない．進行胃がんの場合でも無症状の場合がある．主な症状には，体重減少，食欲不振，上腹部不快感，腹部腫瘤，全身倦怠感，嘔吐，吐血，嚥下困難があるが，これらは胃がんに特異的な症状とはいえない（胃炎，胃潰瘍でも同様の症状がみとめられる）．

表3-1 進行度分類（Stage）

	N0	N1	N2	N3	M1
T1a(M), T1b(SM)	ⅠA	ⅠB	ⅡA	ⅡB	Ⅳ
T2(MP)	ⅠB	ⅡA	ⅡB	ⅢA	
T3(SS)	ⅡA	ⅡB	ⅢA	ⅢB	
T4a(SE)	ⅡB	ⅢA	ⅢB	ⅢC	
T4b(SI)	ⅢB	ⅢB	ⅢC	ⅢC	

（日本胃癌学会編(2014)胃癌治療ガイドライン：医師用　第4版，p.7，金原出版より転載）

3 診　断

1　胃X線検査，胃内視鏡検査

　胃X線検査，胃内視鏡検査，内視鏡検査時に行う生体組織診断（**生検**）により，がんの有無，組織型分類，肉眼型分類，壁深達度，がんの位置および大きさを判定する．このうち，胃X線検査および胃内視鏡検査は，検査を受けることにより胃がん死亡率の減少がみとめられている．なお，これらの検査は，50歳以上（40歳以上の実施も可能）を対象とし，検査の受診間隔は2年に1回（年1回の実施も可能）となっている．

2　CT検査，超音波検査

　がんの有無を確認したのち，CT検査および超音波検査により，周辺臓器への浸潤・転移ならびにリンパ節転移の程度を評価し，胃がんの病期を診断し，確定診断を行う．

3　腫瘍マーカー

　腫瘍マーカーとしては，CEA，CA19-9があるが，主に治療後の再発や転移といった病勢の評価のために用いる．

4　HER2検査

　HER2（human epidermal growth factor receptor type2）遺伝子の有無により化学療法のレジメン（治療計画）が変わるため，治療法判断のためにHER2検査が実施される．HER2遺伝子が陽性の場合には，手術ができない胃がんへの化学療法として**トラスツズマブ**という分子標的薬が併用される．

4 治　療

　治療法には，内視鏡的治療，手術療法，化学療法，放射線療法，またこれらを組み合わせた治療法があり，進行度，患者の全身状態，患者の希望に合わせて治療法が選ばれる．ステージごとに異なる標準的な治療は，**胃癌治療ガイドライン**に明示されている．ステージⅠAに対しては，内視鏡的治療が実施される．ステージⅠB～ⅢBに対しては，手術療法の単独，もしくは手術後に術後補助化学療法として抗がん薬を投与する治療が実施される．ステージⅣに対しては，遠隔転移がみとめられるため，化学療法が実施される（表3-2）．症状によっては緩和手術や減量手

表3-2 日常診療で推奨される進行度別治療法の適応

	N0	N1(1～2個)	N2(3～6個)	N3(7個以上)
T1a(M)	ⅠA ESD/EMR（一括切除）〔分化型，2cm以下，UL(－)〕 胃切除D1（上記以外）	ⅠB 定型手術	ⅡA 定型手術	ⅡB 定型手術
T1b(SM)	ⅠA 胃切除D1（分化型，1.5cm以下） 胃切除D1+（上記以外）			
T2(MP)	ⅠB 定型手術	ⅡA 定型手術 補助化療（pStageⅡA）	ⅡB 定型手術 補助化療（pStageⅡB）	ⅢA 定型手術 補助化療（pStageⅢA）
T3(SS)	ⅡA 定型手術	ⅡB 定型手術 補助化療（pStageⅡB）	ⅢA 定型手術 補助化療（pStageⅢA）	ⅢB 定型手術 補助化療（pStageⅢB）
T4a(SE)	ⅡB 定型手術 補助化療（pStageⅡB）	ⅢA 定型手術 補助化療（pStageⅢA）	ⅢB 定型手術 補助化療（pStageⅢB）	ⅢC 定型手術 補助化療（pStageⅢC）
T4b(SI)	ⅢB 定型手術＋合併切除 補助化療（pStageⅢB）	ⅢB 定型手術＋合併切除 補助化療（pStageⅢB）	ⅢC 定型手術＋合併切除 補助化療（pStageⅢC）	ⅢC 定型手術＋合併切除 補助化療（pStageⅢC）
AnyT/N, M1	Ⅳ 化学療法，放射線治療，緩和手術，対症療法			

N：転移個数をカウントする領域リンパ節は，No.1～12，14vであり，それ以外のリンパ節転移はM1とする．

（日本胃癌学会編(2014)胃癌治療ガイドライン：医師用 第4版，p.7，金原出版より転載）

術も実施される．

1 内視鏡的治療

内視鏡的治療には，**内視鏡的粘膜切除術**（endoscopic mucosal resection：**EMR**）と**内視鏡的粘膜下層剝離術**（endoscopic submucosal dissection：**ESD**）がある．胃がん治療におけるこの治療は，リンパ節転移の可能性が非常に低く，腫瘍が一度に切除可能な大きさと部位である場合に行われる．

EMRは，平らな胃粘膜の病変下層に生理食塩水を注入して病変を挙上し，スネア（金属製の輪）を病変にかけて高周波により切除する治療法である．ESDは，病変の下層部に薬剤を注入し，病変下の粘膜下層を電気メス剝離する方法である．

2 手術療法

胃がんの手術は目的（根治，症状緩和），腫瘍の位置，術後合併症の影響など，さまざまな要

因によって術式や再建方法が異なる．主に根治を目的として標準的に行われる手術（胃の 2/3 以上切除，D2 リンパ節郭清）を**定型手術**という．また一方で，根治が望めないが，腫瘍による胃の狭窄や出血を改善するために行われる手術を**緩和手術**という．

　胃がんの術式および再建法は，腫瘍の位置，大きさなどにより異なり，次のような方法が選択される（カッコ内は再建方法）．

①腫瘍が胃の中部～上部にかけて広く存在する場合には，胃をすべて切除する**胃全摘術**（Roux-en-Y 法，空腸間置法，double tract 法）が行われる．

②腫瘍の位置が噴門から離れ，胃の中部～下部に存在する場合には，噴門は切除せず，幽門を含んだ胃の 2/3 以上切除する**幽門側胃切除術**（Billroth Ⅰ 法，Billroth Ⅱ 法，Roux-en-Y 法，空腸間置法）が行われる（図 3-2）．

③早期の胃がんであり，腫瘍と幽門の位置が離れている場合には，胃の上部 1/3 と幽門部の一部を残した胃を切除する**幽門保存胃切除術**（胃胃吻合法）が行われる．

④早期の胃がんであり，腫瘍の位置が胃の上部 1/3 の位置に存在する場合には，幽門は切除せず，噴門を含んだ胃を切除する**噴門側胃切除術**（食道残胃吻合法，空腸間置法，double tract 法）が行われる．

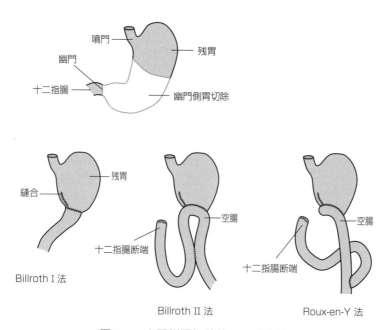

図 3-2　幽門側胃切除後の再建方法

　近年，早期胃がんに対して行われる手術として，腹腔内で切除部位を確認する特殊な小型カメラを用いて腫瘍を切除する**腹腔鏡下胃切除術**が増加している．開腹手術と比較して創が小さい，手術侵襲も少ない，疼痛も少ないというメリットが考えられているが，腹腔鏡下手術に関する安全性や長期予後についてはまだ明らかにされていない．

3　化学療法

　化学療法には大きく 2 つの目的がある．ひとつは，根治を目的とした手術ができない進行胃がん，ならびに再発胃がんに対して，がんの進行を抑え，生存期間の延長を目的として行われる化

学療法である．全身状態や主要な臓器の機能が保たれている患者がこの化学療法の適応となる．もうひとつは，手術後のがんの再発を予防するために行われる化学療法（術後補助化学療法）である．

1）進行胃がん・再発胃がんに対する化学療法

進行胃がん・再発胃がんに対する化学療法は，最初に行われる一次治療から始まり，治療効果の低下や副作用の出現により使用する薬剤の内容を変えて行われる二次治療，三次治療へと続く．また一次治療においては，HER2遺伝子が陽性であるか陰性であるかによって使用薬剤が異なる．したがって，一次治療前のHER2検査の実施が推奨されている．

HER2遺伝子陰性の場合の初回治療として推奨されているレジメンは，「S-1（テガフール・ギメラシル・オテラシルカリウム配合剤）＋シスプラチン」（CS療法）である．一方，HER2遺伝子陽性の場合の初回治療として推奨されているレジメンは，「フルオロウラシル＋シスプラチン」（FP療法）にトラスツズマブ（分子標的薬）の併用，あるいは「カペシタビン＋シスプラチン」（XP療法）にトラスツズマブの併用である．

2）術後補助化学療法

術後補助化学療法（adjuvant chemotherapy）は，手術後に抗がん薬を投与することにより，きわめて小さな腫瘍（微小遺残腫瘍）の根絶・再発予防を目的として行われる治療法である．日本では，S-1が術後補助化学療法の標準治療となっている．

[参考文献]
1. 「がんの統計」編集委員会（2017）がんの統計'16.
2. 国立がん研究センター内科レジデント編（2016）がん診療レジデントマニュアル 第7版，医学書院.
3. 国立がん研究センター，がん情報サービス，日本人のためのがん予防法.
4. 日本胃癌学会編（2017）胃癌取扱い規約 第15版，金原出版.
5. 日本胃癌学会編（2014）胃癌治療ガイドライン：医師用 第4版，金原出版.

3 食道がん

1 基礎知識

1 疫 学

わが国の食道がんの罹患率（2012年年齢調整罹患率）は，男性は16.9%，女性は2.5%（年間罹患数は男性約1万9千人，女性約3千人）であるが，1985年以降男女ともに増加傾向にある．一方，食道がんの死亡率（2015年年齢調整死亡率）は，男性は7.9%，女性は1.2%であり，こちらは男女ともに減少傾向にある（死亡数：男性9,774人，女性1,965人）．

食道は頸部，胸部，腹部と広い範囲にわたって位置する．2002年の日本食道学会の全国調査によると，食道がんの占居部位別にみた発生割合は，胸部中部食道が51.6%と最も多い．次いで，胸部下部食道が24.2%，胸部上部食道が13.4%，腹部食道が4.5%，頸部食道が4.0%である．食

道の組織は，内側から粘膜（粘膜上皮，粘膜固有層，粘膜筋板），粘膜下組織，筋層，外膜からなっており，わが国の食道がんの90％を占める**扁平上皮がん**は，この粘膜（重層扁平上皮）から発生する．腺がんは逆流性食道炎を原因として発生することが多く，欧米では食道がんの半数以上を占める．

2 リスクファクター

食道がんの発生に影響を与える生活習慣については，複数の疫学研究から知見が得られており，喫煙，アルコール，および肥満は発生リスクの増加に強く関連している（関連の強さ"確実"）．また，熱い飲食物を摂取する習慣や，マテ茶のようにストローで熱いものを飲む習慣がある場合には，食道粘膜の炎症により発生リスクを増加させる可能性が指摘されている（関連の強さ"可能性大"）．これに対して，野菜や果物の摂取は発生リスクを低下させる可能性が指摘されている．

3 治療効果

食道がんの5年相対生存率は42.3％と低く，難治性がんの一つである．病期ごとの5年相対生存率は，ステージⅠが85.5％，ステージⅡが51.5％，ステージⅢが26.6％，ステージⅣが11.7％，ステージ不明の場合で40.9％である．この背景には，食道がんの根治手術後の再発率が28〜47％と高く，リンパ節・局所再発や遠隔臓器転移が多いことがあげられる．

2 病態と症状

1 病期進行度の基準

病期進行度（ステージ）にはTNM分類が用いられる（前節の「2 胃がん」参照）．壁深達度は，T0（原発巣としてのがん腫をみとめない），T1a（がん腫が粘膜内にとどまる病変），T1b（がん腫が粘膜下層にとどまる病変），T2（がん腫が固有筋層にとどまる），T3（がん腫が食道外膜に浸潤している），T4（がん腫が食道周囲臓器に浸潤している．浸潤部位によりT4aとT4bが決まる）に分けられる（UICC-TNM分類）．

2 症 状

表在がん（病変の壁深達度が粘膜下層まで）の場合には，約60％が無症状である．筋層より深く浸潤する病変では，患者の約40％が食道の狭窄感を訴え，約20％が嚥下困難を訴える．

3 診 断

食道がんの集団検診が有効であることを示すデータはない．

内視鏡検査，食道造影検査，超音波内視鏡検査を用い，総合的に壁深達度を診断する．また内視鏡検査時に行う生体組織診断（生検）の結果を加えて確定診断を行う．

他臓器浸潤，リンパ節転移，遠隔転移を診断するために，超音波検査（頸部・腹部），CT，MRI，FDG-PET，骨シンチグラフィーを行い，治療前臨床分類（cTNM）を確定する．腫瘍マーカーとしては，扁平上皮がんの場合は，SCC抗原，CEA，p53抗体，CYFRA21-1が使われる．

4 治療

治療法には，内視鏡的治療，手術療法，化学療法，放射線療法，またこれらを組み合わせた治療法があり，進行度，患者の全身状態，患者の希望に合わせて治療法が選ばれる．

1 内視鏡的治療

EMR（内視鏡的粘膜切除術）とESD（内視鏡的粘膜下層剥離術）があり，病変が粘膜（粘膜固有層まで）にとどまる表在がんが主な適応となる．表在がんであればリンパ節転移の確率が低くなるためである．病変がさらに少し深い場合には，内視鏡治療後の病理検査により手術療法や化学療法の適応を検討する．

2 手術療法

基本的な根治的手術では頸部，右の胸部および腹部を切開し，胸部から腹部の食道を切除する．また，胸部食道がんでは，根治を目指すため胸部・腹部食道の全摘・亜全摘に加えて，頸部，胸部，腹部の広範囲にわたるリンパ節を切除する（リンパ節郭清）．特に，反回神経周囲の頸部上縦隔リンパ節郭清は重要である．

切除した食道の代わりに，胃や空腸を食道の形状に再建し，残った食道と吻合する（胃管再建または空腸再建）．再建された消化管は，患者の特性などを考慮して胸壁前，胸骨後，または後縦隔の経路をとる．再建経路については，患者ごとの食道がんの進行程度，手術の安全性，嚥下機能，美容的観点などを考慮して判断される．さらに，頸部食道がん，胸部食道がん，腹部食道がんといったがんの占居部位，進行度，患者の全身状態などの違いによっても，選ばれる術式は異なる．

3 化学療法／放射線療法

ステージⅡ～Ⅲ（T4を除く）に属する患者に対しては，標準治療として手術の前に化学療法（FP療法）が行われる．また，術前の患者の状態から判断して手術困難な場合，もしくは患者が手術を望まない場合には化学放射線療法（chemoradiotherapy：CRT）が行われる．

放射線単独療法は，CRTの効果が高いことから近年ではあまり行われていない．ただし，化学療法が実施困難な場合に対しては実施されている．

[参考文献]
1. 「がんの統計」編集委員会（2017）がんの統計'16．
2. 国立がん研究センター内科レジデント編（2016）がん診療レジデントマニュアル 第7版，医学書院．
3. 国立がん研究センター，がん情報サービス，日本人のためのがん予防法．
4. 日本食道学会編（2015）臨床・病理 食道癌取扱い規約 第11版，金原出版．
5. 日本食道学会編（2017）食道癌診療ガイドライン 2017年版，金原出版．
6. Ozawa, S., et al. (2010) Comprehensive registry of esophageal cancer in Japan, 2002. Esophagus, 7 (1), pp. 7-22.

4 大腸がん

1 基礎知識

　大腸がんは長さ約2mの大腸（盲腸・結腸・直腸・肛門）に発生するがんで，日本人ではS状結腸と直腸での発生が多い．大腸がんの罹患率は男女とも40歳代から増加し始め，50歳代で加速され，高齢になるほど高くなる．2012年の罹患数では約13万5千人で，男女ともに部位別がん罹患の第2位である．部位別がん死亡数は約5万人で，女性では2003年に初めて胃がんを抜いてがん部位別死亡原因の第1位となり，男女合わせて第2位となっている．日本人の生活環境，特に食生活の欧米化が進むにつれて，大腸がんの罹患率は1990年代前半までは増加し，その後は横ばい傾向にある．死亡率に関しても1990年代半ばまで増加し，その後少しずつ減少傾向にある[1]．

　大腸がんの発生リスクとして明らかなものは，肥満，加工肉・アルコールの過度の摂取，高身長などがあり，運動によりリスクが低下することが指摘されている[2]．大腸がんの発生要因はこれらの環境要因に加えて遺伝的要因があり，家族性大腸腺腫症や遺伝性非ポリポーシス大腸がんでは20歳代で大腸がんを若年発症することもある．

　大腸がんの5年相対生存率は，ステージⅠ：98.9%，ステージⅡ：91.6%，ステージⅢ：84.3%，ステージⅣ：19.6%である[3]．次々と新しい化学療法薬が開発されており，他の消化器腫瘍と比較して治療成績は良好である．

2 病態と症状

　大腸がんは，早期は症状のないことが多い．がんの進行にともない，便通異常（便秘，下痢，頻便，残便感，便柱狭小化），下血・血便，腹痛，狭窄による腸閉塞などがある．大腸は2mにもおよぶ管腔臓器であるため，そのがんの占拠部位によって症状の発現の仕方も異なる．大腸がんの7割程度を占めるS状結腸・直腸がんでは，肛門に近いことから下血・血便などの症状がみられることが多い．また内腔が狭いため，狭窄による症状をきたすこともある．一方，盲腸や上行結腸は内腔が広いため，軽度の腹痛や下痢と便秘をくり返す等の症状が初発症状になることが多い．

　進行大腸がんの15～20%は発見時すでに肝転移，肺転移をともなっているが，その時点で肝転移，肺転移の症状をともなうことはまれである[4]．肝転移が進行すると，全身倦怠感，黄疸，腹痛などの症状が現れることがある．また肺転移が進行すると，咳，呼吸困難などが現れる．そのほか骨や脳，全身のリンパ節等に転移することで，その局所特有の症状を呈する．

　大腸がんは組織学的には腺がんが90%以上で，まれに扁平上皮がんがある．肉眼型分類は，早期がんの0型（表在型），進行がんの1～5型の6型に分類され，基本的には胃がん分類と同様である．「大腸癌取扱い規約」により進行度は，壁深達度（T），リンパ節転移（N），腹膜転移（P），肝転移（H），遠隔転移（M）の状況により分類される．

3 診　断

1　検　診

　大腸がんの死亡率減少効果を示す十分な証拠があることから，大腸がん検診において問診および便潜血検査が行われている[5]．
①対象：男女とも40歳以上は年に1回大腸がん検診を受けることが推奨されている．
②問診：現在の症状，既往歴，家族歴および過去の検診の受診状況等を聴取する．
③便潜血検査：がんやポリープなどの大腸疾患があると大腸内に出血することがあり，その便中に含まれている血液を検出するための検査である．日本では**免疫便潜血検査2日法**が広く行われており，2回に分けて初回とは別の日に検査を行うものである．がんから常に出血しているわけではなく，多くは間欠的に出血しているため，2回に分けて行われる．痔などの良性疾患でも検査陽性となることがあり，精度は高くはないものの，安全，簡単，安価で，一度に多くの検査が実施可能であるなど，検診方法としてすぐれている．便潜血検査により陽性となった場合には，全大腸内視鏡検査により出血源の検索が行われる．

2　検　査

　大腸がんが疑われると大腸内視鏡検査を実施し，同時に生検をすることで確定診断を行う．そのほか直腸診や注腸造影検査，CT検査やMRI検査，PET検査などを行う．それにより大腸がんの位置や大きさ・広がり・肉眼型や深達度を判定したり，他臓器への浸潤や転移の診断を行う．

　また，大腸がんに対する腫瘍マーカーとしてCEA，C19-9などがある．多くの場合，早期がんでは陰性となること，大腸がんに特異的ではなく，他のがんや疾患でも陽性になることなどが欠点としてあげられる．2007年に承認された**p53抗体**はがん化を防ぐ「がん抑制遺伝子」の一つで，がんの発生初期から検出されやすい点が特徴である．いずれの場合もスクリーニングとしては推奨されておらず，術後患者における再発の発見や化学療法などの治療効果判定に使われることが多い．

4　治　療

　大腸がん治療の第一選択は手術療法である．ごく早期の大腸がんでは内視鏡的切除を行うことが増えてきている．進行がんや再発がんに対しては，補助的または緩和的に化学療法が行われる．図3-3にその概況を示す．

1　内視鏡治療

　リンパ節転移の可能性がほとんどなく，腫瘍が一括切除できる大きさと部位にある粘膜内がん，粘膜下層の軽度浸潤がんが適応となる．手術療法と比べ，侵襲が少なく，入院期間も短い．具体的には，**ポリペクトミー，内視鏡的粘膜切除術（EMR），内視鏡的粘膜下層剝離術（ESD）**がある．

　ポリペクトミーは病巣茎部にスネアをかけて高周波電流によって焼灼切除する方法で，主として隆起型病変に用いられる．EMRは粘膜下層に生理食塩水などを局注して病巣を挙上させ，ポリペクトミーの手技により焼灼切除する方法で，主として表面型腫瘍や大きな無茎性病変に用いられる．ESDは病変周囲，粘膜下層に生理食塩水やヒアルロン酸ナトリウムなどを局注して電

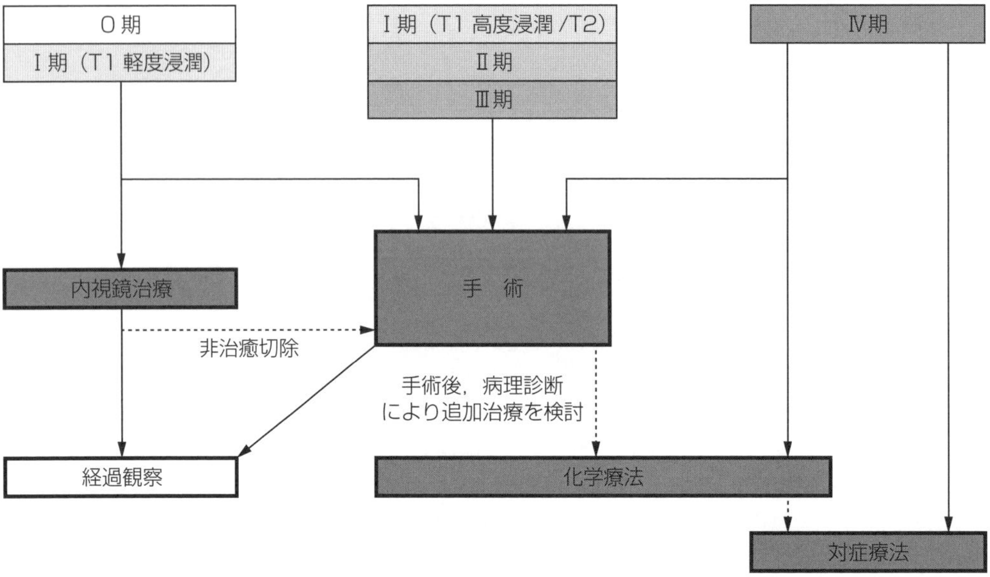

図 3-3 大腸がん臨床病期と治療

気メスで病変周辺の切開，粘膜下層の剥離を進め腫瘍を一括切除する方法である．主として EMR で一括切除できない大きな腫瘍に用いられる．

ポリペクトミーや EMR では概ね 2cm 以下の病変に対して行われるが，ESD の手技の応用により，これまで手術療法が選択されてきた早期がんに対しても内視鏡治療で根治できる病変の幅が広がっている．根治的に内視鏡治療を行ったが，粘膜下層への浸潤が高度であったり脈管侵襲等があると追加治療（手術療法）が行われる．内視鏡治療は低侵襲ではあるが，術中の手技により出血や穿孔をきたすことがある．

2 手術療法

大腸がんは結腸がんと直腸がんに大別されるが，それぞれ術式が異なる．

1）結腸がん

がんの占拠部位に応じて，回盲部切除術，結腸右半切除術，横行結腸切除術，結腸左半切除術，S状結腸切除術などがある．切除範囲にかかわらず，結腸がんの手術では手術後の機能障害はほとんど起こらない．

2）直腸がん

進行度に応じて，直腸局所切除術，前方切除術（高位・低位・超低位），括約筋間直腸切除術（ISR），腹会陰式直腸切断術（マイルズ術），ハルトマン術，骨盤内臓器全摘術などがある．進行度によっては，開腹手術ではなく腹腔鏡下手術が行われる．

直腸は骨盤内の深く狭いところにあり，その周囲は前立腺・膀胱・子宮・卵巣など排便，排尿，性機能などの役割をもつ臓器がある．これらは骨盤内の自律神経によって支配されており，基本的には自律神経を温存するよう手術が施行される．しかし，進行がんでは確実な手術を優先させ，神経を損傷せざるを得ない場合があり，術後に排尿障害や性機能障害を生じる可能性がある．ま

た，肛門をできる限り温存する方法が選択されるが，より肛門側に近い低位前方切除術やISRなどでは，術後に排便機能障害（頻便，便失禁等）が起こる可能性が高くなる．

　腹会陰式直腸切断術の場合には，直腸とともに肛門を一緒に切除するため，永久人工肛門（**ストーマ**）を造設する．前方切除術であっても肛門側に近い場合には，吻合部を安静に保ち，縫合不全を予防する目的で一時的にストーマを造設することがある．

　他の固形腫瘍では基本的に手術療法は選択されないことが多いが，遠隔転移を有するステージⅣの大腸がんの場合には，転移巣を切除することにより，生存率の延長が報告されているため，原発巣だけではなく転移巣も手術で切除することがある．

3　化学療法

　化学療法には，術後再発抑制を目的とした補助化学療法と，切除不能な進行再発大腸がんを対象とした全身化学療法がある．

1）補助化学療法

　ステージⅢの大腸がんに対し，再発抑制を目的に行う．手術終了後，4～8週頃までに開始し，6カ月間の投与が標準である．フッ化ピリミジン系抗悪性腫瘍薬であるフルオロウラシル(5-FU)，カペシタビン（Cape）を単剤もしくはレボホリナートとの併用や，さらにオキサリプラチン(L-OHP)を併用することがある．

2）全身化学療法

　大腸がんの全身化学療法では多くの臨床試験が行われ，次々と新たな化学療法薬が開発されており，多様である．5-FUを基本として，L-OHPやイリノテカン（CPT-11）等を組み合わせたFOLFOX療法やFOLFIRI療法が一次および二次治療に選択される．最近では，5-FUの代わりにCapeやテガフール・ギメラシル・オテラシルカリウム（TS-1）などの経口抗がん薬を用いたCapeOX療法やSOX療法，IRIS療法などが行われることがある．またこれらの化学療法薬に加え，分子標的治療薬を組み合わせることにより，奏効率・生存期間で上乗せ効果が示されている．そのため，化学療法を施行する際にはKRAS遺伝子について検査を行い，野生型の場合にはパニツムマブ (P-mab) やセツキシマブ (C-mab) などの分子標的治療薬が一次治療から併用される．治療の効果や全身状態をみながら，三次治療ないし四次治療まで行われる．2013年にレゴラフェニブ，2014年にはトリフルリジン・チピラシル塩酸塩が承認され，従来の化学療法薬が効かなくなったときに使用され，さらに生存期間の延長が期待されている．

[引用文献・資料]
1)「がんの統計」編集委員会（2017）がんの統計'16．
2) 国立がん研究センター，がん情報サービス，日本人のためのがん予防法．
3) 全国がん（成人病）センター協議会，全がん協加盟施設の生存率共同調査．
4) 野村和弘，平出朝子監修，森谷宜皓編（2007）大腸がん　がん看護実践シリーズ6，p. 17，メヂカルフレンド社．
5) 厚生労働省，がん予防重点健康教育及びがん検診実施のための指針（平成28年2月4日一部改正）．

[参考文献]
大腸癌研究会編（2016）大腸癌治療ガイドライン：医師用2016年版，pp. 12-19，金原出版．

5 肺がん

1 基礎知識

1 疫学

　肺がんは日本におけるがん死亡数の第1位であり，2015年の死亡数は7万4,378人と全がん死亡の約20％を占める[1]．また，部位別がん死亡数においても男性では第1位であり，女性では大腸がんに次いで第2位である．さらに2011年のがん罹患数は11万3,047人であり[2]，胃，大腸に次いで第3位と増加傾向にある．肺がんの発生率は50歳以上で急激に増加する．

2 リスクファクター

　肺がんのハイリスク因子として最も大きいのは喫煙である．喫煙者の肺がんリスクは男性で4.4倍，女性で2.8倍という報告がされている[3]．喫煙開始年齢および喫煙量は肺がんの発生率と密接な関係が示唆されており，喫煙量については「1日の喫煙本数×喫煙年数」で算出される喫煙指数・ブリンクマン指数（Brinkman index）を用いることがある．また，受動喫煙者は，受動喫煙がない者に比べて20〜30％程度高くなると推計されている．他のハイリスク因子としては，アスベスト，シリカ，クロム，コールタール，放射線，ディーゼル排ガス等を取り扱う職業や一般環境での曝露などがある．

3 治療効果

　2006〜2008年の診断例では，肺がんの臨床病期別（UICC-TNM分類治療前ステージ）5年相対生存率は，全体で44.7％，ステージⅠ／Ⅱ／Ⅲ／Ⅳで，それぞれ83.8／50.1／22.4／4.8％であり[4]，他のがんに比較すると予後不良である．小細胞肺がんは化学療法に対する感受性は高いが，短期間のうちに再発・増悪することが多く，非小細胞肺がんに比べ予後は不良である．

2 病態と症状

　肺がんは，気管，気管支，肺胞などの組織に発生する悪性腫瘍をいう．肺がんは進行にともない，周囲組織を破壊しながら増殖し，リンパ行性や血行性に所属リンパ節や脳・骨などに転移する．また，発生部位により，太い気管・気管支に発生する肺門型と末梢の肺野部に発生する肺野型に分けられ，発生部位により症状が異なる．さらに組織型により，非小細胞肺がんと小細胞肺がんに大別され，それぞれに特徴がある（表3-3）．
　早期では症状がないことが多い．症状としては，咳嗽，喀痰，血痰，呼吸困難，発熱，食欲不振，体重減少などがある．また，転移した場合，その部位に応じた症状（脳転移：ふらつき，片麻痺，けいれん，骨転移：疼痛・骨折など）がみられる．

表 3-3 肺がんの組織型と特徴

組織分類		好発部位	特 徴
非小細胞肺がん (80〜85%)	腺がん	肺野部	頻度は50%で女性の割合が多い．末梢発生が中心で症状が出にくい．
	扁平上皮がん	肺門部	喫煙との因果関係が強い．頻度は近年減少傾向にあり25%程度．
	大細胞がん	肺野部	頻度は5%と少ない．増殖が速い．
小細胞肺がん (15〜20%)	小細胞がん	肺門部	増殖が速く，脳・リンパ節・肝臓・副腎・骨などに転移しやすい．抗がん薬や放射線療法が効果的である．

3 診 断

1 検 診

肺がん検診は40歳以上を対象に年1回の実施，検査項目は問診，肺エックス線検査，喀痰細胞診が行われている．ただし，喀痰細胞診は原則50歳以上で喫煙指数が600以上であることが判明した者に対して行われる[5]．

2 画像診断

画像診断は胸部X線，胸部CTで原発巣の評価を行う．転移巣評価として造影CT（頸部〜胸腹部），頭部造影MRI，骨シンチグラフィー，FDG-PETなどの全身検索が行われる．

3 検体検査

確定診断および組織型分類のため，喀痰細胞診や気管支鏡検査，CTガイド下経皮針生検などが行われる．また，血液検査として腫瘍マーカー（CEA，CYFRA，Pro-GRPなど）があるが，感度は低く，補助診断として用いられる．腺がんにおいては遺伝子変異検索（EGFR，ALK）が行われる．

4 病期進行度の基準

肺がんのTNM分類は，T：原発腫瘍の広がり，N：所属リンパ節転移の有無や範囲，M：遠隔転移の有無を表し，各々の組み合わせにより病期（ステージ）が定められている．T因子は，主腫瘍最大系が1, 2, 3, 4, 5, 7cmを境に細分化されているだけでなく，主気管支や胸膜・胸壁浸潤，縦隔への浸潤の状態により細かく分類される[6]．また，小細胞肺がんでは，TNM分類に加え，**限局型**と**進展型**といった分類も用いられる．

4 治 療

肺がんの治療は，手術療法，放射線療法，化学療法による集学的治療が必要であり，肺がんの組織分類と病期分類に基づいて，全身の状態や年齢，心臓や肺の機能，合併症なども含めて総合的に検討して決定される．非小細胞肺がんは増殖速度が遅く手術療法が標準治療となっており[7]，

小細胞肺がんは増殖速度が速く，化学放射線療法が標準治療となっている[8]．

1　手術療法

　肺がんの手術適応は，非小細胞肺がんⅠ〜Ⅱ期（切除可能ⅢA期）など，一般に早期の場合に行われる．標準的手術は，腫瘍部位によって肺部分切除，肺葉切除や片肺全摘があり，いずれも転移の有無を確認するためリンパ節郭清が行われる．術後の主な合併症は，出血，肺水腫，無気肺，肺炎，肺瘻・気管支断端瘻，肺塞栓等がある．肺上葉切除の場合，手術操作などによって反回神経麻痺が生じることもある．また，肋間神経を切断するため，神経障害性疼痛が術後長期に出現する．

2　放射線療法

　肺がんの放射線療法の適応は病期のステージおよび全身状態などで決定され，化学療法と併用して行われることが多い．最近は，腫瘍だけに線量集中性を高めた定位放射線照射（stereotactic radiotherapy：SRT）が行われ，手術不能な呼吸機能の低下した患者には第一選択となる治療法である．

　放射線治療が根治目的で用いられるのは限局型小細胞肺がんであり，全照射期間を短縮する加速過分割照射法が行われる[9]．また，限局型小細胞肺がんで，初期治療においてCR（complete response：完全奏効）が得られた症例では，予防的全脳照射（prophylacitic cranial irradiation：PCI）を標準治療として行うよう勧められる．

　胸部の放射線治療にともなう主な合併症は**放射線肺炎**と**放射線食道炎**である．放射線肺炎は放射線による間質の炎症（間質性肺炎）で，一般の細菌性肺炎とは異なる．食道炎は照射野に含まれる食道粘膜の炎症で，嚥下時痛，通過障害などの症状が出現し，照射の終了により軽快する．

3　化学療法

　肺がんの化学療法の適応は，非小細胞肺がんの手術後の補助化学療法，化学放射線療法，進行がんに対する化学療法単独治療などである．肺がんに対する代表的な殺細胞性薬剤としてプラチナ製剤（**シスプラチン：CDDP**）を用いた多剤併用治療が行われる．CDDPを用いた場合，大量の補液が必要であり，一般的に入院して行われる．化学療法は多剤併用のため，多様な副作用がみられる．主な副作用は，骨髄抑制や脱毛，悪心・嘔吐，腎機能障害などがある．

4　分子標的治療薬

　肺がんに影響する遺伝子が解明され，EGFR，ALKなど遺伝子変異を標的とした分子標的薬が導入されるようになった．副作用は，薬剤により特徴的である．代表的な薬剤である**ゲフィチニブ（イレッサ®）**の副作用として，間質性肺炎が報告されている．

[引用文献]

1) 「がんの統計」編集委員会（2017）がんの統計'16，pp. 69-70.
2) 前掲書1），pp. 84-85.
3) Wakai, K., Inoue, M., et al.（2006）Tobacco smoking and lung cancer risk: an evaluation based on a systematic review of epidemiological evidence among the Japanese population. Jpn J Clin Oncol, 36（5），pp. 309-324.
4) 前掲書1），p. 94.
5) 厚生労働省健康局長通知別添，がん予防重点健康教育及びがん検診実施のための指針．

6) 日本肺癌学会編（2017）臨床・病理　肺癌取扱い規約第8版，pp. 2-5，金原出版．
7) 日本肺癌学会編（2016）EBMの手法による肺癌診療ガイドライン，p. 51，金原出版．
8) 前掲書7)，p. 178.
9) 日本放射線腫瘍学会編（2016）放射線治療計画ガイドライン2016年版，pp. 150-155，金原出版．

[参考文献]
国立がん研究センター内科レジデント編（2016）がん診療レジデントマニュアル 第7版，医学書院．

6 乳がん

1 基礎知識

1 疫学

　乳がんの2012年罹患数は7万3,997人，2015年死亡数は1万3,584人であり，女性の罹患率では1994年以降，女性の年齢調整死亡率では2008年以降，第1位を占めている．年齢調整罹患率は30歳代から増加し始め，40歳代後半から50歳代前半にピークを迎えており，比較的若い世代で多くなっている[1]．
　欧米などでは検診受診率の向上により早期発見が増え，死亡率が年々減っているが，日本では国が定期的な検診受診を推奨しているものの，乳がん検診受診率はOECD（経済協力開発機構）加盟国30ヵ国の中で最低レベルに位置[1]し，年齢調整罹患率・死亡率ともに年々増加傾向にある．
　乳がんは早期発見により適切な治療が行われると良好な経過が期待できる．日本人女性の場合，乳がん罹患数は死亡数の3倍以上であり，これは乳がん生存率が比較的高いことと関連している．
　男性にも乳腺組織は存在するため乳がんは発生するが，頻度は少なく，2013年の乳がん統計によると女性乳がん症例の約1％程度とされている．

2 リスクファクター

　乳がんのリスクファクターとして，家族歴，未婚，出産未経験・少ない出産数，高齢初産，授乳未経験などがあげられ，エストロゲンの曝露が乳がんのリスクを上昇させる．また，一部の乳がんは遺伝的要因も関連している．遺伝性乳がんの責任遺伝子として，DNA修復に関与するBRCA1・BRCA2が特定[2]されている．

2 病態と症状

1 腫瘍占拠部位

　乳房を，A：内上部，B：内下部，C：外上部，C'：腋窩部，D：外下部，E：乳輪部，E'：乳頭部と区分する[3]．好発部位は，乳房の中でも乳腺組織の多い外上部（C）で50％を占める．

2 病期進行度の基準

乳がんの病期分類はT・N・Mを組み合わせて決まる（TNM分類）．T分類は腫瘍の大きさを評価する．TX：評価不可能，Tis：非浸潤がんあるいはパジェット（Paget）病，T0：原発巣をみとめず，T1：腫瘍径≦2.0，T2：2.0＜腫瘍径≦5.0，T3：腫瘍径＞5.0，胸壁固定や皮膚の浮腫，潰瘍，衛星皮膚結節（主病巣から皮下リンパ管をへて周囲皮膚に転移したもの）があれば，大きさにかかわらずT4とする．N分類は所属リンパ節転移の広がりを評価する．乳がんの所属リンパ節は腋窩リンパ節群，胸骨傍リンパ節，鎖骨上リンパ節である．M分類は遠隔転移の有無で，あればM1，なければM0である[2]．

臨床病期（UICC-TNM分類総合ステージ）別の5年相対生存率は，ステージⅠ：100.0％，ステージⅡ：95.7％，ステージⅢ：81.6％，ステージⅣ：35.2％である[4]．

3 症　状

1）乳房の皮膚および皮下組織
①腫瘤：乳がんの患者の主訴で最も多く，約90％を占める．
②えくぼ症状：がん周囲の乳腺組織を集めて皮膚を持ち上げると皮膚が引きつれる症状．乳がんが乳腺をつっているクーパー靭帯を巻き込むとクーパー靭帯の可動性が制限され，巻き込まれていないクーパー靭帯との間で皮膚の段差ができるため生じる．
③陥凹・皮膚固定・浸潤・浮腫・潰瘍・衛星皮膚結節・発赤またはその他の変色

2）乳　頭
①乳頭陥凹・乳頭部の湿疹，びらん
②異常乳頭分泌：片側単孔性，かつ血性のことが多い．

3 診　断

乳がん検診は，当該市町村の区域内に居住地を有する40歳以上の女性を対象とし，原則として2年に1回行うと規定[5]されている．

診断としては，問診，視診，触診の順に行う．その後，補助診断法として，画像診断（マンモグラフィーもしくは超音波検査）を実施し，診断する．画像診断で乳がんを疑った場合には病理学的な検査（穿刺細胞診，針生検，マンモトーム生検，摘出生検など）を実施し，確定診断をつける[5]．

4 治　療

乳がんの治療は局所療法と全身療法がある．局所療法には手術療法と放射線療法が，全身療法には化学療法とホルモン療法および分子標的治療がある．以前は手術療法により病巣を完全に切除すれば治癒できると考えられていたが，近年，乳がんは早い時期から全身に微小転移を生じているという考え方に変わってきている．そのため，手術療法のみでは限界があり，薬物療法・放射線治療を組み合わせた集学的治療が必要とされている．

1 手術療法

切除術手術療法の適応はⅢ期までである．

1）術　式

乳がん手術の術式を表3-4に示す．

表3-4　乳がん手術の術式

術　式	概　要	デメリット
拡大乳房切除術	乳房・大胸筋・小胸筋・腋窩リンパ節に加え，胸骨傍リンパ節も郭清対象とする術式．	リンパ節の郭清により，術後の上肢のリンパ浮腫と運動障害が出現する可能性が高い．
胸筋合併乳房切除術（ハルステッド法）	以前は標準とされており，乳房・大胸筋・小胸筋・腋窩リンパ節を一塊として切除する術式．	
胸筋温存乳房切除術	現在最も一般的であり，胸筋を温存する術式．乳房切除とともに，原則としてレベル1・2のリンパ節を郭清の対象にする．	
乳房温存手術　切除範囲により以下に分けられる．・腫瘤摘出術・乳房円状部分切除術・乳房扇状部分切除術	整容性に優れることはもちろん，生存率も従来の手術と比べ遜色ないとされる．適応は原則として，腫瘍径≦3cmの乳がん．乳房温存手術を施行した場合には，残存乳房内の局所再発予防として，術後放射線療法が必要となる．	乳管内にがんの進展があった場合には，がん遺残の可能性が増す．

2）センチネルリンパ節生検・腋窩リンパ節郭清

腋窩リンパ節転移は再発・死亡などの予後を規定する因子であり，以前は腋窩リンパ節の郭清をほぼ全症例に実施していたが，そのなかの約60％は腋窩リンパ節転移陰性であった．腋窩リンパ節郭清により後遺症が残る可能性が高くなる．

そこで，2000年頃からセンチネルリンパ節（見張りリンパ節）が本格的に普及し，現在では乳がん手術の標準術式となっている．これは，腫瘍原発巣からのリンパ液が最初に到達するリンパ節[2]と定義され，ここに転移がなければ，他のリンパ節への転移もないと推論でき，腋窩リンパ節郭清を省略することができるようになった．

センチネルリンパ節を同定するには，術前に腫瘍周囲に色素やラジオアイソトープを注入し，リンパ流に乗せ，術中に染色されたアイソトープを取り込んだリンパ節を探し出す．同定したセンチネルリンパ節を術中に迅速病理診断に提出し，陰性であれば腋窩リンパ節郭清は省略でき，陽性のときのみ従来どおり腋窩リンパ節郭清を実施する．

3）術後合併症

術後合併症には，疼痛（神経因性疼痛・肩関節痛・創部の拘縮による絞扼痛）や上腕知覚異常，上肢運動障害，リンパ浮腫などがある．腋窩リンパ節郭清を実施することにより合併症の出現率は高くなる．

上肢運動障害に関しては，適切に疼痛をコントロールし，早期から上肢のリハビリテーションを行うことが推奨される．

4）再建法

乳房再建には実施時期による分類として，切除手術と同時に行う1期再建と，術後一定期間をおいて行う2期再建がある．1期再建では，乳房切除術と同時に行うため，手術が1回で済み，乳房切除による喪失感がほとんどないというメリットがあるものの，手術時間が長くなることや，意思決定の時間が十分に取れないという問題点がある．

再建方法による分類としては，自家組織を用いる方法と，人工乳房を用いる方法がある．

表3-5 乳房再建法

再建材料	利 点	問題点
自家組織移植 ・腹直筋皮弁 ・広背筋皮弁	・生涯やわらかい触感が持続する． ・加齢や体重の増減とともに乳房の形も自然に変化する． ・乳がんの手術と同時に行えば，1度の手術で終了する．	・皮弁の採取・再建に高度な技術を要する． ・皮弁の採取部位にも傷が残る． ・手術時間が長く，侵襲が大きい．
人工乳房 （インプラント）	・手術時間が短く，侵襲が小さい． ・乳がんの手術部位以外に傷ができない．	・触感はやや硬い． ・加齢や体重の増減による体型の変化に影響を受けづらく，不自然になることがある． ・感染のリスクがある． ・組織拡張器を用いて数カ月かけて皮膚を伸展させ，再度インプラントを挿入する手術を行う方法が一般的であり，手術回数や通院回数が増える．

2 薬物療法／化学療法

1）抗がん薬

原則として多剤併用療法が行われる．AC療法（ドキソルビシン，シクロホスファミド），EC療法（エピルビシン，シクロホスファミド），TC療法（ドセタキセル，シクロホスファミド）等，さまざまなレジメンがある．術前化学療法・術後化学療法により，再発率を低減させることが明らかであり，集学的な治療が行われる．

2）内分泌療法

乳がんの約75％でホルモン受容体が陽性であり，内分泌療法はエストロゲンの抑制により乳がん細胞の増殖抑制を目指す[6]．閉経前女性では主に卵巣から女性ホルモンが供給され，閉経後女性では副腎から分泌された男性ホルモンが末梢組織等のアロマターゼにより女性ホルモンに変換され供給されるという違いがあるため，使用する薬剤は閉経状況によって異なる．閉経前乳がんには，抗エストロゲン薬（タモキシフェン）や，卵巣機能を抑制するLH-RHアゴニストが用いられる．閉経後乳がんには，抗エストロゲン薬，またはアロマターゼ阻害薬が用いられる[3]．

3）分子標的治療薬

正常細胞において細胞の増殖・分化に関連した細胞機能の調整を行っているHER2は，増殖や変異が起こるとがん遺伝子となる．乳がんの約20％はHER2陽性とされ，このHER2をターゲットとしたのが**トラスツズマブ**（ハーセプチン）という薬剤である．分子標的治療薬の有害事象は抗がん薬と比較すると軽度ではあるが，インフュージョンリアクションや心機能障害を生じる可能性がある．

3 放射線療法
1）初回手術時
　乳房温存手術時では，がん遺残の可能性があるため，術後温存乳房への照射が必須となる．合併症として，照射した皮膚の発赤・色素沈着や，乳房の繊維化による温存乳房の硬化が起こる．

2）再発時
　乳がんの再発は全身的な疾患であり，放射線療法では根治は望めないため，再発時の放射線療法の適応は限定的なものとなる．例えば，有痛性骨転移や脳転移等，何らかの症状がある場合に適応となる．

［引用文献・資料］
1) 国立がん研究センター，がん情報サービス．
2) 可世木久幸，佐藤隆宣監修，高橋茂樹編著（2012）産婦人科①婦人科 第2版，STEP SERIES，pp. 222-230，海馬書房．
3) 日本乳癌学会編（2012）臨床・病理 乳癌取扱い規約　第17版，pp. 2-5，金原出版．
4) 「がんの統計」編集委員会（2017）がんの統計'16．
5) 厚生労働省，がん予防重点健康教育及びがん検診実施のための指針（平成28年2月4日一部改正）
6) 国立がん研究センター内科レジデント編（2016）がん診療レジデントマニュアル　第7版，p. 78，医学書院．

7 喉頭がん

1 基礎知識

1 疫　学
　頭頸部は，おおよそ頭蓋底より鎖骨上までの領域をさし，脳・脊髄や目をのぞいた口腔，鼻・副鼻腔，上咽頭・中咽頭・下咽頭，喉頭，耳下腺，顔面神経，甲状腺・副甲状腺などの部分にできるがんを頭頸部がんという．このうち，喉頭がんの罹患数・割合は5,325人・0.6％（2012年），死亡数は971人（2015年）と報告されている[1]．また，喉頭がんの罹患率・死亡率とも女性より男性が10倍以上高く，年齢的には60歳以上に多発している[2]．

2 リスクファクター
　喫煙や飲酒が大きくかかわっている．

3 治療効果
　2006～2008年の診断例では，喉頭がんの臨床病期別（UICC-TNM分類治療前ステージ）5年相対生存率は全体で78.7％，ステージⅠ／Ⅱ／Ⅲ／Ⅳでそれぞれ99.1／82.6／78.4／47.6％と[2]，他のがんより比較的予後は良い[3]．

2 病態と症状

　喉頭部は発声や摂食・嚥下，気道確保にかかわる部位であり，嗄声や嚥下障害などがみられる．また，喉頭がんは声門上部，声門部，声門下部に分けられ，その症状は部位により異なる．声門上部は早期には特徴的な症状はなく，のどの違和感や痛みは感冒症状と類似している．声門部は声帯の病変にもとづき嗄声が早期に出現し，進行すると呼吸困難や血痰などの症状が生じる．声門下部は進行するまで無症状であることが多い．最も多いのは声門部で約70％，声門上約25％，声門下は約3％であり，組織型は扁平上皮がんが多くを占める[4]．

3 診　　断

　原発巣診断は問診および視診・触診を行い，喉頭鏡検査，内視鏡検査，X線検査，超音波検査，CT，MRIにより総合的に判断する．最終的には生検を行い，病理組織学的検査ないしは細胞学的検査により診断する．転移巣の評価では問診および視診・触診を行い，CT，MRI，胸部X線，PET-CTなどにより総合的に判断する．

　喉頭がんのTNM分類[5]では，Tは声門上部，声門，声門下部によって異なり，それぞれに限局するか否か，または声帯運動の状態，その周囲への広がりによって分類される．また，N：所属リンパ節転移の有無や範囲，M：遠隔転移の有無を表し，各々の組み合わせにより病期（ステージ）が定められている（表3-6）．

4 治　　療

　喉頭がんの治療は病期にもとづき決定する．がんの治療に加え，患者のQOLの観点から声を出す機能，すなわち喉頭を温存することが重視されるようになってきた[6]．その場合，根治切除可能な喉頭がん，下咽頭がんで喉頭全摘を要する進行例でも，患者が発声・嚥下などの機能温存を希望する場合は放射線療法や化学療法など非外科的治療が選択されることがある．

1　手術療法

　手術療法は喉頭温存手術と喉頭全摘出に大別される．一般に，喉頭温存手術は早期がんが，喉頭全摘出は進行がんが対象となる．

　喉頭温存手術には，内視鏡的切除，経口的切除，喉頭部分切除，喉頭亜全摘術を含み，最近は施設によってレーザー手術なども行われている．早期声門がんに対する喉頭温存手術の治療成績は，放射線治療と同等とする報告がある．軟骨を越えて軟部組織へ腫瘍浸潤がみられる進行がんの場合は，喉頭全摘出術が一般的である．喉頭全摘術の場合は，失声と永久気管孔の造設をともなう．また，頸部のリンパ節転移がある場合，片側または両側の内深頸部のリンパ節組織を中心に切除する頸部郭清術が行われる．

　喉頭部分切除後は，むせて食事がのみ込みにくくなり気道に飲食物が入り誤嚥を起こしたり，会話機能に支障をきたしたりすることがある．また，頸部郭清の際に，副神経が損傷すると肩の挙上困難などが生じる．

表 3-6 喉頭がんの臨床病期分類

		声 門	声門上部	声門下部
T1		声帯運動が正常で，（一側）声帯に限局する腫瘍（前または後連合に達してもよい）	声帯運動が正常で，声門上部の1亜部位に限局する腫瘍	声門下部に限局する腫瘍
	a	一側声帯に限局する腫瘍		
	b	両側声帯に浸潤する腫瘍		
T2		声門上部，および／または声門下部に進展するもの，および／または声帯運動の制限をともなう腫瘍	喉頭の固定がなく，声門上部の他の亜部位，声門または声門上部の外側域（例えば舌根粘膜，喉頭蓋谷，梨状陥凹の内壁など）の粘膜に浸潤する腫瘍	声帯に進展し，その運動が正常か制限されている腫瘍
T3		声帯が固定し喉頭内に限局する腫瘍，および／または傍声帯間隙および／または甲状軟骨の内側に浸潤する腫瘍	声帯が固定し喉頭に限局するもの，および／または輪状後部，喉頭蓋前間隙に浸潤する腫瘍，傍声帯間隙浸潤，および／または甲状軟骨の内側に浸潤する腫瘍	声帯が固定し，喉頭内に限局する腫瘍
T4	a	甲状軟骨の外側を破って浸潤する腫瘍，および／または喉頭外，すなわち気管，舌深層の筋肉／外舌筋（オトガイ舌筋，舌骨舌筋，口蓋舌筋，茎突舌筋）を含む頸部軟部組織，前頸筋群，甲状腺，食道に浸潤する腫瘍	甲状軟骨を破って浸潤する腫瘍，および／または喉頭外，すなわち気管，舌深層の筋肉／外舌筋（オトガイ舌筋，舌骨舌筋，口蓋舌筋，茎突舌筋）を含む頸部軟部組織，前頸筋群，甲状腺，食道に浸潤する腫瘍	輪状軟骨あるいは甲状軟骨に浸潤する腫瘍，および／または喉頭外，すなわち気管，舌深層の筋肉／外舌筋（オトガイ舌筋，舌骨舌筋，口蓋舌筋，茎突舌筋）を含む頸部軟部組織，前頸筋群，甲状腺，食道に浸潤する腫瘍
	b	椎前間隙に浸潤する腫瘍，頸動脈を全周性に取り囲む腫瘍，縦隔に浸潤する腫瘍		

（日本頭頸部癌学会編（2012）頭頸部癌取扱い規約　第5版，p.46，金原出版より作成）

2　放射線療法

　根治照射の適応は早期がんに対して行われ，通常分割照射が一般的であり，T1 に対して 60 〜 66Gy，T2 以上では 70Gy が標準となっている[7]．声門がんでは頸部リンパ節領域を含めないが，声門上がんでは両側上・中頸部リンパ節領域を照射野に含める．Ⅲ・Ⅳ期の進行例に対しては化学療法との併用が行われ，放射線単独治療に比して，急性期有害事象は多くなる．

　放射線療法の急性有害事象では，咽頭・喉頭粘膜炎，皮膚炎が避けられず，疼痛，嚥下時痛などが生じ，長期に経口摂取が困難となる場合もある．

3　化学療法

　喉頭がんに対する抗がん薬治療は，放射線療法との同時併用が標準的治療となっている．化学放射線療法は，急性期有害事象が多くなるが，局所制御率の向上による喉頭温存が期待できる[8]．標準的な治療薬は，プラチナ製剤である CDDP（シスプラチン）単剤，または多剤併用療法が行われる．

4　分子標的治療薬

喉頭がんを含む頭頸部がんに対し，抗EGFR抗体である**セツキシマブ**が2012年に保険適用となった．セツキシマブ単独では有効性に乏しく，放射線療法や化学療法との併用療法においては，単独療法に比較し，優越性が示されている[9]．

[引用文献]

1) 「がんの統計」編集委員会（2017）がんの統計'16, pp. 68-82.
2) 前掲書1), p. 72.
3) 前掲書1), p. 93.
4) Japan Society for Head and Neck Cancer, Cancer Registry Committee (2014) Report of head and neck cancer registry of Japan clinical statistics of registered patients, 2014. http://www.jshnc.umin.ne.jp/pdf/2014syourei_houkoku_0804.pdf
5) 日本頭頸部癌学会編（2012）頭頸部癌取扱い規約, pp. 45-47, 金原出版.
6) 日本頭頸部癌学会編（2013）頭頸部癌診療ガイドライン, pp. 27-31, 金原出版.
7) 日本放射線腫瘍学会編（2016）放射線治療計画ガイドライン2016年版, pp. 113-117, 金原出版.
8) 前掲書7), p. 31.
9) 前掲書7), p. 91.

8　前立腺がん

1　基礎知識

わが国の前立腺がんによる死亡数は約1.1万人で，男性がん死亡全体の約5.2％を占める（第4位）．前立腺がんの罹患数（全国推計値）は年々増加の一途をたどり，約7.3万人で男性がん罹患全体の約15％を占め，2016年の罹患数は胃がん・肺がんを抜いて第1位になると予測されている[1]．これらの背景として，患者のほとんどが65歳以上と高齢者に多いことや，**前立腺特異抗原**（prostate specific antigen：**PSA**）による診断方法の普及等があげられる．

前立腺がんのリスクとしては，家族歴は罹患リスクを約2.4～5.6倍に高めることが知られており，遺伝的要因の関与は確実と考えられる[2]．そのほか，生活習慣や肥満，喫煙などの関与が報告されているが，相反する報告もあり，いまだ明らかにされていない．

前立腺がんは病気の進行がゆっくりと進むことが特徴であり，5年相対生存率はステージⅠ～Ⅲではほぼ100％であり，ステージⅣであっても64.1％と，他のがんに比べ生存率が高いがんである[3]．

2　病態と症状

1　概　要

前立腺は，くるみ大の腺であり膀胱の真下で尿道上部を取り囲み，直腸前面に接しており，乳

白色のアルカリ液（精液の20％）を分泌している男性生殖器である．一部が直腸に接しているため，直腸壁から指で触れることができる．

前立腺がんの臨床症状は，同時に存在することの多い肥大症による症状（排尿障害，排尿痛，血尿などの泌尿器系の症状）がみられるが，早期ではほとんど無症状である．進行がんの場合，骨転移が多いのが特徴で，骨転移における疼痛や脊椎転移による脊髄麻痺などの症状を有する．

2 TNM 分類，進行度の基準

がんの病期分類には一般的に TNM 悪性腫瘍分類が用いられる．前立腺がんの病期分類を表 3-7 に示す．前立腺がんの病期は，触診所見，画像診断の結果などから決定される．前立腺がんの場合，前立腺肥大症として手術が行われ，その結果，前立腺がんがみとめられることや，がんを疑う所見がなかったにもかかわらず腫瘍マーカーの異常から行った生検の結果，がんをみとめることなど，診断に至るまでの経過がさまざまである．そのため，他のがんに比べて複雑な分類になっている．

前立腺がんは経過の多様ながんであり，先に示した TNM 分類に加え，腫瘍マーカーである PSA 値，**グリーソンスコア***の3つを組み合わせた NCCN リスク分類をもとに，予後予測や治療方針の決定を行っている．

表 3-7　前立腺がんの病期分類（TNM 分類）

T 原発巣	T1	触知不能，または画像では診断不可能な臨床的に明らかでない腫瘍
	T1a	切除組織の5％以下に，偶発的に発見される腫瘍
	T1b	切除組織の5％を超え，偶発的に発見される腫瘍
	T1c	針生検によってがんが確認（例えば PSA の上昇による）される腫瘍
	T2	前立腺に限局する腫瘍
	T2a	片葉の1/2以下に認められる腫瘍
	T2b	片葉の1/2以上に認められる腫瘍
	T2c	両葉に認められる腫瘍
	T3	前立腺被膜を越えて進展する腫瘍
	T3a	被膜外へ進展する腫瘍（片葉または両葉）
	T3b	精嚢に浸潤する腫瘍
	T4	精嚢以外の隣接臓器に固定または浸潤する腫瘍
N 所属リンパ節	N0	所属リンパ節転移なし
	N1	所属リンパ節転移あり
M 遠隔転移	M0	遠隔転移なし
	M1	遠隔転移あり
	M1a	所属リンパ節以外のリンパ節転移
	M1b	骨転移
	M1c	他の部位への転移

（日本泌尿器科学会，日本病理学会，日本医学放射線学会編（2010）泌尿器科・病理・放射線科前立腺癌取扱い規約　第4版，pp. 40-42，金原出版より改変して転載）

3 診 断

前立腺の診断は，腫瘍マーカーである前立腺特異抗原（PSA）が最も重要で，前立腺がんのスクリーニング検査としては有用と考えられている．前立腺炎や前立腺肥大症などの良性疾患でも上昇することがあるので注意する必要がある．異常がみとめられる場合は，直腸診，経直腸的前立腺超音波検査を実施し，前立腺生検で確定診断し，画像診断により病期診断を行う．

4 治 療

治療は主に PSA 監視療法，手術療法，放射線療法，内分泌療法，化学療法に分けられる．中間リスクまでは局所療法が適応となる．前立腺がんは進行が緩徐で患者層も高齢であることから，リスク分類に加え予測余命，症状の有無も加味して治療が選択される．

1　PSA 監視療法

特に高齢者の場合には体への負担の少ない治療法を選択していくことが重要であるため，PSA 値をみながら経過観察する PSA 監視療法は治療法の選択肢の一つとして重要視されている．具体的には，低リスク群が適応の目安とされ，3〜6カ月ごとに PSA 値を測定し，必要に応じて直腸診，針生検を行う．PSA 値の倍加時間（PSA 値が倍になる期間）が2年以内で，その他の診断内容も加味し，二次治療が検討される．

2　手術療法

予測余命が10年以上で，低〜中間リスク群が手術療法の理想的な適応基準とされている．ただし，年齢や患者の生活なども総合的に考慮して個別な要素が多く検討され選択される．手術では主に前立腺全摘除術が行われる．手術により尿道括約筋の損傷による尿失禁や，精管の切断による射精障害，神経損傷による勃起障害などが起こることがある．

3　放射線療法

前立腺がんに対する放射線治療の種類に外照射療法と組織内照射療法（密封小線源療法）がある．根治的外照射の総線量は70Gy 以上が望ましいとされており，低〜高リスク群が適応とされている．治療成果は，手術療法と比較して同等の効果が得られるとされている．中間〜高リスク群では，放射線治療に加え，後述する内分泌療法を併用することで生存率の改善をもたらすことが証明されている．外照射における急性期の有害事象は，頻尿，排尿障害，照射野の皮膚障害，晩期障害は直腸出血，尿失禁，尿道狭窄，性機能低下がみられる．

密封小線源治療は低リスク群がよい適応で，外照射療法よりも周囲臓器への障害が少ないことが利点である．中間〜高リスク群では外照射療法と併用して行われることがある．有害事象としては，早期では会陰部（穿刺部）血腫，血尿，尿閉，晩期には頻尿，尿意切迫，直腸出血，潰瘍，勃起障害などがみられる．

＊　グリーソンスコア（Gleason score）：前立腺がんの多くは悪性度の異なる細胞を複数もっているため，最も多い悪性度の細胞の値（「1：正常な腺構造に近い」〜「5：最も悪性度が高い」）と次に多い悪性度の細胞の値（「1」〜「5」）を足してスコア化したもの．2〜10までの9段階に分類され，スコアが6以下は性質のおとなしいがん，7は前立腺がんのなかで最も多いパターンで中くらいの悪性度，8〜10は悪性度の高いがんとされている．

4 内分泌療法

前立腺がんは精巣や副腎から分泌されるアンドロゲン(男性ホルモン)の刺激で病気が進行するという性質がある．アンドロゲンのうち，テストステロンの約95%は精巣で作られることから，進行を遅らせるために精巣摘除術(外科的去勢)が以前は行われていた．現在は，テストステロンの産生を低下させるLH-RH(性腺刺激ホルモン放出ホルモン)アゴニスト／アンタゴニストが使用されることが多く，前立腺がんの特徴的な治療である．これは外科的去勢とほぼ同等の治療効果が得られる．そのほか，抗アンドロゲン製剤や女性ホルモンなどが使用されることもあり，新規ホルモン療法薬が次々と開発されている．

超高リスクや転移のある場合に行われることが多いが，術後の補助療法としてや，放射線療法と併せて行われることもある．内分泌療法は，使用当初は効果がみられても次第に弱くなる(去勢抵抗性)ため，この治療のみで完治することは困難であると考えられている．

5 化学療法

内分泌療法が有効でない症例や効果がなくなったときに行われる．**ドセタキセル**による化学療法が標準化されており，ステロイド製剤の内服やホルモン療法と併用されることが多い．2014年より**カバジタキセル**という新薬も使用されるようになり，さらに生存期間の延長が期待されている．

[引用文献・資料]
1)「がんの統計」編集委員会(2017)がんの統計'16．
2) 日本泌尿器科学会編(2016)前立腺癌診療ガイドライン2016年版，p.10，メディカルレビュー社．
3) 全国がん(成人病)センター協議会，全がん協加盟施設の生存率協同調査．

9 子宮がん

1 基礎知識

1 疫 学

子宮がんは発生部位により子宮頸がんと子宮体がん(子宮内膜がん)に分けられる．2012年罹患数は子宮頸がん:1万908人，子宮体がん:1万3,606人であり，2015年死亡数は子宮頸がん:2,813人，子宮体がん:2,322人である．年齢階級別がん死亡率は80歳以上を除く中高年で大きく減少しているが，30〜50歳代で微増している．主に，子宮頸がんの年齢階級別がん罹患率は20〜50歳代の若い年齢層で増加し，60〜80歳代前半の中高齢層で減少している．子宮体がんの罹患率は50〜60歳代の閉経前後で最も多くなっており，近年増加傾向にある[1]．

2 リスクファクター

1) 子宮頸がん

がん化にはヒトパピローマウイルス(human papillomavirus：HPV)の感染が必要条件とされている．感染の危険因子として，多産，経口避妊薬，喫煙，低年齢での初性交，低所得者階層

などがあげられ，子宮頸がん患者の90％以上からHPVが検出される．HPV予防ワクチンの有効性が示されており，初回性交前の接種が推奨される．そのほか喫煙もリスクファクターであることが明らかとなっている．

2）子宮体がん

多くが50歳以上の閉経後の女性に発症し，40歳未満での発症は5〜10％にすぎない．リスクファクターとして遺伝性非腺腫性大腸がん患者，2型糖尿病，高血圧などがあり，近年，食生活の欧米化傾向にともない増加しているといわれる．また，エストロゲン依存性のタイプ1とエストロゲン非依存性のタイプ2に分けられ，タイプ1の危険因子として肥満，動物性脂肪摂取過多，未経産・無排卵，エストロゲン補充療法，乳がんに対するタモキシフェン（TAM）投与があげられる．タイプ1では前がん病変として子宮内膜増殖症がある．

2 病態と症状

1 病期進行度

日本産科婦人科学会による子宮頸がんと子宮体がんの進行期分類を表3-8，3-9に示す．

2 5年生存率

他の部位のがんにくらべ，子宮がんの5年生存率は高いとされている．子宮頸がんの5年相対生存率はステージ（TNM分類）Ⅰ：92.8％，Ⅱ：76.5％，Ⅲ：61.8％，Ⅳ：21.6％，全症例：74.6％，子宮体がんではⅠ：95.7％，Ⅱ：87.8％，Ⅲ：70.9％，Ⅳ：15.5％，全症例：86.4％となっている（全国がん（成人病）協議センター，2017年2月集計）．

3 症　状

初期は無症状のことが多く，徐々に不正性器出血や悪臭をともなう血清または水様性帯下をきたすようになる．腫瘍により分泌物が子宮腔内でせき止められると血液を含む分泌物が貯留し，感染が加わればその量が急速に増加し，子宮留膿症となる．すると，子宮内圧が上昇し，分泌物排泄のために子宮収縮が生じ，陣痛様の疼痛をもたらす．これを**シンプソン（Simpson）徴候**とよぶ．

腫瘍の進行により尿路を侵せば血尿や排尿痛，直腸を侵すと下血やしぶり腹，腰仙骨神経叢を刺激すると下肢神経痛などを引き起こす[2]．

3 診　断

子宮頸がんは異形成という前がん病変をへてがん化することが知られており，がん化する前段階で細胞診によって診断することが可能である．この場合は無症状であり，検診で発見される．

子宮頸がん検診については，当該市町村の区域内に居住地を有する20歳以上の女性を対象とし，原則として同一人について2年に1回行う[3]と定められている．

(1) 子宮頸がん

細胞診・組織診による病理学的検査と，内診・画像診断などによる病変の広がりの検査によっ

表 3-8　子宮頸がん臨床進行期分類（日本産科婦人科学会 2011，FIGO 2008）

Ⅰ期：がんが子宮頸部に限局するもの（体部浸潤の有無は考慮しない）．
　ⅠA期：組織学的にのみ診断できる浸潤がん．肉眼的に明らかな病巣はたとえ表層浸潤であってもⅠB期とする．浸潤は，計測による間質浸潤の深さが5mm以内で，縦軸方向の広がりが7mmをこえないものとする．浸潤の深さは，浸潤がみられる表層上皮の基底膜より計測して5mmをこえないものとする．脈管（静脈またはリンパ管）侵襲があっても進行期は変更しない．
　　ⅠA1期：間質浸潤の深さが3mm以内で，広がりが7mmをこえないもの．
　　ⅠA2期：間質浸潤の深さが3mmをこえるが5mm以内で，広がりが7mmをこえないもの．
　ⅠB期：臨床的に明らかな病巣が子宮頸部に限局するもの，または臨床的に明らかではないがⅠA期をこえるもの．
　　ⅠB1期：病巣が4cm以下のもの．
　　ⅠB2期：病巣が4cmをこえるもの．
Ⅱ期：がんが子宮頸部をこえて広がっているが，骨盤壁または腟壁下1/3には達していないもの．
　ⅡA期：腟壁浸潤がみとめられるが，子宮傍組織浸潤はみとめられないもの．
　　ⅡA1期：病巣が4cm以下のもの．
　　ⅡA2期：病巣が4cmをこえるもの．
　ⅡB期：子宮傍組織浸潤のみとめられるもの．
Ⅲ期：がん浸潤が骨盤壁にまで達するもので，腫瘍塊と骨盤壁との間にcancer free spaceを残さない．または，腟壁浸潤が下1/3に達するもの．
　ⅢA期：腟壁浸潤は下1/3に達するが，子宮傍組織浸潤は骨盤壁にまでは達していないもの．
　ⅢB期：子宮傍組織浸潤が骨盤壁にまで達しているもの．または明らかな水腎症や無機能腎を認めるもの．
Ⅳ期：がんが小骨盤腔をこえて広がるか，膀胱，直腸粘膜を侵すもの．
　ⅣA期：膀胱，直腸粘膜への浸潤があるもの．
　ⅣB期：小骨盤腔をこえて広がるもの．

（日本産科婦人科学会，日本病理学会編(2017)子宮頸癌取扱い規約 第4版，p.10，金原出版より転載）

表 3-9　子宮内膜がんの手術進行期分類（日本産科婦人科学会 2011，FIGO 2008）

Ⅰ期：がんが子宮体部に限局するもの
　ⅠA期：がん子宮筋層1/2未満のもの
　ⅠB期：がん子宮筋層1/2以上のもの
Ⅱ期：がんが頸部間質に浸潤するが，子宮をこえていないもの＊
Ⅲ期：がんが子宮外に広がるが，小骨盤腔をこえていないもの，または所属リンパ節へ広がるもの
　ⅢA期：子宮漿膜ならびに/あるいは付属器を侵すもの
　ⅢB期：腟ならびに/あるいは子宮傍組織へ広がるもの
　ⅢC期：骨盤リンパ節ならびに/あるいは傍大動脈リンパ節転移のあるもの
　　ⅢC1期：骨盤リンパ節転移陽性のもの
　　ⅢC2期：骨盤リンパ節への転移の有無にかかわらず，傍大動脈リンパ節陽性のもの
Ⅳ期：がんが小骨盤腔をこえているか，明らかに膀胱ならびに/あるいは腸粘膜を侵すもの，ならびに/あるいは遠隔転移のあるもの
　ⅣA期：膀胱ならびに/あるいは腸粘膜浸潤のあるもの
　ⅣB期：腹腔内ならびに/あるいは鼠径リンパ節転移を含む遠隔転移のあるもの

＊頸管腺浸潤のみはⅡ期ではなくⅠ期とする．
注1：すべての類内膜がんは腺がん成分の形態によりGrade 1, 2, 3, に分類される．
注2：腹腔洗浄細胞診の予後因子としての重要性については一貫した報告がないので，ⅢA期から細胞診は除外されたが，将来再び進行期決定に際し必要な推奨検査として含まれる可能性があり，すべての症例でその結果は登録の際に記録することとした．
注3：子宮内膜がんの進行期分類はがん肉腫にも適用される．がん肉腫，明細胞がん，漿液性がん（漿液性子宮内膜上皮内がんを含む）においては横行結腸下の大網の十分なサンプリングが推奨される．

（日本産科婦人科学会，日本病理学会編(2017)子宮体癌取扱い規約 第4版，p.9，金原出版より転載）

て行われる．

(2) 子宮体がん
　病変部位が子宮内腔にあるため，病理学的検査および内視鏡検査も子宮頸がんと異なり，子宮内腔に器具を挿入して行う．

表3-10　各種検査の目的と内容

検査	目的・内容	
	子宮頸がん	子宮体がん
病理学的検査：細胞診	子宮腟部から擦過細胞診を行う	内膜ブラシなどを用いて子宮内腔の細胞を採取する
病理学的検査：組織診	コルポスコープ下で病変部の組織診を行い，深達度を確認する	キューレットを子宮内腔に挿入して搔爬を行い，組織を採取する
内診	進行期診断を行う	子宮の大きさや病期の診断を行う
内視鏡検査	コルポスコープ（腟拡大鏡）にて，酢酸加工による白色上皮とその広がりを確認する	ヒステロスコープ（子宮鏡）にて子宮内病変を直視下で確認する
画像診断	CT・MRI・腎盂尿管造影・腫瘍シンチグラフィーなどを用いて病変の広がりを検査する	

4　治　療

　子宮がんの治療には，手術療法，放射線療法，化学療法があり，治療法は進行期により異なる．また，組織型，年齢，全身状態，挙児の希望の有無等も考慮して治療法を決定する．
　子宮頸がんの場合，ⅠB期およびⅡA期では根治的放射線療法と，広汎性子宮全摘術の生存率は変わらないという結果が出ており，それぞれの特徴を理解したうえで治療の選択にあたる．
　子宮体がんはほとんどが腺がんであり，放射線感受性があまり高くない．また，奏効する化学療法もないため，手術療法が第一選択となる．

1　手術療法
　一般には0～Ⅱ期までの早期がんに対して行われる．切除範囲は進行期に応じて拡大し，それにともなって手術による侵襲は大きくなり，合併症も増大する．

1）子宮腟部円錐切除術
　子宮腟部を円錐状にメスまたはレーザーで切除する縮小手術．妊娠も可能である．主に子宮頸がんの診断のために行われるが，異形成や上皮内がんの場合は治療として行うこともある．

2）単純子宮全摘術
　子宮を摘出する手術．両側付属器（卵巣・卵管）切除術を同時に行うこともある．

3）準広汎性子宮全摘術
　子宮を一部の腟壁とともに摘出し，両側付属器切除も行う．広汎性子宮全摘術よりも子宮傍組

織の切除を若干縮小し，神経障害も避け，術後排尿障害等の合併症を軽減させる．リンパ節郭清も行うが，部分切除程度にとどめることが多い．

4）広汎性子宮全摘術
子宮を子宮傍組織および原則 2cm 以上の腟壁とともに摘出し，両側付属器切除・広い範囲のリンパ節郭清も同時に行う．

5）広汎性子宮全摘術の合併症
(1) 膀胱機能障害

最も頻度の高い合併症で，術後に排尿困難を訴える．傍結合組織処理に際しての骨盤自律神経損傷が原因で生じる．膀胱機能障害は患者のQOLを大きく損なうため，骨盤自律神経を温存する術式も開発されている．温存により根治性が低下する可能性もあり，腫瘍の大きさや脈管侵襲の有無を見ながら術式を検討していく必要がある．

(2) 直腸機能障害

骨盤神経叢損傷により排便障害（便秘）をきたす．多くは緩下剤などの対症療法でコントロール可能である．

(3) リンパ浮腫

骨盤リンパ節郭清により生じる．最初は白色の無痛性浮腫であるが，慢性化すると皮膚硬化を生じる．治療には皮膚のリンパ液を用手的に深部に送り込むドレナージ，弾性ストッキングの着用，着用したうえでの運動を行う．うっ滞したリンパ液に感染が生じると蜂窩織炎を起こし，一挙に重症化するため，スキンケアによる予防も重要である．

2　放射線療法
適応はⅢ期およびⅣA期である．そのほか，高齢者など手術が困難なⅠ〜Ⅱ期および手術後の追加療法としても行われる．

1）外照射
リニアックを用いて原発巣から離れた骨盤壁病巣に対して行う．

2）腔内照射
遠隔制御内照射装置（RALS）を用いて原発巣に対して行う．子宮腔および腟内に密封小線源を挿入し，局所の病巣を集中的に照射する．

3）合併症
急性期合併症に放射線宿酔，色素沈着や潰瘍に代表される皮膚障害，下痢，骨髄抑制などが，晩期合併症に膀胱直腸障害，リンパ浮腫があげられる．

3　化学療法
根治目的の治療としては手術療法と放射線療法が原則であり，化学療法が第一選択となることはない．手術適応でない場合や術後補助療法としての同時化学放射線療法や，遠隔転移をともなう進行がん・再発例に対する治療として抗がん薬が選択されることがある．子宮頸がんではシス

プラチンまたはその他のプラチナ製剤の単剤または併用，子宮体がんではプラチナ製剤とアンスラサイクリン系製剤，タキサン系製剤などを組み合わせて用いられる．

[引用文献・資料]
1)「がんの統計」編集委員会（2017）がんの統計 '16．
2) 可世木久幸，佐藤隆宣監修，高橋茂樹編著（2012）産婦人科①婦人科 第2版，STEP SERIES, pp. 147-166, 169-177, 海馬書房．
3) 厚生労働省，がん予防重点健康教育及びがん検診実施のための指針 平成28年2月4日一部改正．

[参考文献]
1. 国立がん研究センター内科レジデント編（2016）がん診療レジデントマニュアル 第7版，pp. 164-178, 医学書院．
2. 可世木久幸，佐藤隆宣監修，高橋茂樹編（2012）STEP SERIES 産婦人科①婦人科 第2版，pp. 147-166, 169-177, 海馬書房．
3. 日本婦人科腫瘍学会編（2017）子宮頸癌治療ガイドライン2017年版 第3版，金原出版．
4. 日本婦人科腫瘍学会編（2013）子宮体がん治療ガイドライン2013年版 第3版，金原出版．

10 白血病，悪性リンパ腫

1 基礎知識

1 疫　学

わが国の白血病／悪性リンパ腫の罹患数（2012年）は，1万2,209人／2万6,632人であり[1]，死亡数（2015年）は，8,631人／1万1,868人である[2]．白血病，悪性リンパ腫ともに加齢にともない増加する傾向にある．また，白血病は他のがんに比べ，14歳未満での罹患率が高く，小児の悪性腫瘍のなかでは最も多い[3]．

2 リスクファクター

白血病の原因の多くは不明であるが，放射線療法や化学療法の長期的な影響による二次がんとしての白血病がある．**成人T細胞性白血病／リンパ腫**（adult T-cell leukemia lymphoma：**ATLL**）は，HTLV-1（human T-cell leukemia virus-1：ヒトTリンパ球向性ウィルス-1）の感染により発生することが明らかになっており，母乳による垂直感染，夫婦間の水平感染や輸血によるものなどが知られている．悪性リンパ腫も原因は不明であるが，一部ではEBウイルス（Epstein-Barr virus）などによる感染症や免疫不全の患者に多いとの報告がある．

3 治療効果

造血器腫瘍は，がん化学療法に対する奏効率が高い．2002～2006年の追跡例の報告によれば，0～14歳の白血病／悪性リンパ腫の診断時の5年生存率は，79.6／90.2%，15～29歳は，56.9／78.4%であり，小児およびAYA世代（adolescent and young adult）の生存率は高い[3]．急

性骨髄性白血病の予後不良因子として，年齢が高い（60歳以上），PS*（全身状態）3および4，合併症の存在（感染症）などがある[4]．

2 病態と症状

造血器腫瘍には，白血病，悪性リンパ腫，多発性骨髄腫などがある．近年，その病態や疾患分類は分子・遺伝子レベルで明らかにされ，PETを始めとした画像診断法など，診断法や治療法が急速に進歩している．

1 白血病

白血病は血液三系統（赤血球・白血球・血小板）の機能が低下するために，貧血，易感染，出血傾向など多様な症状・徴候が生じる．白血病は，分化能を失った幼若細胞（芽球）が増加する「急性白血病」と，分化・成熟をともないほぼ正常の形態を有する細胞が増殖する「慢性白血病」に分けられる．さらに分化の方向により「骨髄性」と「リンパ性」に大別される．白血病の組織分類は，細胞の形態学的分類を特徴とするFAB分類と，染色体・遺伝子レベルでの情報を加味したWHO分類がある．近年は，特徴的な染色体・遺伝子変異を有する病型が存在し，治療予後にも影響を与えることなどが明らかになり，WHO分類が用いられてきている．

1）急性白血病

急性白血病はその進行が非常に速く，診断時に血行性に白血病細胞が全身を巡っており，いわゆる固形がんのような病期判定は行われない．

(1) 急性骨髄性白血病（AML）

急性骨髄性白血病（acute myeloid leukemia：AML）は白血病の約75%を占める．分化・成熟能が障害された幼若細胞（芽球）の異常な増殖の結果，正常な造血機能が障害され，貧血，発熱，出血傾向，肝脾腫，リンパ節腫脹，歯肉腫脹など多様な症状を呈する．血液検査では，白血球増多もしくは減少，末梢血中の芽球，貧血，血小板減少などをみとめる．急激な発熱や貧血などで病院を受診することが多く，適切な治療がされない場合は感染症や出血により短期間で致死的となる重篤な疾患である．AMLの診断は，①骨髄における白血病細胞の存在（WHO分類では20%以上，FAB分類では30%以上），②骨髄系起源であること，③染色体核型・遺伝子変異解析によって行われ，その後WHO分類によって病型分類される[5]．

(2) 急性リンパ性白血病（ALL）

急性リンパ性白血病（acute lymphoblastic leukemia：ALL）は骨髄において前駆B細胞もしくはT細胞が腫瘍性に増殖した疾患であり，白血病全体の約25%を占め，小児に多い．AMLと同様の症状のほか，髄外浸潤によるリンパ節腫大，肝脾腫，縦隔腫瘤，中枢神経浸潤をきたす．ALLの診断は，骨髄のリンパ芽球比率25%以上が一般的である[6]．

---

* パフォーマンスステータス（Performance Status）．米国の腫瘍学の団体であるECOGが規定した全身状態の指標．PS0からPS4の段階がある．PS3は「限られた自分の身のまわりのことしかできない．日中の50%以上をベッドか椅子で過ごす」，PS4は「まったく動けない．自分の身のまわりのことはまったくできない．完全にベッドか椅子で過ごす」（日本臨床腫瘍研究グループ（JCOG）訳による）程度の状態をいう．

2）慢性白血病

慢性白血病の場合は,「骨髄性」と「リンパ性」それぞれに身体所見や血液の結果に基づいた病期が判定される.

(1) 慢性骨髄性白血病 (CML)

慢性骨髄性白血病（chronic myelogenous leukemia：CML）はフィラデルフィア（Ph）染色体をともなう造血幹細胞レベルの異常で生じ,異常増殖は血液三系統におよぶ.臨床症状は,健診での白血球増多（無症状）,脾腫による腹部膨満感,食欲低下,全身倦怠感,発熱,寝汗,体重減少などである.血液検査では,芽球から成熟顆粒球までの各段階の顆粒球が異常な増殖,血小板減少,貧血を示す.

病期分類には, WHO 分類（表 3-11）が用いられ,慢性期,移行期,急性転化の3期に分けられる.自然経過として,慢性期（診断後3～5年）の後,移行期（約3～9カ月）をへて,急性転化する.慢性期は体調不良がある程度で自覚症状に乏しいが,急激に芽球が増加する急性転化時には,約 80％は急性白血病の病態を呈する.

表 3-11　WHO 分類による慢性骨髄性白血病の病期分類（2008）

慢性期（chronic phase）
　　以下の移行期,急性芽球転化期を満たさないもの

移行期（accelerated phase）
　　以下のいずれかひとつに該当するもの
　　・末梢血あるいは骨髄における芽球割合　　　10 ～ 19%
　　・末梢血における好塩基球割合　　　　　　　≧ 20%
　　・血小板数　　　　　　　　　　　　　　　　治療に無関係の血小板減少（< 10,000/μL）
　　　　　　　　　　　　　　　　　　　　　　　治療が奏効しない血小板増加（> 1,000,000/μL）
　　・白血球数および脾腫　　　　　　　　　　　治療が奏効しない持続する白血球増加（> 10,000/μL）
　　　　　　　　　　　　　　　　　　　　　　　±持続あるいは増強する脾腫
　　・染色体異常　　　　　　　　　　　　　　　付加的な染色体異常の発現

急性転化期（blast phase）
　　下記のいずれかひとつに該当するもの
　　・末梢血あるいは骨盤における芽球割合　　　≧ 20%
　　・髄外浸潤　　　　　　　　　　　　　　　　髄外病変の出現
　　　　　　　　　　　　　　　　　　　　　　　骨髄生検標本で芽球の大きな集積像をみとめる

(2) 慢性リンパ性白血病 (CLL)

慢性リンパ性白血病（chronic lymphocytic leukemia：CLL）は血液中のリンパ球数が 5,000/μL 以上である場合と, 5,000/μL 未満でも腫瘍細胞が骨髄に浸潤し赤血球・白血球・血小板の減少がある場合に CLL と診断される[7].発症してもゆっくりと進行し,健診での白血球増多,倦怠感,食欲不振,寝汗をともなう微熱,体重減少,脾臓や肝臓の腫大などの症状がある.日本での発症は非常に少ない.

2　成人 T 細胞性白血病／リンパ腫（ATLL）

ATLL は九州・沖縄地方を主とする西南日本に多発する,前述した HTLV-1 の感染に起因する末梢性 T 細胞腫瘍である. flower cell とよばれる異常リンパ球の増多を主とした白血球増加,

リンパ節腫脹，皮疹，肝脾腫，神経症状，呼吸器症状，胸水・腹水などを呈する．ATLLの病期は，予後の観点から，急性型，リンパ腫型，慢性型，くすぶり型の4つに分類される．発症は20歳代まではきわめてまれで，その後増加し，60歳頃をピークにして以降徐々に減少する[8]．

3　悪性リンパ腫

悪性リンパ腫の罹患率は年々増加傾向にあり，造血器腫瘍のなかでは発生頻度が高い．男性に多く，加齢にともない増加する．悪性リンパ腫は白血球の中のリンパ球（B細胞，T細胞，NK細胞）が悪性腫瘍化したものであり，リンパ節腫大を主訴として診断にいたることが多い．組織学的にホジキンリンパ腫と非ホジキンリンパ腫に大別され，大半が非ホジキンリンパ腫であり，日本におけるホジキンリンパ腫の頻度は全悪性リンパ腫のうち5〜10％程度である．

1）ホジキンリンパ腫（HL）

ホジキンリンパ腫（Hodgkin's lymphoma：HL）は悪性リンパ腫の約10％程度を占め，若年層（20〜30歳代）と高齢者（50〜60歳代）の二峰性に罹患率が増加する傾向がある．HLは病理検査によって，古典的ホジキンリンパ腫と結節性リンパ球優位型ホジキンリンパ腫の2つに大別される．古典的HLはさらに，結節硬化型，混合細胞型，リンパ球豊富型，リンパ球減少型の4つに分類される．

無痛性のリンパ節腫脹が頭頸部や縦隔リンパ節に生じ受診にいたることが多い．また，B症状とよばれる発熱・寝汗・体重減少が特徴であり，進行した場合にみとめられることが多い．病期により治療方針や予後が変わるため，病期診断は重要であり，Ann Arbor分類[9]が用いられる（表3-12）．Ⅰ・Ⅱ期が限局期，Ⅲ・Ⅳ期が進行期に分類されるが，Ⅱ期であっても巨大病変やB症状をともなう場合には，進行期として治療を決定することがある．

表3-12　Ann Arbor分類

Ⅰ期	単独リンパ節領域の病変（Ⅰ）．またはリンパ節病変を欠く単独リンパ外臓器または部位の限局性病変（ⅠE）．
Ⅱ期	横隔膜の同側にある2つ以上のリンパ節領域の病変（Ⅱ）．または所属リンパ節病変と関連している単独リンパ外臓器または部位の限局性病変で，横隔膜の同側にあるその他のリンパ節領域の病変はあってもなくてもよい（ⅡE）． 病変のある領域の数は下付きで，例えばⅡ$_3$のように表してもよい．
Ⅲ期	横隔膜の両側にあるリンパ節領域の病変（Ⅲ）．それはさらに隣接するリンパ節病変と関連しているリンパ外進展をともなったり（ⅢE），または脾臓病変をともなったり（ⅢS），あるいはその両者（ⅢES）をともなってもよい．
Ⅳ期	1つ以上のリンパ外臓器のびまん性または播種性病変で，関連するリンパ節病変の有無を問わない．または隣接する所属リンパ節病変を欠く孤立したリンパ外臓器病変であるが，離れた部位の病変を併せもつ場合．

AおよびB分類（症状）
　各病期は以下のように定義される全身症状の有無に従って，AまたはBのいずれかに分類される．
　1）発熱：38℃より高い理由不明の発熱．
　2）寝汗：寝具（マットレス以外の掛け布団，シーツなどを含む，寝間着は含まない）を変えなければならないほどのずぶぬれになる汗．
　3）体重減少：診断前の6カ月以内に通常体重の10％を超す原因不明の体重減少．

（日本血液学会ホームページ，造血器腫瘍診療ガイドライン2013年版より転載）

2）非ホジキンリンパ腫（NHL）

　非ホジキンリンパ腫（non-Hodgkin's lymphoma：NHL）はその細胞系統によりB細胞，T細胞，NK細胞などに大別され，約90種類以上の疾患が存在する．日本におけるNHLの多くがB細胞性であり，びまん性大細胞型リンパ腫がNHLの30～40％を占める．また，診断後無治療の場合に予測される進行速度を基準とした悪性度分類があり，低悪性度，中悪性度，高悪性度の3つに分類される．悪性リンパ腫は，病期が治療選択，予後予測に大きく影響するため病期診断が重要であり，HLで用いるAnn Arbor分類がNHLでも用いられている．

　NHLはリンパ節病変だけでなく全身の多様な器官に発生する．そのため，臨床症状として消化管症状，腹部腫瘤の触知，腫瘍による尿路系圧迫による水腎症や下肢浮腫など発生部位により症状が異なる．

3 診　断

1　白血病

1）血液検査

　末梢血中の白血球の増加または減少がみられ，幼若な白血病細胞（芽球）が増加し，赤血球，血小板減少をみとめる．急性白血病の場合，幼若な白血病細胞と残存する成熟細胞のみがみられ，中間の成熟細胞がみられない白血病裂孔という現象がみとめられる．

2）骨髄検査

　骨髄検査は，組織診断と病期分類，採取した骨髄液や骨髄組織から染色体や遺伝子，血液細胞の表面に発現している抗原（細胞表面マーカー）などを解析する．採取部位は通常，上後腸骨稜／上後腸骨棘であり，腹臥位が困難な場合など，上前腸骨稜が選択される．腸骨以外に胸骨が選択されることがあるが，骨髄の幅が狭く，穿刺針が突き抜けて胸骨直下の大血管や心房を損傷し，致死的な出血をきたすリスクがある．

2　悪性リンパ腫

　頸部，縦隔などのリンパ節腫大で診断されることが多く，悪性リンパ腫の診断には生検による病理組織検査が必須となる．身体所見による腫大リンパ節の所見のほか，血液検査，胸部X線，頸部・胸部・骨盤部CT，上部消化管検査，FDG-PET，骨髄生検などを行い，病期を決定する．

4 治　療

1　白血病

　急性骨髄性白血病は診断後速やかに寛解導入療法として化学療法（**IDR＋Ara-C療法**）[*1]を実施する．寛解にいたった後は，多剤併用療法による地固め・維持療法を追加で行い，効果を確実なものとする．この治療は副作用として骨髄抑制が強く，入院管理が必要である．また，再発予防のために造血幹細胞移植を検討する．

　慢性骨髄性白血病は基本的に分子標的治療薬（イマチニブ：グリベック®，ニロチニブ：タシグナ®，ダサニチブ：スプリセル®など）により治療が行われ，外来での通院が可能である．また，急性転化後は急性白血病と同様に治療が必要になるため，その予防として造血幹細胞移植が検討

される．イマチニブの副作用として血球減少，肝障害などがある．

2 悪性リンパ腫

　ホジキンリンパ腫，非ホジキンリンパ腫ともに，Ann Arbor 分類を用いた病期判定に基づき治療が決定され，標準的治療として化学療法と放射線療法が併用される．ホジキンリンパ腫の化学療法は **ABVD 療法**[*2]，非ホジキンリンパ腫は **R-CHOP 療法**[*3]が主な標準的治療となっている[10]．ABVD 療法はほとんどが通院治療で行われるが，悪心・嘔吐のリスクが高く，十分な予防対策と発現時の対応が必要となる．R-CHOP 療法の副作用としては悪心・嘔吐，骨髄抑制のほか，リツキシマブによるインフュージョンリアクションがある．

[引用文献]
1) 「がんの統計」編集委員会（2017）がんの統計 '16，pp. 84-89．
2) 前掲書 1），pp. 68-71．
3) 前掲書 1），p. 101．
4) 日本血液学会編（2013）造血器腫瘍診療ガイドライン 2013 年版，p. 10，金原出版．
5) 日本血液学会，日本リンパ網内系学会編（2010）造血器腫瘍取扱い規約，p. 27，金原出版．
6) 前掲書 5），p. 36．
7) 前掲書 5），pp. 48-49．
8) 前掲書 4），p. 228．
9) Carbone, P. P., et al.（1971）Report of the committee on Hodgkin's disease staging classification. Cancer Res. 31（11），pp. 1860-1861．
10) 前掲書 4），p. 201．

---

*1 **IDR＋Ara-C療法**：IDR；イダルビシン（イダマイシン®），Ara-C；シタラビン（キロサイド®）．
*2 **ABVD療法**：A；ドキソルビシン（アドリアシン®），B；ブレオマイシン（ブレオ®），V；ビンブラスチン（エクザール®），D；ダカルバジン（ダカルバジン®）．
*3 **R-CHOP療法**：R；リツキシマブ（リツキサン®），C；シクロフォスファミド（エンドキサン®），H；ドキソルビシン（アドリアシン®），O；ビンクリスチン（オンコビン®），P；プレドニゾロン（プレドニン®）．

第4章
がん医療における倫理的課題

1 倫理原則にそったがん看護の課題

近年，がん医療の進歩により，新薬や低侵襲治療などの開発が進み，がん患者の選択肢の幅は広がっている．また，治療方法だけでなく，治療の変更や中止，療養場所の決定など，がん患者は自分が何を大切にしてどのように生きていきたいかを決めていかなければならない．このような時代の流れのなか，医療者には患者の自己決定を尊重する意識が高まり，また，患者自身も自ら決定することを望む人が増えている．

しかし，がん医療の臨床では，看護師は倫理的問題やジレンマに遭遇し，これでよいのだろうかとモヤモヤした気持ちを抱くことも多い．このようなときに，その判断の根拠となり正当性の裏づけとなるものが倫理原則である．また，日本看護協会の**「看護者の倫理綱領」**は，日々の看護実践の振り返りの指標となり，悩んだときの進むべき道を示してくれる．

ビーチャム（Beauchamp）とチルドレス（Childress）は医療倫理の四原則として，自律尊重，無危害，恩恵（善行），正義をあげており，臨床で最もよく知られている[1]．看護の領域では，**サラ・T. フライ**（Fry, Sara T.）が看護実践にとって重要な倫理原則として，善行と無害，正義，自律，誠実，忠誠をあげている[2]．

本節では，看護実践に重要な倫理原則にそって，臨床で遭遇することの多い倫理的問題と看護の課題について考える．

1 自律尊重

自律尊重とは，自己決定権の尊重とほぼ同じ意味であり，「患者が自分で考え決めることを尊重する」という原則である．

患者が自分の受ける治療方法や療養の仕方を自己決定するためには十分な情報がなければならない．一つの方法を選択した場合の利益と不利益，その後の成り行きなど，患者自身がそれらを理解し，納得したうえで決定することが重要である．

近年，がん医療の現場でも，がん患者への病名・病状説明は積極的に行われるようになってきている．とはいえ，「がんだとわかれば落ち込んでしまう」「本人には言わないでほしい」など，家族の意向により患者には十分な病状説明がなされないままに今後の方針が決定されようとすることもときにはある．患者には知る権利と同時に知りたくない権利，知らないでいる権利もあり，すべてを患者に伝えることだけが患者の自律を尊重することになるとは限らない．しかし，患者が自分の病状をどのようにとらえ，何を知りたいと思っているのかなど，患者の思いを把握することは大切である．

また，これまでの家族との関係性から家族の言うことをそのまま受け入れることをよしとする患者であれば，それも自己決定といえる．看護師は，患者・家族のそれぞれの思いを聴くと同時に，患者の年齢や予後，意思決定能力，知ることを希望しているかなど，さまざまな側面からアセスメントし，何を，どこまで，どのように，何のために伝えるか，患者にとっての最善は何かを，よく話し合うことが必要である．そして，患者と家族の間，患者・家族と医療者の間の橋渡し役として動き，患者が少しでも納得した自己決定ができるよう支援していくことが，患者の自律を尊重することにつながる．

2 善行と無害

　善行の原則とは,「患者にとって善いことをなすべきである」という原則である. 無害の原則とは,「患者にとって害となるようなことはするべきでない」ということで, どちらも「ヒポクラテスの誓い」にも含まれる伝統的な原則である.

　医療においては患者にとっての善いことと害は表裏一体となって含まれていることが多い. ある医療行為が患者にもたらす善いことよりも害が大きければ, その行為はなすべきではないとされている. このように, 善行と無害の原則が対立する場合には, 無害の原則が優先されている.

　「患者にとって善いこと」といっても, 患者Aにとって善いことをもたらす行為が, 必ずしも患者Bにとっても善いことになるとは限らない. 医療において「患者にとっての善いこと」は, 患者の健康を増進することであるといえる. WHO憲章では,「健康とは, 病気でないとか, 弱っていないということではなく, 肉体的にも, 精神的にも, そして社会的にも, すべてが満たされた状態にあることをいう」(日本WHO協会訳)[3]と述べている. つまり, 単に命を長らえさせることが善いことではなく, その患者の価値観や希望, 家庭や社会での役割なども含めてさまざまな側面から包括的に考えることで, はじめてその患者にとっての善いこととは何かがわかるといえる.

　がん患者にかかわる看護師は, 無害と善行の原則のはざまでジレンマに悩むことも多い. 例えば, 誤嚥のリスクが高い終末期がん患者が,「おいしいものを好きなだけ食べたい」と言うことがある. おいしいものを食べることは患者にとっての"善いこと"をもたらすといえる. 一方, 誤嚥性肺炎になれば, 命を脅かす状態となり患者にとっての害となる. 無害の原則を優先することを単純に考えると, 害をもたらす行為を回避する, つまり, 絶食にすることが医学的に選択されるかもしれない. しかし看護師は, いかに害を最小限にし, かつ患者にとっての善いことを少しでももたらすことができる方法は何かを検討し, 工夫しなければならない. 答えは白か黒かではなく, 患者の思いと害をもたらす行為を回避するという医療者の責任との折り合いをつけられるよう話し合いを重ね, 患者とともに折衷案を見つけていく姿勢が大切である.

3 正義

　正義とは,「公平」という概念である. つまり, 患者に分け隔てなく平等に恩恵を与えなければならないという考え方である. 国籍や社会的地位, 疾患の性質によって差別せず, 対象となる人々に平等に看護を提供することが日本看護協会の「看護者の倫理綱領」にも明文化されている.

　この考え方をわが国のがん医療の動向でみてみる. 2007(平成19)年に施行されたがん対策基本法で, がん医療の均てん化の促進が基本施策の一つにあげられた. これに基づき, がん患者は居住地域にかかわらず平等にがんの標準的な専門医療を受けることができるよう, 国として医療機関の整備などに取り組んできている. また, 看護師の緩和ケア教育として, 2013(平成25)年度から「**がん医療に携わる看護研修事業**」(日本看護協会が厚生労働省から受託)[4]があり, その水準を保持した緩和ケアを提供できる看護師の育成事業が始まっている.

　このような取り組みは質の担保された医療・看護をがん患者に平等に提供しようとするものであり, 正義の原則に則っている取り組みといえる.

　実際の臨床では, 平等に看護を提供することが難しいこともある. 例えば, ある病棟でせん妄のがん患者がいるとする. 勤務する看護師の少ない夜勤帯で, 少なくとも一人の看護師はこの患

者に付き添い，感情に寄り添うとともにルート類の自己抜去や歩行時の転倒などの事故を回避しようと努める．この患者には十分な看護が提供される一方，その他の多くの患者へのかかわりは必要最小限となり，これでよいのかと看護師は悩むこととなる．

このような場合には，いま，どの患者に，どんな看護が必要なのか部署全体を見渡してアセスメントし，限りある看護の力を有効に活用しようと努めることが必要である．患者のニーズに応じた看護を考えることが，公平で平等な看護の提供につながる．

4 誠　実

誠実の原則は，真実を話す，嘘をつかない，他者をだまさないという原則で，「人に対して正直であれ」ということである．看護師が患者に正直であることは，看護を提供するうえでの基本となるものであり，患者との信頼関係を築くうえで欠くことのできない姿勢である．

しかし，患者には真実を知る権利と同時に知りたくない権利もある．また，世の中には「嘘も方便」という考え方もある．

がんであることを説明されていない患者から夜勤の巡回時に「私はがんなんでしょ？」と聞かれ困ったという経験をもつ看護師は少なくないと思われる．このような場合，看護師はどうすればよいかを考えてみる．この患者は自分ががんであるかどうかを知りたいと思っていると考えられ，誠実の原則に則って考えると，真実を話すことが望ましいということになる．しかし，この場で，看護師一人の判断で，これまでの説明内容に反することを患者に告げることが，患者にとって善いことにつながるかというと，そうではない．まず，この患者の思いを聴き，患者が自分の病名病状を知ることを希望しているか否かも含めて医療者で共有することから始める．そして，患者へのこれまでの説明内容や真実を告げずにきた理由を再度確認したうえで，何を，どこまで，どのように伝えるかを十分に話し合うことが大切である．その結果，真実を告げるとなったならば，告げることのみにとどまらず，むしろ告げた後こそ継続的な心理的支援が必要となる．看護師は，正直であるという基本を守りつつ，患者の最善につなげるためにどう正直であればよいのかを常に考えることが大切である．

5 忠　誠

患者との約束を守る，患者の情報を他者にもらさない守秘義務が，忠誠の原則にあてはまる．

近年の情報化の急速な進展により，個人の利益の侵害の危険性が高まり，2003（平成15）年に**個人情報保護法**が成立した．また，看護職には保健師助産師看護師法によって法的な**守秘義務**が課せられている．「看護者の倫理綱領」にも守秘義務に関する内容が明記されており，看護師には法的な義務と倫理的な責務が課せられている．業務上知り得た患者の個人情報を口外したり，患者のカルテを好奇心から閲覧したりすることは，法的にも倫理的にもあってはならない行為である．

臨床でがん患者から「死にたい．窓から飛び降りたいと思っている．あなただけに言うのだから黙っていてね」と言われることもある．このようなとき看護師は，「個人情報であり，患者との約束だから黙っておくことがよいのか，でも，自分一人の胸にとどめておいてよいことではない」と悩む．ここで大切なことは，この情報を医療者で共有することが患者への最善につながるかどうかの判断と，その情報を共有する範囲の吟味である．がん患者の希死念慮は放置してよい

ものではなく，その部署でかかわる医師や看護師，あるいは精神科医師なども含めてカンファレンスで話し合い，この患者をどのように支えていくかを話し合うことが必要となる．そのため，看護師は，これからどのように支えていきたいかを患者に説明し，医療者間で情報共有することの必要性について了解を得ることが，まず必要となる．

[引用文献・資料]
1) 宮坂道夫（2016）医療倫理学の方法：原則・ナラティヴ・手順 第3版，p. 47, 医学書院．
2) サラ・T. フライ，メガン－ジェーン・ジョンストン著，片田範子，山本あい子訳（2010）看護実践の倫理：倫理的意思決定のためのガイド 第3版，pp. 28-33, 日本看護協会出版会．
3) 日本WHO協会ホームページ，世界保健機関憲章前文（日本WHO協会仮訳）．
4) 日本看護協会ホームページ，生涯学習支援，がん医療に携わる看護研修事業．

[参考文献・資料]
1. 日本看護協会ホームページ，看護者の倫理綱領．
2. 小西恵美子編（2015）看護倫理：よい看護・よい看護師への道しるべ 改訂第2版，南江堂．
3. 日本がん看護学会監修，近藤まゆみ，梅田恵編（2016）がん看護の日常にある倫理：看護師が見逃さなかった13事例，医学書院．

2 インフォームドコンセント

1 「説明と同意」のあり方

インフォームドコンセント（informed consent：IC）は，「説明と同意」と訳されることが多い．しかし，これには医療者からの十分な説明に基づく患者の理解および納得のうえでの同意と，選択し自己決定をするという意味が含まれる．さらに，現在では説明を受けないことや選択をしないことなど，患者の多様な権利も含まれており，インフォームドコンセントの概念は奥深い．

わが国では1990（平成2）年に日本医師会により**「説明と同意についての報告書」**が公表され，インフォームドコンセントが広がり始めた．その後，1997年の医療法改正により，インフォームドコンセントは医療者の努力義務として位置づけられた．医療法第1条の4第2項には「医師，歯科医師，薬剤師，看護師その他の医療の担い手は，医療を提供するに当たり，適切な説明を行い，医療を受ける者の理解を得るよう努めなければならない」と示され，インフォームドコンセントの基本となっている．**患者の「知る権利」と「自己決定権」**を尊重する，すなわち倫理原則のひとつである「自律尊重の原則」に大きくかかわるものである．

1995年に厚生省（現厚生労働省）より発表された**「インフォームド・コンセントの在り方に関する検討会報告書」**には，「インフォームド・コンセントを成立させるためには，医療現場における患者と医療従事者の関係を上下関係や対立の構図で考えるのではなく，相互の立場を尊重し，相互の理解を深める努力が必要であり，究極において，患者のクオリティ・オブ・ライフ（生活と人生の質）の確保・向上を目的とした質の高い医療を達成しようという考えが必要である」とある[1]．患者には医療を受ける者として種々の権利があり，それに対して医療従事者には患者

の権利を尊重し満足させる努力をする義務がある．患者が自らの病気や治療を受け入れ，自らがそれに向き合い生活していくことができるよう，インフォームドコンセントは患者中心の医療を実践するための第一歩である．

患者の自己決定のためには，医療者からの十分な説明，すなわち情報提供が行われる必要がある．医療者からの情報開示において最低限必要な情報[2]としては，①診断上の評価（病名・病態），②治療の目的・方法・費用・予測される期間と効果，③考えられる苦痛・不快・危険・副作用，④侵襲性の少ない方法を含む，ほかに考えられる治療法とそれにともなう危険と発生率，⑤何も治療を受けなかった場合に考えられる結果——などがある．

しかし，患者にとって医療用語の難解さ等により，これらの内容は容易に理解できるものではない．医療者は，説明する際には，患者の年齢，理解度，心理状態，家族的・社会的背景について配慮する必要がある．また，説明の時期については，患者の要望，信頼関係の構築，患者の受容にかかる期間，患者の不安除去の観点を考慮し，できるだけ早い時期に行うことが重要である．必要に応じて，説明の文書や疾患別のガイドブックを用いることや，くり返し説明するなどの工夫が必要である．

2 アドボケーターとしての看護師

がん患者は，説明を受け自己決定を求められる機会が多い．患者が診断を受けるために来院し検査を受けるとき，がんであることを最初に知らされるとき，治療法を決定する前，治療の経過においての変化，再発や転移を発症したときなど，がんを発症し治療を続ける過程において何度も遭遇することになる．また，がんを知らされることや再発や転移などのバッドニュースを告げられる場合は患者にとって衝撃が大きい．したがって，患者の心理面に配慮し，患者が説明を理解，納得し，自己決定に結びつけられるよう，看護師にはアドボケーター（擁護者）としての役割が求められる．

看護師は，医師からの説明時には可能な限り同席し，患者の反応を観察し，説明された内容についての患者の理解状況をアセスメントする必要がある．そして，患者が医師に質問しやすい状況をつくり，ときには代弁者として医師に質問し，患者の理解を助ける必要がある．多くの場合，がんを告げられるのは外来であるが，あわただしく多くの人が訪れている場所であり，説明する環境等の配慮や十分な説明がされていないことがある．さらに，看護師が告知時や告知後の心理的ケアを行う時間を設けることもできていないことがある．また，入院中に行われる説明においても，説明時や説明後のサポートが十分にできているわけではない．

看護師は，患者が納得でき，自己決定が行えるよう事前に医師と調整を行い，説明環境を整えることから始める必要がある．インフォームドコンセントにおける看護師の役割は，例えば以下のとおりである．

①インフォームドコンセントを求めるための場に同席する．
②患者が医師から受けた説明をどう理解したかを知り，必要なときには患者に補足説明を行う．
③病名，病状，治療法などについて患者と家族の受け止め方と心に受けた衝撃の程度を観察する．
④患者や家族の心理的ケアを行う．
⑤患者が自らの責任において自己決定できるよう，支え続ける．
⑥家族のケアを行う．
⑦インフォームドコンセントにかかわる情報を整理しておく．

3 倫理的に問題となりやすい場面

1 画一的，一方的な説明

患者に対する説明は，前述したように内容やその患者に応じた方法等を考慮し実施する必要がある．しかし実際には，画一的，一方的な説明であるなど，患者の心情や理解度，価値観等が考慮されず，患者の理解を確認できないままの説明に終わることも多い．また，転移や再発など患者にとってつらい説明（バッドニュース）の場合は，病名や病状を告げられた後に行われる説明が患者の耳に届いていないことも多い．

2 小児，高齢者への対応

小児や高齢者の場合，患者本人が十分に判断できないと考えられ，本人ではなく家族に説明が行われ，家族による意思決定がなされる場合がある．特に高齢者の場合は認知能力について過小評価され，本人に説明が行われない場合がある．

3 余命の告知

がんの告知率はインフォームドコンセントの普及や個人情報保護法の制定，国民の意識の変化により大きく上昇した．しかし，がん告知率に比べ，余命告知率は低い．これには治療による成果や予後予測が困難であるということも関連している．2008（平成20）年に実施された「終末期医療に関する調査」結果[3]によると，「自分が治る見込みのない病気になった場合の病名や病気の見通しを知りたいか」という問いに，「知りたい」と回答した「一般国民」の割合は77％，「医師」88％，「看護職員」90％で，一般の人以上に医療従事者自身も告知を望んでいることがわかる．しかし，「病名や病気の見通しについての説明」に医師の回答は，「患者本人に説明する」が8.7％，「本人の状況を見て患者に説明するかどうか判断する」が56.5％であり，本人に対する説明が進まない状況が考えられる．

4 セカンドオピニオン

近年はセカンドオピニオンも進んでおり，その必要性の認識も高まっている．しかし，患者がセカンドオピニオンを受けたくても行動に移せない場合もあり，セカンドオピニオンを受けなかった理由として，「受けた方がいいのか判断できない」，「どうすれば受けられるのかわからない」，「主治医に受けたいと言いづらい」などがあげられていた[4]．

[引用文献・資料]
1) 厚生省健康政策局総務課監修，柳田邦男編（1996）元気が出るインフォームド・コンセント，pp. 1-16，中央法規出版．
2) 松葉祥一ほか（2014）系統看護学講座別巻 看護倫理，医学書院．
3) 終末期医療のあり方に関する懇談会（2010）「終末期医療に関する調査」結果について，厚生労働省．
4) 厚生労働省ホームページ，平成23年受療行動調査の概況．

[参考文献]
1. 石井トク，江守陽子，川口孝泰編（2014）看護倫理：看護の本質を探究・実践する，学研メディカル秀潤社．
2. 季羽倭文子ほか監修，飯野京子ほか編（1998）がん看護学：ベッドサイドから在宅ケアまで，三輪書

店.
3. 清水陽一（2016）高齢がん患者の治療における倫理的課題と意思決定を支えるケア，がん看護，21（2），pp. 145-151.

3 治療における倫理的課題

1 倫理的葛藤と対応

　前節「インフォームドコンセント」でも述べられているように，患者自身が自己の病状を正確に理解したうえで，自己の価値観をふまえて複数ある治療法から選択することが望ましい．また，治療法が限られている場合でも，納得したうえでその治療を受け容れることが重要である（自律の原則）．
　患者ががんと診断されると，医師は患者のがんの種類や細胞型，進行度をふまえ，治療法を提案する（善行の原則）．また，患者の肝機能や腎機能，PS（Performance Status）などの全身状態に鑑み，患者が副作用などで重篤な状況におちいらないかどうかも考慮して，患者にとって最善と考えられる治療法を選択していく（無害の原則）．
　治療における倫理的課題には，患者の治療選択における意思決定に関連するケースが多い．患者が希望する治療法と，医学的見地から推奨される治療法が異なる場合，医療者は倫理的葛藤を感じる．以下に，いくつか例をあげる．

1　家族が患者への告知を拒否する

　患者が治療を選択するに際し，自らの状況を正しく理解し，治療によって起こり得ることを納得して意思決定していくことは重要である．患者に病名や病状を正確に伝えない状況での治療選択は，患者の真の意思とはいえない．しかし，患者のなかには悪い情報は聞きたくないと考えている人もおり，「知る権利」とともに「知らないでいる権利」も守られなくてはならない．また，重度の精神疾患などの既往があり，告知することが患者にとって不利益となり得ることもある．
　家族がなぜ患者に告知してほしくないのか，患者自身は告知を希望しているのかを確認し，患者にとって告知した場合の利益と不利益，告知しなかった場合の利益と不利益，告知後には医療者も家族とともに患者を支えていくことを伝えたうえで，患者に告知しないかどうかを家族と医療チームで十分に検討していくことが重要である．

2　医学的に推奨できない治療を希望する

　がん患者は，がんと診断され，あるいは再発や転移が見つかり，生命の危機を感じて，「何とかがんを治したい」「自分の体からがんをなくしたい」と医療者に訴えることが多い．患者が治療を選択していくうえで，患者の病状からはふさわしくないと考える治療法を強く希望し，医療者側から提案する治療が受け容れられない場合，医療者には倫理的葛藤が生じる．患者の思いに寄り添いつつ，患者にとって何が最善かを患者・家族と医療チームで話し合う必要がある．

3 標準治療ではなく補完代替医療を希望する

がん患者のなかには，治療効果が検証されている標準治療があるにもかかわらず，治療効果が明確でない補完代替医療を希望する患者もいる．根治の可能性があるにもかかわらず，患者が標準治療を望まない，または補完代替医療のみを希望する場合，医療者は最善の医療を提供できないことへの倫理的葛藤を感じる．患者がなぜ治療を望まないのか，誤った情報に翻弄されていないかなど，患者の思いや価値観を理解し，患者にとっての最善を患者・家族・医療チームで話し合うことが重要である．

4 認知症患者の判断能力

認知症患者など患者の判断能力に問題がある場合，家族や医療者は「説明してもわからないだろう」と考え，医療者は家族の意思を重視する傾向にある．患者の理解力や判断能力に合わせ，わかるように説明をすること，それでも患者自身での意思決定が困難な場合には家族などの代理意思決定者の意見に従うが，その際も「家族がどうしたいか」ではなく，「患者であれば，どうしたいと考えるのか」を患者のこれまでの言動や価値観から推考するようはたらきかけることが重要である．

5 妊孕性温存療法の選択

妊孕性温存とは，がん治療（抗がん薬投与や放射線照射など）によって将来妊娠の可能性が消失しないように，卵子保存や精子保存などを行い生殖機能を温存することである．近年のがん医療では，若年がん患者ががん治療を開始する際には，その治療によって妊孕性にどのような影響が考えられるのか，妊孕性温存の方法としてどのような手段が選択できるのかを患者や家族に情報提供することが重要であるとの考え方が広まってきている．

若年がん患者とその家族は，がんという疾患の告知を受け，それに加えて妊孕性温存療法を行うかどうかの重大な選択を迫られる．また，妊孕性温存療法は，がん治療開始の遅れによる病状進行のリスクを最小限にとどめられるよう配慮が必要である．看護師には，がん治療開始までの限られた時間のなかで，患者・家族が妊孕性温存療法を行うかどうかの選択，また，行うのであればどこでどのように受けるのかなどを意思決定するプロセスを支えていくことが求められる．

2 事　例

1 根治の可能性があっても手術をしない患者

A 氏．40 歳代男性．胃がん．

会社員，独身で独居．2 歳年上の兄には妻と子どもがいる．70 歳代の両親は兄家族と同居している．

身長 176cm，体重 68kg．がんによる食物の通過障害があり，体重は 2 カ月間で 30kg 減っている．他臓器への浸潤や転移はなく，医師からは手術療法の適応と判断され胃全摘術を勧められるが，「手術はしたくない」と手術を希望しなかった．

両親や兄は「手術を受けてほしい」と A 氏に懇願したが，A 氏は「がんになった自分の運命をありのままに受け止めたい」と自分の意思を話した．医師や看護師は「がんを根治できる可能性があるにもかかわらず，手術をしないこと」は A 氏の自律的意思決定であるが，A 氏にとって最善とはいえないことにジレンマを感じていた．

2 正しい知識・情報のもとでの自己判断か

　医師や看護師は，がんを根治できる可能性があるので胃全摘術をすることがA氏にとっての最善と考えている（善行の原則）．しかし，A氏は「運命をありのままに受け止める」と話し，手術を受けることに同意していない．同意しないA氏に無理に手術をすることはできないが（自律尊重の原則），手術をせずに胃がんを放置することで，さらに通過障害が悪化して食事摂取ができなくなること，胃がんが進行して他臓器にも浸潤・転移をきたすことから，いずれ生命に危険を及ぼすことになるのを避けたいと医師や看護師は考えている（無害の原則）．このように，自律尊重と善行・無害の倫理原則が対立している状況であった．

　A氏を担当する医師と看護師たちはカンファレンスを行い，A氏にとっての最善は何かを医療チーム全体で話し合った．そして，A氏の「手術をしない」という選択は，どのような思いや価値観に則っているのかを確認する必要性があることが話し合われた．

　看護師は静かな個室でゆっくりとA氏と面談ができるよう環境を調整し，A氏がなぜ手術をしたくないと考えているのか問いかけた．A氏は「これまで暴飲暴食の生活をしていて体重も98kgと肥満だったが，いまは68kgまでやせて，かえって健康的になった．がんになったことは，自分にとっては必要なことだったのだと思う．がん細胞も自分の体の一部だから，ありのままの病気を受け容れて，がんと共存していきたい」と話した．

　A氏はこれまでの自己の生活スタイルを振り返り，がんになったことで自分が健康的になったと考え，がんは自分にとって悪いものではないと価値づけていた．看護師は，A氏ががんという疾患についての正しい知識や正確な情報をもとに意思決定できていないのではないかと考えた．そこでA氏に，現在は体重が減ったことで適正体重となり健康的になったと感じられるかもしれないが，がんという病気の特性上，放置すればさらに進行して食事がとれなくなってしまうこと，病状の進行によって吐き気や嘔吐，痛みなどの苦痛な症状が出現する可能性があること，他臓器に転移すれば生命を脅かすことになりかねないことなどをわかりやすい言葉を用いて説明した．

　看護師の説明を聞いたA氏は，「医師からも『手術したほうがよい』と説明されたが，専門用語が多く，あまり意味がわからなかった．だが今回，自分にとって手術を受けたほうがよいという意味がよくわかった」と話し，「もう一度よく考えてみます」と返答した．

　2日後，A氏は手術を受けることを選択した．

3 患者にとっての「最善」とは

　がん治療を選択する際，患者自身がどうしたいのかを優先し，患者の意思を尊重することは重要である．しかし，ときには患者の意思が，医療的見地からは患者にとって著しく不利益と考えられる場合もある．患者が正しい情報をもとに判断しているのか，患者がどのような思いや価値観からその選択を希望しているのかを確認し，患者にとっての最善を患者や家族および医療チームで検討していく環境を整えていくことが看護師の重要な役割である．

[参考文献]
1. サラ・T. フライ，メガン-ジェーン・ジョンストン著，片田範子，山本あい子訳（2010）看護実践の倫理：倫理的意思決定のためのガイド 第3版，日本看護協会出版会．
2. 日本がん看護学会監修，近藤まゆみ，梅田恵編（2016）がん看護の日常にある倫理：看護師が見逃さなかった13事例，医学書院．
3. 吉岡伸人，鈴木直（2014）わが国におけるがん・生殖医療の現状と展望，産科と婦人科，81（10），pp. 1169-1174.

4 療養における倫理的課題

　がん患者は治療の段階ごとにさまざまな意思決定を迫られる．意思決定は，治療のみならず，「どのような療養生活を過ごすのか」を選択していくことになる．患者が自身の病状をどのように認識しているかによって，療養生活での優先順位は変化する．どこで（場所），どのように（治療の有無，何を大切に）療養していくのかを患者が主体的に選択するためには，選択しうるだけの情報を得て，それを理解することが必要である．しかし，告知が原則といわれる昨今でも，家族の希望により患者に病名は伝えられても病状までは詳しく伝えられない場合や，余命に言及しない，あるいは病名さえ伝えられない場合もある．患者は，真実を知らないまま「何を大切にしたいか」と問われても，状況によって優先順位は変化するため「真の望み」に届かない．その場合，主介護者である家族が代理決定を行うが，その選択が患者の意図を反映しているとは限らない．
　日本看護協会の倫理綱領第4条に，「看護者は，人々の知る権利及び自己決定の権利を尊重し，その権利を擁護する」[1]とあるように，看護師は患者が自分の希望を語ることができるような機会を設け，患者と家族の橋渡しをすることも必要である．一方で，高齢者のなかには「知りたくない」という選択をする場合もあり，「知らない権利」についても配慮する必要がある．

1 在宅療養での安全確保

　入院期間の短縮化にともない，療養の中心は「在宅」へ移行している．また，超高齢社会は老老介護や独居高齢者の増加などさまざまな問題を抱えている．がん専門病院や急性期病院での入院から通院治療への移行にともない，療養の場は地域に移行する．このことは，住み慣れた生活の場での療養となるため，患者の希望にもそう形となる．しかし一方で，在宅療養には介護放棄や家庭内暴力といったリスクが潜んでいる．そのため，がんに罹患するまで患者は自宅でどのように過ごしていたのか，家族内での役割や家族との関係性はどうなのか，また，入院から在宅療養に移行したときに患者と家族の暮らしにはどのような変化が起こるのか，などといったことをイメージしたうえでの退院調整が必要である．
　例えば，退院を急いだ背景には患者の年金で生活する息子家族に「入院費」は家計を脅かすという考えがあり，食事の準備や見守りなどには関心を払わず，患者は自宅で放置され，低栄養と脱水を起こして救急搬送となった例があった．また，自宅に患者からの介護を必要とする配偶者や親がおり，患者は退院と同時に家事や介護を担わなければならない事例，患者がこれまでの役割を担えないことから家族の家庭内暴力に発展する事例など，さまざまな問題が日常的に起こり得る状況がある．
　多種多様な患者・家族のあり方は，ときとして医療従事者の価値観と大きな隔たりがあり，「住み慣れた自宅で暮らしたい」という患者の願いが，安全な状況とは限らない場合もある．看護師はソーシャルサポートなどを活用して患者の安全が確保できるように他職種と連携して調整を行い，患者の立場にたって，ときに擁護し，ときに代弁するなどアドボケーターとしての役割を発揮することが期待されている．
　上記のような事例では，外来看護師と連携し，退院後初の外来で患者の様子を確認し，着衣の乱れ，口腔内や頭髪の清潔が保たれていない状況がみられたとき，看護師は療養環境や自宅での過ごし方について情報収集し，療養環境の再調整を行う．また，通院時は病状が安定しているにもかかわらず在宅で起こる患者の変化について，看護師は敏感に察知し，その原因を探り，

MSW（医療ソーシャルワーカー）や介護支援専門員などと連携し，必要に応じて社会資源や制度の活用を検討する．

2 自宅で支える家族の負担

　医療者は，患者中心の視点でさまざまなケアを提供し，家族には介護者としての役割を期待する．しかし，家族も看護の対象者であり，場合によっては患者以上にケアが必要な事例もある．患者が入院したことで初めて家庭内暴力が明らかになる場合や，家計を支える大黒柱的存在が介護のために退職を余儀なくされる場合など，「患者が在宅療養に移行する」ことで家族の健康が損なわれたり，社会生活が営めなくなることがある．筆者が体験した最近の事例でも，禁煙させるためにタバコをかくした妻に激高した患者が妻をなぐり妻が救急搬送された例や，患者が妻を片時も離さないため妻が疲弊してしまった例などがあった．

　それまでかろうじて保たれていた家庭内の家族のバランスが，がんの罹患によって崩れ，内在していた問題が顕在化することがある．これを「家族だけの問題」として処理するのではなく，両者の立場や価値観に十分配慮し，問題解決を試みることは，深刻な介護放棄や家庭内暴力などにつながらないための予防的介入として意味がある．

　しかし，在宅でのサポートは患者・家族との契約で可能となるため，医療者がそれを必要と判断しても，「自宅に他人を入れたくない」という患者・家族の抵抗感も強く，自宅というプライベートな場への介入には細心の注意が必要である．

3 プライバシー介入での留意点

　職業上，人の秘密を知ることになる看護師には守秘義務が発生する．特に，患者宅に訪問する看護師は患者の生活に密接に介入することもあり，病院や施設勤務以上に個人情報や生活状況を知ることになる．また，患者が安全に療養するために関係職種と情報共有する場合も多い．こうしたなかで患者に情報共有の必要性について十分に説明し，理解を得ることは患者との信頼関係を構築するうえで非常に重要である．

　情報共有について患者に説明していたとしても，「あなただから話したのに…」「人に知られたくないことまで来る人（医療福祉関係者）がみんな知っている．こんなことなら一人で孤独死したほうがよかった」などと患者個々によって情報共有のとらえ方も違い，プライバシーが侵害されたと感じる範囲もそれぞれに異なる．ケアするうえで必要不可欠な情報とそうでない情報を整理し，必要な情報であっても患者が知られたくないと感じている内容についてはチーム間で患者の感情も含めて共有することが大切である．

　また，住民のつながりが強い地域の場合，在宅チームを組むときのメンバー構成は患者の価値観に合わせて検討する必要がある．地域とつながりの強い人は，その地域の人がチームメンバーに入ることを心強く思うこともあるが，つながりを拒絶している人の場合は，地域の人がメンバーに入ることで介入全体が拒否されることもある．患者の生活スタイルに合わせた細やかな連携体制や調整が，患者にとっての安心と信頼につながる．

　がんの療養における倫理的課題として，患者の自律尊重（患者の希望，意思）をかなえていくためのケアと，その希望や意思が患者・家族ともに安全で，不安の少ない状況での生活となるように整えることが重要である．

[引用文献・資料]
1) 日本看護協会ホームページ，看護者の倫理綱領．

5 終末期における倫理的課題

1 人生の最終段階をむかえて

　がん患者の終末期をどう定義するかは難しいが，ここでは「積極的治療に期待がもてなくなり，患者の死が遠くない将来に予測される状況になったころ」とする．この時期に起こりやすい倫理的な問題には以下のようなものがある．

1 患者への告知

　まず，現在の病状や積極的治療の中止について，どのように患者本人に伝えるべきかという問題がある．抗がん治療を続けてきた患者にとって，治療できなくなることは死が近づいていることを実感させる非常につらい知らせである．そして，もはや効果が望めなくなった治療の継続を患者が望むときにどうするかといった問題も生じやすい．さらに，予測される生命予後を患者本人に伝えるべきか否か，どのように伝えるかという問題もある．

2 身体状況の悪化による日常生活の困難

　がん患者の終末期には病状進行から種々の身体症状が出現し，ADL（日常生活動作）が急激に低下することが多い．日々の生活上でも，ADLの低下にともなって患者本人の意向尊重と安全の確保が対立するさまざまな倫理的問題が生じてくる．例えば，自立歩行が危険な状態になった患者がトイレまで歩いていって排泄したいと願ったとき，または誤嚥の危険性の高い患者が経口摂取を望んだときなど，それにどう対応するかといった問題である．

3 意識レベルの低下，意思表明ができなくなったとき

　病状が差し迫ってくると，身体症状の増悪，せん妄など意識レベル低下の影響等で，患者本人が自分の意思を表明できなくなる可能性が高くなる．そのような状況で，治療をするのかしないのか，医療やケアの方針をどう決定していくのかという問題がある．
　本節では，上記のような問題のなかから医療やケアに関する方針決定への支援について述べる．

2 医療やケアに関する方針決定のあり方

1 事前指示（アドバンスディレクティブ）

　意思表明ができない状況になった後も患者の自己決定権を守るための方策のひとつとして，重篤な状態になったときにどうするかを患者自らが事前に決めておくという方法があり，これを事前指示（アドバンスディレクティブ）という．事前指示の内容はDNAR（do not attempt resuscitation，患者本人または患者の利益にかかわる代理者の意思決定をうけて心肺蘇生法を行

わないこと)[1]，人工呼吸器や補液についての意向確認，代理人の指定などである．

2 アドバンスケアプランニング

現実的には，積極的治療が難しくなった状態であっても治癒への希望は強く，病状が悪くなったときのことを事前に患者自身や家族で話し合っておくのは難しい場合も多い．そのような場合には医療者が話し合いを支援することが重要である．しかし，状況によっては話し合い自体が侵襲的となる可能性もあり，患者や家族のニーズに合わせて，慎重に進める必要がある．この際，単に事前指示の内容を確認するのではなく，これから重篤な病気や状態になったときに，どこでどのように過ごしたいかを話し合う[2]こと（アドバンスケアプランニング）が重要である（図4-1）．

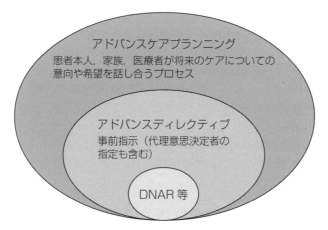

DNAR（do not attempt resuscitation）：患者本人または患者の利益にかかわる代理者の意思決定をうけて心肺蘇生法を行わないこと（日本救急医学会）．
DNARのほかに，人工呼吸器の装着，補液や人工栄養等の希望についても指示される場合がある．

図4-1 アドバンスディレクティブとアドバンスケアプランニングの関係性

3 家族と医療者間での話し合い

患者が意思表明困難な状況におちいった場合は，家族と医療者間での話し合いにより，患者にとっての最善の治療方針を決定することになる．その際も，患者の意思が推定できるのであれば，それを尊重して方針決定をする．医療者には，困難な状況のなかでつらい選択をする家族の気持ちに寄り添い，何が患者にとっての最善であるのかを一緒に考えることが求められる．

これらの話し合いのプロセスについては，厚生労働省が**「人生の最終段階における医療の決定プロセスに関するガイドライン」**[3]を示しており，医療者によるアドバンスケアプランニングの支援を推進している（図4-2）．終末期医療に関するガイドラインはその他の関係医療団体も策定している（表4-1）．

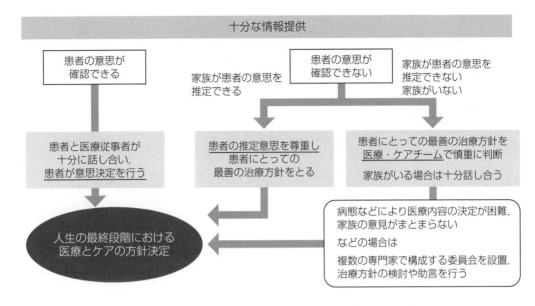

図 4-2　人生の最終段階における医療とケアの話し合いのプロセス
(厚生労働省ホームページ,「人生の最終段階における医療の決定プロセスに関するガイドライン」リーフレットより転載)

表 4-1　わが国の終末期医療に関するガイドライン

- 人生の最終段階における医療の決定プロセスに関するガイドライン（厚生労働省）
- 終末期医療に関するガイドライン（日本医師会）
- 終末期医療のあり方について：亜急性型の終末期について（日本学術会議）
- 終末期医療に関するガイドライン：よりよい終末期を迎えるために（全日本病院学会）
- 救急・集中治療における終末期医療に関するガイドライン（日本救急医学会，日本集中治療医学会，日本循環器学会）
- 苦痛緩和のための鎮静に関するガイドライン（日本緩和医療学会）
- 終末期がん患者の輸液療法に関するガイドライン（日本緩和医療学会）
- 高齢者ケアの意思決定プロセスに関するガイドライン：人工的水分・栄養補給の導入を中心として（日本老年医学会）

3　事　例　〜鎮静をするか否かの意思決定支援

1　概　要

　Tさん，50歳代女性，卵巣がん．
　長女と長男は隣県に住んでおり，夫との2人暮らし．4年前に卵巣がんⅣ期と診断され，抗がん薬治療を受けつつ免疫療法などさまざまな治療もしてきたが，病状が進行し治療継続を断念した．その後は入退院をくり返しながら在宅療養を続けてきた．
　今回の入院では，がん性疼痛はオピオイドなどの使用でコントロールできたものの，身の置きどころのない強い倦怠感は緩和ケアチームの介入を得ても緩和できない状態であった．Tさんのために全力でサポートしてきた夫は，苦しむTさんに献身的に付き添っていた．
　入院7日目，Tさんの意識が混濁して会話ができない状態となり，目を覚ますたびに「苦しい，

なんとかして」とくり返すようになった．医療チームはがん終末期で苦痛がコントロールできない現状から鎮静の適応を検討し，ちょうど面会に訪れた長女と夫にTさんの現在の病状と鎮静という選択肢について説明した．長女は「お母さんと話もできなくなるなんて」とつぶやき，夫は「どうしたらいいのかわからない，つらさをとってやりたいが…」と話した．

2 アセスメント

Tさんの苦痛を緩和する方策は尽くされ，鎮静が検討されているが，その実施にはメリットとデメリットを理解したうえでの患者および家族の同意が必要である．Tさんはすでに会話も難しく，鎮静のリスクを理解し意思表明できる状況ではない．よって，家族と医療チームで，Tさんの苦痛を緩和するために鎮静を開始するか否か，Tさんにとっての最善は何かを話し合い，治療方針を決定する必要があった．

3 ケアの実際

医療チームは，家族と医療チームがTさんにとっての最善を考える話し合いの場を設定した．家族が意向をまとめられるように，夫と長女だけでなく，長男にも参加してもらった．医療チームはTさんの病状，鎮静のメリットとデメリットを説明したうえで，家族としてはどう思うか，Tさん本人は何を望むだろうか，それぞれの考えの表現を促した．夫は「これまで十分がんばってきた妻の苦しみをとってあげたい」と語った．夫の思いを聞いた長女は「少しでも長く生きてほしいとも思うけど，やっぱり楽にしてあげたい」と話した．こうして家族全員が鎮静に同意し，これからの時間を家族交代で付き添うことを決め，持続鎮静が開始された．

鎮静開始後，看護師は口腔ケアなど家族にもできるケアを一緒に行った．また，家族の声はTさんに届いており，そばにいることが安心につながっていることを伝えた．そしてベッドサイドで語られる家族の思い出やTさんへの感謝を傾聴した．鎮静開始から1週間後，Tさんは家族に見守られて永眠した．

4 看護師の役割

終末期がん患者・家族の意思決定支援は医療チーム全体で行うが，なかでも看護師は，個々の生活状況も含めた家族間の関係性を把握し，家族それぞれの思いやニーズをキャッチする役割をもっている．必要なタイミングでの話し合いの場の設定を可能にする重要な役割である．看護師は最期のときまでそばにいて，患者と家族を細やかなケアで支え続けることができる．患者が亡くなった後の人生を生きていく家族が，患者のために「最善を尽くし精一杯支えることができた」と感じられるような支援のあり方が看護師には求められている．

[引用文献・資料]
1) 日本救急医学会ホームページ，医学用語解説集．
2) 木澤義之（2012）「もしも…」のことをあらかじめ話しておいたらどうなるか?，緩和ケア，22（5），pp. 399-402.
3) 厚生労働省ホームページ，人生の最終段階における医療の決定プロセスに関するガイドライン．

[参考文献]
1. 阿部泰之（2015）アドバンス・ケア・プランニング：現在までの知見とこれからの方向性，緩和ケア，25（3），pp. 178-182.
2. 稲葉一人（2015）がん終末期における法・判例・ガイドライン：まず知ったほうがよいこと，がん看

護, 20(1), pp.5-13.

6 がん看護研究における倫理的配慮

1 研究倫理審査

　近年，倫理的配慮の必要性が増しているなか，わが国では2003（平成15）年に「個人情報の保護に関する法律」が成立，2005年より全面施行された．その後，看護研究に限らず人を対象とする研究においては，権利擁護の観点から急速に倫理に関する評価が厳しくなってきた．日本看護協会は，「看護者の倫理綱領」（2003年）のほか，厚生労働省の「臨床研究に関する倫理指針」（2003年），国際看護師協会（ICN）「看護研究のための倫理指針」（2003年）などを参照し，「看護研究における倫理指針」（2004年）を作成した．それから今日まで急激な勢いで倫理的課題が取り上げられるようになり，大学，医療機関，学術団体など多くの施設や団体が倫理審査委員会を設置してきた．

　2014年には文部科学省・厚生労働省により「人を対象とする医学系研究に関する倫理指針」が公表され（平成26年文部科学省・厚生労働省告示第3号），2015年には同指針各規定の解釈や具体的な手続きの留意点等を説明したガイダンスが制定され，以後，研究倫理審査委員会はより具体的な手続きを踏むようになった．

　この指針は，「研究対象者の人権の保護，安全の保持および福祉の向上をはかりつつ，人を対象とする医学系研究の科学的な質および結果の信頼性ならびに倫理的妥当性を確保することを主な目的」とし，以下の8項目は研究に関する基本方針とされている（表4-2）．

　現在，人を対象にした研究内容を公表する場合，倫理的配慮が含まれていることが当たり前になってきた．また，雑誌などへの研究論文投稿時，倫理審査委員会の承認のないものは査読時点で却下されることがある．人を対象とする研究を行う場合は，十分な研究計画を立て，研究者の所属する施設や学会などの組織の倫理審査委員会に倫理審査申請書を提出し，承認を得てから研

表4-2　人を対象とする医学系研究に関する倫理指針

この指針は，人を対象とする医学系研究に携わる全ての関係者が遵守すべき事項を定めることにより，人間の尊厳及び人権が守られ，研究の適正な推進が図られるようにすることを目的とする．全ての関係者は，次に掲げる事項を基本方針としてこの指針を遵守し，研究を進めなければならない．

①社会的及び学術的な意義を有する研究の実施
②研究分野の特性に応じた科学的合理性の確保
③研究対象者への負担並びに予測されるリスク及び利益の総合的評価
④独立かつ公正な立場に立った倫理審査委員会による審査
⑤事前の十分な説明及び研究対象者の自由意思による同意
⑥社会的に弱い立場にある者への特別な配慮
⑦個人情報等の保護
⑧研究の質及び透明性の確保

（文部科学省・厚生労働省，「人を対象とする医学系研究に関する倫理指針ガイダンス」（平成27年制定，平成29年一部改訂）第1章 総則 第1 目的及び基本方針より）

究を始める必要がある．近年，研究における倫理的配慮は先進国では当然のこととされているが，倫理審査委員会が存在しない国においても，国際学会などで発表する研究者は倫理的配慮が問われることになる．

一方，倫理審査委員会に研究計画書とともに倫理審査申請書を提出するが，倫理審査委員会メンバーの厳しい審査結果で却下される場合や，修正後に再提出することを求められることがある．また，研究フィールド（研究を受け入れる施設など）の負担が大きく，協力が得られない場合があり，実践研究の推進が難しいこともある．特にがん看護においては，病名・治療・予後などに関するインフォームドコンセント，終末期ケア，高齢患者・認知症患者，家族ケアなど患者・家族の権利擁護に関する複雑な要素が多く存在しているため，研究フィールドの責任者は研究承諾に関して慎重になる．しかし，より質の高いがん看護を提供していくためには，研究者は研究対象者の生命，健康，プライバシーを守り，尊厳および権利を尊重することは当然のことであるが，同時にがん患者・家族あるいは研究フィールド提供者に対して謙虚な態度で対応，説明を重ね，研究を進めていくことが大切である．また，倫理審査委員会の承諾が得られた後も，研究開始時には研究対象者にわかりやすく説明し，同意書を得ることが必要である．これは研究を行う看護者の基本姿勢である．

2 研究倫理の原則

看護実践者は，日本看護協会の「看護者の倫理綱領」，「看護実践上の倫理的概念」に準拠していくことが求められている．また，看護実践するうえでの倫理的概念としてのアドボカシー（擁護），アカウンタビリティー（責任と責務），協同，ケアリングの原則は必須であるが，看護研究においても考慮されなければならない．さらには，看護研究の指針となる倫理の原則「善行（無害），人間としての尊厳の尊重，誠実，公正，真実性，機密保持」は，看護研究を行うための基本的な倫理的配慮であり，厳守する必要がある．

1 研究プロセス上の配慮

1）計画書作成

提出する研究計画書の内容には，研究目的・背景・意義，研究方法，倫理的配慮の記述，同意書を得る方法・手続き，研究を実施するうえでの必要書類（研究の同意書，調査用質問紙・インタビューガイドなど），参考文献などが含まれる．

2）倫理申請

倫理審査委員会へ研究倫理申請書と研究計画書（説明書・承諾書を含む）を提出する．同時に倫理指針講習会の受講認定証や利益相反自己申請書の提出を求められることがある．倫理申請を行う倫理審査委員会の規約をよく読み，申請書類をチェックしておくとよい．

3）研究フィールドの許可・承認

研究フィールドとなる機関からの研究許可の承認を得る．

4）説明と同意

倫理審査委員会の承認後，研究対象者に以下のことを説明・実施し，文章で同意書を得る．
①研究の目的，内容，手順の説明．

②心身への負担・侵襲・危険性などに対する十分な説明.
③研究協力者の自発的同意と協力により研究を行うが,どの段階でも拒否や同意撤回ができ,それによる不利益がないこと.
④対象者や社会へ研究成果が還元されること.
⑤個人情報(対象者の匿名化,データの機密保持など)の漏洩により心理的・社会的不利益が生じないよう最大限の配慮と対策を行うこと.
⑥研究対象者の意思による参加同意であることを確認する(文章で同意を得る).
⑦データ収集時においても研究説明の内容に準拠し,状態悪化時には中止し速やかに対応する.対象者の質問に適切に対応する.
⑧データ収集後,データ資料を厳重に管理し,必要年数の間,保管する.
⑨研究公表時,対象者の匿名化に配慮すること,論文中に倫理的配慮を記載すること,対象者の結果要望に応えること.

などが求められる.

2 倫理的課題

施設内でのケア提供者が,同時に研究者である場合,ケアを受ける対象者(患者)は,研究の対象でもあるため,権利擁護の観点から細心の注意が払われなければならない.情報公開の権利の有無,プライバシー・匿名性・機密性保持の保証など,対象者の不利益にならないよう十分な倫理的配慮が必要である.今後さらに研究依頼が増加することが予測されるため,研究を受け入れる施設・機関において,研究対象者に対して倫理的配慮ができ,研究者に対しても研究推進への考慮ができる人材配置を組織的に整備していくことが必要になってきている.

[参考文献・資料]
1. 日本看護協会ホームページ,看護実践情報,看護倫理.
2. 日本看護協会(2004)看護研究における倫理指針.
3. サラ・T.フライ,メガン-ジェーン・ジョンストン著,片田範子,山本あい子訳(2010)看護実践の倫理:倫理的意思決定のためのガイド 第3版,日本看護協会出版会.
4. 小島操子,終末期医療における倫理的課題:アン・J.デーヴィス監修,見藤隆子ほか編(2002)看護倫理:理論・実践・研究,pp. 166-167,日本看護協会出版会.

第5章
化学療法にともなう看護

1 化学療法の基礎知識

　がん化学療法は，がん薬物療法とも称する．がん患者に対する薬を用いた全身的な治療のことで，**殺細胞性薬**，**分子標的治療薬**，**ホルモン薬**などに分類される．

　がん化学療法に用いる抗がん薬等は人体への細胞毒性が強く，毒薬・劇薬に指定されている薬が多い．薬の特徴をふまえた取り扱いや患者への投与管理，治療中・治療後の観察には注意を要する．そして，慎重な計画の立案，患者への適切な実施，副作用への対応等，医師・看護師・薬剤師等それぞれが専門的な知識を基盤とした実践を行うことで，患者に最大限の効果をもたらし，患者の苦痛を最小限にし，長期にわたる治療と生活への支援が可能となる．また一方で，予後が不良な患者にはその人らしい闘病を支えることが求められる．

　近年，治療が外来に移行していること，新薬の開発が盛んなことで新たな医療提供システムの模索，そして看護師の役割も発展してきている．患者には一層のセルフケアが求められ，看護師には科学的かつ倫理的な視点でケアすることが求められている．

1 集学的治療としての化学療法

　がん化学療法は，手術療法や放射線療法と併用する集学的治療として行われることも多い．患者の診断時からの一連の治療を理解することが重要である．
　①手術療法との併用：手術療法の前や後に化学療法を併用する．
　②放射線療法との併用：化学放射線療法とも称する．放射線療法と組み合わせて治療計画が立てられる．

2 化学療法の目的と適応

　がん化学療法単独の目的は，表5-1の通り「治癒が期待できる」「症状緩和や延命の効果が十分に期待できる」「延命効果・症状緩和が期待できる」に分けられている．適応は病期によって異なるが，胃がんや肺がん，大腸がんは手術後に，食道がんは手術前に併用療法として標準的治

表5-1　各種悪性腫瘍に対するがん薬物療法の有効性

A群：治癒が期待できる	急性リンパ性白血病，Hodgkinリンパ腫，非Hodgkinリンパ腫（中・悪性度），胚細胞腫瘍，絨毛がん
B群：症状緩和や延命の効果が十分に期待できる[※]	卵巣がん，小細胞肺がん，非小細胞肺がん，大腸がん，多発性骨髄腫，慢性骨髄性白血病，慢性リンパ性白血病，非Hodgkinリンパ腫（低悪性度），胃がん，膀胱がん
C群：延命効果・症状緩和が期待できる[※]	骨肉腫，軟部組織腫瘍，頭頸部がん，食道がん，子宮がん，腎がん，肝がん，胆道がん，膵がん，脳腫瘍，甲状腺がん

※　B群は薬物療法による治癒は難しいが，予後の延長がみとめられ，かつ50％以上の奏効割合が期待できるがん種が含まれている．薬物療法の効果がそれ以下のがん種はC群に含まれているが，同じがん種でもサブタイプにより薬物療法の有効性は異なる．

（国立がん研究センター内科レジデント編（2016）がん診療レジデントマニュアル　第7版，p.24，医学書院より転載）

療として行われることが多く，病期が進行した場合は化学療法単独などで実施されることが多い．手術療法や放射線療法と併用した集学的治療をふまえて治療の目的を理解することが重要である．

がん化学療法の適応は以下の通りであり，患者の体調および意向も重要な要素である．
①全身的な治療が必要である．
②治療効果が期待できる．
③患者の健康状態が副作用に耐えられる：パフォーマンスステータス（PS．表5-2），臓器機能（骨髄，肝臓，腎臓，心臓，肺など），栄養状態，年齢．
④患者が治療を受けることを希望している．

表5-2 パフォーマンスステータス（PS）

ECOGのパフォーマンスステータス※

スコア	患者の状態
0	無症状で社会的活動ができ，制限をうけることなく発病前と同等にふるまえる．
1	軽度の症状があり，肉体労働は制限をうけるが，歩行，軽労働や座業はできる．
2	歩行や身の回りのことはできるが，時に少し介助がいることもある．軽作業はできないが，日中50％以上は起居している．
3	身の回りのことはある程度できるが，しばしば介助がいり，日中の50％以上は就床している．
4	身の回りのこともできず，常に介助がいり，終日就床を必要としている

※ ECOG（イーコグ．米国の腫瘍学の団体の一つ）が決めた全身状態の指標で，日本臨床腫瘍研究グループでも本指標を使用している．

カルノフスキー・パフォーマンスステータス（KPS）※

スコア	患者の状態
100	正常．疾患に対する患者の訴えがない．臨床症状なし．
90	軽い臨床症状はあるが，正常活動可能．
80	かなり臨床症状はあるが，努力して正常の活動可能．
70	自分自身の世話はできるが，正常の活動・労働は不可能．
60	自分に必要なことはできるが，ときどき介助が必要．
50	病状を考慮した看護および定期的な医療行為が必要．
40	動けず，適切な医療および看護が必要．
30	まったく動けず，入院が必要だが，死はさし迫っていない．
20	非常に重症．入院が必要で精力的な治療が必要．
10	死期が切迫している．
0	死

※ Karnofsky Performance Status(KPS)．KPSのスコアは0点から100点までであり，スコアが高いほど患者が日常活動をよりよく行えることを意味する．

3 がん化学療法に用いる薬の特徴

取り扱いおよび有害事象に注意を要する薬として,「毒薬・劇薬」,「ハイリスク薬」などがあるが, がん化学療法で用いる薬の多くはいずれにも分類される.

(1) 毒薬・劇薬
　薬の安全性に関して, 人や動物に有害作用などの危害を起こしやすい薬剤として指定され, 法律でパッケージへの表示法が定められている（図5-1）. また, 毒薬の貯蔵や陳列の場所には, かぎをかける必要がある[1)].

(2) ハイリスク薬
　適切でない取り扱いによって患者に重大な被害をもたらす可能性のある薬剤として定義され[2)], 診療報酬加算として, 薬剤師がハイリスク薬を調剤した場合に必要な薬学的管理および指導（表5-3）を行ったときに算定されるものである.

「毒薬」は, 黒字に白枠, 白文字でその品名および「毒」と記載
「劇薬」は, 白地に赤枠, 赤字でその品名および「劇」と記載

図5-1　毒薬・劇薬の表示
（医薬品, 医療機器等の品質, 有効性及び安全性の確保等に関する法律　第44条より）

表5-3　薬局における「ハイリスク薬」の薬学的管理指導：抗悪性腫瘍剤

1) 患者に対する処方内容(薬剤名, 用法・用量, 投与期間, 休薬期間等)の確認
2) 服用患者のアドヒアランスの確認(化学療法に対する不安への対応, 外来化学療法実施の際に受けた指導内容や提供された情報の確認)
3) 副作用モニタリングおよび重篤な副作用発生時の対処方法の教育
4) 効果の確認(適正な用量, 可能な場合の検査値のモニター)
5) 一般用医薬品やサプリメント等を含め, 併用薬および食事との相互作用の確認
6) 患者に最適な疼痛緩和のための情報収集, 処方提案と患者への説明, 麻薬の使用確認
7) 支持療法の処方・使用の確認あるいは必要に応じた支持療法の提案等

（日本薬剤師会(2011)薬局におけるハイリスク薬の薬学的管理指導に関する業務ガイドライン　第2版, p.3より転載）

2 化学療法の理解を促す援助

1 薬学的管理指導とチーム医療

　がん化学療法に用いる薬は, 毒薬・劇薬, ハイリスク薬であり, 前述の薬学的管理指導をふま

え，指導の前提として医療者が患者情報，病態および薬についてチーム内で共有し，患者への情報提供や患者からの疑問に答えられるようにしておく必要がある．そして，スケジュール，注意事項などを理解しているか，薬への不安などがないかを把握することが重要である．

2 説明時に活用できる教育資材

医薬品に関する医療従事者向け解説としては，添付文書（「医薬品，医療機器等の品質，有効性及び安全性の確保等に関する法律」第52条に規定された記載事項：用法，用量，使用上の注意，取り扱い上の注意など），インタビューフォーム（日本病院薬剤師会の様式，添付文書の補完）などがあるが，患者に直接用いるには難解である．

患者向け資材では，2012（平成24）年より医薬品リスク管理計画のもと，リスク最小化計画としてリスクが高い薬に関して「患者向け資材」が提供されている．医薬品医療機器総合機構（PMDA）のウェブサイトには「RMP 提出品目一覧」[*1]が紹介されている．また，国立がん研究センター情報センターでは一般向けの情報「くすりの使い方と注意点」など[*2]を提供しており，指導に活用できる．

3 心身状態のアセスメント

がん患者の多くは身体的な苦痛ばかりでなく，精神的，社会的，スピリチュアルな苦痛を抱えており，それらが相互に影響し合っている．そのため，がん患者のアセスメントを行う際にはトータルペインの視点で患者をとらえることが重要である．看護師は，がん化学療法を受ける患者がさまざまな苦痛を抱えた状態で治療に臨んでいることを理解し，アセスメントする必要がある．

1 身体的苦痛

あらゆる病期の患者が，がん化学療法を受ける可能性がある．そのため，患者はがんそのものによる症状を抱えている場合が少なくない．また，これまでに受けてきたがん治療による有害事象の症状が完全に消失していない状況も考えられる．そのようななかで抗がん薬の投与が開始されると，悪心・嘔吐，しびれなどのさまざまな副作用が出現する．これらの症状が日常生活動作（ADL）を妨げ，さらなる苦痛をともなうこともある．

2 社会的苦痛

最近では外来でがん化学療法が行われることが多くなり，仕事をしながら治療を受けられるようになった．しかし，定期的な通院が必要であることや，化学療法の副作用により，これまでと

---

*1 http://www.pmda.go.jp/safety/info-services/drugs/items-information/rmp/0001.html
*2 http://ganjoho.jp/public/dia_tre/index.html

同じように仕事ができないこともある．患者のなかには休職や退職を余儀なくされ，収入が不安定になるといった経済的な問題が生じる場合もある．また，分子標的薬など新たな薬剤が登場し，治療の選択肢が増す一方で，高額な医療費の支払いも必要となる．

定期的な通院や抗がん薬の副作用の症状によって，家庭内で自分の役割が果たせなくなることも患者の苦痛の一つである．例えば，主婦である患者が手のしびれにより家事に支障をきたしたり，味覚障害で調理ができなくなったりすることに悩むこともある．

3 精神・心理的苦痛

がん化学療法を行う目的には，治癒・延命・症状改善がある．いずれの場合であっても患者は自分が受けている抗がん薬が効いているかどうかについて最も関心があり，不安なことでもある．ときには，なぜ自分ががんになってしまったのか，抗がん薬のつらい副作用に耐えなければならないのか，といった悲しみや怒りを感じることもある．このような苦痛が緩和されずに続くと，うつ状態やせん妄を引き起こすこともある．

4 スピリチュアルペイン

がん化学療法を受けることで，これまでと同じような役割が果たせなくなったり，楽しみや生きがいを失ったりすることも少なくない．このような状況では生きる意味に疑問を感じ，信念や価値観の変化が生じる．また，身近になった死への恐怖や不安と対峙しながら，治療を続けていかなければならない．

4 安全・確実・安楽な治療を支えるためのアセスメント

1 抗がん薬投与時の観察と援助

看護師は，抗がん薬を安全・確実・安楽に投与する責任を担っている．安全・確実・安楽な投与管理について以下に説明する．

1 安全な投与管理

がん化学療法では，治療に用いられる薬剤そのものが毒薬である場合が多い．毒薬を用いた治療の場合，その薬剤は正常・異常の区別なく細胞に障害をもたらす殺細胞作用をもつということをよく認識したうえで投与管理を行う必要がある．つまり，がん化学療法における「安全な投与管理」とは，人体への侵襲を最小限にし，かつ治療効果を最大限に発揮することを意味する．

2 確実な投与管理

がん化学療法はレジメン*にそった確実な投与管理を行うことによって，はじめて安全かつ最

大限の治療効果をもたらすことができる．

例として，肺がんに用いられる「CDDP + PEM 療法」のレジメンを表5-4に示す．看護師はレジメンから治療に使用される薬剤とそれらの投与量，投与順序，投与時間，投与経路，インターバル，器材（輸液ルート）などを理解し，確実に投与管理を行う．

表 5-4　肺がん患者に用いられる代表的なレジメン（CDDP + PEM 療法）

呼吸器（肺がん）　　　　　　　　　　　　　　　　　　インターバル　21日
レジメン名称：CDDP+PEM　　　　　　　　　　　　　基準日　　　　Day(1)

RP	がん	薬品名	標準値	単位	手技	投与ルート	点滴時間・速度	コメント	Day 1
1		ソルデム1注 500mL	500	mL	点滴静注	末梢ルートメイン1	1時間	開始時にイメンド（アプレピタント）服用	9:00
		硫酸Mg補正液 1mEq/mL 20mL	8	mL					
		KCL注 20mEq/20mL キット「テルモ」	10	mL					
2		デキサメタゾン注 6.6mg/2mL	9.9	mg	点滴静注	末梢ルートメイン1	15分		10:00
		アロキシ点滴静注バッグ 0.75mg/50mL	0.75	mg					
3		生理食塩液注 100mL	100	mL	点滴静注	末梢ルートメイン1	10分		10:15
	○	アリムタ注射用（100, 500mg）	500	mg/㎡					
4		マンニトール注 20% 300mL	300	mL	点滴静注	末梢ルートメイン1	45分		10:25
5		生理食塩液注 250mL	250	mL	点滴静注	末梢ルートメイン1	1時間		11:10
	○	シスプラチン注（10, 25, 50mg）	75	mg/㎡					
6		ソルデム1注 500mL	500	mL	点滴静注	末梢ルートメイン1	1時間		12:10
		KCL注 20mEq/20mL キット「テルモ」	10	mL					

4時間10分

3　安楽な投与管理

がん化学療法は先にも述べたように毒薬が用いられる場合も多く，副作用の発症を完全に回避することはできない．しかしながら，副作用症状はマネジメント次第で最小限に抑えることも可能である．副作用症状を最小限に抑えることは，単に安楽に治療を受けることができるということだけではなく，闘病意欲の維持から治療の継続が可能となり，治療効果を最大限に得ることにもつながる．

＊　レジメンとはがん化学療法において使用する抗がん薬，輸液，支持療法薬（制吐剤など）の組み合わせや薬剤の投与量，投与スケジュールなどに関する時系列的な治療計画のことである．

2 投与のタイミングに合わせた観察と援助

1 投与前

1）治療目的と治療計画の確認

看護師は，対象とする患者が何の目的でこのレジメンの化学療法を受けるのかを理解する必要がある．化学療法には，治癒・手術前後の補助療法・症状緩和および延命などの目的があり，看護師は目的にそった看護を実践する役割を担っている．同じレジメンであっても治療目的が大きく異なる場合もあり，注意が必要である．また，治療全体のスケジュールは患者の人生プランにも影響を及ぼすため治療前に確認し，患者・家族に伝える必要がある．

2）処方・指示内容の確認

レジメンを理解したうえで医師の処方内容と相違がないか確認する．抗がん薬の投与量は，患者の身長・体重から算出される体表面積（○ mg/m²）で決定される場合もあるので，誤った身長・体重で計算して投与量が処方されていないか確認する．

3）使用する薬剤のアセスメント

レジメンに使用される一つひとつの薬剤の特徴を理解しておく．薬剤の特徴を理解したうえでの投与管理は，化学療法の安全性の確保および確実な投与につながる．薬剤の毒性に関する特徴について表5-5に示す．また薬剤の毒性のほか，薬剤の安定性の確保および特徴に合わせた器材の選択に関しても注意が必要である．薬剤の安定性の欠如，誤った器材の選択は薬効を損なう危険性があり，治療効果にも影響を及ぼしかねない．

表5-5 薬剤の毒性の特徴

用量制限毒性 （dose limiting toxicity：DLT）	臨床試験時に抗がん薬の量をこれ以上増量できないと判断するに至った副作用．
最大耐用量 （maximum tolerated dose：MTD）	副作用が許容できる最も高い用量．
予測される副作用の種類と発生頻度，発生時期，対応	漏出性皮膚障害に関しては，薬剤ごとのリスクもアセスメント．
薬物の体内動態	薬物の代謝排泄経路． 患者の全身状態によっては副作用の程度に影響する．
併用禁忌・併用注意薬剤	併用することで副作用の発生に影響する薬剤および治療効果に影響する薬剤．
投与時間順守の薬剤	投与時間が副作用に影響する薬剤．
投与順序に注意が必要な薬剤	投与順序が副作用に影響する薬剤．

4）予測される急性症状の理解と準備

抗がん薬投与中に予測される急性症状には，主に過敏症，インフュージョンリアクション，急性の悪心・嘔吐，血管外漏出が考えられる．いずれの症状に関しても，症状出現のリスクについて薬剤側の要因，患者側の要因について事前にアセスメントし，予防対策および症状出現時の迅速な対応ができるよう準備しておく必要がある．

5）全身状態のアセスメント

　患者の全身状態は，副作用および治療効果に大きく影響する．治療に耐えうる臓器機能であるのか，また全身状態の指標である PS はどうかなど十分にアセスメントしたうえで治療実施の可否について検討すべきである．

　検査データ（表5-6）は抗がん薬の投与をしても身体機能が維持できるかを確認したり，副作用の影響を予測したりするために重要な情報である．治療実施の判断は医師が行うが，看護師も検査データからアセスメントを行い，異常の早期発見に努めることが求められる

　患者の既治療歴のアセスメントも全身状態を理解するうえで重要である．具体的には，特に重要な点として以下のような項目があがる．

表5-6　患者の現在の状態を知る主な検査データ

血球	WBC, Hb, PLT
電解質	Na, K, Cl, Ca
腎機能	BUN, CRE, クレアチニン・クリアランス
肝機能	GOT, GPT, T-Bil
心機能	EF
炎症反応	CRP
栄養状態	TP, Alb　など

(1) 過去の治療の時期や抗がん薬の種類，薬剤の累積投与量

　アントラサイクリン系の抗がん薬は，累積投与量がある一定量を超えると心毒性のリスクが高まるため，累積投与量が多い場合は心機能障害が出現するリスクが高いと考えて，患者の訴えや症状をよく観察する必要がある．

(2) 過去の副作用の時期や程度，対処方法とその結果

　過去に副作用の症状が強く出ていた場合には，同様な症状が予測できる．例えば，悪心・嘔吐は過去に十分コントロールされなかった経験が予測性の悪心・嘔吐につながる．インフュージョンリアクションやアレルギー反応・過敏症の経験や対処の方法などを把握し，今後の観察を強化したり，対応のための準備をしたり，予防の薬剤投与の指示を医師に検討してもらうなどして，患者や家族が安心して治療が受けられるように整える．

　過去に血管外漏出があった場合，治療の際に選択できる血管が限定され，血管が脆弱化していることが予測される．これらを把握したうえで，血管をアセスメントして末梢静脈ルート確保を行うことや薬剤投与中の観察を強化する必要がある．

6）治療目的および治療計画に関する患者・家族の理解の確認

　化学療法を受ける目的は，治癒・手術前後の補助療法・症状緩和および延命など患者ごとに異なる．化学療法は効果が不確かな側面があり，身体への侵襲も大きいため，患者・家族が正しい理解のもと，治療選択が行えているかを治療前に確認することは大変重要である．また，治療開始後もその思いに揺れ動きはないかなど，治療前同様に治療に対する患者・家族の思いを傾聴する．

7）患者・家族へのオリエンテーション

化学療法における副作用マネジメントは，医療者のみならず，患者・家族のセルフケアも重要な要素となる．患者・家族の理解度に合わせ，治療内容および副作用マネジメントについて説明し，患者・家族のセルフケア能力をアセスメントしたうえで，必要な支援方法を検討し準備しておく．

2 投与中

1）医師の指示と搬送された薬剤，患者の確認（6R）

薬剤の準備時，投与時には「6R」（正しい（right）患者，正しい薬，正しい目的，正しい用量，正しい用法（経路），正しい投与時間）の確認を行う必要がある．6R は医療安全の視点から薬剤投与の誤薬・誤認を防ぐ目的で実践されている確認項目であり，化学療法時の確認において当然必要とされている．

2）静脈投与ラインの確保・開通性の確認

化学療法において確実な末梢静脈ラインの確保は，抗がん薬の漏出性皮膚障害を回避するうえで大変重要である．穿刺する前に抗がん薬の投与に耐えうる血管のアセスメントをし，治療開始後も抗がん薬の血管外漏出を予防するために開通性の確認を行う．

3）安全・確実な投与

治療前に理解した薬剤の特徴に合わせ，安全な投与管理を実践する．抗がん薬の特徴の一つである細胞毒性にも配慮した曝露予防対策および感染予防対策も必要である．

4）急性症状の観察と迅速な対応

抗がん薬投与中に予測される急性症状のリスクに合わせた観察を行い，早期発見および迅速な対応を実践する．過敏症は対応が遅れると生命の危機に直結するので，普段から迅速な対応がとれるよう看護師のシミュレーションなどを行い準備しておくことが重要である．

3 投与後

1）輸液ライン内の薬液フラッシュ

化学療法終了後，輸液ラインに残存しているものが抗がん薬である場合は，生理食塩液などでフラッシュし，すべて投与し終わってから投与終了とする．これは，抗がん薬をすべて投与する目的のほか，抜針時の抗がん薬の血管外漏出を防ぐ目的もある．

2）抗がん薬の曝露を意識した廃棄物の処理

抗がん薬が付着している可能性のある物品・器材などは，すべて抗がん薬の曝露対策を意識した廃棄物の処理を行う．

3）治療中の振り返り，および治療後の注意事項の説明

治療終了後には，治療中の経過に関し患者・家族とともに振り返り，さらに今後予測される副作用とその対策について説明する．日常生活上の過剰な制限は患者の QOL にも影響するので，注意して説明する．

4）看護記録

看護記録に記載すべき内容は，投与に関し実施した内容のほか，治療中の患者の反応や症状，看護師の判断および対応，患者に説明した内容である．今回実施した援助が次回の治療時にも継続看護として生かされるように記録に残しておく．

5 有害事象に対する症状マネジメント

多くの抗がん薬（殺細胞薬）は，がん細胞への選択性が低く，腫瘍細胞だけでなく正常細胞も影響を受けることによって副作用として現れる．

抗がん薬の投与により，一般的に分裂・増殖が速い正常細胞が影響を受けやすく，特に骨髄（白血球・赤血球・血小板），粘膜上皮細胞（消化管粘膜），毛根，性腺に影響を及ぼす．

1 骨髄抑制

骨髄抑制は，薬物が直接骨髄組織や造血細胞を障害することで血液細胞の数が減少する状態のことである．骨髄でつくられる血液細胞はそれぞれ寿命が異なるため，血球減少の時期と回復の時期も細胞によって異なる．血液細胞はそれぞれ異なった役割を担っているため，その役割が果たせなくなることによって，感染症や貧血，出血などといった合併症が出現する．骨髄抑制が用量制限毒性（dose limiting toxicity：DLT）となる抗がん薬は多い．

1 白血球・好中球減少
1）機　序

白血球・好中球減少は，抗がん薬の種類や量，組み合わせにより異なるが，一般的には抗がん薬投与後 7〜14 日で最低値（nadir）となり，21 日頃に回復する．好中球数 500/μL 以下であれば致死的感染症を合併しやすくなる．減少の程度，持続期間は治療内容および患者の状態により大きく変動する[3]．

発熱性好中球減少症（febrile neutropenia：FN）の発熱は，口腔温が 38.3℃ 以上，もしくは 1 時間以上持続する 38.0℃ 以上と定義される．日本では，腋窩温 37.5℃ 以上（口腔温 38.0℃ 以上）と定義されている．好中球数は 500/μL 未満，もしくは 1,000/μL 未満で今後 48 時間以内に好中球数 500/μL 未満への減少が予想される状態[4]をいう．

抗がん薬の直接作用と血小板減少をともなうことで皮膚・粘膜バリアが破綻するため，鼻腔，口腔，消化管粘膜，肛門，陰部やカテーテルなどの体内異物挿入部位が細菌の侵入門戸となりやすい．細菌が口腔内や消化管細菌叢から血液内に流入すること，腫瘍による気道・リンパ管・胆道・消化管・尿路の閉塞などの器質的変化や血液がんに多い免疫機能の破綻が関連している[5]．

2）アセスメント

好中球減少期には炎症所見が乏しいことが多いため，典型的な症状や身体所見がみとめられない場合でも注意して慎重に症状や所見を観察する．悪寒，戦慄，脱力感，錯乱などの症状があるときは敗血症が疑われる．血圧低下，頻脈，動悸，頻呼吸，息切れ，意識レベルの変化など敗血症性ショックをきたしていないか全身状態の情報収集が大切である[6]．

好中球減少時には感染が急速に進行し，適切な治療が遅れると敗血症性ショックに至り，生命予後にも影響するため，菌の同定を待たずに好中球減少による発熱を感染症の一つの症状ととらえて，広域スペクトラムの抗菌薬による経験的抗菌薬治療を速やかに開始する．

3）ケ ア

好中球減少時のセルフケア支援として，感染予防行動の確立と感染徴候の早期発見，早期治療が可能となるための支援が重要である．好中球減少の有無にかかわらず，最も効果のある感染予防対策は手洗いやアルコールなどによる手指衛生である．患者自身が感染予防行動が重要であることを認識し，日常生活のなかに取り込み予防行動を獲得できることが必要である．

患者の清潔習慣とセルフケアレベルをアセスメントし，手洗い・うがい，歯磨きなどの方法を確認し，適切な感染予防行動が実施・継続できるよう教育を行う．レジメンにそった好中球減少時期，程度，回復時期を説明し，好中球減少時期には感染徴候の観察ができ，医療者への報告が速やかにできること，外来治療の場合，発熱時には抗菌薬の内服を開始し，解熱しなければ病院へ連絡する必要性と，治療を継続していくためには発熱時の速やかな対応が大切であることを指導する．

好中球減少期は易感染状態となるため，細菌の侵入門戸となりやすい部位の保護，身体の清潔，口腔ケア，食事制限などの援助を行う．血液疾患などFN高リスク患者においては抗菌薬などの予防投与が行われることもある．また，発熱時の全身状態の観察と迅速な初期検査，経験的抗菌薬治療の開始は重要な看護援助である．

標準予防策の徹底，好中球100/μL以下で，好中球遷延が予想され，真菌感染のハイリスク患者においては，HEPAフィルターが装備された病室への入室が望ましい．

好中球減少期は発熱とそれにともなう随伴症状，悪心や食欲不振，倦怠感，口内炎などの粘膜障害などの副作用も重複し，身体的にも苦痛が強い．つらい症状が続くなかでセルフケアが困難になる場合もあるが，感染予防行動などセルフケアが継続できるよう精神的なサポートと看護援助を行う．

2　血小板減少

1）機　序

骨髄の正常な造血機能が抑制されることによって血小板低下をきたす．血小板減少がDLTとなっている抗がん薬を使用する場合には血小板減少に注意する．抗がん薬投与1週間後から2～3週間で最低値となることが多いが，治療レジメンと患者の病態や全身状態により時期や程度は変動する．

2）アセスメント

血小板の減少によって出血しやすい部位は，皮膚（点状・斑状出血斑），歯肉，口腔内，鼻腔（鼻出血），呼吸器系（喀血），泌尿器系（血尿），生殖器系（不正出血，月経異常），眼底，消化管（吐血，下血），脳（脳出血）などである．5万/μL以下で出血傾向が出現，2万/μL以下となると重大な出血のリスクが上昇し，1万/μL以下では頭蓋内出血，消化管出血，気道出血などの重篤な出血リスクが高まる．

3）ケ ア

患者は易出血性であり，日常生活のなかで外傷や転倒の予防，排便コントロールやカミソリの使用を避ける，鼻を強くかまないなど，危険な活動の制限を指導する．

血小板機能に影響する薬剤（抗血小板製剤，NSAIDs など）を制限し，観血処置は極力避ける．

血小板輸血を行う基準は，ガイドラインでは1万～2万/μL以下が目安であるが，さまざまな条件により，発熱時，出血症状が明らかな例やNSAIDs使用例などはこの限りではない．単に数値だけで判断して適応を決定するのではなく，基礎疾患・年齢・合併症など患者の臨床状況を考慮したうえで計画的に輸血を行うのが通常である．

3 貧 血
1）機 序
がん患者における貧血は，抗がん薬治療による赤血球産生低下によるものだけではなく，出血，溶血，鉄の利用障害，放射線治療の影響，がんの骨髄浸潤などの要因もある．治療レジメンや患者の状態により，出現時期や程度は異なる．赤血球の寿命は約120日であるため，化学療法開始後数週～数カ月以降に発現することが多い．

2）アセスメント
赤血球減少は酸素運搬能を低下させる．軽度であれば，頭痛・頻脈・息切れなどの症状が出現，重度になると心血管系・腎臓，免疫系，呼吸器系，中枢神経系などへ障害を引き起こす．それにともなう症状によってQOLは低下し，生存期間が短縮することもあるため，貧血を是正することも重要といえる．

3）ケ ア
赤血球減少にともなう貧血症状を説明し，自覚症状があるときには十分に注意して日常生活を送ることを指導する．急激な運動は避け，時間に余裕をもって行動するようにする．めまいがあるときには安静にして過ごし，保温にも留意する．最小の体動ですむよう環境整備を行う．

2 悪心・嘔吐

1）機 序
悪心・嘔吐は，がん化学療法を受ける患者にとって最もつらい症状だといわれる．症状が長引くと体重減少や電解質異常，脱水などを生じさせ，患者の体力や闘病意欲に大きな影響を及ぼす副作用であり，看護師の果たす役割は大きい．悪心とは，胃のむかつき，悪心という不快な主観的症状で，嘔吐に先行して出現する．嘔吐とは，腹壁筋と横隔膜の反射的収縮によって胃の内容物が口から外へ吐き出されること，食べたものをもどすこと，吐くことと定義される．

抗がん薬による悪心・嘔吐は，延髄外側網様体に位置する嘔吐中枢（vomiting center：VC）の刺激によって引き起こされる．嘔吐中枢は，孤束核近傍にある神経束で，網様体の第四脳室に近い脳幹のかなり広い部分を含んでいるといわれている．その神経伝達経路には3つの経路があげられる（図5-2，表5-7）．

①抗がん薬によって誘発される悪心・嘔吐の多くは，化学受容器引金帯（chemoreceptor trigger zone：CTZ）を介するものと考えられている．CTZ は第四脳室最後野に位置し，セロトニン（$5-HT_3$），サブスタンス P，ドーパミンなど神経伝達物質の受容体が密に存在している．血液脳関門で防御されていないため，血液や脳脊髄液中の悪心誘発物質，すなわち抗がん薬やその代謝物質による影響を受けやすい．薬物の影響を受けた CTZ は嘔吐中枢へ刺激を伝達し，遠心性に悪心・嘔吐を誘発する．

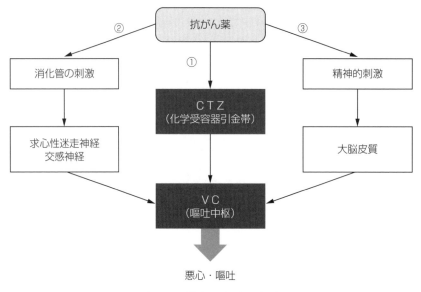

図 5-2 悪心・嘔吐の経路

表 5-7 悪心・嘔吐の種類と発生時期

急性悪心・嘔吐（acute emesis）	投与後，24 時間以内に出現する
遅発性悪心・嘔吐（delayed emesis）	投与 24 時間後から数日間持続する場合もある
予測性悪心・嘔吐（anticipatory emesis）	抗がん薬投与前に出現する

②抗がん薬による消化管粘膜や胃内容物の刺激により，消化管の腸クロム親和性細胞（EC 細胞）がセロトニンを分泌する．上部消化管，特に胃から小腸の消化管神経末端に存在するセロトニン受容体を介して迷走神経あるいは交感神経求心路をへて CTZ や VC を刺激する．

③過去の化学療法による強い悪心・嘔吐の経験や，化学療法に対するネガティブなイメージ，不安など精神的要因から誘発される大脳皮質からの刺激が VC に作用する．急性および遅発性悪心・嘔吐のコントロールが重要であり，悪心・嘔吐を経験させないことが大切である．

2）アセスメント

化学療法が開始される前にはレジメンの内容，治療全体のスケジュール，治療の場は入院か外来かを確認し，予測される抗がん薬の催吐のリスク，使用される制吐薬の期待される効果について把握しておく．

患者側のアセスメントとしては，化学療法に対する認識，セルフケア能力について確認する．悪心・嘔吐に影響する因子（表 5-8）の確認も重要である．悪心に対する不安の程度や過去の治療時の悪心・嘔吐の体験とその対処，治療前からの症状の有無など，患者背景やがんにともなう疼痛やその他の症状についても知り，マネジメントすることが大切である．

(1) 治療前

化学療法の副作用を理解し，悪心・嘔吐に対する予防策や出現時の対処方法を患者自身が実践

表 5-8 悪心・嘔吐の発症，コントロールに影響する因子

因　子	発症程度	コントロール
前治療で著明な悪心・嘔吐の経験あり	強い	不良
アルコール常用あり	弱い	良好
年齢（高齢）	弱い	良好
性別（女性）	強い	不良
化学療法や副作用出現への不安あり	強い	不良
同室患者の悪心・嘔吐あり	強い	不良
治療に対する前向きな姿勢あり	弱い	良好
PS が良好	弱い	良好
治療前の食事摂取量が少なめ	弱い	良好
治療前の睡眠状態が良好	弱い	良好
妊娠中の悪阻が強い	強い	不良
病気に対する思い込みが強い	強い	不良

できる方法も含め説明する．正しい知識をもつとともに，必要以上の不安感を抱くことのないよう配慮する．化学療法のスケジュール表やパンフレットを用いて，オリエンテーションを実施する．

(2) 治療開始後

以下の点について観察し，症状を遷延させないよう早期発見・早期対処を行う．
①食事摂取量，内容
②使用した制吐薬の内容とその効果
③悪心・嘔吐による全身状態の状況
④悪心・嘔吐のアセスメント

抗がん薬以外の影響（脳転移，消化管通過障害などの原疾患やオピオイドや向精神薬などの使用）によって誘発されることもあるため，悪心・嘔吐の原因となっていないかアセスメントする．

生活環境の調整として，病床周辺を清潔で静かな環境に保ち，嘔吐後は冷水やレモン水，冷たい番茶などでうがいを促す．

安楽への援助として，少し頭を高くしてファウラー位にするなど体位を調整して筋の緊張をやわらげたり，心窩部をクーリングして胃の安静をはかる，急激な運動を避ける，などを行う．

食事の工夫として，味覚の変化に応じて患者の好みに合わせたものを摂取するよう家族にも協力を得ることや，無理せず少量ずつ摂取するよう励ましたり，必要に応じて栄養士に相談し，摂取しやすいものを献立に取り入れるなど工夫する．

リラクセーション法として，筋弛緩法やイメージ法，好きな音楽を聴き，気分転換をはかるなどの導入を考慮する．また，病状を考慮しながら，外泊・外出をうまく取り入れ，環境を変える．

(3) セルフケアのポイント

悪心・嘔吐に対してネガティブなイメージが強いため，正しい知識・情報を提供し，その対処方法を説明する．治療にともなう一時的な症状であること，コントロール可能なことを理解し不安軽減をはかる．

悪心・嘔吐をコントロールするためには患者自身がセルフケアを実践することが重要であることを理解してもらい，自身でも症状をモニタリングし，早期に症状を報告するように説明する．

薬剤を使用した場合は効果を評価し，効果がみられなかった場合は次の対策について患者とと

3 過敏症・アレルギー／インフュージョンリアクション

1）機序

もに検討する．看護師は患者の思いを傾聴・共感し，患者のセルフケア行動ができている部分を認め，悪心・嘔吐をコントロールするためには患者自身もケアに参加することが大切であることを意識してもらい治療が継続できるように支援をする．

過敏症とは体内に侵入した異物に対して，生体防御反応が過剰にまたは不適当に反応することで生じるさまざまな症状の総称である．

免疫学的機序による過敏症をアレルギーといい，Gell & Coombs 分類では I～IV 型の種類で分類される（表5-9）．I 型アレルギー反応は薬剤や代謝産物が IgE を介して肥満細胞や好塩基球が反応し，ヒスタミンなどの化学伝達物質が放出されることで生じるアレルギー反応である．特に I 型アレルギー（即時型反応）が重篤な症状として出るものを**アナフィラキシーショック**とよび，早期発見と適切な対処が必要となる．過敏症の最も重篤な状態をいい，多くは 5～10 分以内に起こり，発現が早いほど重篤である．

主に前駆症状として熱感，紅潮，掻痒感，じんましん，冷汗，くしゃみ，咳，咽頭違和感，動悸，悪心等の症状がみられる．

インフュージョンリアクションは**分子標的薬**の投与中・後に起きる症状で，細胞が障害される過程で生じるサイトカインの産生や放出が関与していると考えられている．過敏症やアナフィラキシーショックと類似した症状もあるが，異なる特有の症状もみられるため，区別してとらえられている．

表5-9 アレルギー分類（Gell&Coombs の分類）

型	主症状	反応の例
I 型 即時型	アナフィラキシー様症状，じんましん，血管浮腫，紅斑，気管れん縮，急速な腹痛	化学療法時のアナフィラキシー，虫刺症，食物アレルギー
II 型 細胞障害型	溶血性貧血，循環器系の虚脱	不適合輸血にともなう重篤な溶血
III 型 免疫複合体型	免疫複合体の組織への沈着による組織障害	SLE（全身性エリテマトーデス），関節リウマチ，血清病
IV 型 遅延型	口内炎，肺臓炎，接触性皮膚炎，肉芽腫形成	結核，うるしかぶれ，菌状息肉症に対する塩酸メクロレタミンの反応

2）アセスメント

危険因子のアセスメントを行う．リスクを把握しておくことは大変重要である．
①過敏症／アナフィラキシーを起こしやすい抗がん薬
②患者のアレルギー歴（治療歴）
③過敏症（薬剤，食物，有機溶剤など）の既往

3）ケ ア
(1) 準備・予防
 ①アレルギーを起こしやすい薬剤の初回投与時は，あらかじめ情報を入手しておく．
 ②前投薬を確実に投与する．
 ③薬剤によっては，投与速度を遵守する．
 ④投与直後は患者に付き添い，投与中および投与後の厳重な観察を行う．バイタルサイン，自覚的・他覚的変化に注意する．
 ⑤症状に対応できる薬剤と物品の準備（酸素吸入物品・気管支拡張薬・ステロイド薬・輸液・昇圧薬など）．
 ⑥前駆症状の具体的な症状と何らかの変化が生じた場合に報告することの重要性，対処方法についてあらかじめ患者指導を行う．

(2) 症状出現時の対応
 ①症状発生時には原因と思われるすべての薬剤の投与をただちに中止し，さらなる注入を防ぐ．
 ②速やかに生理食塩水あるいは5％ブドウ糖液などの電解質輸液で血管確保する．
 ③患者のバイタルサイン（重篤な場合は心電図も）をチェックし，患者の状態を評価して医師に報告する．
 ④医師の指示に従って薬剤投与や処置を行い，観察を継続する．
 ⑤アナフィラキシーショックの場合は救急蘇生法を行う．

(3) 心理的サポート
 過敏症／アナフィラキシーの出現で，患者は今後の治療に対しても不安を生じてしまうため，ステロイド薬や抗ヒスタミン薬使用により症状コントロールは可能な場合もあること，症状の程度により薬剤変更が必要なこともあることを説明し，身体的・心理的苦痛に配慮した誠実な対応が必要である．

6 長期合併症のアセスメントと援助

がんの検査や治療の進歩により，長期生存するがんサバイバーが増加している．長期合併症はこのようなサバイバーにとって大きな問題であり，QOLにも大きく影響する．ここでは，代表的な長期合併症である二次がんと生殖機能障害について述べる．

1 二次がん

二次がんとは，化学療法で用いられた抗がん薬によって，がん治療が終了した後，数カ月から数年後に別の原発がんや白血病を生じることである．二次がんによる死亡率は原発がんの再発に次いで高いといわれている．新たに白血病と診断された患者のうち20％までが過去に受けたがん治療が原因である可能性があるといわれている．例えば，米国国立がん研究所の調査（2006）ではがん治療を受けた人の二次がんのリスクは，がん治療を受けていない人に比べて25年間で14％高くなることが明らかとなっている．初発がんの発生年齢ごとにみると二次がんのリスクは

小児ほど高く，0～17歳では一般の人に比べ6倍，18～29歳で2.9倍，30～39歳で2.4倍，40～49歳で1.6倍，50～69歳で1.1～1.3倍である．

二次がんが発症する原因として，原発がんの種類，年齢，性別，治療の期間，抗がん薬の種類や累積投与量，放射線照射などがある（表5-10）．

二次がんの問題は原発がんの治療が奏効したからこそ生じることである．患者や家族に二次がんのリスクを情報提供する際には単なる脅威とならないように説明する必要がある．そのうえで禁煙とがん予防に効果があるといわれている食生活，定期的ながん検診を勧めるべきである．

表5-10 化学療法が原因となる二次がん

二次がん	原発がん	発生率	リスクファクター
白血病	乳がん	0.7%（10年間）	メルファランを中心とした術後補助化学療法，高用量シクロホスファミド療法
	消化器系がん	不明	ミトキサントロン
	非小細胞肺がん	特定の発生時期なし	エトポシド，ブスルファン，プロカルバジン，ニトロソウレア
	多発性骨髄腫	17%（50カ月間）	アルキル化剤
	卵巣がん	治療終了後5～6年	シクロホスファミドとメルファランを含むアルキル化剤
	小児固形がん	治療終了後10～37カ月	高用量アルキル化剤とドキソルビシン，エトポシドまたはエピポドフィロトキシンとの併用療法
膀胱がん	さまざまながん	特定の発症時期なし	シクロホスファミド
脳腫瘍	急性リンパ性白血病	治療後6～29年	代謝拮抗薬を併用した頭部放射線照射
乳がん	ホジキンリンパ腫	マントル照射を受けた30歳未満（治療終了時）の女性で治療後の10～20年間，健常人の14倍	マントル照射と化学療法
骨肉腫	遺伝性網膜芽細胞腫	治療後20年まで	アルキル化剤（放射線照射の併用は問わない）

（Martha Polovichほか原著編集，佐藤禮子監訳，日本がん看護学会翻訳ワーキンググループ訳(2009)がん化学療法・バイオセラピー看護実践ガイドライン，p.291，医学書院より抜粋して転載）

2 生殖機能障害

性腺組織は抗がん薬の影響を受けやすく，多くの化学療法レジメンでは何らかの不妊症のリスクがあるといわれている．治療を受けることによって妊孕性に障害を与える可能性は高く，不可逆的な場合も少なくない．化学療法後の患者では40～100%の患者に何らかの性腺機能障害をみとめ，特にアルキル化薬は大きな影響を与える．性的衝動の減退をみとめるほか，女性ではホットフラッシュや性交時の疼痛，一時的または永続的な無月経，早期閉経などが生じる．男性では勃起障害や無精子症，精子減少をみとめることがある．これらの症状からパートナーに対する気おくれや社会的孤立が生じ，QOLの低下にもつながる．

女性の**妊孕性温存**の選択肢として，化学療法開始前の①卵子凍結，②受精卵凍結，③卵巣組織凍結がある．選択には，①がんの種類，②がんの進行度，③抗がん薬の種類，④化学療法の開始時期，⑤治療開始時の年齢，⑥配偶者の有無などによって決定することになる．男性では化学療法開始前の精子の凍結保存の選択肢があるが，対象は生殖年齢の男性である．これらの妊孕性温存の医療は原疾患の治療が遅れることなく実施できることが原則であり，原疾患の治療を担当する医師の判断が求められる．

これらをふまえてアセスメントし，治療開始前に生殖機能障害について医師から情報提供されているか，将来の妊娠・出産の希望について確認する．患者から妊孕性温存の希望があった際には医師と協働し，メリット・デメリットについて理解したうえで意思決定ができるように調整する．

7 外来化学療法を受ける患者への援助

化学療法は2007（平成19）年4月に施行されたがん対策基本法をはじめとした日本における医療政策などの影響もあり，治療の場を入院から外来へとシフトしてきた．さらには，抗がん薬および支持療法薬の発展により外来治療が可能となり，また治療成績の向上もあって，生活をしながら長年にわたり化学療法を継続している患者も増加してきている．化学療法について入院治療と外来治療の大きな違いは，医療者と患者・家族が直接かかわる時間が外来治療のほうが圧倒的に少ないということである．これは，これまで入院治療中に医療者が行ってきた副作用の早期発見と対応を，患者・家族自身が行えるよう支援をしていく必要があることを意味する．また，入院中であれば患者自身が気づいた症状や不安をすぐに医療者に相談することができるが，外来では入院同様の対応は難しいことが予測される．

化学療法を受ける患者に対し必要な援助は，治療の場が入院であれ外来であれ大きな違いはないが，外来治療だからこそ必要な体制整備および重点を置くべき援助があるため，以下に説明する．

1 体制整備

1 緊急時の連絡体制

治療中の緊急時対応は入院・外来ともに同様であるが，病院外で患者が経験する緊急時には，どのように対応して安全性を確保するか，施設ごとに検討し体制を整備しておく必要がある．緊急時の体制は24時間対応であり，すべて担当医に連絡するというのは現実的には困難である．外来化学療法における安全性の確保という点においては，まず患者・家族が緊急性のある症状とは何かを理解できるように説明し，さらに連絡窓口を明確に患者・家族に提示し，連絡を受けた医療者が的確に判断および対応ができるよう体制の整備をするということである．

2 緊急入院病床の確保

緊急入院病床の確保は外来化学療法加算の施設基準にも該当するが，外来で化学療法を受けて，その後の副作用で入院治療を必要とするケースは少なくない．外来治療であっても緊急性を要する症状の場合は入院治療が必要となる場合があることを常に念頭に置き，入院病床の確保をして

3 連携病院の確保

外来化学療法を受ける患者が，自宅ではセルフケアが困難な症状として悪心・嘔吐による食事摂取量の低下，重度の下痢による脱水，発熱をともなう好中球減少症などがあげられる．化学療法を受けている病院が自宅近くの場合は，その病院を受診することが考えられるが，遠方の場合，受診すら難しい場合がある．このような状態も想定したうえで自宅近くの病院と連携し，事前に情報を共有したうえで連携病院による治療が実施できるよう体制の整備をしておく必要がある．

4 多職種連携

多職種連携は入院治療であっても必要とされるが，外来治療の場合は患者と医療者がかかわる時間が短いため，それぞれの職種が連携体制をより強化し効率よく介入したうえで必要な医療を考え提供していく必要がある．

2 重点を置くべき援助

1 セルフケア支援

外来で化学療法を受ける患者は自分に生じている症状を自ら観察し，さらに正常・異常の判断をし，異常と思われる症状の場合は事前に処方されている支持療法薬を内服し，必要があれば病院へ連絡しなければならない．入院治療であれば，医療者が行っている役割を患者・家族が担うことになる．看護師は患者・家族のセルフケア能力を適切に見極め，個々の患者にあった支援方法を準備する必要がある．独居の患者で周囲にサポートできる家族もいない場合は，患者自身でのセルフケアは困難であり，訪問看護の導入などを検討する必要がある．今後の高齢社会，さらなる在宅医療への移行を考えた場合，患者が安心して外来で化学療法が受けられ患者の思いにそった生活が送れるようにしていくためには，訪問看護師とのいっそうの連携の強化にも重点を置くべきといえる．

2 生活の調整

先にも述べたように，外来で化学療法を受けている患者のなかには学校や会社に通い治療前に近い生活をしながら長年にわたり化学療法を継続している人がいる．これまでの生活を継続しながら治療が受けられることは患者にとって利点ともなり得るが，治療と生活との調整なくして両立は困難である．看護師は化学療法の副作用マネジメントに重点を置く一方で，患者の生活にも着目し，生活の調整に必要な援助を考え提供していくことも忘れてはならない．

8 曝露対策

厚生労働省は，2014（平成26）年に「発がん性等を有する化学物質を含有する抗がん剤等に対するばく露防止対策について」を各関係団体会長宛てに発出した[7]．この通達は，看護師や薬剤師等が抗がん薬を取り扱う際に，薬剤師や看護師等の労働者が意図せず，それらの気化した抗がん薬の吸入曝露，針刺し，あるいは漏出した抗がん薬への接触による経皮曝露した場合等に健

康障害を発症するおそれがあるため，必要な曝露防止対策への取り組みを求めている．通達の内容は表5-11のとおりである．

表5-11 発がん性等を有する化学物質を含有する抗がん剤等に対するばく露防止対策について

1. 調製時の吸入ばく露防止対策のために，安全キャビネットを設置
2. 取扱い時のばく露防止のために，閉鎖式接続器具等（抗がん剤の漏出及び気化並びに針刺しの防止を目的とした器具）を活用
3. 取扱い時におけるガウンテクニック（呼吸用保護具，保護衣，保護キャップ，保護メガネ，保護手袋等の着用）を徹底
4. 取扱いに係る作業手順（調剤，投与，廃棄等におけるばく露防止対策を考慮した具体的な作業方法）を策定し，関係者へ周知徹底
5. 取扱い時に吸入ばく露，針刺し，経皮ばく露した際の対処方法を策定し，関係者へ周知徹底

（厚生労働省，基案化発0529第1号，平成26年5月29日より）

[引用文献]

1) 医薬品，医療機器等の品質，有効性及び安全性の確保等に関する法律 第44条～48条．
2) 日本薬剤師会（2011）薬局におけるハイリスク薬の薬学的管理指導に関する業務ガイドライン 第2版．http://www.nichiyaku.or.jp/action/wp-content/uploads/2011/05/high_risk_guideline_2nd.pdf
3) 国立がん研究センター内科レジデント編（2016）がん診療レジデントマニュアル 第7版，p. 402，医学書院．
4) 日本臨床腫瘍学会編（2012）発熱性好中球減少症（FN）診療ガイドライン，南江堂．
5) 日本がん看護学会監修，森文子ほか編（2016）オンコロジックエマージェンシー，がん看護実践ガイド，pp. 153-155，医学書院．
6) 前掲5)，pp. 179-185．
7) 厚生労働省労働基準局，発がん性等を有する化学物質を含有する抗がん剤等に対するばく露防止対策について，基案化発0529第1号，平成26年5月29日．

[参考資料]

National Cancer Institute Home Page, SEER Cancer Statistics Review, 1975-2003.

第6章
分子標的療法・免疫療法とその看護

最近のがん治療の進歩は著しく，すでに認知されている手術療法，化学療法，放射線療法に加えて，「分子標的療法」の出現，そして第四のがん治療としての「免疫療法」が浮上してきた．分子標的療法は，がん細胞の増殖および複製を促す遺伝子をもつ細胞だけを標的として効率よく作用し，正常細胞を傷つけないため副作用が少ないとされている．この治療には酵素を阻害する血管新生阻害薬もしくはアポトーシスを誘導する薬剤が用いられている．分子標的治療の副作用には通常の抗がん薬の細胞毒性を有する薬剤とは違う症状，例えば，手足皮膚反応，皮疹などが生じることがある．また，免疫療法においても，これまでの化学療法との違いを理解することは，がん医療にかかわる看護師にとって必要なことである．例えば，化学療法と免疫療法はどこが同じで，何が違うのかを知ることで，同じ副作用症状でも対処方法が違ってくる．あるいは自己免疫疾患の既往があるがん患者に対して免疫療法は適用されるのかといった疑問もでてくるが，それには生体がもつ免疫のシステム，免疫療法，ケアの方法などの知識の有無が問われることになる．

　加えて，標準治療として認可されている分子標的療法・免疫療法における薬剤と，治験で試みられている薬剤との区別，その対応も考慮しなければならない．これまで標準治療として認められていなかった薬剤でも急速に研究開発が進められているものもあり，つねに新しい情報を得ていくことが重要である．

　ナイチンゲールがいった「個人の自然治癒力を高める」ことはNK細胞やT細胞を強くし自己免疫を高めることになり，自然免疫療法に通じるものである．自己免疫を高めることは，がんサバイバーの quality of life（QOL）の維持・向上にも関連しており，がんサバイバー支援やがん予防・再発予防への貢献が期待できる．

1 分子標的療法

1 分子標的治療薬とは

　分子標的治療薬は，がん細胞の増殖や血管新生を阻害する薬剤であり，世界で承認されているものは100近くに上り，臨床試験段階も含めると200以上になるといわれている．がん細胞の増殖を阻止する**酵素阻害薬**は，がん細胞成長のシグナルである酵素を阻害するもので，EGFR（epidermal growth factor receptor：上皮成長因子受容体）チロシンキナーゼ阻害薬，マルチキナーゼ阻害薬，mTOR（mammalian target of rapamycin：哺乳類ラパマイシン標的たんぱく質）阻害薬などがある．

　例えば，ゲフィチニブ（イレッサ®）はこの種の薬剤であり，肺腺がんに効果的である．また，**血管新生形成阻害薬**はがん細胞に栄養や酸素を与える新血管の形成を阻害する．抗VEGF（vascular endothelial growth factor：血管内皮細胞増殖因子）ヒト化モノクローナル抗体は血管新生のたんぱく合成を阻害する．例えばベバシズマブ（アバスチン®）はこの種の薬剤で，手術切除が不可能な進行・再発の大腸がんを対象としており，さらにFOLFOX療法（フルオロウラシル，レボホリナートカルシウム，オキサリプラチン）やFOLFIRI療法（フルオロウラシル，レボホリナートカルシウム，イリノテカン）などとの3剤併用療法とすることで，より効果が得られる．

表 6-1 分子標的治療薬の一例

一般名	商品名	対象となるがん	標的分子
ゲフィチニブ	イレッサ	非小細胞肺がん	EGFR
エルロチニブ	タルセバ	非小細胞肺がん	EGFR
セツキシマブ	アービタックス	大腸がん	EGFR
エベロリムス	アフィニトール	腎細胞がん	mTOR
テムシロリムス	トーリセル	腎細胞がん	mTOR
ベバシズマブ	アバスチン	大腸がん,非小細胞肺がん	VEGF
イマチニブ	グリベック	慢性骨髄性白血病,消化管間質腫瘍,急性リンパ性白血病	Bcr-Abl 融合遺伝子,KIT (CD117)
ニロチニブ	タシグナ	慢性骨髄性白血病	Bcr-Abl 融合遺伝子,KIT (CD117)
トラスツズマブ	ハーセプチン	乳がん	HER2
ラパチニブ	タイケルブ	乳がん	HER2
リツキシマブ	リツキサン	B 細胞リンパ腫	CD20
イブリツモマブ	ゼヴァリン	B 細胞リンパ腫,マントル細胞リンパ腫	CD20

EGFR：epidermal growth factor receptor（上皮成長因子受容体）
mTOR：mammalian target of rapamycin（哺乳類ラパマイシン標的たんぱく質）
VEGF：vascular endothelial growth factor（血管内皮細胞増殖因子）
Bcr-Abl融合遺伝子：慢性骨髄性白血病の患者の大半と，急性リンパ芽球性白血病または急性骨髄性白血病の患者の一部に認められる
KIT（CD117）：消化管間質腫瘍
HER2：human EGFR-related 2（ヒト表皮成長因子受容体2型）
CD20：膜貫通型糖鎖不含たんぱく質

2 副作用とその看護

　分子標的治療の副作用としては，化学療法のような細胞毒性を有する薬剤による骨髄抑制などの副作用症状とは異なった皮膚障害，心毒性，凝固機能障害，高血圧，下痢，倦怠感，感染，口内炎，肺炎，食欲不振・体重減少，インフュージョンリアクションなどが生じる．特に，手足皮膚反応，発疹，皮膚乾燥のような皮膚障害は，分子標的薬の特徴である．

1 手足皮膚反応

　手足皮膚反応（hand-foot skin reaction：HFSR）は，化学療法に関係する手足症候群（hand-foot syndrome：HFS）とは違うものである．また，手足皮膚反応は痛みをともなうため，患者のQOLに大きく影響をおよぼし，場合によっては治療を中断することもある．手足皮膚反応の原因は明らかになっていないが，分子標的薬が手と足に日常的に起こる通常の消耗を修復するための経路を阻害すると考えられている．例えば，表皮の最上層である角質層が炎症を起こして肥厚（角質増殖）したり，表皮（ケラチノサイト）内の特定細胞の活動が過剰に活動したりすることは，化学療法薬による手足症候群とは異なるものである．症状の様相を図6-1に示す．

　看護としては，手足皮膚反応の予防は可能であるため，有害事象規準に従って観察・ケアを行

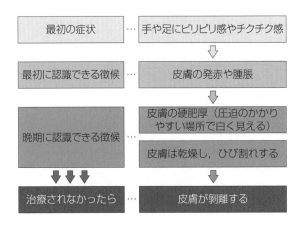

図6-1 手足皮膚反応の症状

表6-2 手足皮膚反応

グレード	症　状
1	疼痛をともなわないわずかな皮膚の変化または皮膚炎
2	疼痛をともなう皮膚の変化
3	疼痛をともなう高度の皮膚の変化
4	―　（設定なし）

（日本臨床腫瘍研究グループ(JCOG)，有害事象共通用語規準 v4.0 日本語訳 JCOG版より抜粋して作成）

うことが重要である（表6-2）．手足皮膚反応は患者にとって厄介な症状であるが生命を脅かすものではないので，症状マネジメントをしながら治療を継続することが治療成果を得ることになる．

具体的な看護ケアの例を下記に示す．
①定期的に手と足の検査を行う．
②皮膚肥厚除去を行う．
③皮膚軟化や角質溶解のためのクリームを使用する．また就寝時，濃厚にローションを塗布し手袋やソックスなどを着用する．
④快適な靴や靴下を履き，足を保護する．
⑥皮膚に圧迫やストレスをかけない．
⑦直射日光を避ける．
⑧早めに皮膚の硬肥厚を看護師に知らせ，早期に対処する．
⑨苦痛をともなっている患者の精神的ケアを行う．

2　発　疹

発疹は分子標的薬の一般的な副作用であり，通常，ひどい状態にはならず，もとの状態に戻る．看護として，局所用の湿潤性のあるクリームを塗布することやゆるめの衣服を着用することは症状緩和に役立つ．搔痒症には，一般的に抗ヒスタミン薬が使用されるが，適切な投与量の調整が求められる．

3 皮膚乾燥

皮膚乾燥症は EGFR 阻害薬効果のあらわれであると考えられており，患者はいろいろなレベルで皮膚，粘膜組織，眼球結膜，腟部や会陰部などの部位に異常乾燥を体験している．看護ケアの例を下記に示す．

①入浴オイルやシャワーオイルの使用により皮膚を湿潤させることは予防的アプローチであり，効果的である．
②1日2回程度，粘稠な皮膚軟化クリームを塗布することで皮膚を湿らせる．
③十分な水分補給を行う．
④乾燥を増悪させるようなアルコールを含んだジェル，ローション，石鹸は避ける．

2 免疫療法

1 免疫とは

免疫の仕組みには「自然免疫」と「獲得免疫」がある（図6-2）．NK（natural killer）細胞，マクロファージ，好中球は生体に生まれつき備わっている自然免疫系で働くものであり，T細胞（サイトカインをつくる）やB細胞（抗体をつくる）は異物と交わることで得られる獲得免疫系で働く．免疫機構はいつも同じ状態ではなく，身体の内外部環境により弱くなったり，強くなったりする．一方で，免疫が強くなりすぎると自己免疫疾患やアレルギー疾患のような病気にかかることがあるが，通常，自己免疫反応を抑制するシステムを備えているものである．

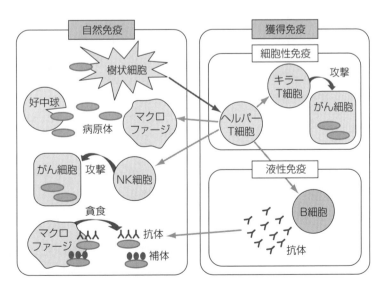

図6-2 自然免疫と獲得免疫の関係

（山本康子，免疫系：石黒伊三雄，篠原力雄監修，斉藤邦明編（2017）わかりやすい生化学 第5版，p.262，ヌーヴェルヒロカワより転載，一部改変）

身体外部からの病原菌やウイルスが侵入すると，体の内部でそれを異物と判断し，それらを排除したり，身体を守る抵抗力を備えたりする一連のシステムが働く．その抵抗力を備える例としては，インフルエンザの予防接種などがある．また，免疫は自分の細胞から生まれ増殖するがんなどを自然に治癒させていることがある．これは精神・神経・内分泌・免疫系などの細胞レベルの巧妙な協調・連携によって起こっている現象ともいえる．つまり，自然免疫と獲得免疫の連携作用により病気を予防したり治したりしている．

人は約37兆個の細胞から構成されており，日々細胞が入れ替わっているなかで，元気な人のなかにもがん細胞は生じているといわれる．そのがん細胞を内部で監視しているのがリンパ球や白血球からなる免疫細胞であり，なかでもがん細胞を直接攻撃するNK細胞やT細胞の役割は大きい．がん看護で症状マネジメントに適用している代替療法などは，まさにNK細胞などを活性化させ，がん細胞を排除する自然免疫を高めている方法なのである．

2 免疫療法とは

人は誰もが多少なりともがん細胞をもっているが，免疫療法とは，免疫力が弱って生じたがん細胞に対し，免疫本来の力を回復させて治療に向かう方法であり，直接，がん細胞を攻撃するものではない．現在，免疫療法でその有効性が認められているものは少ないが，インターフェロンβやニボルマブ（オプジーボ®，抗PD-1抗体）など免疫機能を高める薬剤として一般に広く認められているものもある．

国立がん研究センターでは，一般的な意味での「免疫療法（広義）」と科学的に有効性（治療効果）が証明されている治療としての「免疫療法（効果あり）」とに区別しているが，その概要を以下に記す．

1 免疫療法（広義）

広義の意味での免疫療法とは，免疫本来の力を回復させて，がんを治療する方法である．免疫力が弱まった状態や，がん細胞が免疫系から逃れる術を学び，免疫にブレーキをかけることで免疫機能が弱まった場合には，がん細胞を異物として排除できないことがある．このように弱まっている免疫機能を強くする療法をいう．免疫療法は多くの場合，標準治療として十分な有効性が認められておらず保険診療の適用にはならないため治療費は患者負担となり，セカンドオピニオンを求めるなど慎重な選択が望まれている．しかし現在，この種の薬剤の多くが研究開発中であり，いずれは標準治療として承認されるものがでてくる可能性を含んでいる．

2 免疫療法（効果あり）

「効果あり」とされる免疫療法においては，免疫抑制阻害療法，サイトカイン療法，BRM療法（biological response modifiers：免疫賦活薬）などがあり（表6-3），化学療法と比較して副作用が少ないとされている．しかし，化学療法とは異なった作用機序があり，いつ，どこで副作用が生じるか予測がつかないためリスクはあり，注意を払う必要がある．免疫療法の目的は，①延命効果が期待できる，②腫瘍が縮小することで症状の緩和ができる，またQOL改善が期待できる，③治癒が期待できる，とされている．これらの目的は，特にがんサバイバーのケアに適しているといえる．

表6-3 「免疫療法（効果あり）」の種類

(国の承認後1年以上経過した薬より)

種　類	使用される薬の種類*	方　法	2017年2月現在の状況
免疫抑制阻害療法	免疫チェックポイント阻害剤 • PD-1阻害剤（ニボルマブ：悪性黒色腫および非小細胞肺がん，腎細胞がん，ホジキンリンパ腫） • CTLA-4阻害剤（イピリムマブ：悪性黒色腫）	がん細胞がかけた免疫のブレーキを解除する	• 承認あり • 国内の診療ガイドラインに記載あり
サイトカイン療法	インターフェロンアルファ（腎がん） インターロイキン2（腎がん） インターフェロン ガンマ（菌状息肉症，セザリー症候群）	体内の免疫を強める（アクセルを強める）	• 承認あり • 国内の診療ガイドラインに記載あり
	ペグインターフェロン アルファ-2b（悪性黒色腫） インターフェロン ベータ（悪性黒色腫）		• 承認あり • 国内の診療ガイドラインに記載あり • ほかの治療の補助として使用
BRM療法	免疫賦活剤（BCG：膀胱がん）		• 承認あり • 国内の診療ガイドラインに記載あり
	免疫賦活剤（ピシバニールなど）		• 承認あり • 国内の診療ガイドラインに記載なし

　　　国で承認されているが，国内の診療ガイドラインに推奨の記載がない治療法
* 個々の薬によって，標準治療として使用されるがんの種類が異なる．また，国の承認後1年以上経過した薬の一般名を掲載している

（国立がん研究センターホームページ，がん情報サービス，「免疫療法　もっと詳しく知りたい方へ」より転載）

3 効果が認められている免疫療法

1 免疫抑制阻害療法

　がん細胞が免疫細胞の表面にある免疫チェックポイント受容体と結合して，免疫細胞（T細胞）が本来の働きであるがん細胞を攻撃しないようにしているが，この機序をヒントにして，がん細胞が免疫チェックポイントに結合しないように**免疫チェックポイント阻害薬**が開発された．この方法は，がん細胞が免疫から逃れようとT細胞にかけたブレーキを解除して，免疫細胞を活動させる方法である．免疫チェックポイント阻害薬で国の承認を得ているものには，PD-1*阻害薬のニボルマブ（オプジーボ®）やCTLA-4*阻害薬の**イピリムマブ**（ヤーボイ®）などがある．

2 体内の免疫強化方法

　免疫細胞を活性化し体内の免疫を強め，がん細胞を攻撃する治療法である．サイトカイン療法

---

* PD-1：programmed cell death 1．T細胞の細胞死誘導時に発現が増強される遺伝子．CTLA-4：細胞傷害性Tリンパ球抗原-4．ともにT細胞の表面にある免疫チェックポイント受容体．

やBRM療法，免疫細胞療法，がんワクチン療法などがあるが，免疫細胞療法やがんワクチン療法はまだ標準治療になっていない．

1）サイトカイン療法

サイトカインは免疫システムの細胞から分泌されるたんぱく質であり，細胞間相互作用に関与する生理活性物質の総称である．標的細胞にシグナルを伝達し，細胞の増殖，分化，細胞死，機能発現など多様な細胞応答を引き起こす．サイトカインは100種類以上が認知されているが，インターフェロンとインターロイキンはその代表的なものである．

2）BRM療法（免疫賦活薬）

免疫賦活薬は身体全体の働きを調整しており，特定の免疫細胞に働くわけではない．これには，結核菌製剤であるBCG（イムシスト®）と溶連菌製剤であるOK-432（ピシバニール®）などが厚生労働省から認可されている．しかし，OK-432は科学的根拠が乏しいため，標準治療とはなっていない．

4 副作用と看護

免疫療法の薬剤は化学療法の薬剤とは違った種類のものであり，化学療法の薬剤のように直接，細胞死を誘発するのではなく，むしろがん細胞を標的にし，死滅させるため積極的あるいは消極的に免疫系システムを活用するのである．免疫療法は化学療法に比べると副作用が少ないとされているが，化学療法と同じような副作用の症状が出現した場合，化学療法と同じ症状マネジメントでは症状が改善しないことがある．例えば，免疫チェックポイント阻害薬の使用時に免疫に関係している有害な事象が生じた場合，自己免疫反応の様相を呈しているかもしれないし，あるいはステロイドを必要としているかもしれない．そのため，適切な症状アセスメント・対処が求められる．

一方，免疫抑制薬やステロイド薬を使用して，免疫の過剰反応を起こすことがあるため，その症状機序のアセスメントをし，症状緩和を行う必要がある．近年，ニボルマブは注目を集めているが，使用者のなかには間質性肺炎や劇症Ⅰ型糖尿病など重篤な副作用があることが報告されている．そのため，慎重な対応が求められており，ニボルマブには**「最適使用推進ガイドライン」**が作成されている．

副作用として，一般的に疲労，発熱，倦怠感，食欲不振が生じるが，免疫チェックポイント阻害薬では，皮膚障害，肺障害，胃腸障害，腎障害，インフュージョンリアクションなどの症状が出現する（表6-4）．看護師は，これらの症状マネジメントが求められるため，免疫療法の副作用に関する最新の知識習得に努め，適切なアセスメントと対処を行わなければならない．

[参考文献・資料]

1. ISNCC（International Society of Nurses in Cancer Care：国際がん看護学会）ホームページ，Adverse Events – Solid Tumors and Targeted Agents（Japanese Version）．
   http://www.isncc.org/
2. 国立がん研究センターホームページ，免疫療法．
3. 珠玖洋監修（2017）がん免疫療法，メディカルドゥ．

表6-4 免疫チェックポイント阻害剤の主な副作用による症状

場　所	症　状	主な副作用
全身	発熱，だるさ，さむけ	投与時の急性反応（インフュージョンリアクション，サイトカイン放出症候群），間質性肺障害，肝障害，下垂体炎，甲状腺機能低下症，副腎機能障害
	発汗，体重減少，不眠	甲状腺機能亢進症
	皮膚のかゆみ	皮膚障害，肝障害
	皮疹，白斑，赤くなる	皮膚障害
	脱力感，感覚障害，知覚障害，筋力低下	末梢神経障害，筋障害，ギラン・バレー症候群，重症筋無力症
	出血やあざができやすい	血小板減少，血友病A
頭部	頭痛	下垂体炎，下垂体機能低下症，無菌性髄膜炎
	めまい	投与時の急性反応（インフュージョンリアクション，サイトカイン放出症候群）
	眼の痛み，充血，視力低下，飛蚊症，光を過度にまぶしく感じる，涙が出る	ぶどう膜炎，結膜炎などの眼障害
	視野が欠ける	下垂体炎
頸部	甲状腺の腫れ	甲状腺機能亢進症
呼吸	咳，息切れ，呼吸困難	間質性肺障害
心臓	動悸	甲状腺機能亢進症
消化器	吐き気・嘔吐，食欲不振	肝・胆・膵障害，自己免疫性肝炎，副腎機能障害
	腹痛，下痢，排便回数の増加，血便	下痢，大腸炎，消化管穿孔（しょうかかんせんこう；胃の粘膜に穴を開けてしまうこと）
四肢	手の震え	甲状腺機能亢進症
	むくみ	甲状腺機能低下症，腎障害
その他		高アミラーゼ血症，高リパーゼ血症，糖尿病

（日本臨床腫瘍学会編(2016)がん免疫療法ガイドライン，pp. 22-31，金原出版より作成）

4. 柴田龍弘企画（2017）がん免疫療法×ゲノミクスで変わるがん治療！：バイオマーカーの確立，治療抵抗性機構の解明による個別化がん免疫療法へ，実験医学 3，35（4），羊土社．

第7章
造血幹細胞移植における看護

1 造血幹細胞移植の理解を促す援助

　造血幹細胞*移植を受ける患者を看護するうえで，造血の仕組みや免疫システムなどの基本的知識を理解しておく必要がある．造血幹細胞移植は治療の内容や経過が複雑であり，心身ともにストレスの多い治療であるため，患者自身が病気をどのようにとらえているか，治療法についてどのように理解しているかを十分に確認したうえで治療の目的やスケジュール，注意事項，必要なセルフケアなどを患者および介護者（家族など）に対して指導していく必要がある．

1 造血幹細胞移植とは

　造血幹細胞移植とは，白血病や悪性リンパ腫，多発性骨髄腫，骨髄異形成症候群などの造血器腫瘍や再生不良性貧血に対して，治癒を目指して行われる治療法のことをいう．一部の固形腫瘍（乳がんや胚細胞腫瘍など）に対して自家造血幹細胞移植が行われているが，現段階では研究的治療と位置づけられている．

　日本では1970年代から白血病を中心に造血幹細胞移植が始まり，年間500件以下であった登録件数が，2016（平成28）年度には同種移植と自家移植を合わせて約5,500件にまで増えている．移植の種類が増えたことや，支持療法の開発によって60歳以上の高齢者にも移植の適応が拡大してきていることなどが要因となっている．一方で慢性骨髄性白血病などでは経口分子標的薬が開発され，一定の効果を示しているため移植の件数は減少している[1]．

　造血幹細胞移植を行う目的は3つある．①高用量の化学療法や放射線療法による造血能や免疫能の障害を軽減することを目的とした造血能の救済，②正常な造血幹細胞に置換，③移植されたドナー由来のTリンパ球によって残存している腫瘍細胞を障害する**移植片対白血病効果**（graft-versus-leukemia effect：**GVL**）あるいは**移植片対腫瘍効果**（graft-versus-tumor effect：**GVT**）である．①は化学療法や放射線療法に対する感受性が高い造血器腫瘍や，一部の固形腫瘍で行われる．②は移植前の高用量化学療法と全身放射線照射による骨髄破壊の後で，正常な造血幹細胞に置き換えるために行われる．③はドナーが他人である場合に，化学療法や放射線療法だけでは治癒あるいは長期生存が望めない疾患に対して行われる．

　造血幹細胞移植の方法は，ドナー（提供者：他者または自分自身）からあらかじめ正常な造血機能を有する造血幹細胞を採取して保存することから始まる．その後，大量化学療法や放射線療法を行い，骨髄破壊が起こった時期に保存していた造血幹細胞をレシピエント（移植を受ける人）に移植する．移植された造血幹細胞がレシピエントの骨髄に生着したことを確認し，造血能や免疫能が回復するのを待つ．

2 造血幹細胞移植の種類

　造血幹細胞の供給源（ドナー）別に，自家移植（autologous transplantation），同種移植（allogeneic transplantation），同系移植（syngeneic transplantation）に分類できる．さらに，造血幹細胞の

---

*　造血幹細胞とは，自己複製能（自ら同じ造血幹細胞を増やす能力）と多分化能（白血球や赤血球などいろいろな血球をつくり出す能力）をもつ血液細胞のことで，すべての血液細胞のもとになっている．

表 7-1 造血幹細胞の採取部位による分類

種類	内容
骨髄移植 (bone marrow transplantation：BMT)	・骨髄から採取した造血幹細胞を使用する ・ドナーは全身麻酔下で，腸骨から造血幹細胞を採取する
末梢血幹細胞移植 (peripheral blood stem cell transplantation：PBSCT)	・末梢血から採取した造血幹細胞を使用する ・G-CSFを数日間投与し，骨髄から末梢血中に動員した造血幹細胞を，連続血球成分分離装置を用いて採取する
臍帯血幹細胞移植 (cord blood stem cell transplantation：CBSCT)	・出産後の臍帯と胎盤中の血液から採取された造血幹細胞を使用する ・ドナーに負担がかからず，幼若で増殖能力に富む造血幹細胞が採取できる半面，採取できる細胞の数が少ないといった問題もある

(Lassiter, M. (2016) Basic concepts and indications for transplantation.In: Faiman, B. ed. BMTCN Certification Review Manual, pp. 1-7, Oncology Nursing Societyより作成)

採取部位（骨髄，末梢血，臍帯血）によっても分類される（表7-1）．

1 自家移植

自身の造血幹細胞を事前に骨髄あるいは末梢血液から採取し，必要になるまで保存しておく．高用量化学療法や放射線療法の後，骨髄機能が著しく障害された時期に造血幹細胞を移植する．注意する点は，造血幹細胞を採取する前に，患者が無病あるいは腫瘍細胞の残存が最小限になっていることを確認することである．自家移植は，容易に造血幹細胞が採取できる，副作用リスクの軽減，早期生着，**移植片対宿主病**（graft-versus-host disease：**GVHD**）がないといった利点がある．しかし，腫瘍細胞混入の可能性や，GVL・GVTといった免疫学的効果が望めないなどの欠点もある．

2 同種移植

ヒト白血球型抗原（human leukocyte antigen：**HLA**）が完全一致あるいはほぼ一致した血縁または非血縁者のドナーから造血幹細胞を採取して，いったん保存しておく．超大量化学療法や全身放射線療法（total body irradiation：TBI）などの骨破壊的治療を行った後，骨髄機能が著しく障害を受けた際に造血幹細胞を移植する方法である．同種移植の場合，ドナーが非自己であるためGVLやGVTといった免疫学的効果が期待できる．採取部位は骨髄，末梢血液，臍帯血から採取できる．ドナーが疾患をもたない他者であるため，十分な量の造血幹細胞が採取でき，GVLやGVTが期待できるといった利点がある半面，GVHDなどの合併症，ドナー不足，ドナーへの影響や負担などの問題もある．末梢血幹細胞移植（PBSCT）では，ドナーへの顆粒球コロニー刺激因子（granulocyte-colony stimulating factor：G-CSF）の影響，臍帯血幹細胞移植（CBSCT）では臍帯血の量不足などの問題もある．患者はGVHDの予防のため移植後長期間免疫抑制薬を使用する必要がある．GVHDの発症はHLAのミスマッチの程度が高いほど高頻度で出現する．

3 同系移植

一卵性双生児の造血幹細胞を採取して移植する方法である．同一のHLAであるため，病気をもたないHLA一致の造血幹細胞が使用できる．GVHDが出現しないという利点がある一方で，GVLやGVTが期待できない．また，ドナーである無病双生児にはG-CSFを投与する必要があり，この影響も考えておかなければならない．

これら以外に，非骨破壊的移植としてミニ移植といった方法もある．ミニ移植は化学療法による腫瘍細胞の根絶をはかるのではなく，移植前処置の強度を弱め，移植したドナーの細胞によるGVL効果によって腫瘍抑制効果を期待するものである．通常の移植が適応とならない高齢者や臓器機能障害などをもつ患者に対して可能な治療法であるが，その効果については不明な部分もある．

3 造血幹細胞移植の適応と条件

造血幹細胞移植の対象疾患は，化学療法や放射線療法に高い感受性のある悪性腫瘍と，造血幹細胞自体に異常のある再生不良性貧血や，自己免疫疾患などである．表7-2に造血幹細胞移植が適応となっている悪性腫瘍を示す．

造血幹細胞移植の適応条件としては，疾患・病期（その疾患での移植の成績），HLA適合のドナーの有無（同種移植の場合），全身状態，臓器機能，年齢，既往歴，感染症，精神状況，患者の治療遵守能力，本人の同意，支援者の存在，経済力などがある．

表7-2 造血幹細胞移植が対象となる悪性疾患

	自家造血幹細胞移植	同種造血幹細胞移植
造血器腫瘍	ホジキンリンパ腫 非ホジキンリンパ腫 多発性骨髄腫	急性リンパ性白血病 急性骨髄性白血病 慢性骨髄性白血病 骨髄異形成症候群 非ホジキンリンパ腫 若年性骨髄単球性白血病
固形腫瘍	神経芽細胞腫 肉腫 胚細胞腫瘍 脳腫瘍 乳がん 卵巣がん 黒色腫 肺がん	なし

4 造血幹細胞移植の経過

造血幹細胞移植を決定する際には，疾患・病期，HLAの適合，患者の全身状態，臓器機能（特に肺，肝，腎），年齢，感染症の有無（歯科領域，外科領域，耳鼻科領域，ウイルス感染など），心理面などの検査および準備をする（表7-3）．造血幹細胞移植は治癒を期待できる治療である半面，危険も多い治療法である．移植の適応があると判断された場合は病態や具体的な方法，治療成績などについて患者に十分説明し，同意を得る必要がある（表7-4）．同意を得られた場合は，移植の準備を始める．

移植の経過を図7-1に示す．まずは，造血幹細胞を採取する．次に，移植前処置として高用量

の化学療法やTBIを行い，移植病室に入室する．血液細胞が消失し，移植前処置による影響（細胞障害作用）がなくなる10日目頃にドナーから採取した造血幹細胞をレシピエントに輸注する．

表7-3 造血幹細胞移植決定前に行う検査

分類	検査内容
一般検査	・血液検査（血算値，電解質など） ・妊娠検査（女性） ・血液型，HLAタイプ ・歯科受診（う歯，歯周病などの確認） ・耳鼻科受診
感染症検査	・HBV，HCV，HIV，HTLV-1 ・抗体価検査（サイトメガロウイルス，単純ヘルペスウイルス，水痘・帯状疱疹ウイルス，EBV，麻疹，風疹，流行性耳下腺炎など）
主要臓器機能検査	・心機能検査（心電図，心エコー，左室駆出率50％以上など） ・肺機能検査（胸部レントゲン，胸部CTなど） ・肝機能検査（AST，ALT，腹部超音波など） ・腎機能検査（クレアチニンクリアランス）
疾患の状況をみる検査	・骨髄穿刺，生検 ・腰椎穿刺 ・全身CT，MRI，PET ・骨シンチグラフィー ・腫瘍マーカー ＊疾患によって異なる ・尿たんぱく電気泳動 ・免疫グロブリン値，分画

表7-4 移植前の患者・家族への説明内容

1) 病状について
 ・病態
 ・予後予測
 ・治療の選択肢と成績

2) 造血幹細胞移植について
 ・移植の適応の有無
 ・移植による治療のリスクとベネフィット
 ・治療成績
 ・移植の経過
 ・移植病室の環境
 ・移植後の合併症（感染，GVHD，不妊など）

3) 経済面について
 ・移植にかかる費用
 ・合併症予防などにかかる費用
 ・利用できる医療サービス（高額療養費，傷病手当，介護保険など）

4) セルフケアについて
 ・感染症予防行動
 ・症状のモニタリング
 ・医療者への相談方法
 ・家族支援の必要性

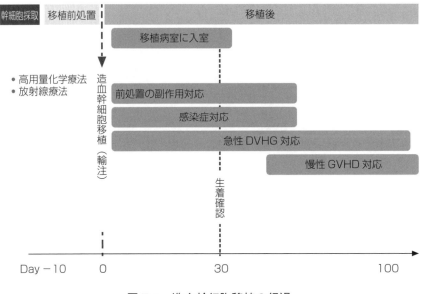

図 7-1　造血幹細胞移植の経過

　その後，生着するまでの間（移植後約 30 日間）は副作用対応や感染症予防を行う．通常は，白血球が 1000/μL を超えると生着といい，約 1 カ月で末梢血の血液回復がみられる．生着した細胞がドナー由来であるかレシピエント由来であるかは，末梢血や骨髄細胞を用いて染色体分析や DNA の解析を行うことで確認できる．移植後は前処置の副作用，感染症，GVHD，再発，生着不全などの変化に対応しながら，精神面での支援も行うことが重要である．また，前処置の影響で二次性発がんや性機能障害などといった晩期障害が出現するリスクもあるため，移植後長期間にわたって患者支援をしていく必要がある．

5　移植前処置

　移植前に行われる原疾患に対する治療を移植前処置という．移植前処置の目的は可能な限り腫瘍量を減少させることである．同種移植の場合は，ドナー由来の造血幹細胞を容易に生着させる環境をつくるという目的もある．治療の強度によって骨髄破壊的前処置，強度減弱前処置，骨髄非破壊的前処置に分類される．患者に既存の合併症がある場合や高齢者などでは骨髄破壊的前処置が適応になることは少ない．移植前処置は高用量化学療法と TBI で構成されており，疾患の種類や病状，疾患の遺伝子異常の有無，年齢，同種移植（HLA の一致状況など）の適応があるかなどによってレジメンが選出される．TBI は化学療法薬が到達しにくい中枢神経や皮膚などに存在する腫瘍細胞に対して効果を発揮する．TBI による成長障害などの有害事象を回避したい場合や放射線治療の既往がある患者に対してはアルキル化薬を中心とした高用量化学療法が選択される（表 7-5）．自家移植の場合は疾患によってレジメンが異なるが，シクロホスファミド，ブスルファン，メルファラン，エトポシド，シタラビン，カルボプラチン，イホスファミド，TBI などを組み合わせて行うことが多い[2]．

表7-5 同種移植の移植前処置の強度分類とレジメン

分類	説明	同種移植時のレジメン
骨髄破壊的前処置	単剤または複数の化学療法薬（アルキル化薬が中心）にTBIを併用し（あるいはなし），骨髄を破壊するレベルの高用量使用する．患者は造血幹細胞の移植をしないと血液学的な回復はない．	・シクロホスファミド＋TBI ・シタラビン＋シクロホスファミド＋TBI ・エトポシド＋シクロホスファミド＋TBI ・ブスルファン＋シクロホスファミド ・フルダラビン＋ブスルファン
強度減弱前処置	骨髄破壊的前処置，骨髄非破壊的前処置に分類されないもの．不可逆的ではないが強度の骨髄抑制を起こすため，造血幹細胞移植を必要としている．	・フルダラビン＋ブスルファン ・フルダラビン＋メルファラン ・フルダラビン＋シクロホスファミド
骨髄非破壊的前処置	造血幹細胞の移植なしでも血液学的回復がみられる．通常は28日以内に骨髄抑制が起こり，その後回復する．ドナーの移植片または免疫系を生成することが目的．骨破壊的前処置よりも約30％減量している．	・フルダラビン＋TBI

6 造血幹細胞移植の合併症

　造血幹細胞移植の合併症には移植前処置の副作用症状と移植したドナー由来の幹細胞による免疫反応によって起こる症状がある．

　移植前処置は高い抗腫瘍効果を得ることができる半面，薬剤や放射線の投与量が高用量〜超高用量であるため強度の副作用が出現する．使用される薬剤の種類にもよるが，強度の血液毒性と悪心・嘔吐，粘膜炎（口内炎，下痢），脱毛，腫瘍融解症候群，出血性膀胱炎，腎毒性，肝機能障害，肝中心静脈閉塞症（veno-occlusive disease：VOD），末梢神経障害，心毒性，間質性肺炎などの非血液毒性が高頻度に出現する．

　造血幹細胞移植の合併症の予防と対応は多岐にわたっており，患者の協力が不可欠である．特に同種移植では，前処置の副作用（悪心・嘔吐，出血性膀胱炎，下痢など），感染症，GVHD，生着不全などが最も重要な問題であり，これらの症状の予防対策と出現時の対応を理解しておかなければならない．

2 心身状態のアセスメント

　患者の状況や疾患などによって造血幹細胞移植が選択されるが，患者は治癒への期待と，未知の治療に対する不安が交差し，精神的に不安定な状況のなかで治療を開始する．造血幹細胞移植は前処置による副作用や感染症対策，GVHDへの対応など長期間にわたって患者自身によるセルフケアが必要となってくる．こういった状況を理解して治療に参加してもらうためには，移植決定前に患者の意向や家族の状況，理解度，経済的な問題，患者のもつセルフケア能力の程度（強みと弱み），身体機能，検査データなどの情報をとり，移植に向けた支援内容をチームで議論しておく必要がある．

　治療が始まると，約1ヵ月間は消化器毒性（悪心・嘔吐，下痢など），心毒性（心機能障害），

腎毒性（腎機能障害），肺毒性（間質性肺炎など），出血性膀胱炎，VOD，口腔粘膜障害などの副作用症状が出現し，身体的ダメージは強い．これらの症状は事前に十分アセスメントし，治療中のモニタリングや確実な支持療法を施行することで，早期発見，早期解決につながる場合が多い．強度の副作用や，GVHDなどの移植後合併症による身体的苦痛だけでなく，長期間の移植病室での生活や治療結果に対する不安などが加わることによって精神的に不安定になることが多い．治療経過中にみられる心理問題として，約半数の人に適応障害がみとめられ，10％以上の人に大うつ病をみとめたという報告もある．心理的支援を行うためには，患者の状況や変化を十分に観察すること，患者の自己コントロール感が高まるようなかかわりをもつこと，必要に応じて家族との面会を増やしたり，セルフケアの縮小，励まし，声かけを十分に行い支援していくことが重要である．必要に応じて腫瘍精神科医の介入を行う．

3 ドナーの健康状態のアセスメントと援助

ドナーとなるのはHLAが適合する血縁あるいは非血縁者で，血縁者の方がドナーとしての優先順位は高い．ドナーには多くの負担とリスクがともなうため，十分な説明と，同意が必要である．非血縁ドナーの場合は，骨髄移植推進財団のコーディネーターによってドナーの意思決定が十分に支援されているが，血縁ドナーの場合，周りからのプレッシャーもあり，なかなか自身の気持ちを話すことができないといった状況もある．未成年者の場合であっても，移植コーディネーターやリエゾンナースなどがかかわりながら家族間の思いを確認したり，本人の気持ちを確認するなどの支援を行い，自由意思で提供することができるように援助することが大切である．造血幹細胞の提供が決定したら，書面で同意書にサインをしてもらい，血算や生化学検査，感染症検査，主要臓器機能検査などを確認し，提供上問題がないことを確認する．

過去に報告されたドナーの有害事象として，G-CSF投与による骨痛の出現，腰椎麻酔科での骨髄採取の際に呼吸停止を起こし死亡，G-CSFを受けた血縁ドナーにおける急性骨髄性白血病（G-CSF投与後14カ月）の発症などがある．そのため，日本造血細胞移植学会では，採取終了後1週間から1カ月程度を目処に，ドナーの血算値，生化学，バイタルサインのチェックを行い，安全性を確認し，異常値があれば，それが正常化するまで支援することを義務づけている[3]．

4 移植病室在室中の患者の援助

患者は，移植前処置からドナーの造血幹細胞が生着し，造血能がある程度回復してくるまで，感染症や合併症の管理のため移植病室に入ることになる．移植病室は個室で行動範囲が非常に狭くなるとともに，外部との接触に制限がかかるため，患者は身体的苦痛に加えて体力の低下，心理的ストレスが高くなる．移植病室在室中は状況変化のモニタリングと副作用症状への対応，感染予防，GVHDへの対応，精神的支援，リハビリテーションが看護援助として優先される．

1 感染予防

　移植前処置開始から移植後30日の間は，化学療法や放射線療法による高度の好中球減少が持続するため感染症のリスクが高くなる．また，高用量の化学療法を行うため，その副作用である口内炎や下痢などの粘膜障害によって粘膜のバリアが破綻し，鼻腔，口腔粘膜，肛門，陰部，カテーテル挿入部などから細菌が侵入しやすくなる．複数の原因によって感染症が発症するリスクはさらに高くなる．白血球・好中球減少時期の感染症の原因は，主に細菌や真菌，一部のウイルス（単純ヘルペスウイルス）である．感染症の起因菌としては，緑膿菌，肺炎桿菌，大腸菌などのグラム陰性桿菌が多い（表7-6）．

　対策としては，移植前処置開始後から好中球数が500/μL以上に回復するまではHEPAフィルターが装備されている個室に入室し，骨髄の回復を待ちながら感染予防を行う．好中球数が100/μL以下の期間が長期間持続し，重篤な感染症を起こす頻度が高いため，G-CSFや抗菌薬の投与といった支持療法を行う．感染予防の指導内容としては，家族との面会制限，食事制限（加熱調理，開封後の賞味期限など），室内での過ごし方，清潔行動（シャワー，口腔ケア，更衣など），支持療法薬の服薬などがある．ただし，患者の状況は常に変化するため，入室時のみに指導して任せるのではなく，説明や指導をくり返し行う必要がある．看護師は患者の変化を観察し，状況に合わせてセルフケア支援の内容を変更する必要がある．

表7-6　移植後の感染症

	移植前処置後から移植後30日	移植後30日から100日	移植後100日以降
特徴	基礎疾患による免疫能の低下や移植前処置の化学療法・放射線治療により重度の好中球減少や粘膜障害が起こる．この時期は特に細菌や真菌の感染が問題となる．	移植後30日を過ぎても生着の徴候がない場合は好中球減少による感染症が持続する．また，この時期は免疫能が衰退し続け，消失するためウイルス感染症が頻発する．急性のGVHDが出現した場合はコルチコステロイドや免疫抑制薬を使用することもあり，感染症のリスクは高くなる．	生着し，慢性GVHDを発症していない場合は重症感染症の危険性は低くなる．しかし，免疫不全状態は持続しているため，細菌やウイルスなどの感染症に注意する必要がある．
ウイルス	・単純ヘルペスウイルス ・インフルエンザウイルス	・サイトメガロウイルス ・アデノウイルス ・EBウイルス	・サイトメガロウイルス ・ヘルペスウイルス ・EBウイルス
細菌	・グラム陰性桿菌（大腸菌，緑膿菌，肺炎桿菌など） ・表皮ブドウ球菌	・グラム陰性桿菌（大腸菌，緑膿菌，肺炎桿菌など） ・表皮ブドウ球菌	
真菌その他	・カンジダ類 ・アスペルギルス	・ニューモシスチス・カリニ ・カンジダ類 ・アスペルギルス	・アスペルギルス ・トキソプラズマ

2 精神的支援

外部との接触が限られた狭い空間での生活は，患者にとってストレスフルな状況となり，不安やいらだち，抑うつなどの精神症状を誘発することが多い．また，強度の副作用出現による身体的苦痛と，それにともなう自己効力感の低下や治療経過の不確かさなどにより，無力感や強度の不安などが出現し，腫瘍精神科医の介入が必要になってくる場合も多い．患者の行動や言動，表情の変化を十分に観察し，重度の精神症状が出る前に対応することが大切である．患者には移植前から移植病室の環境やそこでの生活，気持ちの揺れなどが出現した場合の報告方法などについて説明しておく必要がある．

3 リハビリテーション

移植病室在室の期間は，患者にとって精神的・身体的に最もつらい時期であり，積極的なリハビリテーションは行わない．しかし，気分転換や今後のことを前向きに考えていくためにも，日常生活レベルでのリハビリテーションを行うことが効果的である．患者とともにストレッチや足踏み運動など可能なリハビリテーションのメニューを提示する．ただし，患者の状況変化が大きいので，よく観察し，リハビリテーションを継続するかどうかを判断する必要がある．

5 移植片対宿主病（GVHD）の観察と援助

同種移植を行った場合にドナー由来の細胞とレシピエントの細胞間で起こる免疫学的応答のことを GVHD といい，自家移植では起こらない．輸注されたドナーのリンパ球は，レシピエントの細胞や組織を直接攻撃するか，炎症性のサイトカインを分泌して細胞を障害する．GVHD は HLA の適合度によって発症率が異なり，不適合の頻度が高いほど発症しやすい．

GVHD は急性 GVHD と慢性 GVHD に分類される．以前は移植後の日数が 100 日以前か以降で急性と慢性を定義していたが，2005 年の National Institute of Health consensus project で発表された新分類では特徴的な臨床所見によって分類することになった（表7-7）．

GVHD の発症は，致命的感染症の発症や死亡率の上昇，患者の QOL 低下など，影響が大きいため十分な予防と観察，早期対応が重要である．医療者は症状の出現や検査値の異常を常に観察することが重要である．また，造血幹細胞移植後の GVHD 早期発見のためには，患者・家族の協力が不可欠であり，病態と出現時期，報告の方法，対応などを事前に指導しておく必要がある．

1 急性 GVHD

急性 GVHD 発症の危険因子としてはドナーとレシピエントの年齢，HLA の適合性，GVHD 予防法の不足，移植前処置の強度などがある．症状は，主に皮膚，肝臓，消化管に現れるのでそれぞれの部位や患者の訴えを十分に観察する必要がある．皮膚の症状は手掌，足底，四肢，前胸部に浮腫性の紅斑や小丘疹，全身性紅皮症が現れる．かゆみはないことが多く，あっても軽度で

表 7-7　GVHD の新分類

分類		特徴
急性 GVHD	古典的	・慢性 GVHD の基準を満たさない ・移植またはドナーリンパ球輸注後 100 日以内に出現する ・吐き気，嘔吐，食欲不振，多量の下痢，イレウス，胆汁うっ滞性肝疾患などが出現
	持続性，再燃性，遅発性	・慢性 GVHD の基準を満たさない ・急性 GVHD の特徴を含む ・移植またはドナーリンパ球輸注後 100 日以降に出現する
慢性 GVHD	古典的	・急性 GVHD に特徴的な症状はない ・自己免疫疾患の症状がある：皮膚（扁平苔癬様変化，色素脱落，硬化性変化，萎縮など），目（涙液分泌低下，異物感，かゆみなど），口腔粘膜（乾燥感，味覚異常，潰瘍形成など），肺（閉塞性細気管支炎），胃腸管（食堂ウエブ，狭窄など），肝臓（総ビリルビンの上昇など）を含む複数の臓器からなる症状・徴候 ・ほとんどの症例は移植後 4～6 カ月で診断される
	オーバーラップ症候群	・急性と慢性の症状が同時に現れる ・症状は一時的で，免疫抑制の程度に依存する ・急性 GVHD の症状は解消できるが，慢性 GVHD の症状は持続する ・重度の急性 GVHD 症状で致死的になることがある

ある．肝臓は直接ビリルビン値や ALP，γ-GTP が上昇し，眼球や皮膚の黄染がみられる．また，AST や ALT の値が上昇する．検査データの悪化とともに倦怠感などの症状も随伴する．消化管は主に腸管への影響が大きく，悪心・嘔吐，水溶性の下痢，強度になると腸管イレウスを起こすこともある．

急性 GVHD への対策としては予防法と症状出現時の治療とがある．予防法としては，カルシニューリン阻害薬のシクロスポリンあるいはタクロリムスと，メトトレキサートの二剤併用療法が標準的治療であり，副腎皮質ステロイドの使用は急性 GVHD あるいは生存率の改善に寄与したとの報告がなく，感染症が増加する可能性が指摘されている．急性 GVHD が出現したときの治療法としては，標準的初期治療薬として副腎皮質ステロイド（メチルプレドニゾロンあるいはプレドニゾロン）が使用される．しかし，GVHD を発症したすべての発症例に対して治療を開始しなければいけないということはなく，軽度の場合は自然に寛解することもある．

予防法および対症療法として免疫抑制薬や副腎皮質ステロイドなどの投与が必要であり，これらの症状が重症化すると長期生存率が低下し，予後不良になることが多いため，早期対応が望まれている．

2　慢性 GVHD

慢性 GVHD は自己免疫疾患の症状が出現する．皮膚の症状は，色素沈着をともなう萎縮性皮膚変化や苔癬様病変，硬化性病変などがあり，紅斑や掻痒をともなう丘疹や発汗異常，掻痒感などが出現する．その他，爪（爪形成異常，萎縮，変形，爪床剥離など），頭皮（脱毛，白髪化など），目（涙液分泌低下，異物感，かゆみなど），口腔粘膜（乾燥感，味覚異常，潰瘍形成，歯肉炎など），

肺（閉塞性細気管支炎），胃腸管（食堂ウエブ，狭窄など），肝臓（総ビリルビンの上昇など）を含む複数の臓器に症状が出現する．

　慢性GVHDの治療は，1〜2臓器に限局し，かつ機能障害をきたしていない軽症の場合は原則として局所療法を行う．中等症以上，または軽症であっても筋膜障害など機能障害や肝障害を呈する場合，あるいは高リスク因子を有する場合は全身療法が適応になる．全身療法の中心は副腎皮質ステロイドで，カルシニューリン阻害薬を併用することもある．長期間治療が必要になってくるので，継続したモニタリングを行うことや，患者のセルフケア支援を行う必要がある．

[引用文献]

1) 日本造血細胞移植データセンター（2016）2016年度日本における造血幹細胞移植の実績，pp. 2-6.
2) 日本造血細胞移植学会ガイドライン委員会編，山下卓也（2015）造血細胞移植学会ガイドライン第2巻，日本造血細胞移植学会，pp. 13-23.
3) 日本造血細胞移植学会ガイドライン委員会編，矢部晋正（2015）造血細胞移植学会ガイドライン第2巻，日本造血細胞移植学会，pp. 59-91.

[参考文献]

1. Daniela J.（2016）Types of transplants and sources of stem cells. In：Faiman, B. ed. BMTCN Certification Review Manual. pp. 9-14. Oncology Nursing Society.
2. 神田善伸編（2016）みんなに役立つ造血幹細胞移植の基礎と臨床　改訂3版，医薬ジャーナル社．
3. Lassiter, M.（2016）Basic concepts and indications for transplantation. In：Faiman, B. ed. BMTCN Certification Review Manual. pp. 1-7. Oncology Nursing Society.
4. Spinks, R.（2016）Pretransplant issues. In：Faiman, B. ed. BMTCN Certification Review Manual. pp. 15-36. Oncology Nursing Society.
5. アメリカ合衆国国立疾病対策センター編，矢野邦夫訳（2001）EBM実践のために：造血幹細胞移植患者の日和見感染予防のためのCDCガイドライン，pp. 22-32，メディカ出版．
6. 日本造血細胞移植学会ガイドライン委員会編，豊嶋崇徳（2014）造血細胞移植学会ガイドライン第1巻，pp. 60-82，日本造血細胞移植学会．
7. Jakubowski, R. M.（2016）Post-transplant issues. In：Faiman, B. ed. BMTCN Certification Review Manual. pp. 69-124. Oncology Nursing Society.

第8章
放射線療法にともなう看護

1 放射線療法の基礎知識

放射線療法はがん患者に対する局所治療であり，がんの治癒を目指す治療として手術療法や薬物療法と併用したり，進行がん患者の症状緩和の治療として行われる．

1 放射線治療の原理

放射線治療は多様な「放射線発生装置」を用いることが特徴である．この放射線発生装置から放射線を発生させ，患者の体を透過する際にがん細胞にダメージを与えることで，がん患者の治療に利用されている．

1 DNAへの直接作用と間接作用

放射線の作用には，「直接作用」と「間接作用」がある．いずれもDNA（デオキシリボ核酸）にダメージを与えることで細胞にダメージをもたらすが，直接作用とは放射線が細胞中の核にあるDNAに直接的にダメージを与えることで，間接作用とは放射線が人体組成の60％である水と反応してフリーラジカルを生じさせることで間接的にDNAにダメージを与えることである（図8-1）．腫瘍の治療に用いられる放射線のうち，DNAに対して直接作用を引き起こすものとして重粒子線や中性子線があり，間接作用を引き起こすものとしてX線やγ線があげられる．

2 細胞の放射線感受性と回復力

放射線治療における影響の起こりやすさ（放射線感受性）は，細胞の分裂頻度や分裂回数，分

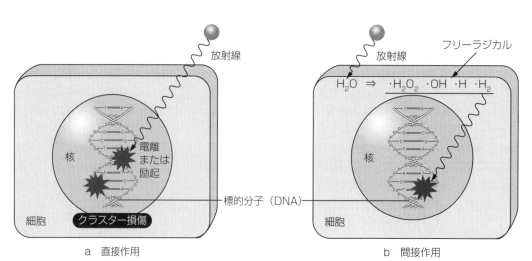

a　直接作用　　　　　　　　　　b　間接作用

DNA鎖上に近接した複数の損傷が生じることが明らかにされている．これは「クラスター損傷」とよばれている．

図8-1　放射線による直接作用と間接作用

(福士政広編（2009）診療放射線技師　スリム・ベーシック1　放射線生物学，p.39，メジカルビュー社より転載)

化度により異なる．正常細胞より細胞分裂が盛んながん細胞は放射線による損傷を強く生じ，また，正常細胞は組織の再生能力が高く，放射線治療による損傷を受けてもがん細胞より回復が早いという特徴がある．放射線治療は1回のみでなく，くり返し照射されるが，正常細胞の方ががん細胞よりも早く回復するため，この「回復の差」を利用し，くり返し放射線照射が行われる．しかし，正常細胞のなかでも細胞分裂の盛んな骨髄，皮膚，生殖器の細胞は放射線感受性が高い細胞であり，有害事象を生じやすいという特徴がある．

3　吸収線量

　放射線治療に用いられる線種には電子線，γ線，X線，粒子線などがあり，体の表面からの吸収線量は線種により異なる（図8-2）．また，同じ種類の放射線では，エネルギーが高い方が吸収線量のピークは深くなる．一般的に腫瘍の治療に用いられるX線や電子線は，ある一定の深さで吸収線量がピークとなり，その後減衰する特徴をもつ．このように放射線が表面よりも深い位置で吸収線量がピークになることをビルドアップ効果という．

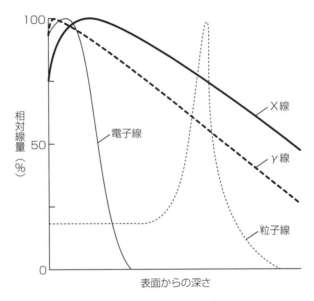

図8-2　各種放射線の深部線量率

4　線量の単位

(1) グレイ（gray：Gy）

　治療時に患者の臓器に吸収される線量の単位である．1回2Gy程度を照射する場合が多い．総線量50Gyを1日2Gyずつ照射する場合は，50Gy/25fr（回）と記載する．

(2) シーベルト（sievert：Sv）

　放射線防護の目的に用いられる単位であり，人体に与える影響の程度を示す．医療者の被曝に関する場合に用いる単位で，5年間で100ミリシーベルトが限度であることを100mSv/5年と記載する．

2 放射線の照射方法

放射線治療の照射方法は，大きく「外部照射」「小線源治療」「内用療法（内部照射）」の3種類に分けることができる．

1 外部照射

外部照射とは放射線発生装置を用いて体の外部から放射線治療を行う総称である．汎用されているのは，リニアック（linear accelerator：LINAC, 直線加速器，図8-3）によりX線や電子線を照射する方法である．また，サイクロトロンやシンクロトロンにより粒子線（陽子，重イオン）を照射する方法などがある．代表的な照射方法は，前後対向2門および複数の角度から照射することで，正常組織への影響を緩和する方法がとられている．

外部照射における特殊治療として，強度変調放射線治療，定位放射線治療，粒子線治療などがあるが，これらを安全に実施するためには高精度な放射線治療技術が必要であり，放射線腫瘍医や診療放射線技師に加えて品質管理や治療計画にかかわる医学物理士の役割が重要である．

強度変調放射線治療はコンピューターの最適化計算で強度の異なるビームを組み合わせて病巣への放射線量を保ちながら周りの正常組織に対する放射線の影響を軽減する方法であり，前立腺がんや頭頸部がんに対して多く用いられている照射方法である．

定位放射線治療は1～2ミリ以内の誤差で病巣に集中的に照射を行う方法である．ガンマナイフ，サイバーナイフ，リニアックなど，転移性脳腫瘍や肺がん，肝臓がんに対して用いられる．小さい標的体積へ多門で照射するため1回から数回の照射で治療を終了するのが一般的である．

粒子線治療は，ある深さの領域に大量の線量を与えることができる．この線量のピークを病巣に合わせることで病巣のみ照射が可能となる．従来の放射線治療に抵抗を示す骨軟部肉腫や悪性黒色腫への効果が期待できる．

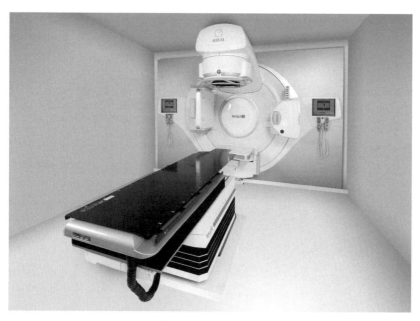

図8-3　外照射装置であるリニアック

（写真提供：エレクタ株式会社）

2 小線源治療

患者の体内の腫瘍組織付近に密封線源を留置し，腫瘍組織にのみ高線量を照射し，周囲の正常組織に対する放射線の影響を軽減する方法である．遠隔操作式後充填照射装置（remote after loading system: RALS）を用いた治療は子宮頸がんに対する腔内照射が多い．そのほかに頭頸部がん，食道がん，肺がん，前立腺がんなどでも使用されることがある．また，I-125 シード線源による密封小線源永久挿入療法は，限局性の前立腺がん（特に低リスク群）に対して行われる治療である．

3 内用療法

がんの腫瘍部位に選択的に取り込まれる放射性同位元素があり，これを経静脈または経口により投与し，体内から照射を行う治療である．主に分化型甲状腺がんに対するヨード（^{131}I）や骨転移に対するストロンチウム（^{89}Sr），悪性リンパ腫に対するイットリウム（^{90}Y）などがある．

3 放射線療法の適応と目的

1 根治照射

放射線治療の目的は，腫瘍の部位や進行度および患者の全身状態により異なる．総線量 60 〜 70Gy の照射により治癒を目指し，小さな腫瘍や放射線感受性の高い腫瘍や機能と形態の温存が優先される部位も根治照射の対象となる．化学放射線療法は，頭頸部がん，食道がん，肺がん，子宮頸がんなどでは標準的な治療となっている．

2 緩和照射

緩和照射は患者の苦痛除去と延命を目的としており，一般に緩和照射では有害事象による苦痛を軽減するため根治照射の総線量よりも少ない量で治療される場合が多い．緩和照射の代表的なものとして，骨転移，脳転移，上大静脈症候群，気道圧迫，止血などがあげられる．

骨転移の形態が，骨が弱くなる溶骨性の場合は，放射線治療により骨の強度が増す化骨性変化を生じるために病的骨折の予防が期待でき，30Gy/10fr が一般的な照射線量である．脊椎転移の場合，脊髄が圧迫され神経症状を呈する場合があり，その場合は速やかな放射線治療により麻痺症状の悪化予防が期待できる．また，脳転移に対しては血管脳関門により化学療法の効果が低く放射線治療が選択されることが多い．多発転移の場合は全脳照射の適応となり，30Gy/10fr が一般的な照射線量である．病巣や周囲の浮腫状況に応じて照射による脳圧亢進症状への注意が必要である．

2 治療経過にそったアセスメントとケア

放射線治療は一般撮影のように放射線発生装置があれば速やかに照射できるというものではなく，治療の意思決定，準備，実施，そして有害事象対策等チームでの取り組みが必要である．外照射における治療の経過および経過にそったアセスメントとケアについて以下に述べる（図 8-4）．

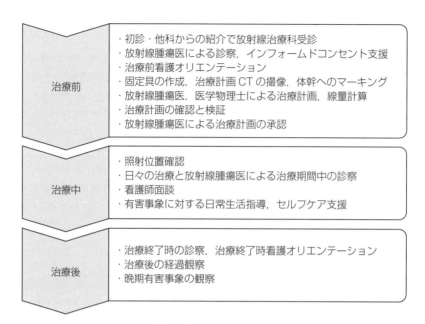

図8-4　放射線治療の経過にそったケア

1 診察，インフォームドコンセント支援

　画像診断（CT，MRI，PET，内視鏡など）の所見，腫瘍の病理診断などをもとに内診や視診，触診による腫瘍の進展状況を診察し，病期を判定したうえで患者の全身状態を把握し，放射線治療の適応や目的，方法が検討される．そのうえで，医師が，患者と家族に対して放射線治療により期待できる効果と出現が予測される有害事象について十分な説明を行い，放射線治療の同意を得る．

　このように患者が意思決定を行うインフォームドコンセントのプロセスにおいて，看護師は患者と家族の表情や言動に耳を傾け理解状況を確認し，緊張をやわらげて質問しやすい環境づくりや不足情報の追加を行い，正しい理解への援助を行う．また，放射線治療に対する姿勢や思いを把握し，オリエンテーションに生かす情報を得る機会とする．

1　治療前看護オリエンテーション

　医師からの説明の後（または治療計画CT撮像後）に看護師によるオリエンテーションが実施される．医師からの説明の場面で得られた情報をもとに，放射線治療により生じる患者の不安に対して傾聴，共感的態度で寄り添い，関係構築に努め，患者の状況に合わせて放射線治療に必要な生活指導を行う．

2　治療計画

　放射線治療の基本は，腫瘍の範囲にはしっかり照射して，それ以外の正常細胞へのダメージを極力少なくすることである．毎回同じ部位への照射が必要であり（治療の再現性保持），そのため治療時は毎回同一体位を保持することが必要である．毎回の同一体位保持のためには体にマーキングをしたり固定具の使用が必要となる．頭頸部への照射を行う患者が，照射中に頭部が移動

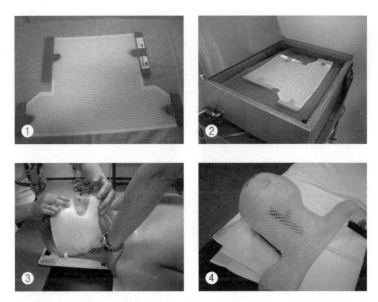

①多孔のプラスチック製の板状のもので，照射部位に合わせた形状のものを選択する．
②熱湯に浸し，浸軟させる．
③軟化したものを患者にかぶせ，額・鼻・顎・肩に合わせて固定する．
④5〜10分程度で冷え固まり固定具完成．

図8-5　固定具の作成と装着

しないよう固定するための固定具の作成と装着法を図8-5に示す．

　治療計画CT時の体位が毎回の放射線治療時の体位となるため，治療計画CTの際は，患者にとって苦痛の少ない体位，かつ放射線治療に影響のない体位となるよう看護師は患者と診療放射線技師の間の仲介者となり，調整に努める．

3　治療

　日々の放射線治療は診療放射線技師により照射位置確認や照射が行われる．治療期間中は放射線腫瘍医による定期的な診察が行われるが，看護師は患者が日常生活指導内容を実践できているかセルフケア能力をアセスメントし，必要な看護支援を行う．治療にともなう苦痛症状や予測される有害事象について観察を行い，必要時に放射線腫瘍医や他職種と連携をはかり治療の完遂を支援する．

4　治療終了

　治療中に生じた急性事象のケアの継続や予測される経過について説明を行い，患者の不安軽減に努める．また，晩期有害事象の症状や症状出現時の対処法，受診の必要性，緊急連絡先について情報提供を行うとともに，症状悪化要因となる日常生活上の禁忌行動についても患者指導を行う必要がある．晩期有害事象への注意が必要であり，定期的な外来受診の継続についても説明を行う．

2 有害事象に対する症状マネジメント

　放射線治療により，照射範囲内の正常細胞は有害事象が避けられない．正常細胞のなかでも細胞分裂の盛んな骨髄，皮膚，生殖器の細胞は放射線感受性が高い細胞であり，有害事象を生じやすいため注意が必要である．放射線治療にともなう有害事象は，照射方法，放射線の総線量，治療の時期，照射される範囲により特徴が異なる．

1　出現時期による特徴

1）急性有害事象

　放射線治療中に生じる急性有害事象は，基本的に炎症性の反応で放射線治療が20Gy経過頃より軽度の炎症反応が出現し，治療の線量経過に合わせて反応は重症度を増す．治療終了後1～2週間目が症状のピークとなり，その後改善傾向をたどり1～2カ月後には症状は回復する（表8-1）．

表8-1　照射範囲と主な急性有害事象

頭　部	脳浮腫による頭痛や嘔気・嘔吐，脱毛，頭皮の皮膚炎，外耳炎，中耳炎
頭頸部	皮膚炎，口腔・咽頭粘膜炎，唾液分泌障害，味覚障害，嚥下障害，中耳炎
食　道	皮膚炎・食道炎
肺	皮膚炎・食道炎・放射線肺臓炎（亜急性）
乳　房	皮膚炎・発汗障害
骨　盤	皮膚炎（肛門部，会陰部），下痢，嘔気・嘔吐，膀胱炎

2）晩期有害事象

　放射線治療終了6カ月後より生じる晩期有害事象は，基本的には照射により血管の透過性の亢進，フィブリンの析出，内皮細胞の膨化変化などをへて，二次的に実質細胞の変性壊死や線維化を生じ，線量に応じて重症度が増す．出現頻度は少ないが皮膚潰瘍，脳壊死，失明，肺臓炎，腸穿孔，膀胱出血などがあり，重篤な場合には治癒が困難となるため正常組織の耐容線量を考慮した治療計画が作成される．

2　ケアのポイント

　多くの治療が外来で行われ，治療は数週間から数カ月におよぶ場合もある．有害事象の経過や対処方法について治療前にオリエンテーションを行い，長期的にセルフケアの遵守や適切な生活習慣の継続ができるよう支援することが重要である．特に照射部位の物理的・化学的刺激を避けるために，飲酒や喫煙など生活習慣の見直しが必要となる場合がある．治療の目的やスケジュール，有害事象の悪化要因などについて患者と家族の理解をうながし，長期間の禁酒，禁煙ができているか確認し，必要に応じて禁煙外来などの情報提供を行うなど適切な生活習慣が継続できるように支援する．

　また，不明な点や心配なことがあれば医師や看護師に伝えられるよう，患者や家族と関係性を築くことも重要である．多くの放射線治療が化学療法を併用するため，入退院をくり返すことも多い．外来・病棟間で継続看護が行えるよう看護記録やカンファレンスなどで情報共有を行うことも必要である．

3 主な有害事象と看護ケア

1 皮膚炎

1）急性有害事象

皮膚炎は，外部照射では必ず注意すべき症状である．乳腺への照射の場合は，乳房から腋窩にかけて発赤，ヒリヒリした痛み，掻痒感，熱感，皮膚の乾燥，色素沈着が照射開始後2～3週くらいから出現する．頭頸部への照射の場合，照射部位のひげは生えなくなり，皮膚は日焼けのように赤黒く，痛がゆさを感じる（図8-6）.

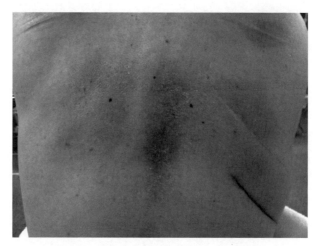

図8-6　放射線性皮膚炎（肺への照射）

2）アセスメント

(1) 客観的評価

症状の程度は「有害事象共通用語規準 v.4.0」で評価されることが多い．表8-2の通り，4段階に分けられる．

表8-2　皮膚炎の有害事象共通用語規準

症 状	グレード1	グレード2	グレード3	グレード4
放射線性皮膚炎	わずかな紅斑や乾性落屑	中等度から高度の紅斑；まだらな湿性落屑，ただしほとんどが皺や襞に限局している；中等度の浮腫	皺や襞以外の部位の湿性落屑：軽度の外傷や摩擦により出血する	生命を脅かす；皮膚全層の壊死や潰瘍；病変部より自然に出血する；皮膚移植を要する
脱毛症	遠くからではわからないが近くで見ると正常よりも明らかな50％未満の脱毛；脱毛を隠すために，かつらやヘアピースは必要ないが，通常と異なる髪形が必要となる	他人にも容易に明らかな50％以上の脱毛；患者が脱毛を完全に隠したいと望めば，かつらやヘアピースが必要；社会心理学的な影響をともなう	－	－

（日本臨床腫瘍研究グループ(JCOG)，有害事象共通用語規準 v4.0 日本語訳JCOG版より抜粋して作成）

(2) 主観的評価

v4.0 では客観的症状のみとなっているため,並行して掻痒感や疼痛など患者の自覚症状についてもアセスメントすることが重要である.

(3) 照射方法・治療の経過のアセスメント

皮膚炎に影響する要因は,放射線の種類,エネルギー,門数,総線量,シェルの有無,ボーラスの有無,化学療法併用の有無,既往歴,照射部位などである.

(4) 患者のセルフケア行動のアセスメント

治療は長期間にわたるために患者のセルフケア行動は重要である.初期症状は皮膚の掻痒感,乾燥程度であり,患者は重症感をもちにくい.患者が症状をどのように理解しているか,実際にどのようなセルフケア行動を行っているか患者に直接確認することが重要である.

3) ケ ア

基本的には照射中の刺激を避けることと,日常生活指導が重要である.照射範囲内の皮膚を洗う場合は,ぬるま湯で低刺激の石鹸で泡洗浄し,熱い風呂やサウナは避け,タオルなどの摩擦で皮膚刺激が増加しないよう押さえ拭きするよう指導する.

乳腺への照射の場合はワイヤー入りのブラジャーの装着を避け,スポーツブラやブラ付きタンクトップなど締めつけないものを勧める.

頭頸部の照射の場合,照射範囲内への刺激のある化粧品などの使用は避け,ひげそりは電気カミソリを使用し,直接刃が当たるものは使用しないよう指導する.

皮膚炎のため,ヒリヒリ感や熱感,発赤が生じた場合は,保冷剤を柔らかい布で覆い,炎症個所を冷却することで症状緩和がはかれる.皮膚炎の状態に応じて,保湿剤や消炎剤の軟膏,ステロイド軟膏の使用を医師と相談する.皮膚剝離が生じている場合は,患者の苦痛も増すため軟膏を用いた真皮保護で症状緩和をはかる.放射線治療による皮膚炎ケアの基本は,刺激低減,保清,保湿である.

4) 晩期有害事象

晩期有害事象としては,照射部位の色素沈着,発汗低下,照射部位の熱感,皮膚の乾燥,浮腫,皮膚萎縮があげられる.治療終了から数年にわたって注意が必要である.

2 粘膜炎

1) 急性有害事象

粘膜炎が最も問題となるのは頭頸部領域への照射である.頭頸部への治療開始後3週間目くらいから症状が始まり,終了後1カ月くらいまでに回復する.口や唾液腺に照射した場合は口内炎が出現し,唾液腺機能低下により口腔内の乾燥や粘つきを感じる.咽頭部や喉頭部への照射では,咽喉頭粘膜炎による喉の痛みや乾き,喀痰の増加,声のかすれなどの症状が出現する.また,食物がのみ込みにくくなったり,味覚障害もみられる.

2) アセスメント

(1) 客観的評価・主観的評価

症状の程度は,「有害事象共通用語規準 v4.0」では主観的評価規準,「有害事象共通毒性規準 v3.0」では客観的評価規準が含まれている(表 8-3).

表8-3 粘膜炎の有害事象共通用語規準

< v4.0 >

症　状	グレード1	グレード2	グレード3	グレード4
口腔粘膜炎	症状がない，または軽度の症状がある；治療を要さない	中等度の疼痛；経口摂取に支障がない；食事の変更を要する	高度の疼痛；経口摂取に支障がある	生命を脅かす；緊急処置を要する
咽頭粘膜炎	内視鏡的所見のみ；通常の経口摂取が可能な軽微な症状；軽度の疼痛があるが鎮痛薬を要さない	中等度の疼痛があり鎮痛薬を要する；経口摂取に影響あり；身の回り以外の日常生活動作の制限	高度の疼痛；十分な栄養や水分の経口摂取ができない；身の回りの日常生活動作の制限	生命を脅かす；緊急処置を要する

< v3.0 >

症　状	グレード1	グレード2	グレード3	グレード4
粘膜炎／口内炎（診察所見）口腔，咽頭	粘膜の紅斑	斑状潰瘍または偽膜	融合した潰瘍または偽膜；わずかな外傷で出血	組織の壊死；顕著な自然出血；生命を脅かす
粘膜炎／口内炎（機能／症状）口腔，咽頭	わずかな症状で摂食に影響なし	症状があるが，食べやすく加工した食事を摂取し嚥下することはできる	症状があり十分な栄養や水分の経口摂取ができない	生命を脅かす症状がある

（日本臨床腫瘍研究グループ(JCOG)，有害事象共通用語規準 v4.0 日本語訳JCOG版 および有害事象共通毒性基準v3.0より抜粋して作成）

(2) 患者のセルフケア行動

　　口腔・咽頭部への照射の場合，治療開始前に口腔内の保清指導を行って治療を開始するが，粘膜炎は，頭頸部，食道への照射には必発であり，無症状の時期をへて急激な激痛となる．痛みが強くなるとセルフケアを怠ることが多いが，適切なセルフケアによって症状が緩和できていることを伝えたり，患者の苦痛を緩和する方法をともに考えながら，セルフケア行動の継続を支える．

3) ケア

　　食事は，刺激物（熱いもの，香辛料，酸味の強いもの，味の濃いもの，硬いもの）は避け，おかゆ，おじや，ポタージュスープ，ヨーグルト，豆腐，バナナ，ゼリードリンクなどの水分の多いものを勧める．また，飲酒，喫煙は粘膜炎を悪化させるため，その指導を行う．

　　粘膜障害により分泌物の低下がみとめられるため，含嗽を励行し，口腔内の清潔を保つようにする．照射範囲に口腔内が含まれる場合は，粘膜の損傷を防ぐため，歯ぐきや粘膜は歯ブラシを使用して磨かず，歯間や歯と歯肉の間は綿棒などで清掃するよう指導する．また，粘膜炎が生じた場合は刺激となるため歯磨き粉やメンソール入りの含嗽薬は使用しないようにする．

4) 晩期有害事象

　　照射6カ月以降に起こりうる症状として，口や唾液腺に照射した場合は唾液腺障害による口腔乾燥症や虫歯，放射線照射部位の抜歯後に骨髄炎が起こることがある．咽喉頭部への照射では，粘膜障害により分泌低下が起こり，痰がからみやすくなったり喉の違和感が続くことがある．

　　晩期有害事象である口腔乾燥症の改善には時間を要し，咽頭がんなどでは耳下腺の大部分が照射されるため改善しないことも多い．つらい症状を訴える場合は唾液を出す薬剤などの使用について検討する．抜歯の際は骨髄炎のリスクが生じるため，事前に医師に確認するよう患者に指導

する．

3 放射線性肺炎

　胸部への放射線照射では，頻度は少ないが数カ月後に放射線性肺炎となる場合がある．乳房照射の場合は，範囲は狭いが肺の一部が照射野に含まれるため，発熱，咳などの症状が出現したときは注意が必要である．診断には胸部 CT や X 線撮影を行い，治療としては鎮咳薬やステロイド薬の投与を行う．

3 放射線被曝防護

1 放射線被曝とは

　放射線被曝防護の目的は，国際放射線防護委員会（International Commission on Radiological Protection：ICRP）の勧告によれば，放射線被曝の原因となる有益な活動を過度に制限することなく，放射線被曝の影響を適切なレベルに制限することとしている．施設においては関係者以外の無用な放射線被曝を防止するとともに，施設内従事者の被曝管理を適正に行うため放射線被曝のおそれのある区域を他の一般区域から物理的に隔離し，放射線管理区域として設定し，入口の掲示が義務づけられている（図 8-7）．

　放射線による被曝は，職業被曝，医療被曝，公衆被曝に分類される．医療関係者の被曝は職業被曝，患者が受ける X 線検査や CT 検査，放射線治療は医療被曝，職業被曝と医療被曝以外のすべての被曝が公衆被曝に分類される．ICRP によれば，公衆の線量限度は 1mSv/ 年とされている．

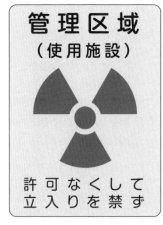
放射線障害防止法

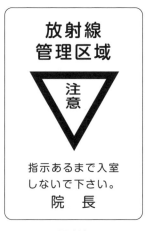
医療法

図 8-7　放射線管理区域の表示

2 放射線被曝予防に関連する法令

1 法令の種類

診療放射線の利用にあたって適応される法令には，医療を提供する体制の確保をはかり，国民の健康の保持に寄与する医療法（厚生労働省），職場における労働者の安全と健康を確保し，快適な職場環境の形成を促進する労働安全衛生法（厚生労働省），放射線障害を防止し，公共の安全を確保する放射線障害防止法（原子力規制委員会）がある．

2 健康診断と教育訓練

放射線障害を防止するための放射線障害予防規程のなかで，放射線業務従事者は1年に1回，放射線健康診断と教育訓練を受けることが定められている．健康診断の項目は，問診および検査である．教育訓練の項目は，①放射線の人体に与える影響，②放射性同位元素等または放射線発生装置の安全取り扱い，③放射性同位元素および放射線発生装置による放射線障害の防止に関する法令，④放射線障害予防規程についてである．

3 放射線業務従事者の被曝のしきい値

法令により，各々の臓器・組織のしきい線量に十分な余裕をもって定められており，具体的には，実効線量限度：100mSv/5年，50mSv/年，女性：5mSv/3月，妊娠中の女性：出産までの期間に内部被曝について1mSv，等価線量限度：眼の水晶体：150mSv/年，皮膚：500mSv/年，妊娠中の女性：出産までの期間に腹部表面について2mSvとされている．

放射線業務従事者はガラスバッジの着用やポケット線量計（図8-8）の着用により被曝状況を管理している．

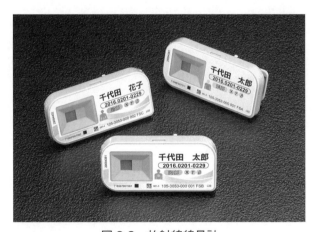

図8-8 放射線線量計
（写真提供：千代田テクノル株式会社）

4 放射線防護の三原則

放射線防護の三原則は，①距離，②時間，③遮蔽である．放射線業務従事者は，この防護三原則に従い，距離の逆二乗で減衰，放射線に接する時間は短時間となるようにし，遮蔽物を用いることで放射線防護に努める必要がある．

[引用文献]
1) 福士政広編（2009）診療放射線技師　スリム・ベーシック1　放射線生物学, pp. 33-39, メジカルビュー社.
2) 久米恵江, 祖父江由紀子ほか編（2013）がん放射線療法ケアガイド　新訂版, p. 22, 中山書店.

[参考文献]
1. 唐澤久美子, 藤本美生編（2016）がん放射線治療パーフェクトブック, 学研メディカル秀潤社.
2. 日本放射線腫瘍学会編（2016）放射線治療計画ガイドライン 2016 年版, 金原出版.

第9章

手術療法にともなう看護

1 がん治療における手術療法

　がん治療において手術療法を受ける患者は多く、固形がんの場合、Ⅲ期までの患者の大多数は手術療法が適応となっている[1]．また、切除が不可能であると判断された場合でも、薬物療法や放射線療法を併用する集学的治療を行うことにより腫瘍が縮小し、手術による切除が可能となるなど手術療法の適応は拡大してきている．

　がんの手術にともなう形態・機能の変化は、治療後の患者に長期間にわたる影響をおよぼすため、いずれの時期の看護においても手術療法を受けた患者の特徴を理解してかかわることが重要である．

1 機能温存手術への変化

　従来、がんの手術療法は、がんの病変の切除と周囲のリンパ節郭清など拡大手術が行われてきた．しかし、近年は麻酔や医療機器・器具の発展など医療技術や診断技術の進歩もあり、より侵襲の少ない胸腔鏡・腹腔鏡などを用いた低侵襲手術、センチネルリンパ節生検を用いた治療や機能温存術といった縮小手術など、患者のQOLを考慮した手術が行われるようになっている．

2 周手術期における看護

　大腸がんを例にみると、診断から手術の準備までを外来で過ごし、多くの場合、手術日の前々日、前日入院となる．術後は手術内容と侵襲の程度、年齢や体力によって回復にかかる時間も異なるが、約10日で退院となる．周手術期看護は「手術患者の入院から退院までの期間に、患者に提供される看護ケア」と、入院から手術を受けて退院するまでの期間をさす場合もある．しかし、入院期間は短縮傾向にあり、入院前後における外来でのケアが重要となる．具体的には、病名告知後の心理的衝撃への支援、治療に対する意思決定支援、術後合併症予防のための準備教育、形態・機能の変化に対する予期的悲嘆への支援、機能障害に対するセルフケア支援などがある．したがって、がんの手術における周手術期は、医師からがんとの診断を受け手術療法が提示された時点から始まるといえる（図9-1）．

2 手術療法の実際

1 定型手術

　定型手術とは治癒を目的とし標準的に施行されてきた手術をいい、がんそのものの切除に加え、その周囲の正常組織とともに切除し、併せてその臓器の領域リンパ節を郭清する．胃がんの場合は、胃の2/3以上切除とD_2リンパ節郭清を行う手術などがある[2]．その際、形態・機能の再建

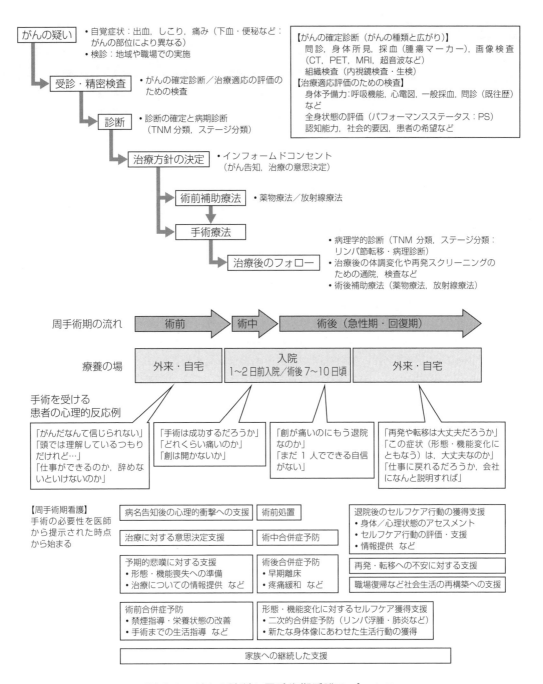

図 9-1　がんの診断と周手術期看護のプロセス

術を行う場合もある．再建術とは，手術によって切除した臓器や器官を新たにつくり直すことである．形態の再建術としては，乳がんで乳房を切除した場合，本人の筋肉や脂肪，あるいは人工物などを用いて乳房の形を整える乳房再建手術がある．機能の再建術としては，胃がんや食道がんなど，切除した後に新たに食物の通る新しい通路をつくる再建術や大腸がんにおける人工肛門（ストーマ）造設術などがある．

2 縮小手術

縮小手術とは，切除範囲やリンパ節郭清の程度が定型手術に満たない手術をいい，臓器・機能温存を目的としており，患者のQOLの向上が期待される．また，高齢がん患者は，手術にともなう合併症リスクなどを考慮し，手術適応とならない場合もあったが，がんの手術の発展は高齢者への手術適応の拡大にもつながっている．

1 形態・機能温存手術

形態・機能温存手術は臓器の本来の形態・機能を残すことを目的としている．形態の温存術としては，乳がんに対する乳房温存手術などがある．機能の温存術としては，胃がんに対する幽門保存胃切除術，直腸がんに対する肛門括約筋温存術などがある．

2 センチネルリンパ節生検を用いた治療

がんの手術は，がんの広がりを正確に把握するために腫瘍臓器周囲の広範囲なリンパ節郭清が行われてきたが，近年は診断技術の発展により，センチネルリンパ節（sentinel node）生検が用いられるようになった．センチネルリンパ節とは，がんの原発巣から最初にリンパ流を受けるリンパ節であり，これに転移がなければ，それ以降のリンパ節には転移がないと考えられ，郭清の省略が行われる．その方法は，放射性同位元素や色素を原発巣周囲に注入し，近傍のリンパ節の中からこれらが集積するセンチネルリンパ節を確認する方法である．主に，乳がんや黒色上皮腫で応用されている．

3 低侵襲手術

低侵襲手術とは従来の標準手術に比べ患者の身体への負担が少ない手術のことをいい，鏡視下手術や内視鏡手術，IVR（interventional radiology）治療などがある．

1）鏡視下手術

鏡視下手術には胸腔鏡下・腹腔鏡下手術があり，体壁の損傷を最小限にすることで身体への侵襲を少なくすることを可能にしている．手術操作は，5mm～1cm程度の小さな穴を4～5カ所あけ，そのうちの1つにカメラおよび光源のついている胸腔鏡・腹腔鏡を，その他に電気メスや

表9-1 腹腔鏡下手術の利点と欠点

利点	・手術創が小さく，術後傷が目立たない． ・手術後の腸管の回復が早い（⇒経口摂取が早くなる）． ・入院日数が短い． ・術後の痛みが小さく，早期離床ができる． ・出血量が少ない．
欠点	・開胸・開腹手術に比較すると手術時間が長い． ・限られた視野での手術であり，他臓器への損傷のリスクがある． ・手術の視野を確保するために腹腔内に炭酸ガスを注入する気腹による合併症のリスクがある． ・熟練した技術が必要である． ・組織の触診ができない． ・腹腔鏡下のほうが開腹手術より費用が若干高い．

鉗子などの手術器具を挿入しテレビモニターを見ながら手術を行う．腹腔鏡下手術の利点と欠点は表9-1に示す通りである．胸腔鏡を用いた手術は食道がんや肺がんなど，腹腔鏡は胃がん，大腸がんなどが代表的である．

2）内視鏡手術

内視鏡手術は粘膜内にとどまる病巣を内視鏡を用いて切除する方法である．主に早期がんに対して行われ，食道や胃，大腸などの消化管のがんに対する**内視鏡的粘膜切除術**（endoscopic mucosal resection：EMR），**内視鏡的粘膜下層剥離術**（endoscopic submucosal dissection：ESD）や膀胱がんに対する**経尿道的膀胱腫瘍切除術**（transurethral resection of the bladder tumor：TUR-Bt）に対する根治を目的とした治療がある．通常，外来で治療を行い，病変が大きい場合は短期間の入院が必要となる．

3）IVR治療

IVR治療は「画像下治療」ともよばれ，エックス線透視や超音波，CTを見ながら体内にカテーテルや針を入れ，病巣を治療する治療法をいう．がんのIVR治療としては，肝細胞がんに対する肝動脈塞栓術や経皮的ラジオ波凝固療法，腎がんに対する経皮的凍結療法などがある．IVRは外科手術のように腹部や胸を切らずに体の奥にある臓器や血管の治療ができるため，患者の身体への負担が圧倒的に少ない．

4）ロボット支援手術

前立腺がんに対し，ロボット支援腹腔鏡下前立腺全摘除術が行われており，2012（平成24）年4月より保険適用となっている．

3 手術療法の理解を促す援助

1 手術選択への不安と恐れ

がん医療の発展とともに，患者の治療に対する選択肢が増えている．また，患者の権利意識の高まりや価値観が多様化し，意思決定支援を必要とする機会が増えている．

がんの手術療法を受ける患者は，図9-1で示したように外来でがんと診断され，がんであると病名が伝えられたその衝撃のなかで手術による形態・機能の変化や喪失，それらにともなう日常生活への影響に関する説明を受ける．

患者は，これらに対する不安を感じながらも，診断結果への納得，手術療法を受けるか否か，どのような術式を選ぶのか，術前化学療法が選択肢にある場合，その治療を受けるか否かなど，多くの意思決定を求められる．例えば，乳がんの場合，手術の意思決定に加え，乳房全切除か部分切除か，腫瘍縮小を目的に術前化学療法を受けるか否か，さらには，乳房再建を希望するかどうか，再建する場合は一次再建か二次再建か，再建法は自家組織か人工乳房を用いるかなど，多くの意思決定が求められる[3]．患者によっては，術後の機能障害やボディイメージ変容への恐れから手術をためらう場合もある．

2 意思決定への支援

患者が納得する意思決定には，患者が自分の病気，治療について理解しておくことが必要である．患者だけではなく，患者を支える家族も患者の治療について十分に理解することが重要である．また，患者が手術に対する不安を訴えたり，医師の説明に理解が不十分であると判断した場合，医師に再度説明を依頼するなどの調整が必要である．手術が決定したとしても，手術を受けるまでは不安であり，気持ちも揺らぎ続ける．看護師は患者の不安や葛藤に寄り添い，患者の意思決定までのプロセスを理解してかかわる必要がある．

4 患者の安全・安楽に向けた周手術期管理

患者が安全・安楽に手術を受け，術後回復過程を順調にたどるには術前・術中・術後の各時期におけるアセスメントが重要となる．また，近年は消化器系の患者の術後回復力強化プログラム ERAS[4] (enhanced recovery after surgery：イーラス) が着目されている．その内容は，エビデンスに基づいた医療を行い，医師，麻酔科医，看護師だけでなく，理学療法士，歯科医，言語聴覚士，栄養士など各専門職が協力することにより，合併症の減少や順調な術後回復，早期退院を目指すものとなっている．

1 術前の看護

手術は，手術侵襲と麻酔侵襲という生体への過大な負担となるため，手術に対する患者の身体予備力のアセスメントが重要となる．術前は，術前検査をアセスメントし，術中，術後に起こりうる合併症のリスクを予測して，患者が手術や麻酔に耐えられるよう心身の準備状態を整え，手術に臨めるようにすることが重要になる．がん患者の場合，一般的な術前アセスメント項目に加え，がんの病態に関する情報や，術前の補助療法による影響についても確認する必要がある．患者指導としては，肺がんや食道がんの場合，喫煙歴の長い患者が多く，禁煙指導は必須である．また，高齢がん患者の多くは併存疾患を有しており合併症の発生リスクを低減させるための術前からの準備が必要である（表9-2）．

2 術中の看護

手術中の患者は全身麻酔下にあり，自身に起きていることを把握して意思表示したり，危険を避けたりすることができない．医療者はこのことを念頭に患者の安全を保証する責任がある．がんは深部静脈血栓形成の高リスク因子であり[5]，術中は全身麻酔下での臥床による血流の停滞，手術操作による静脈内皮障害や血液凝固能亢進により血栓が形成されやすい．術前から血栓の有無を確認するとともに，術中は弾性ストッキングや間欠的空気圧迫装置の装着など静脈血栓予防を行う．

がんの手術の特徴として**術中迅速診断**がある．胃や大腸，乳房などは内視鏡を用いたり針を穿

表9-2 手術を受けるがん患者の術前の主なリスク評価

評価項目	目的	内容
手術を要するがんの病態に関する情報	手術によってどれくらいの生体侵襲となるのか予測する	・がんの種類，部位，病期 ・予定術式，手術時間，麻酔方法など
術前の薬物療法や放射線療法の影響	術前治療に関連する術後合併症のリスクを予測する	・薬物療法の種類，回数 ・放射線の照射範囲，照射量 ・治療の副作用に関連した栄養状態や免疫機能への影響など
身体機能に関する情報	術後合併症のリスクを予測する	呼吸機能，循環機能，肝機能，腎機能，止血・凝固機能，栄養・代謝，免疫機能，運動・知覚機能など 既往歴：術前にコントロールが必要な合併症や薬の把握（血糖降下薬，抗凝固薬など） 加齢にともなう身体への影響
精神・認知機能に関する情報	患者の不安を理解し，必要な情報提供，術後の状態について具体的にイメージできるよう支援する	・理解力，認知能力 ・不安（がんであること，手術の成否や術後の痛み，合併症のリスク，身体の一部機能の喪失や外見上の変化など）

刺したりして病変の生検を行うことで術前に病理診断ができる．しかし，病変が体の深部にあり生検が難しい場合は術前に病理診断ができない．そのため，手術中に採取した病変を病理医が病理診断を行い，診断結果を執刀医に報告し，手術方針が決定されることもある．また，病変がとりきれたかどうかを確認するため，手術により切除された臓器・組織の断端を調べたり，転移が疑われる部分（リンパ節，腹膜播種など）を調べて手術で切除する範囲を決めたりする．なかには，がんが進行し切除できない場合，手術不能（インオペ）と判断され，手術を終了する場合もある．

3 術後の看護

　手術侵襲の程度は手術内容，時間，出血量，麻酔など多くの要因がかかわり，侵襲の大きさにより回復過程が異なる．術後は定期的なバイタルサイン測定，尿，ドレーンの排液量・性状などの全身状態の観察が重要となる．これらの観察から得た情報をアセスメントし，患者の回復過程を把握するとともに異常徴候を早期に発見し対処することが看護師の重要な役割である．
　術後疼痛は，あらゆる術後合併症の引き金となるため，術前より疼痛による悪循環について説明し，術後には十分に緩和することを伝えるとともに，痛みを我慢しないよう説明する必要がある．特に肺がんや食道がんで開胸術を実施した場合は，長期に痛みが継続することが多く，看護師は患者に鎮痛薬の使用や温罨法など効果的な疼痛緩和の方法を指導する必要がある．
　がんの手術は侵襲が強く，術後に長期的な合併症をもたらし，廃用により回復が遅れることがある．そのため，手術により生じた疼痛，筋力低下，障害等に対して，二次的障害を予防し，運動機能の低下や生活機能の低下を予防・改善していく必要があり，看護師もチームの一員として患者の術後回復を促すケアが求められている．

5 手術にともなう形態・機能の変化とケア

がんの手術療法にともなう形態・機能の変化は多様であり，患者は変化した身体に直面し，日常生活を変化させざるを得ない（表9-3）．

表9-3 がんの代表的な手術での形態・機能の変化

病名	術式	身体の構造／形態の変化	機能の変化（切除部位：障害）
喉頭がん	喉頭切除	気管孔の形成	・甲状腺切除：甲状腺ホルモン機能低下 ・反回神経損傷：嚥下機能障害・誤嚥 ・声帯切除：発声・構音障害 ・喉頭切除：咳嗽反射障害，空気の通過経路変更 ・頸部リンパ節郭清にともなう副神経損傷：上肢の可動域制限
食道がん	食道切除	・胃や空腸による食道形成 ・胸骨前吻合術の場合は，胸部の形態の変化.	・噴門切除：食物の逆流防止機能の消失 ・胃による再建：食物貯留機能の消失，胃液の減少 ・縦隔リンパ節郭清：気道粘膜機能の障害 ・迷走神経損傷：消化管運動障害 ・反回神経損傷：嗄声，誤嚥
胃がん	胃切除	・胃切除にともなう噴門／幽門の消失，胃容積の縮小 ・胃全摘の場合は，空腸による再建	・胃切除：食物貯留能低下，胃液の減少，ビタミンB_{12}吸収障害 　噴門切除：逆流防止機能消失 　幽門側切除：早期・晩期ダンピング症状 ・膵切除：消化障害，耐糖能の低下 ・リンパ節郭清：消化管運動障害，下痢，胆汁排出障害
直腸がん	直腸切除	人工肛門造設による排泄経路	・結腸切除：水分吸収障害 ・直腸切除：便の貯留機能の低下（下痢），便の輸送能の低下（便秘） ・骨盤神経叢損傷：排尿障害 ・交感神経（下腹神経）損傷：性機能障害，射精障害 ・副交感神経（骨盤内臓神経）損傷：膀胱収縮の障害，勃起障害
肺がん	肺切除	肺切除にともなう呼吸面積の減少	・開胸術（側方切開）：胸郭運動制限 ・肋間神経切断：肋間神経痛 ・肺切除：肺胞の減少 ・胸壁切開：気道粘膜機能の低下 ・リンパ節郭清：嗄声，誤嚥 ・反回神経損傷（上葉切除の場合）
乳がん	乳房切除	女性のシンボルとしての乳房の消失，乳房の変形（左右差）	・大胸筋切除：肩関節の硬縮，上肢運動障害 ・皮下組織切除：知覚障害 ・リンパ節郭清（肋間上腕神経損傷，リンパ管損傷）：上腕内側知覚異常，患側上腕リンパ浮腫

1 形態の変化による心理的・社会的影響

　形態の変化をきたす代表的な手術は，乳房切除術，人工肛門造設，頭頸部領域などがある．これらの変化は機能的に問題とならなくとも，自分の身体をみるたびにつねに意識されるため，患者の精神的なケアが重要となる．また，これらの変化はいずれも生命に直結はしないが，食事，排泄，ADL，呼吸機能，性機能など生活機能を障害するためにQOLの低下をきたす．

2 機能の変化による生活への影響

　機能の変化をきたすものとして，胃や食道などの消化管手術にともなう消化・吸収機能などの低下，肺がんの呼吸機能低下などがある．さらに，二次的な合併症（尿路感染症，誤嚥性肺炎など）を発生する可能性もある．患者が変化した機能に合わせた生活行動を習得し，二次障害を防ぐためにはセルフケアの獲得が必要である．特に，症状や徴候を把握し，予防行動につなげるためには**セルフモニタリング**は重要となる．セルフモニタリングとは，「自らの健康や病気を適切に管理するために，体調について定期的に観察して認識すること」[6]である．術後の機能障害にともなう症状はさまざまで，患者個々に異なる．そのため，患者自身が症状を理解し，コントロールできるようリスク因子の管理，症状発生時の対処，予防行動を連動させて説明する．また，患者だけでなく，患者を支える家族にも説明する必要がある．さらに，医療者とのコミュニケーションをはかり，自身に起きている症状を的確に医療者に伝え，速やかな対処につなげることが重要となる．

3 ボディイメージの変化に対するケア

　ボディイメージとは自己概念の一側面であり，自分の身体に対する感じ方，考え方，見方であり[7]，がん患者は手術によりボディイメージの混乱を経験する．ボディイメージは，がんの病態，社会的役割，周囲の支援状況などさまざまな影響を受け，大きな苦痛を感じる人もいれば，大きな障害を受け入れる人もいる．がんの手術の場合，がんの種類，部位，術式によって，どのような形態・機能の変化が生じるのか術前に予測ができる．したがって，これらの変化に対する**予期的悲嘆**の促進へのケアが重要となる．予期的悲嘆は，脅威が予測されたとき，悲嘆作業を前もって開始しておくことで喪失が現実となったときの衝撃を回避できるとされる．以下に，予期的悲嘆を促進するケアについて述べる．
　①患者が術後の状態をより具体的・現実的にイメージできるよう必要な情報を提供し，患者の誤った認識を修正するようにかかわる．
　②身体像を修正し，現実に適応できるよう感情を自由に表出することが必要不可欠である．悲しむという行為は，喪失から自分を立て直す機能があり，悲しいことが当然の反応であることを伝え，話を傾聴し，話しやすい環境をつくり，感情表出を促す．
　③患者だけでなく，家族も一緒にオリエンテーションなどに参加し，家族の不安への支援とともに患者をサポートできるよう支援する．

[引用文献・資料]

1) 国立がん研究センターホームページ，がん対策情報センター：がん診療連携拠点病院等院内がん登録全国集計.
2) 日本胃癌学会編（2014）胃癌治療ガイドライン医師用 2014年5月改訂　第4版. http://www.jgca.jp/guideline/fourth/category2-b.html#H2-B_3
3) 日本乳癌学会編（2016）患者さんのための乳がん診療ガイドライン 2016年版，pp. 89-96，金原出版.
4) Fearon, K. C., et al. (2005) Enhanced recovery after surgery : a consensus review of clinical care for patients undergoing colonic resection. Clin Nutr. 24 (3), pp. 466-477.
5) 日本循環器病学会（2009）肺血栓塞栓症および深部静脈血栓症の診断，治療，予防に関するガイドライン（2009年改訂版）. http://www.j-circ.or.jp/guideline/pdf/JCS2009_andoh_h.pdf
6) Wilde, M. H., & Garvin, S. (2007) A concept analysis of self-monitoring. J Adv Nurs. 57 (3), pp. 339-350.
7) 黒田裕子（2015）看護診断のためのよくわかる中範囲理論　第2版，pp. 212-219，学研メディカル秀潤社.

[参考文献]

1. 日本がん看護学会教育・研究活動委員会コアカリキュラムワーキンググループ編（2017）がん看護コアカリキュラム日本版：手術療法・薬物療法・放射線療法・緩和ケア，医学書院.
2. 飯塚京子（1995）がん治療過程における看護①手術療法後のボディイメージの変容に対する看護，臨床看護，21（11），pp. 1675-1685.

第10章
がんの進展にともなった緊急病態

1 オンコロジックエマージェンシー

オンコロジックエマージェンシー（oncologic emergency）とは，がんの浸潤や転移によるがんの病態・病変にともなう救急状態や，化学療法，放射線療法，手術などのがん治療にともなう救急状態（表10-1）をいう．

オンコロジックエマージェンシーの特徴として，がんのステージや進行速度，がんの種類，現在の治療内容や患者の全身状態，患者・家族の希望，現在のQOLと治療後に予測されるQOLなどが救急状態におちいった際の治療方針や治療内容に影響を与える（図10-1）ため，これらの因子を加味して対応にあたることが求められる．

また，オンコロジックエマージェンシーの問題として，生命の危機状態におちいることだけではなく，救命が行われた後もさまざまな問題を生じることがある．多くの担がん患者はがんに対する集学的治療が行われているため，身体的予備機能が低下していることがあり，救急状態からの回復遅延や，床上安静による日常生活レベルの低下をまねく恐れがある．救命治療中はがんに

表10-1　オンコロジックエマージェンシー

がんそのものの病態・病変にともなう救急状態	脊髄圧迫，頭蓋脳圧亢進，気道閉塞・出血，胸水・気胸，心タンポナーデ，上大静脈症候群，肺血栓塞栓症，消化管出血・閉塞，尿路閉塞・出血，高カルシウム血症，抗利尿ホルモン不適合分泌症候群，播種性血管内凝固，敗血症　など
がん治療にともなう救急状態	• 手術後合併症 　縫合不全，出血，感染 • 腫瘍崩壊症候群 • 薬物療法にともなう有害事象 　アナフィラキシー・過敏性反応，インフュージョンリアクション，発熱性好中球減少，心筋障害，肺毒性，出血性膀胱炎，急性腎障害，血栓塞栓症，抗がん薬の血管外漏出・血管炎 • 敗血症 　　など

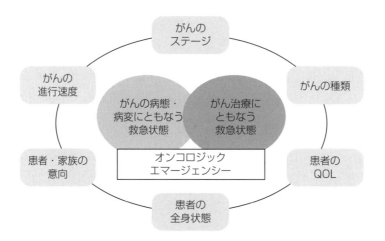

図10-1　オンコロジックエマージェンシーの治療方針・治療内容に影響を与える因子

対する積極治療を行うことは難しく，その間にがんの再発や病状の進行が起こる可能性もあり，がんの治療内容や治療目標，ひいては予後へも影響してくる．医療者は，がんの種類や転移部位，がんの進行速度，治療内容と副作用の発症時期などから，オンコロジックエマージェンシー発症の可能性を十分にアセスメントし，症状の早期発見・早期介入をすることと，日頃から患者やその家族の希望を意図的に得て医療者間で共有することが重要である．

以下，代表的なオンコロジックエマージェンシーの基礎知識，病態と症状，治療，看護の視点について述べる．

2 緊急病態に対する症状マネジメント

1 腫瘍崩壊症候群（TLS）

1 基礎知識

腫瘍崩壊症候群（tumor lysis syndrome：TLS）とは腫瘍細胞の急速な崩壊により，細胞内の代謝産物である核酸，たんぱく，リン，カリウムなどが血中へ大量に放出されることによって引き起こされる代謝異常の総称である[1]．TLS は Laboratory TLS と Clinical TLS の 2 つに分類される（表10-2）．

表10-2 TLS 診断基準（2010，TLS panel consensus）

Laboratory TLS（LTLS）：下記の臨床検査値異常のうち 2 個以上が化学療法開始 3 日前から開始 7 日後までに認められる
高尿酸血症：基準値上限を超える
高カリウム血症：基準値上限を超える
高リン血症：基準値上限を超える
Clinical TLS（CTLS）：LTLSに加えて下記のいずれかの臨床症状をともなう
腎機能：血清クレアチニン ≧ 1.5 ×基準値上限 不整脈，突然死 痙攣

（日本臨床腫瘍学会編（2013）腫瘍崩壊症候群（TLS）診療ガイダンス，p. 4，金原出版より転載）

2 病態と症状

腫瘍量が多い悪性腫瘍，例えば急性白血病や悪性リンパ腫などに対して化学療法を行うと，腫瘍細胞が崩壊し細胞内の代謝産物が血中に放出される．血中に放出された代謝産物は尿中に排泄されるが，腫瘍細胞が急速に崩壊した場合や腎機能障害を併発すると，尿からの排泄が速やかに行われずに血中濃度が上がる．結果，高尿酸血症，高カリウム血症，高リン血症・二次性低カルシウム血症などの代謝異常を引き起こし，悪心や嘔吐，心室性不整脈や神経症状など多様な症状を引き起こす．

また，腫瘍細胞の核に含まれている尿酸によって腎機能障害は悪化する．そのため，急性腎不

全の症状である乏尿や無尿を引き起こすため，血清クレアチニン値上昇などの血液データの推移をモニタリングする必要がある．

固形腫瘍でも，腫瘍量が多く化学療法の感受性が高い神経芽腫や胚細胞腫瘍などでTLSがみられることがある．腫瘍増殖が速いバーキッドリンパ腫や急性白血病などでは，治療開始前よりTLSを発症していることもある．

3 治療

TLSは化学療法開始後に発症することが多いため，予防に努めることが重要である．「Laboratory TLSの有無」「疾患によるTLSリスク分類」「腎機能によるTLSリスク調整」[2]によってリスク管理を行う．血液検査の異常値のみで臨床症状を呈していないLTLSが予防できれば臨床症状をともなうCTLSが予防できるとされているため，リスクに応じた管理を行うことが重要である．主な治療内容としては，補液投与による尿量の維持と尿酸降下薬の投与である．

①十分な補液と尿量の維持：補液量は一般に3,000mL/m^2/24時以上（体重≦10kgの場合：200mL/kg/日）が推奨され，尿量を100mL/m^2/時以上（体重≦10kgの場合：4～6mL/kg/時），尿比重≦1.010を保つことを目標とする[3]．

②高尿酸血症に対する予防投与：アロプリノールやラスブリカーゼなど．

③その他：尿量を維持するためにフロセミドなどの利尿薬や，高カリウム血症に対してグルコース・インスリン療法（GI療法）によりカリウムの細胞内シフトなどが実施される．しかし，これらの治療に反応が乏しい場合，腎代替療法導入が検討される．

4 看護の視点

TLSの予防として大量補液が行われるが，心肺機能低下がみとめられる患者の場合，大量補液が負荷となり，心不全や肺水腫などを併発する恐れもある．そのため，水分出納バランスの把握や補液負荷による症状のモニタリングは重要である．また，TLSの電解質異常による嘔吐や下痢などがみられる場合には，これらの症状による出納バランスについても考慮しながら症状コントロールをはかる必要がある．

[引用文献]
1) 日本臨床腫瘍学会編（2013）腫瘍崩壊症候群（TLS）診療ガイダンス，p.5，金原出版．
2) 前掲書1），p.8．
3) 前掲書1），p.25．

[参考文献]
1. 国立がん研究センター内科レジデント編（2016）がん診療レジデントマニュアル　第7版，医学書院．
2. Kaplan, M. ed.（2012）Understanding and Managing Oncologic Emergencies 2nd ed. Oncology Nursing Society.

2 肺血栓塞栓症（PE）

1 基礎知識

肺血栓塞栓症（pulmonary embolism：PE）は静脈，心臓内で形成された血栓が遊離して急激に肺血管を閉塞することによって生じる疾患である[1]．血栓形成危険因子として，①血流の停滞，

②血管内皮障害，③血液凝固能の亢進があげられる．
　がん患者は，がんの免疫反応にともない凝固機能が亢進したり，がんの増大により静脈血管が圧迫されて血液停滞が生じたりすることなどから，血栓形成のリスクは高い．

2　病態と症状

　塞栓子により肺動脈が狭窄・閉塞すると血流が阻害され，ガス交換に必要な血液が必然的に減少する．換気血流不均衡が生じることにより，有効にガス交換が行われず，低酸素血症となる．さらに肺動脈血流の停滞により肺血管抵抗は増すため，左室への拍出量は低下し循環不全を生じる．
　肺動脈の狭窄や閉塞の部位や程度により，無症状のものから心肺停止に至るまで症状はさまざまである．主な症状として呼吸困難，頻呼吸，胸痛，頻脈，低血圧などがみとめられるが，PEに特化した症状ではないため，安静解除後の起立・歩行や排便・排尿などの発症状況もふまえて対応を行う必要がある．

3　治　療

　早期に対応治療が行われれば死亡率は低下するため，症状の出現とともに診断と治療が同時進行で行われる．

1）呼吸・循環管理

　PEの基本病態は急性呼吸循環不全であるため，呼吸管理と循環管理を行う．動脈血酸素分圧PaO_2 60Torr（mmHg）（SpO_2 90％以下）では酸素療法を開始する．必要時には挿管し人工呼吸管理を行う．循環管理として，ショックを呈する場合には強心作用と肺動脈拡張作用を有する薬剤が使用される．

2）薬物療法

　出血リスクが高い患者でない限り，未分画ヘパリンまたは低分子ヘパリンによる抗凝固療法を行う．

3）その他

　基本的治療は抗凝固療法であるが，広範囲型肺塞栓症などで血行動態が不安定な場合は，カテーテル的治療や外科的血栓摘除が検討される場合もある．

4　看護の視点

　PE発症原因となる静脈血栓塞栓症（venous thromboembolism：VTE）の徴候であるD-ダイマー値異常，腫脹や色調の変化，足関節の背屈による疼痛（ホーマンズ徴候：Homans' sign）などのモニタリングを行う．PE発症状況の明らかな場面として，安静解除後の起立，歩行や排便・排尿時が多いことがあげられているため，これらの動作中には患者のバイタルサインの変化や患者の訴えを注意深くモニタリングする必要がある．
　担がん患者は凝固機能が亢進しているため，基本的にPE発症リスクは高い．また，がん治療に関連した嘔吐や下痢による脱水状態からさらなる血液凝固能亢進を引き起こしていたり，治療のために挿入した中心静脈カテーテルによって血管内皮障害リスクが高まっていたり，腫瘍が骨盤内や静脈を圧排する部位に発生している場合など，一人の患者が複数の危険因子をもつこともある．PEの危険因子（表10-3）をふまえつつ，患者側の発症リスク要因がさらに高まっている

可能性についてアセスメントし，症状のモニタリングと弾性ストッキング装着などの予防策を講じる必要がある．さらに，急変時には治療と診断が並行して行われるため，日頃からの救命処置技術習得や準備が重要となる．

表 10-3　肺血栓塞栓症（PE）の危険因子

	後天性因子	先天性因子
血流停滞	長期臥床，肥満，妊娠，心肺疾患（うっ血性心不全，慢性肺性心など），全身麻酔，下肢麻痺，下肢ギプス包帯固定，下肢静脈瘤	
血管内皮障害	各種手術，外傷，骨折，中心静脈カテーテル留置，カテーテル検査・治療，血管炎，抗リン脂質抗体症候群，高ホモシステイン血症	高ホモシステイン血症
血液凝固能亢進	悪性腫瘍，妊娠，各種手術，外傷，骨折，熱傷，薬物（経口避妊薬，エストロゲン製剤など），感染症，ネフローゼ症候群，炎症性腸疾患，骨髄増殖性疾患，多血症，発作性夜間血色素尿症，抗リン脂質抗体症候群，脱水	アンチトロンビン欠乏症，プロテインC欠乏症，プロテインS欠乏症，プラスミノゲン異常症，異常フィブリノゲン血症，組織プラスミノゲン活性化因子インヒビター増加，トロンボモジュリン異常，活性化プロテインC抵抗性（Factor V Leiden*），プロトロンビン遺伝子変異（G20210A）* *日本人にはみとめられていない

（日本循環器学会ホームページ，循環器病の診断と治療に関するガイドライン（2008年度合同研究班報告），肺血栓塞栓症および深部静脈血栓の診断，治療，予防に関するガイドライン（2009年改訂版），p.5より転載）

[引用文献]
1）日本循環器学会ホームページ，肺血栓塞栓症および深部静脈血栓症の診断，治療，予防に関するガイドライン（2009年改訂版），p.5.

[参考文献]
1. Kaplan, M. ed. (2012) Understanding and Managing Oncologic Emergencies 2nd ed. Oncology Nursing Society.
2. 佐久間聖仁（2009）急性肺血栓塞栓症の診断：今後の方向性，Therapeutic Research, 30 (5), pp. 744-747.

3　脊髄圧迫症候群

1　基礎知識

腫瘍による脊椎圧迫は，疼痛，麻痺，感覚障害，膀胱直腸障害などを呈し，治療のタイミングを逃すと不可逆的な脊髄麻痺をきたすため，緊急を要する．脊椎圧迫により完全麻痺を生じた場合，回復のゴールデンタイム（最適期）は一般的に48時間以内とされているため，治療方針の決定には早急の判断を要する[1]．

2 病態と症状

　腫瘍が椎体から硬膜外へ進展していくため，運動神経が通っている脊髄前根から圧迫される．そのため感覚神経障害より筋力低下や麻痺などの運動神経障害がはじめに出現しやすい．背部痛や下肢の脱力感などの神経症状は注意すべき徴候である．

　椎体転移による骨破壊によって，脊椎が圧迫されて体動時や歩行時に痛みが生じる．また，腫瘍による脊髄神経の圧迫や浮腫，虚血によって放散痛や局所の疼痛も生じる．感覚障害は皮膚分節（図10-2）を用いて診察すると脊髄圧迫部位と一致する．

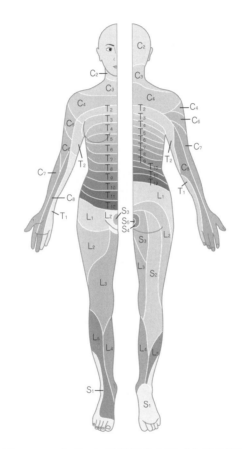

図10-2　皮膚の知覚神経分布図（皮膚分節）
（山木宏一，神経系：藤本淳監修，藤田守，土肥良秋編（2007）ビジュアル解剖生理学，p. 300，ヌーヴェルヒロカワより転載）

3 治療

　治療方針は，原発腫瘍の組織型，薬物療法や放射線療法への奏効性，期待される結果，患者の予後によってさまざまであり[2]，患者や家族の希望も考慮して検討される．

　主な治療内容としては，多くの患者が疼痛をともなうため，オピオイドやNSAIDsを用いて疼痛コントロールを行う．また，副腎皮質ステロイドの**デキサメタゾン**は局所浮腫の軽減，炎症反応の抑制，神経症状進行の緩和目的で投与される．副腎皮質ステロイド投与による消化管出血や感染症，高血糖などの合併症に注意する必要がある．

　脊髄圧迫に対する手術が検討される場合は，48時間以上経過した麻痺がないこと，1椎体のみ

の病変であること，予後が6カ月以上と予測される場合などである．一般的術式として，椎弓切除＋後方固定術が選択されることが多いが，腫瘍の発生部位や圧迫の程度によってさまざまである．

放射線療法は疼痛緩和効果も得られ，手術と比較して低侵襲であるため，全身状態が悪い患者や長期予後が見込めない患者も適応となる．

4 看護の視点

骨転移の部位により出現される神経症状はさまざまである．脊椎の転移部位からその領域が支配する神経分布を用いてモニタリングして，予測される症状を早期発見することが重要である．特に頸椎レベルでは呼吸筋を支配しているため，呼吸不全になる可能性があり，呼吸状態の観察が重要となる．

排尿障害や便失禁などの馬尾症候群の症状や，がん患者の注意すべき背部痛（表10-4）については，患者が症状の変化を認識し速やかに医療者へ伝えられるように説明しておくことが，症状の悪化防止や時機を逃さずに治療開始できることにつながる．

表10-4 脊椎転移で注意すべき馬尾症候群と背部痛

馬尾症候群	残尿，尿失禁，サドル麻痺，肛門括約筋の弛緩
背部痛	体重減少，治療抵抗性の痛み，6週間以上続く痛み，就寝時や安静時の痛み，荷重や咳嗽で増悪する痛み，進行性の下肢の脱力や知覚異常

（日本臨床腫瘍学会編(2015)骨転移診療ガイドライン，p.13，南江堂より改変して転載）

[引用文献]
1) 日本臨床腫瘍学会編（2015）骨転移診療ガイドライン，p.58，南江堂．
2) 前掲書1），p.18．

[参考文献]
日本がん看護学会監修，梅田恵，樋口比登実編（2015）がん患者のQOLを高めるための骨転移の知識とケア：がん看護実践ガイド，医学書院．

4 心タンポナーデ

1 基礎知識

心タンポナーデとは心嚢内に液体が貯留し心臓を圧迫することにより，心臓拡張能が障害されて心拍出量が低下した状態である．悪性腫瘍患者では，がんの心膜転移や浸潤によるがん性心膜炎，放射線性心膜炎，シクロホスファミドなどの薬剤性心膜炎などにより心嚢液貯留をきたし心タンポナーデを起こすことがある．

2 病態と症状

通常，心嚢液は50mL以下である．心嚢液の貯留量が少量である場合や，貯留の速度がゆるやかである場合は症状の程度は乏しい．しかし，心嚢液の貯留量が増え心臓の拡張障害が出現する

と，右房・右心圧が上昇して静脈還流が阻害される．必然的に右心系から左心系に十分な血液量を拍出することができないため，左室からの心拍出量も低下する．そのため血圧の低下などが出現し，さらに進行すると左室の充満低下によりショック状態におちいる恐れがある．

心タンポナーデの症状として，息切れや起坐呼吸，胸痛があげられる．また，特徴的なものとして，頸動脈怒張・心音減弱・血圧低下の**ベック（Beck）の三徴候**や，吸気時に頸動脈の怒張が増強する現象で**クスマウル（Kussmaul）徴候**，奇脈などがある．

3　治　療

心嚢液貯留がみとめられても，エコーによる検査の結果，心嚢液貯留が少量である場合や心不全の症状がなければ，心嚢液貯留を引き起こしている原疾患への治療が優先される．しかし，心タンポナーデを発症した場合は心嚢穿刺や心嚢液ドレナージが行われ，心嚢液の細胞診の結果，腫瘍細胞が陽性であれば抗がん薬の心膜腔内注入が行われる場合もある．

4　看護の視点

拡張障害による心拍出量が低下するため，心拍を増加させないように安静が必要である．心嚢穿刺時は超音波を用いて，30度から45度の半座位で行われる．穿刺にともなう出血や心筋損傷や気胸などのリスクもともなうため，患者に説明し，安全に行われるように体位調整や処置時のバイタルサインのモニタリングを行う．

[参考文献]
1. 日本がん看護学会監修，森文子，大矢綾ほか編（2016）オンコロジックエマージェンシー：がん看護実践ガイド，医学書院．
2. Kaplan, M. ed.（2012）Understanding and Managing Oncologic Emergencies 2nd ed. Oncology Nursing Society.

5　上大静脈症候群

1　基礎知識

上大静脈は頭頸部・両上肢・体幹上部からの静脈還流を受ける静脈であり，心臓への静脈還流の約3分の1を担っている．上大静脈は静脈で，血管壁が薄く静脈圧も低いことから，腫瘍やリンパ節転移による外部からの圧迫によって狭窄・閉塞しやすい構造にある．

2　病態と症状

上大静脈が腫瘍によって狭窄・閉塞することにより，上半身の血流が心臓に流入できなくなる．そのために上半身うっ血状態となり，上肢や顔面の浮腫，頸静脈怒張，呼吸困難，頭蓋内圧の上昇による頭痛・めまい・失神などの症状を起こす．また，上大静脈の隣接臓器へ腫瘍が浸潤している場合もあるため，嚥下困難，嗄声などの症状も注意が必要である．

上大静脈が緩徐に狭窄・閉塞した場合は，側副血行路が発達している場合があり，明らかな症状が出現しないこともある．

3　治　療

原因が腫瘍による場合は原疾患の治療が優先される．悪性リンパ腫や小細胞肺がんなどは化学

療法に対して高感受性である．化学療法に対して低感受性の疾患の場合は放射線療法が行われる．また，症状が急激に進行した場合はステント留置も検討される．血栓が原因の場合は血栓溶解・抗凝固治療が適応となる．

4　看護の視点

静脈還流障害を増長させないように，補液ルートは上肢以外から確保したり，右上肢での血圧測定を避けたり，衣服などによる圧迫や皮膚の損傷に注意する．

呼吸症状がみとめられる場合は窒息のリスクがあるため緊急処置の準備を行っておく必要がある．

[参考文献]
1. 朝比奈肇（2014）上大静脈症候群と中枢性気道狭窄，癌の臨床，60（1），pp.17-24.
2. Kaplan, M. ed.（2012）Understanding and Managing Oncologic Emergencies 2nd ed. Oncology Nursing Society.
3. 日本がん看護学会監修，森文子，大矢綾ほか編（2016）オンコロジックエマージェンシー：がん看護実践ガイド，医学書院．

6　敗血症

1　基礎知識

敗血症はsepsis（セプシス）と同じ意味とされ，1991年の米国集中治療医学会（SCCM）と米国胸部疾患医学会（ACCP）の合同会議にて，敗血症は感染によって引き起こされた **SIRS**（systemic inflammatory response syndrome：**全身性炎症反応症候群**）と定義された．敗血症の重症度分類として，「重症敗血症」，「敗血症性ショック」という用語も定義され，重症敗血症は敗血症のなかで臓器障害や臓器還流異常または低血圧をみとめるもの，敗血症性ショックは重症敗血症のなかで十分な輸液負荷を行った後でも低血圧の状態にあるものとされた．

しかし，診断基準であるSIRSの特異度は低く，また，敗血症の病態には過剰な炎症反応だけではなく抗炎症反応もあることなど，従来の定義には問題も指摘されていた．米国集中治療医学会は2016年2月，敗血症と敗血症性ショックの定義を15年ぶりに改訂した．敗血症の新定義は，「感染による制御不能な宿主反応によって引き起こされる生命を脅かす臓器障害」[1]とされ，これまで使用していた「重症敗血症」という用語を廃止し，臓器障害を重視した．さらに，**qSOFA**が導入され，ICU（集中治療室）以外の現場でも敗血症の把握が簡便となった（表10-5）．

表10-5　敗血症の新定義

敗血症＝感染症＋臓器障害
- ICU患者：感染が疑われ，SOFA[※1]スコアが2点以上増加
- 一般患者：感染が疑われ，qSOFA[※2]スコアが2点以上

※1　SOFA（Sequential [Sepsis-related] Organ Failure Assessment）：呼吸器，凝固系，肝機能，心血管系，中枢神経系，腎機能の6項目について臓器障害の程度を0から4点の5段階で評価．
※2　qSOFA（quick SOFA）：①意識障害，②呼吸数≧22回／分，③収縮期血圧（SBP）≦100，の3項目について各1点の3点満点で計算．

2　病態と症状

　敗血症は血液中に存在する細菌や毒素により直接引き起こされるのではなく，病原微生物や毒素に対して生体が過剰に反応することによって引き起こされる．感染により免疫細胞や炎症細胞が大量の**サイトカイン**を産生し，そのサイトカインが血中に流入して高サイトカイン血症となる．結果，血行動態が不安定となり，組織低還流・酸素代謝失調をきたし，種々の全身反応を呈する．

　敗血症は細菌感染だけではなく，インフルエンザをはじめとするウィルスや真菌などあらゆる病原体によって起こりうる．特にがん患者の場合は，がんの病態・進行により引き起こされるとともに，がん治療にともなって免疫抑制状態や低栄養状態，筋力低下など身体的予備機能が低下した状態であることも感染や重症化へのリスクを高める一因となっている．原因となる感染症は，肺炎，消化管穿孔による汎発性腹膜炎，尿路感染，胆道感染，壊死性筋膜炎などの皮膚・軟部組織感染症，骨髄炎，消化器手術後の縫合不全，膿瘍などの腹腔内感染，人工呼吸器関連肺炎（VAP），腸炎，カテーテル血流感染など多岐にわたる．その症状を見逃さず，重症化しないよう早期介入することが重要である．

3　治　療

　敗血症であるとの判別がされれば，抗菌薬治療と血行動態の安定化を主体とした治療が速やかに行われる．「**日本版敗血症診療ガイドライン2016**」で推奨されている内容を以下に示す[1]．

1）感染症と抗菌薬治療
①抗菌薬投与開始前の血液培養
②診断後，1時間以内の経験的抗菌薬投与の開始（広域抗菌薬の投与）
③原因菌の確定後，標的治療薬に変更
④画像診断と感染巣同定

2）血行動態の安定化
　早期に血行動態を安定化させるには輸液療法と循環作動薬の使用が基本である．他の方法として，ステロイド，敗血症由来の急性呼吸促迫症候群（ARDS）に対する人工呼吸器管理，鎮静薬・鎮痛薬・筋弛緩薬の投与，血液製剤の投与，血糖コントロール，腎代替療法，栄養などがある．また，感染予防，深部静脈血栓症予防，ストレス潰瘍予防に努める．

4　看護の視点

　敗血症はさまざまな感染症により引き起こされ，初期治療を行っていてもショック状態に移行する可能性は高い．まずは予防に努めることが重要であり，普段から感染のリスクがある患者を特定し，細菌の定着を促さないケア・指導が求められる．また，重症化を防ぐために看護師は早期に異常に気づき，医師への速やかな情報提供を行う．よって，症状を見逃さない観察力と感染源のアセスメント力が求められる．

　敗血症は臓器障害があるために呼吸苦や興奮，せん妄を呈している場合が多い．治療による疼痛や環境の変化などの苦痛や予期しない事態への恐怖・不安もそれらを助長する．このような状態は低酸素血症やさらなる意識レベルの低下をまねく．看護師はドレーン類の計画外抜去や転落がないよう患者の安全の確保や安静をうながすとともに，声がけやタッチングなど患者に寄り添うことも重要である．

　また，状態が悪化すると意識消失や呼吸停止など緊急度が高い状況へ至ることもある．治療が速やかにできるよう人手の確保や救急カート・医療器材の準備など，作業環境を整えるとともに，

日頃からの敗血症治療の理解や救急場面における処置介助の訓練が必要である．

[引用文献・資料]
1) 日本集中治療医学会ホームページ，日本集中治療医学会・日本救急医学会（2016）日本版敗血症診療ガイドライン 2016．

7 播種性血管内凝固症候群（DIC）

1 基礎知識

播種性血管内凝固症候群（disseminated intravascular coagulation：DIC）とは，種々の基礎疾患に合併して血液凝固能が亢進し，全身の細小血管に血栓が多発した結果，多臓器障害や血小板・凝固因子が消費されて出血傾向を呈する症候群である．がん診療では，白血病・固形腫瘍の合併症としての DIC，感染症にともなう DIC などが考えられる．前項で述べたように，「感染症＋臓器障害＝敗血症」であり，敗血症の治療戦略として敗血症性 DIC 対策は特に重要であり，原病の治療とともに抗凝固療法がなされる．

従来，DIC の診断基準には，旧厚生省 DIC 診断基準（旧基準），国際血栓止血学会 DIC 診断基準（ISTH 基準），日本救急医学会急性期 DIC 診断基準の 3 つが広く使用されてきたが，感度や適用できる基礎疾患の点で問題が指摘されていた．それをうけて，日本血栓止血学会は DIC 診断基準 2017 年版を発表し，診断基準が見直された．

DIC の基礎疾患は，日本の内科領域では敗血症が最も多いが，DIC 発症頻度の高い悪性疾患は，急性前骨髄球性白血病（78.0％），乳がん（36.8％），急性骨髄性白血病（31.6％），急性リンパ性白血病（29.8％），その他の造血器腫瘍などがある[1]．また，鑑別が必要となる代表的疾患・病態を表 10-6 に示す．以下，主に敗血症性 DIC について概説する．

2 病態と症状

敗血症では単球や血管内皮細胞からさまざまなサイトカインが放出され，血管内凝固が起こり，血管内微小血栓が形成され，各臓器の血流障害を介し**多臓器不全**となる．さらに敗血症では生理線溶を阻止する **PAI-1**（plasminogen activator inhibitor-1）が増加しており，血栓形成をさらに助長する．

DIC における臨床症状は非特異的であり，基礎疾患や DIC 以外の合併症による症状なのか DIC による症状なのか判別が困難である．

3 治療

DIC 患者の予後を改善するためには早期からの治療開始が重要である．DIC の原因となっている病態の治療，抗凝固療法，たんぱく分解酵素阻害薬の投与などがあがり，輸血は推奨されない．ただし血液成分の減少などによって出血傾向がある場合は，抗凝固薬の投与下に使用する．

4 看護の視点

感染や敗血症，急性白血病など，DIC のリスクが高い患者について認識し，DIC 徴候の早期発見・早期介入に努めることが重要である．頭蓋内出血や消化管出血，喀血など，出血部位によっては生命の危機につながる．皮膚の色調や出血の有無，神経系の変化，呼吸器系や消化器系の

表 10-6　鑑別すべき代表的疾患・病態

血小板数低下
1. 血小板破壊や凝集の亢進
   - 血栓性微小血管障害症（TMA）：血栓性血小板減少性紫斑病（TTP），溶血性尿毒症症候群（HUS），HELLP 症候群，造血幹細胞移植後 TMA
   - ヘパリン起因性血小板減少症（HIT）
   - 特発性血小板減少性紫斑病（ITP），全身性エリテマトーデス（SLE），抗リン脂質抗体症候群（APS）
   - 体外循環　など
2. 骨髄抑制／骨髄不全をきたす病態
   - 造血器悪性腫瘍（急性白血病，慢性骨髄性白血病の急性転化，骨髄異形成症候群，多発性骨髄腫，悪性リンパ腫の骨髄浸潤など）
   - 血球貪食症候群
   - 固形がん（骨髄浸潤あり）
   - 骨髄抑制をともなう化学療法あるいは放射線療法中
   - 薬物にともなう骨髄抑制
   - 一部のウイルス感染症
   - 造血器悪性腫瘍以外の一部の血液疾患（再生不良性貧血，発作性夜間血色素尿症，巨赤芽球性貧血など）
3. 肝不全，肝硬変，脾機能亢進症
4. 敗血症
5. Bernard-Soulier 症候群，MYH9 異常症（May-Hegglin 異常症など），Wiskott-Aldrich 症候群
6. 希釈
   - 大量出血
   - 大量輸血，大量輸液
   - 妊娠性血小板減少症　など
7. 偽性血小板減少症

FDP 上昇
1. 血栓症：深部静脈血栓症，肺塞栓症　など
2. 大量胸水，大量腹水
3. 大血腫
4. 線溶療法

フィブリノゲン低下
1. 先天性無フィブリノゲン血症，先天性低フィブリノゲン血症，フィブリノゲン異常症
2. 肝不全，低栄養状態
3. 薬物性：L-アスパラギナーゼ，副腎皮質ステロイド，線溶療法
4. 偽低下：抗トロンビン作用のある薬剤（ダビガトラン　など）投与時

プロトロンビン時間延長
1. ビタミン K 欠乏症，ワルファリン内服
2. 肝不全，低栄養状態
3. 外因系凝固因子の欠乏症またはインヒビター
4. 直接経口抗凝固薬内服
5. 偽延長：採血量不十分，抗凝固剤混入

アンチトロンビン活性低下
1. 肝不全，低栄養状態
2. 炎症による血管外漏出（敗血症など）
3. 顆粒球エラスターゼによる分解（敗血症など）
4. 先天性アンチトロンビン欠乏症
5. 薬物性：L-アスパラギナーゼ　など

TAT，SF または F1+2 上昇
1. 血栓症：深部静脈血栓症，肺塞栓症　など
2. 心房細動の一部

注）ただし上記疾患に DIC を合併することもある．

（DIC 診断基準作成委員会（2017）日本血栓止血学会 DIC 診断基準 2017 年版，日本血栓止血学会誌，28(3)，p.383 より転載）

症状など，身体所見を注意深く観察する．

[引用文献]
1) 中川雅夫（1999）本邦における播種性血管内凝固（DIC）の発症頻度・原因疾患に関する調査報告，厚生省特定疾患血液系疾患調査研究班血液凝固異常症分科会　平成 10 年度研究業績報告書，pp.57-64．

[参考文献]
DIC 診断基準作成委員会（2017）日本血栓止血学会 DIC 診断基準 2017 年版，日本血栓止血学会誌，28(3)，pp.369-391．

8 高カルシウム血症

1 基礎知識

　カルシウム（Ca）は生体内において血漿中，細胞内，骨などに存在し，細胞内の刺激伝導系や筋肉の収縮，骨格の形成など，その役割は多岐にわたる．副甲状腺ホルモン（parathyroid hormone：PTH）が骨と腎の受容体を介して血中Ca濃度を上昇させる方向に作用する．破骨細胞による骨吸収，腎尿細管におけるCaの再吸収，腎尿細管におけるビタミンDの活性化がバランスをとって血中Ca濃度が保たれている．

　高Ca血症は細胞外液中のCa値の増加，もしくは腎臓からの排泄の減少によって生じる．血清Ca濃度が10.5mg/dL以上のときに高Ca血症と診断される．

2 病態と症状

　悪性腫瘍にともなう高Ca血症は，腫瘍細胞から放出されたPTHrP（parathyroid hormone-related protein：副甲状腺ホルモン関連たんぱく）が全身性に作用して引き起こされた液性高Ca血症がほとんどである．PTHrPは腫瘍細胞から循環血液中に分泌された後，破骨細胞による骨吸収と腎尿細管におけるCaの再吸収を亢進させる．加えて，PTHrPの分泌は制御が効かないことからも著明な高Ca血症に至る．

　局所骨溶解性の高Ca血症は，多発骨転移の病変部に存在する腫瘍細胞から分泌された破骨細胞活性化因子がその周囲の骨に作用して引き起こされる．また，がん患者では抗がん薬により腎障害や脱水におちいり，その結果，Caの排泄低下が起こり，高Ca血症を呈する場合もある．

　症状は主に消化器症状と神経症状である．血清Ca値が11.5mg/dLを超えなければ無症候の場合が多く，11.5〜12.5mg/dLでは便秘，食欲低下，倦怠感などが現れる．12.5〜13.5mg/dLでは悪心・嘔吐，多尿，口渇，多飲を呈する．それ以上になると脱力や意識障害，心室性不整脈が加わり，生命を脅かす．

3 治療

　血中Ca濃度が施設基準上限値を超えると高Ca血症である．目安は，血清Ca濃度＞10.5mg/dL，血漿イオン化Ca濃度＞1.3mmol/Lである．血清Ca値を下げる対症療法と，原因となっている病態の治療を行う．

①細胞外液製剤のなかでCa成分を含有しない生理食塩液の大量輸液で脱水を補正する．脱水の補正や尿中へのCaの排泄により血中Ca濃度は低下する．
②破骨細胞の骨吸収を強力に抑制するビスホスホネート製剤の投与を行う．悪性腫瘍にともなう高Ca血症に対してはゾレドロン酸が保険適用となっている．即効性はない．
③破骨細胞の骨吸収抑制作用と，腎からのCa排泄促進作用のあるカルシトニン製剤の投与を行う．即効性はあり6時間後から効果が発現する．

4 看護の視点

　高Ca血症の症状は上述したが，これらは高Ca血症に特異的な症状ではなく，他の疾患でもみられる．特異的な心電図変化（QT間隔とST部分の短縮）をモニタリングし，早期発見や重症化の回避に努める必要がある．自動・他動運動を実施することで，骨萎縮による血中へのCaの移行を防止できるため，骨折などのリスクを考え安全を確保したうえで散歩などの軽運動を促す．適切な水分摂取やカルシウム食品の制限，筋力維持など，患者自身の協力が不可欠となるた

め，患者指導や環境調整などによる患者サポートを行う．

[参考文献]
中根実（2015）がんエマージェンシー：化学療法の有害反応と緊急症への対応，pp. 245-262, 医学書院．

9 低ナトリウム血症（抗利尿ホルモン不適合分泌症候群：SIADH）

1 基礎知識

　低ナトリウム（Na）血症は，血清 Na 濃度＜135mEq/L と定義され，体内の総 Na 量と比較して相対的に水の量が過剰にある状態が本態である．
　がんの診療領域で緊急度の高い低 Na 血症を合併することはまれであるが，抗利尿ホルモン（antidiuretic hormone：ADH）の過剰分泌によって生じる抗利尿ホルモン不適合分泌症候群（syndrome of inappropriate antidiuretic hormone secretion：SIADH）による低 Na 血症をみとめることがある．これは，本来，血漿浸透圧のわずかな低下により分泌抑制されるべき ADH が，過剰分泌され続けることで希釈性の低 Na 血症が起こり，臨床症状を呈するものである．

2 病態と症状

　ADH の過剰分泌は，下垂体後葉からの分泌亢進と視床下部・下垂体以外の腫瘍組織からの分泌とに大別される．前者では，腫瘍が迷走神経を障害し ADH 分泌抑制を解除する場合や，増大した腫瘍が下大静脈などを圧迫することで左心房容積受容体を介しての ADH 分泌が刺激される場合などがある[1]．また，がん治療により投与されたビンカアルカロイド系（ビンクリスチン）やアルキル化薬（シクロホスファミド）などにより，薬剤性の SIADH が起こることもある[2]．
　ADH 産生腫瘍の原因疾患は肺がんが約 80％ を占めており，膵がん，胸腺腫，胃がん，大腸がんでもみとめる．肺がんのなかでは特に小細胞肺がんが多い[3]．
　SIADH の身体所見では脱水・浮腫をみとめない．これは，腎機能や副腎皮質機能は正常に保持され，尿の濃縮力も保持されるため，過剰な ADH にきちんと反応し，高張尿となるからである．症状は，軽症（120 mEq/L 以上）ではめまい，記憶力低下，歩行障害などがあるが，無症状のことも多い．中等度では混乱，傾眠などの症状を呈し，重症（110 mEq/L 以下）では脳ヘルニアをきたし，意識障害やけいれん，場合によっては呼吸停止や不可逆的脳障害を起こすこともある．

3 治療

　ADH の検査結果が出るまでは，他の疾患を除外したうえで，「SIADH の疑い」として対処する．SIADH の根本的な治療は原疾患の治療による原因の除去であるが，異所性 ADH 産生腫瘍の多くは悪性腫瘍であり，腫瘍による迷走神経の障害，大静脈の圧迫も含め，SIADH を呈する時期には腫瘍の進展もかなり進んでいる場合が多い．このため，低 Na 血症の補正や細胞外液量に応じた水分管理など対症療法が中心となる．

4 看護の視点

　低 Na 血症はさまざまな原因で起こり，病態も多岐にわたる．重度となると，不可逆的な脳障害などが引き起こされることからも，早期発見に努めることは重要である．前述したように，小細胞がんやシクロホスファミドなどの薬物療法といった高リスク患者の把握はもちろんのこと，

「低Na血症になるかもしれない」といった予測をふまえ，神経症状を呈していないか注意深く観察することが求められる．

[引用文献]
1) Bartter, F.C., Schwartz, W.B. (1967) The syndrome of inappropriate secretion of antidiuretic hormone. Am J Med, 42 (5), pp. 790-806.
2) Sorensen, J.B., et al. (1995) Syndrome of inappropriate secretion of antidiuretic hormone (SIADH) in malignant disease. J Intern Med, 238 (2), pp. 97-110.
3) Shimizu, K., Ando, M. (1993) Tumor with ectopic ADH production. Nihon Rinsho, 51 Suppl, pp. 222-233.

10 消化管穿孔

1 基礎知識

消化管穿孔において，胃や十二指腸の上部消化管は本来，胃液により菌が少なく，穿孔しても初期には化学的な炎症性腹膜炎を生じるのみである．これに対し，小腸や大腸の下部消化管には腸内細菌が多数存在し，穿孔によって細菌性腹膜炎が生じる．また，高齢者や発症から時間が経過している場合，敗血症性ショックを呈する場合など，予後不良である．

2 病態と症状

上部消化管穿孔のなかでは，十二指腸球部前壁の穿孔が最も多い．この場合，発症前の数日から1週間ほど前から空腹時の心窩部痛あるいは心窩部違和感がある．そして上腹部の激痛が突如持続する．原因としては，十二指腸潰瘍穿孔，胃潰瘍穿孔，胃がんの穿孔などがある．薬剤の影響もあり，NSAIDsステロイドなどの服薬歴も重要である．

上部消化管穿孔に比べ，下部消化管穿孔では原因となる疾患が多く，術前診断は容易ではない．突然，持続する腹痛が出現し，腹部全体に圧痛と反跳痛をみとめる．時間経過とともに症状は増悪し，意識障害や呼吸不全，ショックと敗血症へと移行する．小腸穿孔の場合，原因として，潰瘍性穿孔，ベバシズマブなどの抗がん薬による薬剤性穿孔，腫瘍性穿孔がある．化学療法により腫瘍が縮小し壁菲薄化により穿孔する場合もある．大腸穿孔では，腫瘍性穿孔，宿便性穿孔，憩室穿孔，医原性穿孔がある．腫瘍性穿孔には，腫瘍部が穿孔する場合と大腸閉塞で盲腸が穿孔する場合とに分けられる．

3 治療

緊急手術となる．

4 看護の視点

消化管穿孔といっても部位や原因は多岐にわたるが，対応が遅れると生命を脅かすため，病歴や身体所見の聴取を短時間でもれなく行う必要がある．

痛みの感じ方は主観的で性格の違いや痛みの経験の有無により異なることもあるため，鑑別は困難である．さらに，患者の年齢や普段の健康状態は痛みの訴えに影響を及ぼし，ステロイド服用中の患者では痛みはマスクされやすく，高齢者では痛みの訴えが軽い．過去に経験した痛みとの比較は有用である．薬剤では，NSAIDsによる消化管潰瘍，抗菌薬による偽膜性腸炎などが重

要である[1].

治療として緊急手術が行われるが，術前に消化管穿孔で炎症が腹膜全体に波及している状態（急性汎発性腹膜炎）の場合，術前の炎症と過大侵襲により術後は高度の炎症反応をきたしており，術後の全身管理が重要である．また，緊急開腹手術のため，担当医と執刀医が異なったり，患者自身の準備が整えられないことなどから動揺や不安は大きい．身体的回復を支援するなかで患者の気持ちに寄り添い，関係性を構築していくことは大切なケアである．

[引用文献]
1）急性腹症診療ガイドライン出版委員会編（2015）急性腹症診療ガイドライン 2015, p. 40, 医学書院.

11 腸閉塞

1 基礎知識

従来，日本ではイレウスを腸閉塞による機械性イレウスと，汎発性腹膜炎などによる腸管麻痺に起因する機能性イレウスのいずれもイレウスとよんできた．しかし，現在では海外の流れを受けて従来の機能性イレウス（腸管麻痺）のみをイレウスとし，従来の機械性イレウスはイレウスとよばず，腸閉塞と定義されている[1].

2 病態と症状

腸閉塞とは，腸がねじれたり腸管内部に腫瘍ができることにより腸がふさがれてしまう状態のことをいう．よって，腸内容物の通過障害が生じて腸液・ガス・便などが腸内腔に充満し，排便や排ガスがなくなり，腹痛・嘔吐・腹部膨満などの症状を呈する．腸閉塞には，血流が阻害されていない単純性腸閉塞と血行障害を起こしている複雑性（絞扼性）腸閉塞がある．単純性腸閉塞の原因として，開腹手術後の腸管の癒着がほとんどで，大腸がんの腫瘍や胆石，硬くなった便などの場合もある．複雑性腸閉塞の原因には，腸重責，腸捻転，ヘルニアがあげられる．

症状には特徴的なものとして，疝痛的な痛み，腹部膨隆，腸雑音亢進，嘔吐がある．消化性潰瘍穿孔では急激な痛みとともに嘔吐がみられるが，長時間持続することはまれである．絞扼性腸閉塞では突然の激しい嘔吐をくり返す．

表 10-7　消化管穿孔と腸閉塞の症状の違い

	消化管穿孔	腸閉塞
痛みの部位	腹部全体	心窩部痛や左上腹部痛が多い
痛みの質	sudden onset & continuous（上腹部≧下腹部）	疝痛[※]的
嘔吐	あるが持続しない	激しい，くり返す（絞扼性の場合）
注意すべきポイント	敗血症への移行がないか 全身症状の観察	腹部膨隆 腸雑音亢進

※疝痛（内臓痛）：消化管，尿管などの管腔臓器の平滑筋のれん縮や臓側腹膜の急速な伸展・拡張による痛み．周期的，間欠的な差し込むような痛み．

3 治療

単純性腸閉塞では保存療法が用いられる．保存療法に効果がない場合や再発をくり返す場合，血行障害をきたしている場合は手術となる．腫瘍による腸閉塞の場合も切除可能であれば手術となる．

4 看護の視点

腸閉塞のリスク患者として，便秘の既往，腹部手術の既往，50歳以上——がある[2]．よって，がん患者の場合も，大腸がん，抗がん薬や麻薬の使用，がんにより腹部手術の既往がある場合など，リスク因子を抱える患者は多い．食生活や排便コントロール，運動習慣など，予防に努めることが大切である．

[引用文献]
1) 急性腹症診療ガイドライン出版委員会編（2015）急性腹症診療ガイドライン2015, p. 16, 医学書院.
2) 前掲書1), p. 62.

第11章
症状マネジメント

1 疼痛

1 症状の特徴

1 定義

国際疼痛学会（IASP）では**痛み**を次のように定義している．「痛みは，不快な感覚体験であると同時に感情体験であり，何らかの組織損傷が起こったとき，組織損傷が差し迫ったとき，あるいは組織損傷に引き続いて特異的に表現される．痛みは常に主観的な感覚である（以下省略）」[1]．

痛みの看護研究者であるマーゴ・マカフェリー（McCaffery, M.）は「痛みとは，それを体験している人が痛いと訴えるもののすべてである．それは，痛みを体験している人が痛みがあるというときはいつでも存在している」と定義づけている[2]．

痛みは患者自身にしかわからない．医療者は患者が痛いと感じている事実を真摯に受け止めなければならない．

2 QOLにおよぼす影響

1）トータルペイン

がん患者の痛みはトータルペイン（total pain：全人的苦痛）ともいわれ，痛み以外の身体的苦痛や精神面，社会面，スピリチュアルな面の苦痛・苦悩が痛みに影響をおよぼす（図11-1）．これはがん患者に限らず，痛みが主観的なものである以上，すべての人にあてはまることである．

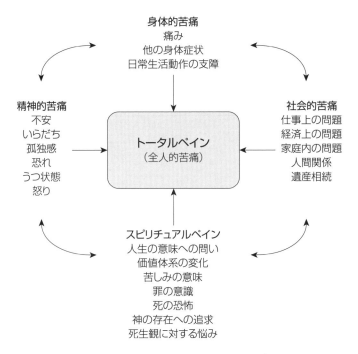

図11-1　トータルペインとしての痛み

（柏木哲夫，恒藤暁監修，淀川キリスト教病院ホスピス編(2007)緩和ケアマニュアル　第5版，p.39，最新医学社より転載）

しかし，がん患者では「死」に直面するという体験から，身体面以外のさまざまな苦痛も強くなるため，この考え方が非常に重要になる．身体的苦痛ばかりに目を向けていても，身体面以外の苦痛が緩和されなければ患者の苦痛を取り除くことはできない．

痛み以外の身体症状には，がん自体からくる症状のほかにADLの低下や不眠なども含まれる．精神面の苦痛では，病気の進行にともなう不安や死への恐怖，症状がとれないことへのいらだちなどが含まれる．また，社会面の苦痛には仕事上での役割の喪失や家族関係の変化，経済問題などがある．

スピリチュアルペインはさまざまなとらえ方がある．WHO[3]のスピリチュアル（spiritual）の定義では「身体的，心理的，社会的因子を抱合した人間の『生』の全体像を構成する一因とみることができ，生きている意味や目的についての関心や懸念とかかわっていることが多い．特に人生の終末に近づいた人にとっては，自らを許すこと，ほかの人々との和解，価値の確認などと関連していることが多い」と述べられている．このようなスピリチュアルな側面に関連する苦痛をスピリチュアルペインととらえることができる（表11-1）．また，村田[4]はスピリチュアルペインを「自己の存在と意味の消滅から生じる苦痛」と定義しており，「時間存在」「関係存在」「自律存在」の3つの柱が不安定になることからスピリチュアルペインが生じると述べている．村田理論の詳細については他書を参照されたい．

表11-1 スピリチュアルな苦痛の表現

- 不公平感「なぜ私がこんな病気に？」
- 無価値感「人のお荷物になりたくない」
- 絶望感「何のために，そんなことするの？」
- 罪責感「ばちが当たった」
- 孤独感「誰も本当のことをわかってくれない」
- 脆弱感「私は臆病者」
- 遺棄感「神様も救ってくださらない」
- 刑罰感「正しく人生をおくってきたのに」
- 困惑感「神様はなぜ，この苦しみを見逃していらっしゃるのですか？」
- 無意味感「私の人生は無駄だった」

（ピーター・ケイ著，武田文和ほか訳(1994)緩和ケア百科A to Z，p.305，春秋社より転載）

2）痛みの閾値

痛みを感じる閾値は人によって，あるいはそれぞれの状況に応じて異なる．痛みの閾値が低ければ痛みを感じやすくなり，閾値が高ければ痛みを感じにくくなる．これもがん患者に限らず，すべての人間にあてはまることであり，誰もが経験していることである．トワイクロス（Twycross, R. G.）[5]は疼痛の閾値に影響を与える因子をあげている（表11-2）．看護師が痛みの閾値を下げる因子を少しでも減らし，閾値を上げる因子を少しでも増やすようにかかわることで，患者の感じる痛み自体を軽くすることができる可能性がある．

2 病 態

1 メカニズム

1）痛覚伝導路

がん疼痛，非がん疼痛にかかわらず，痛みのメカニズムの基本は同じである．熱刺激や冷刺激，

機械的刺激，化学的刺激などが加わり，組織を侵害すると，それが侵害刺激となり，末梢の侵害受容器で感知される．侵害受容器は生体のほとんどの器官に存在している．侵害受容器で感知された刺激は電気的興奮となり，痛覚線維により脊髄後角をとおって，視床，大脳へと伝達される（図11-2）．大脳まで伝達されてはじめて痛みとして感じる．

表11-2 疼痛の閾値に影響を与える因子

痛みの感じ方を増強する因子	痛みの感じ方を軽減する因子
怒り	受容
不安	不安の減退，緊張感の緩和
倦怠	創造的な活動
抑うつ	気分の高揚
不快感	ほかの症状の緩和
深い悲しみ	感情の発散，同情的な支援（カウンセリング）
不眠→疲労感	睡眠
痛みについての理解不足	説明
孤独感，社会地位の喪失	人とのふれあい

（Twycross, R.G., Wilcock, A., Toller, C.S.著，武田文和監訳（2010）トワイクロス先生のがん患者の症状マネジメント　第2版，p.13，医学書院より転載）

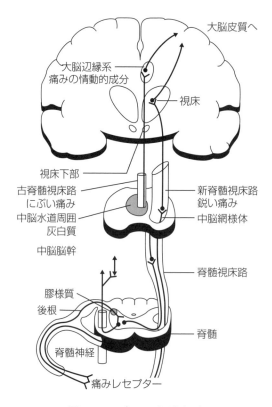

図11-2　痛みの伝達経路

痛覚線維には，Aδ（デルタ）線維とC線維があり，Aδ線維は鋭い痛みを早く伝える（一次痛）性質をもち，C線維はにぶくうずくような痛みを，Aδ線維よりもゆっくりと伝える（二次痛）．例えば，指を包丁で切ってしまったとき，最初の鋭い痛みはAδ線維で伝達され，その後に生じる重くにぶい痛みはC線維で伝達される．

痛みの刺激が続くと，これらの感覚神経では神経の興奮閾値が低下する「感作」が生じ，生理的状態では痛みを生じないレベルで痛みを感じるようになる．

2）発痛物質

組織が傷害されたり炎症や虚血が生じたりすると，そこで発痛物質が放出される．これが化学的刺激になる．発痛物質にはプロスタグランジン，ヒスタミン，ブラジキニン，セロトニン，カリウム，サブスタンスPなどがある．これらの発痛物質が侵害受容器を活性化し，痛みを生じる．**非ステロイド性抗炎症薬**（NSAIDs：ジクロフェナクナトリウムやロキソプロフェンナトリウムなど）はプロスタグランジンの産生抑制作用がある．

2　がん疼痛の分類

1）原因別分類

WHOではがん疼痛を原因別に次のように分類している[6]．この分類では，がん自体によるもの以外にもがん患者がもつ痛みをすべてがん疼痛に含めている．

①がんの浸潤，転移，圧迫などが直接原因となった痛み．
②がん病変の治療に起因した痛み（手術創瘢痕部の慢性痛，がん化学療法による末梢神経障害性疼痛など）．
③全身衰弱に関連した痛み（褥瘡や便秘にともなう痛みなど）．
④がん自体にもがん病変の治療にも関係のない痛み．

2）神経学的分類

痛みの神経学的分類を表11-3に示す．

（1）侵害受容性疼痛

侵害受容性疼痛は上述のような侵害刺激により生じる痛みであり，日常的によくある一般的な痛みである．

①**体性痛**

骨や筋肉，粘膜などに生じる痛みで，骨転移痛で最もよくみられる．通常，部位は限局しており明確である．病巣から離れた場所に痛みをみとめることがある（詳細は他書を参照）．骨痛では叩打痛がある．体性痛ではプロスタグランジンの産生抑制作用があるNSAIDsを使用すると効果がある[7]．

②**内臓痛**

内臓実質や管腔臓器が原因で生じる痛みで，部位が不明瞭である．内臓痛では，しばしば離れた体壁に痛みを感じる**関連痛**を生じることがある．これはふだん内臓が痛みを感じることが少ないために，同じ神経レベルに入力されている皮膚の痛みと脳が感じてしまうためである．膵腫瘍では背部に，肝腫瘍では右肩に関連痛があらわれることがある[8]．

（2）神経障害性疼痛

神経障害性疼痛は末梢神経や中枢神経の損傷や障害によって生じる痛みである．がん患者でよ

表11-3 痛みの神経学的分類

分類	侵害受容性疼痛		神経障害性疼痛
	体性痛	内臓痛	
障害部位	皮膚，骨，関節，筋肉，結合組織などの体性組織	・食道，胃，小腸，大腸などの管腔臓器 ・肝臓，腎臓などの被膜をもつ固形臓器	末梢神経，脊髄神経，視床，大脳などの痛みの伝達路
痛みを起こす刺激	切る，刺す，たたくなどの機械的刺激	・管腔臓器の内圧上昇 ・臓器被膜の急激な伸展 ・臓器局所および周囲組織の炎症	神経の圧迫，断裂
例	・骨転移局所の痛み ・術後早期の創部痛 ・筋膜や骨格筋の炎症にともなう痛み	・消化管閉塞にともなう腹痛 ・肝臓腫瘍内出血にともなう上腹部，側腹部痛 ・膵臓がんにともなう上腹部痛，背部痛	・がんの腕神経叢浸潤にともなう上肢のしびれ感をともなう痛み ・脊椎転移の硬膜外浸潤，脊髄圧迫症候群にともなう背部痛 ・化学療法後の手・足の痛み
痛みの特徴	局在が明瞭な持続痛が体動にともなって増悪する	・深く絞られるような，押されるような痛み ・局在が不明瞭	・障害神経支配領域のしびれ感をともなう痛み ・電気が走るような痛み
随伴症状	頭蓋骨，脊椎転移では病巣から離れた場所に特徴的な関連痛をみとめる	・悪心・嘔吐，発汗などをともなうことがある ・病巣から離れた場所に関連痛をみとめる	知覚低下，知覚異常，運動障害をともなう
治療における特徴	突出痛に対するレスキュー薬の使用が重要	オピオイドが有効なことが多い	難治性で鎮痛補助薬が必要になることが多い

（日本緩和医療学会緩和医療ガイドライン作成委員会編（2014）がん疼痛の薬物療法に関するガイドライン2014年版，p. 18，金原出版より転載）

くみられるのは脊椎転移により脊髄が圧迫あるいは浸潤されたことによる神経障害性疼痛であり，皮膚神経分布にそって痛みが出現する．例えば，腰椎以下の転移では下肢に痛みが放散する．神経障害性疼痛では皮膚神経分布（第10章 2 3，図10-2参照）にそって，電気が走るような，刺すような，しめつけられるような，しびれるような，つっぱるようなといった特異的な痛みの性質を生じるのが特徴である[9]．神経障害性疼痛では通常は痛みを感じさせないような痛みの刺激（衣服が触れる，風が吹くなど）で痛みを感じたり（アロディニア），発作的に激痛が出現して数秒から数分で痛みが消失する場合もある．化学療法による末梢神経障害では四肢末端に症状があらわれる．がん患者における神経障害性疼痛の主な原因を表11-4に示す．

3 症状緩和のケア

1 診断・アセスメント

痛みのアセスメントにおいては，24時間患者を継続的に観察することができる看護師がタイムリーにアセスメントを行っていくことが効果的なペインマネジメントを促進する．まず，アセスメント項目にそって情報を集めるが，情報を集めるだけではアセスメントにならない．各項目

表11-4 神経障害性疼痛の主な原因

がんの圧迫や浸潤	腫瘍の増大や神経への浸潤によって生じる．脊椎転移により脊髄が圧迫・損傷される場合や，骨盤内腫瘍の腰仙骨神経叢への圧迫・浸潤，膵がんの腹腔神経叢浸潤，パンコースト型肺腫瘍の腕神経叢への圧迫・浸潤が代表的である．
化学療法	プラチナ系，タキサン系，ビンカアルカロイドなどで，用量依存性で神経毒性により障害を生じる．四肢末端に生じるのが特徴．鎮痛補助薬や漢方が用いられる．
手術	開胸術後，乳房切除術後，腎摘出後，子宮摘出後などで，術中の神経損傷により出現することがある．単なる術後痛として対応せず，適切に鎮痛補助薬を使用する．
放射線治療	放射線照射後に神経組織の損傷やフィブリン形成などにより生じることがある．再発との鑑別が難しい．
四肢切断	幻肢痛は神経切断による神経障害性疼痛である．切断前の痛みが強いほど，期間が長いほど，脊髄での痛みの記憶が残り，幻肢痛が強くなるとされている．術前に痛みのマネジメントをしておくことが幻肢痛の予防になる．
帯状疱疹後神経痛	帯状疱疹の発疹が消失してから，同一神経領域に痛みがあらわれるのが帯状疱疹後神経痛である．これはウイルスによって神経節が変性を起こすことによって生じる．ひどい場合には風が当たったり，衣類が触れるだけで激痛を生じる．

の情報を総合的に分析することが大切である．
以下，一般的な痛みのアセスメント項目にそって具体的な方法を紹介する．

1）痛みの部位

進行がん患者では複数個所に痛みをもっていることが多いため，すべての部位を確認する．ときに多数の部位に痛みがあると「全身が痛い」と表現されることがあるが，最も痛い部位から順に聞いていくと明確になることがほとんどである．また，神経障害性疼痛では痛みの部位が放散するため，神経分布にそって帯状につながっているかも確認する．関連痛では，痛みの原因と離れた場所に痛みがあらわれる．画像診断の結果等と関連痛の生じる部位を照らし合わせてみるとわかりやすい．

2）痛みの性質

痛みの部位によって痛みの種類が異なるため，部位ごとに痛みの性質を確認することが大切である．神経障害性疼痛では，神経の分布にそって「電気が走る」「しびれるような」といった前述のような特有の痛みの性質を呈するため，表11-4に示したような痛みの原因別特徴を参考に部位と性質から総合的に判断することになる．内臓痛ではにぶい痛み，骨痛ではうずくような痛みで体動時には鋭い激痛となる．

3）痛みの強さ

痛みの強さは5番目のバイタルサインともいわれ，重要な観察項目である．**ペインスケール**を用いて表現してもらうと変化がとらえやすい．がまん強い患者では痛みをたずねても「大丈夫です」と答えることが少なくないが，スケールで確認すると実際の痛みが把握できることも多い．また，医療者-患者間での共通理解がしやすい．臨床で使いやすいペインスケールを図11-3に示す．VAS（ビジュアルアナログスケール），NRS（数字スケール），VRS（言語表現スケール）はどれも信頼性の確立された尺度とされている[10]．

痛みの強さは，「痛みが出現したとき」「鎮痛薬の投与時」「最高血中濃度となる時間」などを

- 視覚的アナログスケール（VAS）

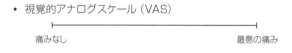

- 数字（0-10）スケール（NRS）

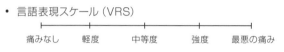

- 言語表現スケール（VRS）

痛みなし　軽度　中等度　強度　最悪の痛み

図11-3　代表的なペインスケール

目安にたずね，フローシート（経過記録）に記録すると変化がわかりやすい．また，フローシートを用いることによって，ペインマネジメントが促進されるという報告も出ている[11]．鎮痛薬投与後に最高血中濃度になる時間になっても十分な鎮痛効果が得られない場合には，投与量不足かその薬剤が無効な痛みであると判断できる．基本的に鎮痛有効域（その人にとっての必要量）を上回ると眠気が出るため，眠気の有無を指標に必要量を判定することができる．

4）痛みの始まり，パターン

痛みが始まるきっかけがあったか，1日のなかで痛みにパターンがあるかを確認する．1日のなかで持続的に続く痛み（**持続痛**）か一過性の痛み（**突出痛**）かを知ることは痛みのマネジメントの方針を立てるうえでも非常に役立つ．

突出痛には，体動時に出現する痛み，夜間に出現する痛み，鎮痛薬が切れるころに出現する痛みなどがある．神経障害性疼痛では前述のように少しの刺激で痛みを感じたり発作的に激痛が出現してすぐに痛みが消失する場合もある．

5）悪化因子と緩和因子

悪化因子は痛みの原因を推察する際に役立つ．痛みが悪化するきっかけ，緩和する方法を患者にたずねる．体動時にいつも痛みが出現するようであれば，骨痛が原因となる体性痛等の可能性が考えられる．消化管に原因がある場合には，食事をきっかけに悪化することがある．

緩和因子としては，体位を変える，温める，気分転換などがある．これらの因子は積極的に看護ケアに取り入れていく．

6）使用中の鎮痛薬の効果

使用中の鎮痛薬の効果を確認し，効果のなかった治療や副作用のあった治療をくり返さないようにする．また，なかにはオピオイドの開始と同時にNSAIDsが中止されてしまう場合がある．しかし，骨痛や炎症性の痛みなどではNSAIDsの効果も得られる可能性があるため，併用を検討する．

7）日常生活への影響

痛みがあると日常生活の質は著しく低下する．活動や睡眠，食事，排泄など日常生活上の影響がどの程度あるかを把握する．WHO[6]の疼痛緩和の第一の目標は「痛みに妨げられない睡眠時間の確保」である．必要に応じて就寝時に予防的なレスキュー薬を使用するなど，良眠が得られ

る配慮を行う．活動や食事，排泄などが体動時痛によって影響を受けている場合には，体動前に予防的なレスキュー薬を使用するなどの工夫を行う必要がある．

8）心理的・社会的・スピリチュアルな側面

痛みと心理的・社会的・スピリチュアルな側面は切り離すことができない．心の苦悩は痛みの感じ方に影響をおよぼす．看護師は日々のケアのなかからこれらの因子を十分にアセスメントする必要がある．心の問題が解決しなければ痛みも十分に緩和されない．患者は言語的に表出しない場合でも，さまざまな思いを抱えていることがある．身体面と同時にきめ細かにアセスメントすることが大切である．

2 治 療

1）WHO がん疼痛治療法

WHO が提唱しているがん疼痛治療法に則って適切に疼痛マネジメントを行えば，70〜90％のがん患者の痛みが消失するとされている．原則に則った適切なマネジメントが重要である[6]．

〈WHO 基本原則〉

WHO では鎮痛薬使用の基本原則として以下の5点をあげている．

①経口的に（by mouth）

経口投与が患者にとって最も簡便である．経口投与が可能な患者にも坐薬や注射が用いられることがあるが，等価鎮痛量を投与すれば，経口投与でも十分にマネジメント可能である．また，経口投与が効果的でない場合，例えば，嚥下障害や嘔気・嘔吐，消化管閉塞などでは，経口からでは十分に吸収されないため，坐薬や貼付薬，皮下注射などの他の簡潔な経路で投与する．

②時間を決めて規則正しく（by the clock）

痛みが出現してから鎮痛薬を使用する「屯用方式」ではなく，血中濃度が常に鎮痛有効域にあるようにし，痛みを予防的にとるように定時を決めて使用する．屯用方式では，患者はそのつど痛みに苦しまなければならず，痛みに対する不安，恐怖感をもたらし，痛みの閾値が低下することで痛みの悪循環を生じさせる．鎮痛薬の血中濃度が低下しないように定時で投与すれば，患者は痛みを忘れて多くのことができる．

③除痛ラダーにそって効力の順に（by the ladder）

第一段階の鎮痛薬である NSAIDs で痛みが十分にとれなければ，NSAIDs のなかで鎮痛薬を変えるのではなく，速やかに第二段階のオピオイド（医療用麻薬）を導入する（WHO 三段階除痛ラダー）．

④患者ごとの個別的な量で（for the individual）

鎮痛薬の必要量は個人差が大きい．病状の進行にかかわらず，痛みが強ければ適切に増量していく．その人にとっての適量は，「痛みがなく，眠気が最小限となる量」である．逆にいうと，痛みがあり眠気がなければ，まだその人にとっての適量に達していないということである．

⑤そのうえで細かい配慮を（with attention to detail）

- 副作用対策をしっかり行う．
- 痛みが出てきたら速やかにレスキュー薬（臨時追加鎮痛薬）を使用する．
- オピオイドが効きにくい痛みに対しては鎮痛補助薬を使用する．
- 心理社会的な側面にも十分配慮する．

2）WHO 三段階除痛ラダー

WHO では鎮痛薬について効力の順に薬剤群を設定し，これらを病状に関係なく，痛みの強さ

に応じて段階的に使用することをすすめている（図11-4）．第二段階以上では非オピオイドは中止せず，非オピオイドとオピオイドを併用する場合もある．各々の作用機序が違うため，併用により鎮痛効果が増強する．第三段階の強オピオイドでは有効限界（ある一定量に達するとそれ以上の効果が得られなくなる量）がないため，痛みがとれなければ増量していくことで効果が得られる．各段階で代表的な薬剤を表11-5に示す．

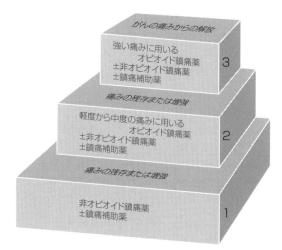

図11-4 WHO三段階除痛ラダー（WHO，1996）
（WHOホームページより）

表11-5 鎮痛薬一覧

WHOラダー	鎮痛薬一般名（商品名）	投与経路	剤形	経口モルヒネとの効力比	投与間隔（時）	最大効果発現時間（Tmax）	主な特徴	
第一段階（非オピオイド）	アセトアミノフェン	経口	錠・散・シロップ	—	6	0.5〜1	抗炎症作用はない．胃腸障害を起こしにくい．坐薬もある	
		経直腸	坐薬	—	6	1〜1.6		
	NSAIDs ジクロフェナクナトリウム（ボルタレン®など）	経口	錠	—	6〜10	2.7	NSAIDsのなかでも鎮痛効果が強力であるが，副作用には注意が必要である．特に胃腸障害に対しては予防的な対策が勧められる．1日2回服用のカプセルもある	・NSAIDsは共通してプロスタグランジン産生抑制作用による鎮痛作用，抗炎症作用をもつ ・胃腸障害，腎障害，血小板減少などの副作用があるため，注意が必要
		経直腸	坐薬	—	8	0.8〜1		
	ナプロキセン（ナイキサン®など）	経口	錠・カプセル	—	12	2〜4	解熱作用も強く，腫瘍熱に使われることが多い．長時間作用型	
	ロキソプロフェンナトリウム（ロキソニン®など）	経口	錠・散	—	8	0.45	鎮痛・抗炎症作用は強いが，プロドラッグで胃腸障害が少ない	
	フルルビプロフェンアキセチル（ロピオン®）	注射	注	—	8〜12	6〜7分	NSAIDsで唯一の注射薬．経口・坐薬の使用が困難な場合に使いやすい	
第二段階（弱オピオイド）	リン酸コデイン	経口	錠・散	1/6（360mg）	4〜6	1〜2	体内で一部がモルヒネに変換されるため，モルヒネと同様の鎮痛作用をもつ．鎮咳目的で使用されることも多い	
	トラマドール（トラマール®）	経口	カプセル	—	4〜6	1.8±0.8	オピオイド作用およびモノアミン増強作用により鎮痛効果を示す．肝障害・腎障害では作用および副作用が増強する	
	トラムセット	経口	カプセル	—	4〜6	1−1.8	アセトアミノフェンの合剤で，非がん性疼痛のみ保険適用となっている	
	タペンタドール	経口	錠剤	—	12	5	トラマドールを改良してつくられた薬．不正防止のため，ハンマーでも壊れない構造になっている	

表 11-5 つづき

WHO ラダー	鎮痛薬一般名（商品名）		投与経路	剤形	経口モルヒネとの効力比	投与間隔（時）	最大効果発現時間（Tmax）	主な特徴	
第三段階（強オピオイド）	モルヒネ	塩酸モルヒネ速放製剤（塩酸モルヒネ®，オプソ®など）	経口	錠・末水溶液	1（60mg）	4～6	0.5～1	速効性製剤であるため，レスキュードーズとして用いられることが多い．末では非常に安価である	・モルヒネ製剤は共通して，有効限界がなく，増量しても効かなくなることはない ・呼吸抑制や眠気の副作用は耐性ができるため，数日かけて徐々に増量すれば問題となることはほとんどない ・鎮咳効果を有する
		硫酸モルヒネ徐放錠（MSコンチン®など）	経口	錠	1（60mg）	8～12	2～4	1日2回の徐放性製剤．場合によっては1日3回とすることもある	
		塩酸モルヒネ徐放剤（パシーフ®）	経口	カプセル	1（60mg）	12～24	40～60分	1日1回の徐放性製剤．120mgの製剤があり，高用量の服用に便利	
		塩酸モルヒネ坐剤（アンペック®）	経直腸	坐薬	1～1.5（45～60mg）	6～10	1～2	経口困難時に使用できるが，排便との関連など配慮が必要．吸収は一般的な坐薬に比べ緩徐	
		塩酸モルヒネ注射薬	静脈	注	3（20mg）	10分≦持続/4～5		速効性があり，激痛に対しても緊急対応できる．微量調節が可能で，適量調節がしやすい．24時間持続投与が原則であり，器具につながれるというデメリットがある	
			皮下	注	2～3（20～30mg）	10～20分≦持続または4～5			
			硬膜外	注	1/20～1/10（3～6mg）	1≦持続または4～5		速効性で，激痛に対する緊急対応ができる．埋め込み式でないと感染の問題があり，長期使用は困難．入浴ができない	
	オキシコドン	塩酸オキシコドン徐放錠（オキシコンチン®）	経口	錠	1.5（45mg）	8～12	2～3	1日2回の徐放性製剤．場合によっては1日3回とすることもある．5mg製剤があり，低用量から開始可能	・モルヒネと同様の鎮痛効果をもつが，代謝産物の活性がほとんどないため，腎障害があっても使いやすい ・神経障害性疼痛にも有効ともいわれている ・鎮咳効果については不明
		塩酸オキシコドン速放錠（オキノーム®）	経口	散	1.5（45mg）	4～6	1.7～2	オキシコドンの速効性製剤．オキシコンチン®服用中のレスキュードーズとして使用できる	
	フェンタニル	フェンタニル貼付剤（デュロテップ®MTパッチ）	経皮	貼付剤	100（4.2mg）	72（場合によって48）	17～48	3日に1回の貼り替えで済むため簡便．経口摂取が困難な場合に在宅でも使いやすい．用量調節が細かくできないため，オピオイドの必要量が定まってから用いるのが原則．体温や発汗などの影響を受けやすい	・μ1受容体選択性，代謝産物の活性が少ないことなどから，眠気，便秘などの副作用は比較的少ない ・鎮咳効果はない
		クエン酸フェンタニル貼付剤（フェントス®テープ）	経皮	貼付剤	100	24	約20	1日1回の貼り替え．入浴時に貼り替えができる．他は上記に類似	
		クエン酸フェンタニル注射薬（フェンタネスト®）	静脈	注	600（0.05mg）	3～5分持続または0.5～1		右記の理由に加え，半減期が短いため，モルヒネ注に比べて副作用が少ない．モルヒネによる副作用に難渋した場合に，オピオイドローテーションすることが多い．硬膜外からの投与も可能	
		フェンタニルクエン酸塩（イーフェンバッカル錠®）	経口腔粘膜	バッカル錠	―	速放性	0.59～0.67	強オピオイドを定期で使用している患者のレスキューとして使用する（原則モルヒネ30mg/日相当以上）．上大臼歯と歯肉と頬の間に挟み込み溶解させる．50または100μgから開始．1回の突出痛に対して30分以上あけて同量を1回のみ追加可能．その後4時間以上あけて，用量調整期を除き，1日4回以下にとどめる	
		フェンタニルクエン酸塩（アブストラル®）	経口腔粘膜	舌下錠	―	速放性	0.5～1.0	舌下投与．1回の突出痛に対して30分以上あけて1回のみ追加可能．前回投与から2時間以上の投与間隔をあけ，1日当たり4回以下の投与にとどめる	
		メサドン塩酸塩（メサペイン®）	経口	錠剤	―	8時間	4.9±2.1	他のオピオイドに対する耐性ができていても有効な場合がある．換算比もはっきりしたものがなく，過量投与に十分な注意が必要である	

＊薬剤の使用にあたっては添付文書等を十分確認し使用すること．

（各製剤の添付文書および日本緩和医療学会ガイドライン，pp. 45-47より作成）

3）非オピオイド

非オピオイド鎮痛薬には**アセトアミノフェン**と**非ステロイド性抗炎症薬**（non-steroidal anti-inflammatory drugs：**NSAIDs**）がある．弱い痛みに対してはまず非オピオイドから開始する．

アセトアミノフェンでは抗炎症効果が乏しいが，高用量での肝障害以外の副作用がほとんどなく安全に使える．一方，NSAIDsでは胃腸障害や腎障害，血小板減少などの副作用に注意が必要である．

4）オピオイド（医療用麻薬）

(1) 弱オピオイド

弱オピオイドの代表的なものとしてはコデイン，トラマドール，タペンタドールなどがある．**コデイン**は咳止めとしても使用されている．代謝されると体内で一部がモルヒネに変換される．効力はモルヒネの1/6である．トラマドールは単剤と，アセトアミノフェンの合剤があり，合剤は慢性疼痛の患者にも適用される．日本でよく使われているペンタジンは弱オピオイドに分類されるが，精神症状が出やすいことや依存性が高いことから，継続使用は推奨されていない[12]．

(2) 強オピオイド

強オピオイドは，現在国内で認可されているものにはモルヒネ，オキシコドン，フェンタニル，メサドンがある．これらの薬剤は少しずつ作用と副作用が異なるため，このなかから患者に合ったものを選択して使用することになる（オピオイドスイッチング）．

モルヒネは鎮痛効果だけでなく，咳および呼吸困難に対する作用が認められており，呼吸器症状のある患者にはモルヒネが選択されることが多い[13]．

オキシコドンは腎機能障害がある患者でも蓄積しにくく使いやすいという特徴がある．経口投与ではモルヒネの1.5倍の効力がある[13]．呼吸器症状に対する効果は現在，研究途上である．

フェンタニルはモルヒネと同様に悪心・嘔吐があるが，便秘，眠気の副作用は比較的少ない[14]．腎障害がある患者でも蓄積しにくい．貼付薬もあるため，経口摂取が困難な患者に対しても簡便で使いやすい．

5）オピオイドの基本的投与方法

オピオイド製剤は各々作用時間が異なっているため，作用時間に合わせて定時投与の時間を設定する．基本的に少量から開始し，眠気が出現せず痛みがとれる量まで徐々に増量していく．増減量は副作用を最小限にするために1日50％以内とするのが原則である．それ以上に増量すると眠気や呼吸抑制に身体が慣れない（耐性ができない）ままに増量することになるため，注意が必要である．また，いきなり75％以上の減量を行うと退薬症状（発汗，下痢，胸内苦悶，せん妄など）が出現する可能性が高い[15]ため，減量は徐々に行う．

6）レスキュー薬の使用方法

定期的にオピオイドを使用していても出現する痛み（突出痛）には，臨時で追加の鎮痛薬を使用することがある．この臨時追加投与をレスキュー薬という．レスキュー薬には速効性の同種のオピオイドを使用する．

一般的にオピオイドのレスキュー薬は，経口投与の場合，1日投与量の10～20％の速放性製剤を，持続静注・持続皮下注では1時間量を急速投与するとされている．レスキュー薬は，経口では1時間，注射では15～30分あけることが推奨されている[16]．痛みはがまんすると痛みを悪化させるため，がまんさせず，早め早めにレスキュー薬を使用するように患者に促す．

体動時などに痛みが出現することが予測できる場合には，レスキュー薬を予防的に使用することができる．検査や散歩，入浴時などに，経口であれば20～30分前に，注射であれば10～15分前に使用するとよい．特に安静時には痛みがあまりなく，体動時の痛みが強い患者の場合には，体動前にレスキュー薬を使用すると効果的である．

7）オピオイドの副作用対策

オピオイドの副作用対策を表11-6に示す．特に排便管理は看護師の重要な役割である．便秘はオピオイドを使用している患者のほとんどで出現する．緩下薬（ミルマグ®，酸化マグネシウム等）を定期的に服用しながら，大腸刺激性下剤（ラキソベロン®，プルゼニド®など）を日々の排便状態に合わせて調節するとコントロールしやすい．便秘対策のポイントは，オピオイド使用中は下剤を中止するとすぐに硬便になってしまい，後から下剤を追加しても先にできた硬便のために排便困難となってしまう．水様便でない限りは下剤を少量ずつでも毎日継続するとよい．

嘔気は30％程度の人で出現するが，最初の1～2週間，中枢性の制吐薬を使用することで予防できる．

眠気は開始や増量直後に出るが，心地よい眠気であれば問題ない．眠気が日常生活に影響するほどであれば過量投与の可能性があり，特に呼吸回数が減っている場合には定時薬の減量を検討する必要がある．オピオイドを増量しても眠気が強く，痛みも緩和されない場合にはオピオイドが効きにくい痛みの可能性がある．

表11-6　オピオイドの主な副作用と対策

副作用	耐性出現	特　徴
便秘	できない	モルヒネ，オキシコドンで高頻度で出現．フェンタニルではやや発現頻度が少ない．基本的に下剤を毎日使用．緩下薬（ミルマグ®・酸化マグネシウム等）と大腸刺激性下剤（ピコスルファートナトリウム・センノシド等）を併用．
眠気	2～3日	軽い眠気は数日で消失．強い眠気では過量投与を疑う．適量を判断する際の目安になる．
嘔気・嘔吐	1～2週間	中枢性の嘔気が主であるので，中枢性制吐薬（プロクロルペラジンなど）が基本．
ふらつき	2～3日	数日様子をみる．
排尿障害	できない	強い場合には抗コリン薬を使用することがある．
呼吸抑制	あり	強い場合には過量投与を疑う．酸素飽和度が低下する場合には減量．
せん妄	なし	モルヒネで出現することが多い．リスペリドンやハロペリドールの使用で改善することが多い．フェンタニルへの変更で改善することもある．他の要因も鑑別が必要．

8）鎮痛補助薬

神経障害性疼痛などのオピオイドが効きにくい痛みに対しては，NSAIDsやオピオイドに加えて鎮痛補助薬を併用することがある．鎮痛補助薬の代表的なものとしては，抗けいれん薬，抗うつ薬，抗不整脈薬，NMDA受容体拮抗薬などがある．

9）鎮痛薬使用における看護師の役割

鎮痛薬使用においては，処方権のない看護師には活躍の場はないと思われがちであるが，患者を継続してみている看護師が果たす役割は非常に大きい．

(1) 適切な使用経路のアセスメント

適切な経路で使用されているかをアセスメントし，変更の必要があれば医師，薬剤師とともに検討する．経口摂取ができる患者であれば経口投与に変えることでQOLが向上する．一方，嚥下障害が出現してきた患者や嘔気・嘔吐が続いている患者では，経口以外の経路への変更を検討することも求められる．

(2) 個々に合わせた適切な使用方法・製剤のアセスメント

患者のライフスタイルや症状のパターンに合わせて薬剤の投与時間等を工夫する．オピオイドは時間を決めて服用する必要があるが，時間の設定はライフスタイルに合わせ，1時間前後のずれは許容範囲として患者と相談しながら決定する．また，症状が夜間に強くなるといった場合には，夜間に比重をおいた投与量の設定を行うことも検討する．経済面での配慮が必要な患者では，徐放性製剤ではなく，より安価な速放性製剤への変更も考慮することができる．また，錠剤より液剤や粉末などへの変更など，患者の飲みやすい剤形を検討する．

(3) 薬剤の効果のアセスメント

患者を24時間継続的にみている看護師が，鎮痛薬の効果を患者とともにきめ細かに評価することで，よりスムースペインマネジメントが行える．オピオイドの効果が不十分であり，眠気がなければ増量を検討する．眠気が強く効果が不十分である場合には，オピオイドの効きにくい痛みを考慮して鎮痛補助薬併用の必要性について検討する．

(4) レスキュー薬の効果的使用

どのタイミングで使用するのか，レスキュー薬を使用すべきか否かを適切に判断し使用する．定時投与されている徐放性製剤の服用時間前に痛みが出現したときでも，徐放性製剤は効果発現まで数時間がかかるため，定時投与はずらさずレスキュー薬を積極的に使用する．一方，レスキュー薬使用後すぐに患者が再度レスキュー薬を希望した場合，効果が十分出現してくるには30分程度かかることを伝えることも必要である．体動時の予防的なレスキュー薬をいかに効果的に使用するかも看護師の力量による．

(5) 副作用のアセスメントと対策

鎮痛薬の副作用をアセスメントし，副作用対策を検討，実施していく．特に排便コントロールは日々の排便状況を把握している看護師の重要な役割である．また，鎮痛薬使用後に眠気の副作用がどの程度出現しているかをアセスメントすることも重要である．

(6) 医療用麻薬（オピオイド）についての患者教育

医療用麻薬に対する誤解は，近年では少なくなってきたものの，依然として抵抗感をもっている患者も少なくない．医療用麻薬を導入していたとしても，レスキュー薬を服用することを躊躇する患者もおり，抵抗感の理由を明らかにし，適切な情報を提供することが重要である．

医療用麻薬は痛みに対して使用する分には癖になることはないことや，必要がなくなればやめることもできることなどを説明すると安心して使えるようになることが多い．かつてあった医療用麻薬に対する誤解を表11-7にあげる．

このように医療用麻薬の使用を躊躇する患者に対しては，患者の思いを受け止めつつ，医療者が医療用麻薬に対する正しい情報を提供することが重要である．特に「痛みは病気の進行を示す」ことについては，痛みが強くなったり，レスキュー薬を使用することで病気が進行していると考

表11-7 患者が医療用麻薬の使用を躊躇する理由（Ward ら, 1993）

- 精神依存（麻薬中毒）になる
- 徐々に効果がなくなる
- 副作用が強い
- 痛みは病気の進行を示す
- 注射がこわい
- 痛みを治療しても緩和することができない
- 痛みを訴えない患者はよい患者であり，よい患者でありたい
- 医療スタッフは痛みの話をすることを好まない

（Ward, S.E., et al.(1993) Patient-related barriers to management of cancer pain. Pain, 52(3), pp. 319-324より作成）

え，それを認めたくない気持ちが働くことがある．必ずしも「痛み＝病気の進行」とは限らないことを説明し，痛みをがまんすることの弊害を伝えることが必要である．

3 看護ケア
1）疼痛マネジメントの考え方
(1) 患者の訴えを信じ，個々の主観的な体験を理解する

前述のとおり，痛みは全人的な苦痛の観点からとらえることが基本となる．そのなかでも最も重要なことは，患者の訴えを信じることである．特に看護師は，医学的に痛みの原因がみつからないとしても，患者が痛いと感じていることは事実であり，それを受けとめ共感することが大切である．

また，痛みの原因や程度は同じでも，痛みから生じる体験は個々によってさまざまである．痛みのためにトイレで排泄ができない場合でも，それをいとわない人と，非常に苦痛に感じる人がいる．同じ状況であっても，個々の患者が感じている主観的な体験を理解することが求められる．患者の痛みの原因がみつからない，あるいは患者の訴えが頻繁であるからといって，患者の痛みを心因性のものであると考え，プラセボ（偽薬）を使うことは倫理的にも問題があり，もってのほかである．

(2) 痛みの原因を把握する

痛みの原因によって薬剤の選択が少しずつ異なるため，内臓痛か体性痛か，神経障害性疼痛かを把握しておく必要がある．痛みが複数個所ある患者では，すべての痛みが混在している場合もある．医師との情報交換や，痛みの特徴，病状から痛みの原因を把握する．そして，鎮痛薬の効果が不十分である場合には痛みの原因にあわせた鎮痛薬が使用されているかどうかを検討する．

(3) 痛みを予防的にとるように努める

痛みをがまんしていると，痛みへの不安，恐怖感から痛みの閾値が低下し，痛みの悪循環が起こるため，かえって難治性の疼痛になってしまう．鎮痛薬は定期的に使用し，痛みを予防的にとるようにする．また，当然ながら同量の鎮痛薬を使用するのであれば，痛みが軽いうちに使った方が効果は出やすい．痛みが出現してきたときには早いうちにレスキュー薬を使用し痛みをとることが重要である．

(4) 疼痛緩和の効果と副作用をくりかえし評価する

医療者はつい患者の表情や行動から痛みを勝手に評価してしまいがちである．しかし，痛みの

唯一の判定者は患者である．患者に確認したうえで評価する必要がある．また，副作用も患者にしかその程度はわからない．モルヒネを開始した後，嘔気はないが食欲がないという程度であっても，患者にとっては非常に大きな問題と感じる場合もある．また，痛みが多少あっても眠気がないことを望む患者や，多少眠気があっても痛みがないことを望む患者など，副作用の受け止め方は患者の価値観によって異なる．

（5）本人の意思を十分に尊重する

　疼痛マネジメントにおいては，患者本人の意思を十分に尊重しながら行っていくことが重要である．もし患者が医療用麻薬の使用に抵抗を示す場合は，無理強いをして勧めるのではなく，患者が納得できるまで待つことも求められる．誰のための疼痛緩和なのかを考えれば，当然のことである．

2）日常生活の援助

　痛みのある患者，特に骨痛のある患者では，ちょっとした体動でも痛みをともなうため，痛みが増強しないような体位の工夫や体位交換を行う．体位変換時にはバスタオルなどを用いて，複数のスタッフで衝撃を与えないように行うとよい．また脊椎転移のある患者では身体をねじらないようにして静かに体位を変えるようにする．

　歩行が可能な患者では，転倒に注意しながら，患者のペースで移動できるように介助する．また，足浴，シャンプー，清拭などの清潔ケアは爽快感をもたらすだけでなく，気分転換にもつながり，痛みの閾値を上げることにつながる．

3）身体的介入

　痛みを緩和するための身体的介入の代表的なものは，マッサージ，指圧，加温／冷却といった皮膚刺激法である．皮膚刺激法は，リラックスさせる効果と痛みから患者の意識をそらすために有用とされている[2]．

（1）マッサージ

　痛みに対するマッサージの効果は，血液・リンパ液の循環改善，内因性オピオイド様物質の分泌促進，筋緊張緩和によるリラクセーション効果などが考えられている[16]．マッサージに関してはさまざまな研究が行われており，効果が得られる可能性が示唆されているが，方法論や対象が均一ではなく，また対象数が小さいなど，エビデンスとなる方法は確立されていないのが現状である[17]．現時点では患者の好む方法で行うのがよいといえる．また，マッサージは直接的な苦痛緩和だけでなく，マッサージの時間や環境，施術者の態度にもよるとされており[18]，リラクセーション効果や安心感などにも関連していると考えられる．

（2）加温・冷却

　加温は局所の血行を増加させることで，組織の栄養改善，発痛物質の排泄の促進[19]や，末梢の温熱刺激によって誘発された中枢からの下行性抑制によってもたらされる[20]と考えられている．加温および冷却に関しては，がん患者を対象とした研究は非常に少なく結論は出ていない[21]ため，現段階では患者の好みに合わせて行っていくことになる．理論的には，焼けるような痛みや炎症性の痛み，頭痛には冷却が適している．

4）心理社会的介入
(1) 痛みの閾値を上げるケア
　痛みの閾値が低ければ痛みを感じやすくなり，閾値が高ければ痛みを感じにくくなることは，前出の項でも述べた通りである．看護師は，痛みの閾値を上げる因子を少しでも増やし，閾値を下げる因子を少しでも減らすようにかかわることで，痛みの感じ方そのものを変化させることができる．これは看護の醍醐味と言っても過言ではない．看護師の重要な役割である．

①注意転換法（気分転換）
　注意転換法は一種の感覚遮断の手段であり，聴覚や視覚，触覚など，痛覚以外に意識を集中させることにより，痛みの感覚から自己を遮断する方法である[2]．

　散歩（車椅子やベッドごとを含む）や世間話，趣味等の会話，家族と過ごす時間，レクリエーションなどが，臨床でも簡単に行える注意転換法である．このような時間をもつことによって，痛みの閾値が上がり，患者は少しでも痛みを忘れることができる．これをくり返し行うことによって，多くの時間，痛みを忘れて過ごすことができるようになるのである．

②リラクセーションとイメージ法
　リラクセーション法は不安や緊張を低減し，筋の緊張をとることによって痛みを緩和する．リラクセーション法には深呼吸法，顎のリラクセーション法，漸進的筋弛緩法などがある[2]．顎のリラクセーション法は下顎を下げ力を抜くだけの簡便なリラクセーション法であり[21]，臨床でも活用しやすいものである．

　イメージ法には，平和な風景を想像したり，痛みを気球が運び去っていくことをイメージする方法などがある．具体的な方法に関しては参考文献を参照されたい．

③心理的サポート
　がん患者は，がんという病気自体により大きな不安や心理的ストレスを抱えている．さらに痛みのある患者は，「いつあの痛みが襲ってくるのか」「いつまでこの痛みが続くのか」「こんなに痛みが強いのならもう死が迫っているのではないか」といった恐怖感を抱くことになる．このような患者に対しては，現在では痛みを緩和するさまざまな手段があること，痛みが必ずしも病状をあらわすものではないことを伝える．医療者が痛みの緩和を保証することは，患者に多大な安心感を与える．これは決して痛みを100％取り除くという保証ではなく，医療者が最善を尽くし，痛みを最大限とる努力をするということを保証することである．

　苦痛緩和のなかには**鎮静**も含めたあらゆる手段が含まれ，「意識を正常に保ちながら苦痛緩和をすることが難しい場合には，うとうとしながら眠るようにして最期を迎えるようにすることもできる」という説明を行う場合もある．終末期の患者の多くは，「病気は治らなくても仕方がない，でも苦しむのだけは嫌だ」と話すことが多い．そのような終末期患者の最後の希望をかなえるためにも，苦痛緩和を保証することは重要である．

　また，痛みを感じるのは患者のみであり，患者は一人で痛みと闘わなければならず，精神的に非常に孤独な存在である．なかには，このつらさは誰にもわかってもらえないという気持ちを抱いたり，こんなに苦しみながら生きている意味がないと思う患者もいる．適切な疼痛マネジメントを行いながら，周囲の人が患者の気持ちに寄り添い，ともにつらさをわかちあうことが求められる．ある患者は，「痛いときにただ『レスキュー薬をもってきますね』と言うのではなく，『つらいですね』とちょっとした言葉かけをしてくれるだけで安心する」と話す．重要なのは，患者が自分のつらさを「わかってもらえた」と感じられることである．

(2) 患者の対処能力を高めるケア
①十分な情報提供
　患者は十分な情報がなければ自ら対処することは困難である．患者に疼痛マネジメントに関する十分な情報を提供し，患者が自ら判断して対処ができるように援助する．患者教育を行うことで痛みが緩和することが明らかにされており，患者教育の有効性が近年注目されている[22]．具体的には，痛みをがまんすることの弊害や，医療用麻薬に関する正しい情報を提供し，患者が疼痛マネジメントに積極的に参加できるように促す．また，在宅患者ではレスキュー薬の使用や下剤の調節などが患者自身で効果的にできるかどうかによって疼痛マネジメントが大きく変わってくるため，非常に重要なポイントである．

②患者の意思の尊重
　疼痛マネジメントは，常に患者と話し合いながら，患者が納得する方法で進めていくことが重要である．患者が自ら判断して対処できるようにすることが疼痛マネジメントを効果的に進めるうえで大きなポイントとなる．
　患者が鎮痛薬を使用することに抵抗がある場合には，無理強いをせず，患者が納得するまで待つことが求められる．無理強いをして使っても，結果的には副作用を強く感じたり，増量に抵抗があったりするなど，うまくいかないことが多い．

(3) 医療用麻薬に抵抗感をもつ患者へのケア
　医療用麻薬に関する情報を十分に提供しても，なお抵抗感を強くもつ患者では，病気を受け入れられない思いが根底にある場合が少なくない．このような場合には，正しい情報ばかりを提供するのではなく，病気に対する思いを表出できるようなかかわりが必要である．筆者の経験でも，医療用麻薬に関する正しい情報をいくら提供しても抵抗感をもっていた患者の病気に対する思いを探っていったところ，その患者は痛み自体が「がんの痛みではないから」という否認が根底にあることがわかった．その患者はがんによる痛みではないから医療用麻薬を使うほどではないと考えていたため，しばらくは見守る姿勢をとったところ，次第に痛みが強くなり，患者自身も病気を徐々に受け入れられるようになり，医療用麻薬を使用するに至った．
　抵抗感が強い患者に対しては，鎮痛薬をいつでも使えることを伝えつつ，患者が必要と感じるまで待つことも大切である．誰のための疼痛緩和なのかを考え，痛みを訴える患者を見ていられない看護師自身のつらさを混同してはならない．

4　評価の視点
　進行がん患者の約75％が痛みをもつといわれており，がん患者にとっては非常に大きな問題となる．痛みが続くことで患者は身体的にも精神的にも疲弊し，QOLは著しく低下する．しかしWHOによると，がん疼痛の70～90％が除痛可能とされており[6]，適切なマネジメントを行うことで多くの患者を痛みから解放することができる．痛みから解放された患者は，精神的にもそれまでの絶望的な気持ちから前向きな気持ちに変化し，生きる喜びを感じることも少なくない．したがって，がん患者が有意義な時間を過ごすために，がん疼痛マネジメントは非常に重要である．がん疼痛マネジメントに必要な基礎知識，基本的な薬物療法をふまえたうえで，痛みのアセスメントを行い，全人的視点で疼痛緩和を評価することが重要である．

[引用文献]
1) 武田文和（2005）がんの痛みの鎮痛薬治療マニュアル　改訂第2版, p.7, 金原出版.
2) McCaffery, M., Beebe, A. 著, 季羽倭文子監訳（1995）痛みの看護マニュアル, メヂカルフレンド社.

3) 世界保健機関編,武田文和訳（1993）がんの痛みからの解放とパリアティブ・ケア,pp. 5-6,48-49,金原出版.
4) 村田久行（2004）スピリチュアルケアを学ばれる方へ,特集 スピリチュアルケア：生きる意味への援助,臨床看護,30（7）,pp. 1025-1029.
5) Twycross, R., Wilcock, A., Toller, C.S. 著,武田文和監訳（2010）トワイクロス先生のがん患者の症状マネジメント 第2版,p. 13,医学書院.
6) 世界保健機関編,武田文和訳（1996）がんの痛みからの解放：WHO方式がん疼痛治療法,p. 16,金原出版.
7) 横田敏勝（1997）臨床医のための痛みのメカニズム 改訂第2版,pp. 237-243,南江堂.
8) 細川豊史,痛みの発生と伝導機序：後藤文夫ほか編（2004）ペインマネジメント：痛みの評価と診療手順,pp. 1-11,南江堂.
9) 的場元弘,がん性疼痛：後藤文夫ほか編（2004）ペインマネジメント：痛みの評価と診療手順,pp. 205-213,南江堂.
10) Jensen, M. P.（2003）The validity and reliability of pain measures in adults with cancer. J Pain, 4（1）, pp. 2-21.
11) Faries, J. E., et al.（1991）Systematic pain records and their impact on pain control. Apilot study. Cancer Nurs, 14（6）, pp. 306-313.
12) シャーリー・アン・スミス著,高橋美賀子監修,阿部まゆみほか訳（2006）ホスピス・コンセプト：終末期における緩和ケアへの手引き,エルゼビア・ジャパン.
13) 林章敏（2005）代表的な鎮痛薬の薬理作用と効果,特集 エビデンスに基づくがん疼痛マネジメント,EB Nursing, 5（2）, pp. 182-187.
14) 日本緩和医療学会緩和医療ガイドライン委員会編（2014）がん疼痛の薬物療法に関するガイドライン2014年版,p. 54,金原出版.
15) 国立がんセンター中央病院薬剤部編著（2001）モルヒネによるがん疼痛緩和 改訂版,p. 214,エルゼビア・サイエンスミクス.
16) 前掲書14）, p. 171.
17) Ernst, E.（2009）Massage therapy for cancer palliation and supportive care：a systematic review of randomised clinical trials. Support Care Cancer, 17（4）, pp. 333-337.
18) Falkensteiner, M., et al. The use of massage therapy for reducing pain, anxiety, and depression in oncological palliative care patients: a narrative review of the literature. Published online 2011 Aug 23.
19) Puntillo, K., Tesler, M. D.（1993）Pain. In：Carrieri-Kohlman, V., et al. ed. Pathophysiological phenomena in nursing：human responses to illness, 2nd ed., pp. 324-325, Saunders.
20) 深井喜代子編著（2004）看護者発痛みへの挑戦,p. 131,へるす出版.
21) French, S.D., et al.（2006）A Cochrane review of superficial heat or cold for low back pain. Spine, 31（9）, pp. 998-1006.
22) 前掲書14）, p. 213.

2 嘔気・嘔吐

1 症状の特徴

　嘔気と嘔吐はがん患者の40〜70％にみられる一般的な症状であり，がん化学療法中の嘔気・嘔吐は治療継続の意欲にもかかわり QOL に影響をおよぼす[1, 2]．終末期では，症状の進行により嘔気・嘔吐は不快な症状として自覚され，身体的苦痛とともに精神的，社会的，スピリチュアルな側面にさまざまな影響をおよぼすといわれる．

1 定　義
　嘔気（nausea）は，胃の内容物を口から吐出したいという切迫した不快な感覚を咽頭部や心窩部に感じる状態である．嘔吐の前駆症状として，気持ちが悪い，具合が悪いなどがみとめられ，悪心とも表現される．嘔吐（vomiting）は，胃内容物が食道・口腔を逆流して勢いよく外へ吐出される状態である．嘔気・嘔吐には唾液分泌亢進，冷汗，顔面蒼白，めまい，頻脈，徐脈，血圧低下などのさまざまな自律神経反応を随伴することも多い[3, 4]．

2 QOL におよぼす影響
　嘔気・嘔吐は，がん化学療法や放射線療法の副作用として経験され，治療後に続くムカムカ感（気持ちの悪さ，悪心）は，口内炎，下痢もしくは便秘の消化器症状もあいまって，食欲不振も引き起こし，栄養や体力の低下，不眠など生活リズムにも影響をおよぼすことがある．がんの進行，再発がある場合も，がん化学療法や放射線療法が選択されると嘔気・嘔吐の副作用によって苦痛を感じ，ADL の制限，不安やストレスの増強を引き起こし，治療継続や生きる意欲の低下をまねくことがある．長期化すると脱水，電解質異常，栄養不良，倦怠感，抑うつをもたらし，身体的，精神的，社会的，スピリチュアルな側面に影響をおよぼし，QOL の低下をまねくことになる．

2 病　態

1 メカニズム
　嘔気・嘔吐はさまざまな原因によって嘔吐中枢が刺激されることによって生じる．嘔吐中枢は嘔吐反射を引き起こす延髄網様体にある中枢で，種々の求心性刺激により反射的に嘔吐運動を起こさせる．この嘔吐中枢への伝達経路には，①化学受容器引金帯（chemoreceptor trigger zone：CTZ，延髄第四脳室底に存在），②末梢，③上位中枢（大脳皮質），④内耳前庭の4つがある（第5章 5 2 「悪心・嘔吐」参照）．

2 原　因
　嘔気・嘔吐を誘発する刺激の伝達経路別に，その主な原因，具体例，臨床症状等を表11-8に示す．がん患者の嘔気・嘔吐はさまざまな原因で引き起こされるが，図11-5は身体的・精神的・社会的・スピリチュアル的側面からみた嘔気・嘔吐の原因をとらえたものである．

表11-8 嘔気・嘔吐を誘発する伝達経路とその原因，症状，関連要因

伝達経路	主な原因	具体的な原因，症状，関連要因
化学受容器引金帯（CTZ）	薬物	オピオイド，抗がん薬，抗けいれん薬，抗うつ薬，抗菌薬，ジゴキシン
	代謝異常	がんの治療・終末期にみられる電解質異常（高Ca血症，低Na血症など）
	嘔気・嘔吐誘発物質	腫瘍からの誘発物質
		感染症にともなうエンドトキシン
末梢	消化管運動の亢進	原因）胃酸過多症，腸蠕動の亢進 症状）胸やけ，ムカムカ感，ゲップ，逆流性食道炎（食道がんの原因ともなる），下痢 関連要因）食事との関連（飲食物，空腹，食後の症状増強），治療法との関連（抗がん薬の副作用，その他の薬剤），精神，社会活動との関連（ストレス，不安定な精神状態，落胆，悲嘆など）
	消化管運動の低下	原因）腹水貯留，がん性腹膜炎，肝臓腫大，後腹膜腫瘍，腫瘍による消化管の圧排，胃・小腸・大腸の蠕動不全，便の貯留，消化管閉塞，黄疸（膵胆肝系の腫瘍による胆嚢の腫大，総胆管，膵管の閉塞） 症状）胃痛，胃もたれ感，腹部の膨満感，便秘 嘔吐物）血液混入：上部消化管の粘膜障害および出血，コーヒー残渣：時間が経過した上部消化管および腫瘍からの出血，胆汁混入：十二指腸・空腸の狭窄，小腸の蠕動不全 関連要因）食事との関連（飲食物，空腹，食後の症状増強），治療法との関連（抗がん薬の副作用，手術療法後の癒着），精神，社会活動との関連（ストレス，不安定な精神状態，落胆，悲嘆など）
	腸粘膜を刺激する薬物	NSAIDs，アスピリン，抗菌薬，鉄剤の内服後の増強
	腎臓・尿管	腎臓腫瘍による尿毒症
	放射線治療	腹部への放射線照射による腸蠕動運動の亢進，照射後の増強
上位中枢（大脳皮質）	頭蓋内圧亢進	移転性脳腫瘍：早朝起床時に症状が増強
	心因性	不安（病気，治療に対する不安・心配）予期性嘔気（抗がん薬投与前の症状の悪化）
	炎症	がん性髄膜炎，細菌性髄膜炎：腹膜刺激症状
	放射線治療	頭蓋内への放射線射照後の増強
内耳前庭器	薬物	オピオイド（便秘，眠気を随伴），アスピリン
	前庭器の異常	メニエール症候群，前庭神経炎（頭位や体位変換で症状増悪，めまいをともなう）
	動揺病	車などでの移動（乗り物酔い症状）

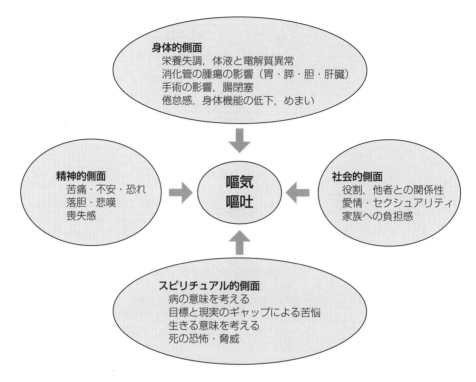

図11-5 身体的，精神的，社会的，スピリチュアル側面からみた嘔気・嘔吐の原因

3 症状緩和のケア

1 アセスメント

がん患者の嘔気・嘔吐は原因によって対応が異なるため適切なアセスメントが必要である．嘔気・嘔吐のアセスメントの視点を表11-9に示す．

2 治療・看護ケア

1）治療

- 嘔気・嘔吐が消化管の腫瘍が原因となっている場合は手術療法，がん化学療法などが選択される．
- 消化管閉塞には，閉塞解除の手術療法，消化管ステント留置が行われ，オクトレオチド，ムスカリン受容体拮抗薬，コルチコステロイドが使用される．
- 脳転移やそれ以外の脳圧亢進症状には，放射線療法の適応，コルチコステロイド，浸透圧利尿薬が使用される．
- 高カルシウム血症にはビスホスホネート製剤が使用される．
- 尿路閉塞などによる尿毒症には，腎ろう増設や尿管ステント留置が行われる．
- 対症療法としての薬物療法が行われる場合は，原因や病態生理を念頭におき，嘔気・嘔吐の受容体にかかわる薬剤が選択され，投与経路や薬剤量の調整が行われる．

表11-9 悪気・嘔吐のアセスメントの視点

項　目	主なアセスメント内容
嘔気・嘔吐の状態	・症状の出現時間，持続時間，タイミング（食事，活動との関連の有無），頻度 ・嘔吐物の性状（量，色，におい） ・嘔気・嘔吐を増強・軽減する因子（におい，食物の形態，体位，薬物など）
がんの影響，治療内容，随伴症状，その他の身体状況	〈がんの部位，進行による影響〉 ・消化管（食道・胃・十二指腸・小腸・大腸）のがんの影響 ・転移による消化管（十二指腸・小腸・大腸）の閉塞 ・肝臓および脾臓の腫瘍の消化管の圧迫 ・腹部リンパ節転移，腹水の貯留 〈治療歴，現在の治療から受ける影響〉 ・使用している薬剤のメカニズム，副作用 ・使用している薬剤の使用時間との関連性（抗がん薬，その他の薬剤，オピオイド） 〈嘔気・嘔吐に関連する既往歴，合併症，随伴症状〉 ・消化器症状（便秘，下痢の有無，腸蠕動音，腹部膨満感，胸やけ，ゲップ，食欲不振，腹痛（部位，程度など），黄疸など ・神経症状（意識障害，頭痛，知覚障害，運動障害，めまい，耳鳴り） ・その他の症状，息切れ，口腔内の状態（汚染，乾燥，カンジタ） 〈バイタルサイン，身体所見，検査所見〉 ・体温，血圧，脈拍，呼吸，顔色，冷汗 ・腹部の蠕動音の聴診 ・採血検査（高血糖，高Ca血症，Na血症，炎症反応など） ・画像検査（胸・腹部のレントゲン写真，胸腹部CT，頭部CTなど）
生活状況，心理・社会面への影響	〈食事，栄養状態〉 ・経口摂取の状況（内容，量，時間，食欲不振），飲水量 ・体重減少の程度 ・栄養状態（アルブミン値），脱水 〈活動および休息の状態〉 ・活動量の低下，睡眠不足など 〈心理状態〉 ・不安，心配，気分の落ち込み，恐怖，悲嘆，孤独感，集中力の低下 〈日常生活への影響〉 ・家族との関係性，他者とのつきあい，学業，就業等などの社会生活の制限

2）看護ケア

看護ケアとして，嘔気・嘔吐のメカニズムを考慮し，一般的に行われる看護について以下に示す．

(1) 環境整備

根拠：五感や不快な感覚は，大脳皮質への刺激を介して嘔吐中枢を刺激する．

〈一般的なケア〉
- においは嘔気・嘔吐の増強要因であるので，室内の換気をする．
- においの強い芳香剤，香水は避ける（医療従事者，面会者の配慮）．
- 食事のにおいに対処する（患者および同室者の食事時間，場所の調整）．
- 嘔吐物のにおいに対処する（吐物が付着した衣服，リネン類は速やかに片付ける）．
- 患者が嘔気・嘔吐にすぐに対応できるように，ガーグルベースン，洗面器，ティッシュペーパーなどをそばにおいておく．

(2) 食事の工夫

根拠：胃からの刺激により迷走神経を介して嘔吐中枢を刺激する．

〈一般的なケア〉

- 味覚や嗅覚の変化をともなう場合もあるので，患者と話し合い，食べられるもの，食べやすいものを探したり，工夫する．
- 冷たいもの，口あたりのよいもの，柔らかいもの（麺類，豆腐，茶碗蒸し，果物，ゼリー，シャーベットなど）．
- においの強い食品は避ける．
- 食べられる量を少なくしたり，数回に分けて食べる．
- 盛り付けや彩り，食器を工夫する．
- 嘔気が強いときは，無理して食べないようにさせる．
- 患者の食事に対する希望を確認し，希望を取り入れる際は栄養士と相談などを行う．
- 腸閉塞，腸蠕動が弱いときは，高残渣，高脂肪，高刺激のある食物は避ける．

(3) 衣服や体位の工夫

根拠：腹部の圧迫は迷走神経を介して嘔吐中枢を刺激する．頭の位置や動きは前庭器を介して嘔吐中枢を刺激する．

〈一般的なケア〉

- 安楽な体位を患者と相談しながら探し，体位の保持ができるように支援する．
- 腹部の緊張をやわらげ，嘔吐したとき吐物の誤飲を防ぐという点で側臥位が好まれる．
- 頭を急に動かさず，ゆっくりと動かす．
- 胸部や腹部を締めつけるような衣服は避ける．

(4) 便秘の対策

根拠：便秘による消化管伸展による迷走神経を介して嘔吐中枢を刺激する．

〈一般的なケア〉

- 緩下薬や腸の調整薬の投与を検討する．
- 水分の摂取を勧める（嘔気・嘔吐の刺激を強めるときは注意しながら行う）．

(5) 口腔ケア

根拠：嘔気・嘔吐によって食欲不振，経口摂取の低下があるとき，胃部の膨満や腸閉塞の治療のために胃管，イレウス管が挿入されているときは，唾液の分泌が低下する．嘔吐後の胃液で口腔内が酸性化し口腔内が汚れ，感染リスクが高まる．感染によるCTZを介した嘔吐中枢を刺激する．

〈一般的なケア〉

- 口腔内の乾燥を予防し，清潔を保つ．
- 食事をしていなくても口腔ケアの必要性を説明し，口腔ケアを実践する．
- 口腔内の保湿剤やレモン水，はちみつ水などで口腔内の湿潤をはかる．
- カンジタ感染には注意を要する．
- 歯磨きによって嘔吐中枢を刺激することもあるので，歯磨き方法にも注意する．歯磨きは手前から磨くようにして，奥まで歯ブラシを入れない．歯磨き粉で嘔気が誘発される場合は，歯磨き粉の使用を避ける．

(6) 不安および不快な感情の軽減および家族への配慮
根拠：不安，不快な感覚は大脳皮質を介して嘔吐中枢を刺激する．
〈一般的なケア〉
- リラックスや気分転換をはかる．
- そばにいるだけで気持ちが落ち着くこともある．傾聴を通して寄り添うことで患者の気持ちが落ち着いたり，不快な感情が静まったりすることもある（嘔気がおさまっているときに行うようにする）．
- 家族も不安になっている場合は，家族への配慮も行う．

(7) 補完療法
根拠：必ずしも有効性は立証されていないが，患者には効果が認められるものもある．
〈一般的なケア〉
- 指圧
- 嘔吐の軽減に関連する指圧のツボ（内関）：手関節掌側中央から肘に向かって指3本分の位置を指で刺激する．
- マッサージ：両足の足先から膝のマッサージを行う（片足5分くらいずつ）．
- リラクセーション
- リラックスするために，好きな音楽を聴いたり，好ましいイメージを連想する．

(8) 嘔気軽減のためのセルフケア指導
根拠：嘔気は主観的な症状であり，症状について医療者と共有することで，嘔気の原因のアセスメントや対処方法を検討することができ，患者自らの症状マネジメントが期待できることもある．
〈一般的なケア〉
- 適切な薬剤の使用に関するセルフマネジメントを行うように指導する．
- 定時の薬剤の効果，嘔吐を誘発する食事，体動時に使用している薬剤の効果などを自分自身でアセスメントするように指導する．
- 医療者への伝え方について，患者と一緒に考える．
- 嘔気は主観的な症状であるが，嘔気を誘発するメカニズムがあるので看護師と相談をして整理することで，セルフケアに役立つことがある．
- どのようなときに嘔気を感じるのか，増強，軽減する要因の把握．
- 嘔気・嘔吐にともなう随伴症状，自分が行っているセルフケアなど．
- 日常生活における嘔気・嘔吐を軽減する対処方法．
- 環境整備，食事，衣服，体位の工夫，口腔ケアの方法．
- 自分にあったリラクセーション
- 家族などのサポート（食事の工夫，環境の調整，身の回りの世話など）．
- セルフケアができるような患者指導パンフレットなどを活用する．

3　評価の視点

通常の看護過程の展開と同じように評価を行う．原因のアセスメント，看護ケアの適切性について評価を行う．また，病状の進行，予後によって看護ケアの目標が変わってくるので，病状把握は重要な視点である．

抗がん薬や放射線治療時の食欲不振は，有害事象共通用語規準（CTCAE）日本語版のグレー

ドの変化で評価する．食事摂取量の増減や定期的な栄養評価を行う．評価においても全人的にとらえ，患者および家族の QOL が向上したかどうか評価する．

[参考文献]
1. Xie, J., et al. (2017) Effect of transcutaneous electrical acupoint stimulation combined with palonosetron on chemotherapy-induced nausea and vomiting: a single-blind, randomized, controlled trial. Chin J Cancer, 36 (1), p. 6.
2. 恒藤暁 (1999) 最新緩和医療学, pp. 93-117, 最新医学社.
3. 武井大輔ほか (2009) 嘔気・嘔吐の薬物療法, 日本緩和医療薬学雑誌, 2 (4), pp. 111-117.
4. 今井堅吾, 立石るか (2014) 原因別 嘔気・嘔吐のマネジメント＆ケアのポイント, プロフェッショナルがんナーシング, 4 (6), pp. 586-593.
5. 山内敏宏 (2014) 嘔気・嘔吐に対する制吐薬治療とケア, プロフェッショナルがんナーシング, 4 (6), pp. 594-598.
6. 風間郁子 (2014) 嘔気・嘔吐に対する看護ケア＆患者説明, プロフェッショナルがんナーシング, 4 (6), pp. 599-606.

3 食欲不振

1 症状の特徴

　食欲不振（anorexia）はがん患者には多い症状の一つである．食欲不振は食事，栄養に密接に関連し，エネルギーの不足や生きる力などが損なわれ，QOL にも影響をおよぼす．また，食欲不振はがんの経過のあらゆる段階によって経験される症状である．がんの診断期の食欲不振は主に消化器系の疾患の主訴として出現するが，がんと伝えられたことで抑うつ状態になると食べ物がのどを通らないなどといったことを経験する．治療期・回復期では手術療法の後遺症，がん化学療法や放射線療法の副作用としても食欲不振がみとめられる．さらに終末期になると食欲不振が続き，体重減少や脆弱感を引き起こした**悪液質**（cachexia）状態では，生命予後にも影響をおよぼすといわれる．

1 定　義
　食欲不振は，食物を食べたいという欲望・欲求がなんらかの原因・要因で減弱または欠如している状態をいう．病態的には，血糖値の低下にもかかわらず食欲中枢が機能しないことによって引き起こされる空腹感の欠如である．また，空腹感があるにもかかわらず食欲がないこともあり，精神的・情緒的な事象によっても食欲不振が引き起こされることがある．

2 QOL におよぼす影響
　食事は栄養の補給だけでなく，食欲を満たすことで満足感が生まれパワーがつく，食事をもとに社交性を深めるなど，生きる活力や気力などと深く関連している．また，食欲低下にともなう栄養状態の不良は免疫力の低下を引き起こし，がん患者の QOL に影響を与える．

がんと伝えられたときは，病気や治療の不安が強くなると食欲不振のほかに集中力の低下，不眠など，生活リズムの乱れや気力などに影響する．また治療期では，消化管の手術療法後は食欲不振によって食事や栄養に支障をきたし，体重減少によるパワーの低下，ボディイメージなどへの影響もみられる．抗がん薬などの治療による食欲不振や嘔気などの消化管症状が持続することで活動量の減少などの生活リズムの乱れや治療継続への不安など，心理状態にも影響する．さらに，がんの終末期の食欲不振は食事摂取，栄養，体重減少と密接に関連し，全身倦怠感や脆弱感が併発することにより生きる気力などにも影響する．

2 病態

1 メカニズム

食欲は脳の視床下部に存在する満腹中枢と摂食中枢によりコントロールされている．

抗がん薬の副作用の食欲不振のメカニズムは，抗がん薬の代謝異常にともなう脂質やペプチドの血中上昇で摂食中枢が抑制される．また，抗がん薬が中枢神経系に作用し，視床下部のセロトニンの異常上昇による満腹中枢を刺激するといわれている．さらに，味覚神経の障害や亜鉛欠乏などによって味覚障害が起こり，食欲不振を引き起こすことがある．

がんの進行にともない，著しい体重減少，全身倦怠感や衰弱感とともに食欲不振がみとめられ，悪液質の状態になる．悪液質では，サイトカインが視床下部でのレプチン受容体を刺激し食欲を低下させるといわれる．

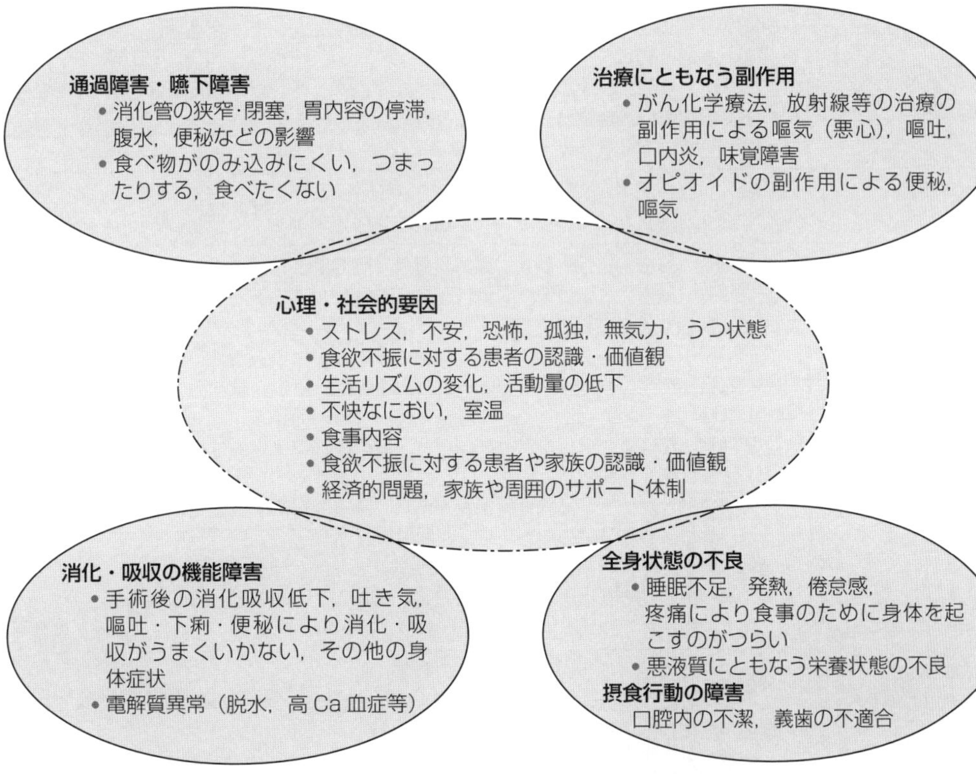

通過障害・嚥下障害
- 消化管の狭窄・閉塞，胃内容の停滞，腹水，便秘などの影響
- 食べ物がのみ込みにくい，つまったりする，食べたくない

治療にともなう副作用
- がん化学療法，放射線等の治療の副作用による嘔気（悪心），嘔吐，口内炎，味覚障害
- オピオイドの副作用による便秘，嘔気

心理・社会的要因
- ストレス，不安，恐怖，孤独，無気力，うつ状態
- 食欲不振に対する患者の認識・価値観
- 生活リズムの変化，活動量の低下
- 不快なにおい，室温
- 食事内容
- 食欲不振に対する患者や家族の認識・価値観
- 経済的問題，家族や周囲のサポート体制

消化・吸収の機能障害
- 手術後の消化吸収低下，吐き気，嘔吐・下痢・便秘により消化・吸収がうまくいかない，その他の身体症状
- 電解質異常（脱水，高Ca血症等）

全身状態の不良
- 睡眠不足，発熱，倦怠感，疼痛により食事のために身体を起こすのがつらい
- 悪液質にともなう栄養状態の不良

摂食行動の障害
口腔内の不潔，義歯の不適合

図11-6 食欲不振の主な原因

2 原　因

　食欲不振を招く原因はさまざまあり，何が原因となっているかを見極め，症状マネジメントをすることが求められる．疾患にともなう通過障害，治療にともなう副作用，消化吸収障害，全身状態の不良などの身体症状のほかに，心理・社会的要因も原因となっている．

3 症状緩和のケア

1 アセスメント

　がんの病期（診断期，治療期，回復期，終末期）のどの時期にも発生するため，患者の病態，症状を把握することが大切である．食欲不振の原因には，腫瘍による通過障害や嚥下障害，治療

表11-10　食欲不振のアセスメントの視点

項　目	主なアセスメント内容
診断，進行状況，治療法，既往歴	・がんの診断名，がんの部位，進行状況（病期・TNM分類），予後予測 ・現在行われている治療法（手術療法，化学療法，放射線療法，免疫療法等） ・食欲不振に関連する既往歴，合併症の有無 ・食欲不振に関連する投薬や治療の有無
食欲不振の状態	・食欲不振の有無と患者が感じている苦痛の程度，症状が出るタイミング，頻度 ・食欲を増強する要因／食欲低下・減退させている要因 ・随伴する症状（口内炎，味覚障害，便秘，嘔気・嘔吐など）
栄養に関連する情報	・体重減少の既往（がんの発病前，発病後，直近1カ月，1〜2週間） ・栄養（食事）摂取に関連すること 　食事のバランス，食事量，食事時間，食事回数，味付け，嗜好（好き嫌い），間食，主な調理者，誰と食事を摂るかなど ・食事摂取に対する考えと栄養の知識
身体の観察	・体重，身長，肥満度（BMI）：体重kg／（身長m）^{2} ・体重変化（％）＝通常体重－現実体重／通常体重×100
検査データ	・血液検査（貧血，炎症，脱水，電解質異常，高Ca血症） ・画像検査（腹水，イレウス，消化管出血，他臓器への転移，リンパ節転移，骨転移等） ・栄養に関連する血液検査 　血清アルブミン値：血中に存在する最も多いたんぱく質で，日常臨床上最も使用されるが，半減期が21日で長いため代謝変化が激しい急性期の栄養評価には適さない． 　急性相たんぱく：トランスサイレチン，トランスフェリンは半減期が短く急性期の栄養状態を反映する． 　末梢血リンパ球数：細胞性免疫能を示し，栄養障害によって生じる免疫低下の指標となり，感染予防のためにも重要な指標となる． ・画像検査 ・胸・腹部のレントゲン写真，胸腹部CT，頭部CT，骨シンチグラフィー等 　胸・腹水，イレウス，消化管出血，リンパ節転移，他臓器への転移，骨転移など
心理状態，家族や周囲のサポート	・患者の心理状態（抑うつ，不安などの有無） 　不安，心配，気分の落ち込み，恐怖，悲嘆，孤独感，集中力の低下 ・食欲不振に対する家族および周囲の状況 　食事形態や献立などに工夫はあるか，孤食か共食か，学校や職場での周囲の認識，サポート体制など

にともなう副作用（がん化学療法や放射線療法，医療用麻薬等），消化・吸収の機能障害（手術療法や他の消化器症状の影響），全身状態不良など，さまざまな要因がある（図11-6）．また，身体的な状態だけでなく，不安やストレスなど精神的要因，家族や周囲のサポート体制など精神的・社会的要因も把握することが必要となる．そのため，臨床症状，身体的所見，随伴症状の有無，血液検査や画像検査などの検査結果，食欲不振の増強や軽減などの因子も含めて，総合的なアセスメントが必要となる（表11-10）．

2　治療・看護ケア

1）治　療
- 上部消化管の圧迫による胃内容物の停滞による嘔気・嘔吐，腹部膨満感，食欲不振には，メトクロプラミドの消化管運動促進による効果が期待できる．
- 悪液質による食欲不振には副腎皮質ステロイドの有効性が報告されている．
- 終末期の悪液質にともなう食欲不振で経口摂取が不可能な場合は，水分量は15〜25mL/kg体重／日（およそ500〜1000mL／日），必要カロリーは5〜15kcal/kg体重／日（およそ200〜600kcal／日）が推奨されている．

2）看護ケア
(1) 食欲不振時の食事の工夫
- 少ない量に盛り付ける，食べきれる量を盛り付ける．
- さまざまな食品からバランスよく摂るようにする．
- 食べやすい味付け，形態にする．
- 口あたりのよいものにする（豆腐，プリン，ゼリー，アイスクリームなど）．
- さっぱりとした味，さわやかな香りを試してみる．
- 少量でも栄養価の高い料理の工夫，選択をする．
- 消化のよい食材・料理．
- 脂肪の少ない肉（ささみ，皮なし鶏肉，赤身肉など）．
- 脂肪の少ない魚（かれいなどの白身魚，はんぺんなど）．
- 卵，大豆製品．

(2) 抗がん薬・放射線治療の副作用（口内炎，味覚障害をともなっていることが多い）
- 消化管への負担が少ない軽い食事にする．
- 体力維持のためにも高エネルギー，高たんぱく食が必要となる．
- 口内炎の際は，刺激の少ない食事にする．味覚変化には，苦手な味を避け，食べられる味付け，うまみ香りを利用する．亜鉛の多い食品を選択する．

(3) その人にあった食べやすい環境をつくり，食べられないつらさを支える
- においを取り除く，温かいものは温かく，冷たいものは冷たくして，少しでもおいしく食べられるようにする．
- 家族に調理法などの協力を得る．
- 食欲不振につながる心理的要因を傾聴し，原因への介入を行う．

(4) 清潔を保つために口腔ケアを勧める
口腔内の清潔は唾液の分泌を促し消化機能を刺激し，食欲増進に効果がある．

(5) セルフマネジメント

外来化学療法を行っている場合は，患者自身がセルフマネジメントできるように教育的にかかわる（詳細は**2**「嘔気・嘔吐」参照）．

(6) 多職種によるチームでのかかわり

医師，看護師，薬剤師，栄養士，歯科衛生士，臨床心理士などによる栄養サポートチーム（nutrition support team：NST）で介入し，栄養問題に取り組む．心理社会的要因がある場合は患者の気持ちを傾聴し，専門的にカウンセリングなども取り入れる．

3 評価の視点

食欲不振の原因をアセスメントし，食欲不振の治療，看護を行った後の評価は，食欲不振の軽減を評価する．抗がん薬や放射線治療時の食欲不振は，有害事象共通用語規準（CTCAE）日本語版のグレードの変化で評価する．食事摂取量の増減や定期的な栄養評価を行う．

[引用・参考文献]

1. 神田清子（2001）食欲不振，看護技術，47（11），pp. 1231-1236.
2. 神田清子，狩野太郎（2003）Continuing Education 生涯教育シリーズ がん化学療法の看護（6）主な副作用とその対応（3）食欲不振，月刊ナーシング，23（10），pp. 68-73.
3. 菊池春菜，勝浦五郎，乾明夫（2015）摂食障害の脳内機構，脳21，18（2），pp. 148-153.
4. 吉田小百合，中村陽一（2008）食欲不振，嘔気・嘔吐での「こんなとき」，消化器外科NURSING，13（12），pp. 1179-1185.
5. 後明郁男（2003）がん終末期の栄養管理と輸液について，特集 総合診療医・家庭医のためのすぐに使える輸液マニュアル；対応に困る輸液療法の実践マニュアル，治療，85（2），pp. 346-352.
6. 網谷東方ほか（2016）悪液質のメカニズムと栄養，心身医療に求められる健康栄養学 心身医学，56（10），pp. 1013-1022.
7. 大路貴子，食欲不振・味覚障害：小澤桂子ほか監修（2008）理解が実践につながる ステップアップがん化学療法看護：第4章 薬物有害反応マネジメント，pp. 110-117，学研メディカル秀潤社．

4 口内炎

1 症状の特徴

1 定 義

口内炎とは，口腔内の粘膜細胞（歯肉，舌，口唇，口角）が何らかの物理的，化学的損傷を受け，炎症反応や潰瘍形成をきたしている状態のことをいう．一つの疾患（病気）を指す言葉ではなく，症候の一つである（表11-11）．

2 QOLにおよぼす影響

口内炎は疼痛をともない，食事摂取機能の障害，コミュニケーション機能の低下，睡眠障害な

表11-11 口内炎にともなう自覚的・他覚的症状

自覚的症状	他覚的症状(所見)
口腔内の接触痛，冷温水痛，口腔乾燥，口腔粘膜の腫脹，開口障害，咀嚼障害，嚥下障害，味覚障害	口腔粘膜の発赤・紅斑，びらん，アフタ，潰瘍，偽膜，出血，悪化すると発熱・口腔分泌物過多・口臭

どADLに支障をきたし，患者のQOL低下につながる．さらに，「食べられない」ことへの不安感やいら立ちなど精神的苦痛を生み出し，場合によっては患者の闘病意欲を減退させ，治療継続に悪影響をおよぼすことが示唆される（重症化すると，がん治療の継続，中断，計画の変更を余儀なくさせる）．

また，患者にとって「食事が摂れる」ということは身体状況の指標でもあり，患者のQOL維持や尊厳に大きくかかわる日常行為の一つである．家族にとっても，患者が「食べることができる」ことは重要な関心事であるとともに患者と家族の関係に大きな影響をおよぼす．

2 病 態

がん患者が口内炎を発生させる要因として，がん治療による要因と患者側の要因とがあげられる（表11-12）．全身状態の悪化，発熱，脱水，唾液分泌の減少，セルフケア不足，オピオイドなどの薬剤や放射線治療・化学療法の副作用などの原因がからみ合い，口内炎が生じる．

表11-12 口内炎の要因

がん治療による要因	
抗がん薬治療(抗がん薬の特徴) ・抗がん薬の多剤併用投与 ・抗がん薬の大量投与および持続投与	①直接作用のもの（抗がん薬の細胞障害による口内炎）：抗がん薬が唾液中に排泄され粘膜内に活性酵素を発生させ，がん細胞に対して殺細胞効果を発揮する．その際にできた活性酵素により正常細胞である口腔粘膜も直接的に障害を受けることから，粘膜を破壊，炎症を引き起こす． ②二次的なもの（好中球減少にともなう口腔内感染による口内炎）：好中球減少による免疫力低下により，局所の感染症を起こすことで口内炎となる．
放射線療法	口腔・鼻腔・咽頭・喉頭・食道など，放射線照射した場合や，造血幹細胞移植で全身放射線照射を併用した場合，照射にともない唾液の分泌低下が引き起こされるため，自浄作用が低下する．
患者側の要因	
機械的損傷	義歯が合わない，歯並びが悪く粘膜にあたる，熱いものを食べ熱傷，口腔内乾燥
口腔内衛生不良	水分や食事の摂取が不十分，唾液の分泌が不足している，歯磨きや含嗽ができない．
全身状態の低下	経口摂取量や栄養状態が低下している，ビタミン不足，貧血
免疫機能の低下	高齢者，ステロイド薬の使用や糖尿病など

1 治療による要因

抗がん薬の影響は用量に関係しており，多剤併用療法としての使用や骨髄移植などの大量療法や持続投与で口内炎の発生頻度は高くなる．放射線療法においては，照射線量が10〜20Gyに

なるころから口腔内の乾燥感が出現し，次いで味覚障害が出現する．30〜40Gyになるころには粘膜の発赤，発熱を生じ，びらん・潰瘍へと進行していく．放射線による粘膜炎は，照射野に含まれるすべての粘膜に発症し，ボディイメージの変調につながる．

患者にとって治療にともなう口内炎は想像しにくいものである．いずれの場合も，がん患者では免疫力の低下や治療にともなう身体的負担が強いため，一度口内炎を発症すると治癒までに時間を要することが多い．さらに易感染状態になっていると口腔内に侵入する細菌が増殖し，口腔内の局所感染だけでなく全身状態に影響をおよぼす可能性もある[1]．口内炎の予防，患者自身のセルフケアが必要不可欠である．

2　患者側の要因

感染の原因となりそうな病変がある場合や，口腔内の清潔保持が不良である場合は口内炎のリスクファクターとなる．また，低栄養状態や脱水なども唾液分泌が減少しているため，口腔トラブルを生じやすい状況にある．そのため，口内炎の予防には，治療を実施する前に，患者の口腔内の様子や口腔に対する日常的なケアについての確認が重要である．さらに，患者に口腔内の清潔保持と湿潤環境を保つことが重要であることを認識してもらい，患者自身が必要なケアを実施していけるよう支援することが大切である．

3　症状緩和のケア

1　アセスメントと看護診断

口腔粘膜の細胞は7〜14日間のサイクルで再生をくり返している．口内炎が発生した場合，口腔粘膜の再生力が回復するのを待つ以外の効果的な方法はない[2]．口内炎発生のメカニズム・誘因を認識したうえで積極的に予防的ケアを実施する必要がある．口腔内の状態を観察するとともに口内炎のリスクを把握し，患者個々の口腔内の状況に対応した介入が重要となる．これまでの口腔ケア実施状況，口腔衛生に対する意識・関心，生活習慣，摂食状態，清掃状況，セルフケア能力，家族の協力，選択された薬剤や治療法などを把握し，アセスメントを行う．また，口腔ケアについてセルフケアの情報提供を行うことが発症リスクの軽減，さらには心理社会的側面へのケアにつながる可能性をもつ．

♯1：口腔粘膜障害
目標）口腔内の環境や機能を維持し改善する

2　治療・ケア

口内炎の予防と治療には患者の積極的な参画が不可欠である．口内炎が生じた際にも口腔内の観察や口腔内の清潔保持は重要なため，患者が主体的に継続できるよう支援する．また，口腔粘膜の再生力が回復するのを待ちつつ悪化させないように粘膜を保護するとともに二次感染予防，症状緩和のためのケアも必要となる．口内炎の治療と予防に使用する薬剤を表11-13に示す．

口腔ケアの第一歩は，まずは口腔内を毎日観察すること（表11-14）であり，次いで口腔内の清潔と保湿に努めること，また，安楽をはかるための疼痛のコントロールである．以下に口腔ケアの方法について示す．

表 11-13 口内炎の予防，治療に使用される薬剤

目　的	薬剤名(商品名)	効果効能
殺菌・消毒	ポビドンヨード（イソジンガーグル） 臭化ドミフェン（オラドール）	口腔粘膜の殺菌消毒効果 口腔に殺菌作用
消　炎	アズレンスルホン酸ナトリウム（アズノール，ハチアズレ）	抗炎症作用，上皮形成促進作用
	トリアムシノロンアセトニド（口腔用ケナログ，アフタッチ）	抗炎症作用 患部の保護，抗炎症作用
組織修復	繊維素溶解酵素	びらん，潰瘍，膿瘍などの血液凝固物，壊死組織，膿汁などの除去
抗真菌	アムホテリシンB含嗽（ファンギゾン） ミコナゾール（フロリード）	抗真菌作用 抗真菌作用，殺菌作用
鎮　痛	リドカイン塩酸塩(キシロカインビスカス)	表面麻酔
その他	人工唾液（サリベート）	口腔内を湿潤させ，粘膜の乾燥を防ぐ
	生理食塩液	口腔内のpHと同じであるため粘膜刺激性がなく，安価で簡便

表 11-14 口腔内の観察のポイント

- 口腔内の清掃状況
- 口腔内全体の色調や乾燥の程度・唾液量・粘膜損傷・炎症の有無・口臭の有無
- 口唇，歯肉，舌，口蓋，咽頭の色調，発赤，水泡，出血，腫脹，潰瘍の有無と程度
- 疼痛やしみるなどといった口腔内の不快症状の有無と程度
- 味覚障害，開口障害，嚥下障害の有無と程度
- う歯や歯周囲の炎症の有無および治療歴

1）口腔内の清潔と保湿

ブラッシングによって口腔内を清潔に保つことで感染のリスクを低下させることができる．ブラッシングとともに唾液の抗菌作用が得られる保湿剤を使用し，口腔内の歯垢や舌についた汚れ，食物残渣を取り除く．清掃状況が望ましくなければ，口腔ケアの必要性を説明しながらブラッシング方法を指導する．ヘッドの小さいものが磨きやすく，ブラッシングは毎食後に行うように習慣づける．また，易出血時はやわらかめを選択する．

2）含　嗽

口腔内の保湿の成否は口内炎の発生や増悪因子と関連がある．含嗽は口腔内の乾燥を防ぎ，粘膜の清潔を保つ．清潔な水あるいは含嗽薬を使用し，1日4～5回含嗽する．1回30秒以上が望ましいとされているが，経口摂取後すみやかに行う．発泡剤やアルコールを含む歯磨剤や洗口液は口腔粘膜の刺激となり，乾燥を増強させるため，それらを含まないものが望ましい．また，マスクを使用することで口腔内の乾燥を予防できる．

3）食事の調整

口腔内の状態と患者の嗜好に合わせて食事を工夫する．どのようなものであれば苦痛なく摂取できるか，味，硬さ，形態，温度など，患者・家族と相談し工夫する．栄養を十分に摂取するこ

とが口内炎の改善に寄与するため，食事摂取が困難な場合は経静脈栄養にて補うことも考慮し，全身状態の改善に努める．

4）疼痛緩和

洗口液がしみるときには生理食塩液や微温湯を使用する．全身性の鎮痛薬の投与やキシロカイン®ゼリーの塗布，もしくはキシロカイン®入り含嗽用ハチアズレ®での洗口により，積極的に疼痛を緩和したうえでケアを実施し，口内炎の二次感染を予防する．

3　評価の視点

口内炎が発症したときには，口内炎の部位や症状，血液データ，また口内炎が食事摂取機能やコミュニケーションにどのような影響をおよぼしているのかなど，総合的にアセスメントしていく．表11-15に口内炎の評価基準（有害事象共通用語規準）を示す．アセスメントは定期的・継続的に行い，目標やケア内容を見直すことが重要である．がん治療のなかで口腔ケアの果たす役割は大きい．がん治療の質の担保とともに口腔環境や機能を維持し改善することで，身体的，精神的，社会的に良好な影響をもたらす．

表11-15　口内炎の評価基準（有害事象共通用語規準）

グレード	1	2	3	4
口腔粘膜炎	症状がない，または軽度の症状がある；治療を要さない	中等度の疼痛；経口摂取に支障がない；食事の変更を要する	高度の疼痛；経口摂取に支障がある	生命を脅かす；緊急処置を要する

（日本臨床腫瘍研究グループ（JCOG），有害事象共通用語規準v4.0日本語訳JCOG版より抜粋して作成）

[引用文献]

1) 田村恵子編著（2010）がんの症状緩和ベストナーシング，p.199，学研メディカル秀潤社．
2) 小澤桂子ほか監修（2008）理解が実践につながるステップアップがん化学療法看護，p.126，学習研究社．

[参考文献]

1. 藤木由佳子（2009）口内炎．がん看護，14（2），pp.231-240．
2. 濱口恵子，本山清美編（2012）がん化学療法ケアガイド　改訂版，中山書店．

5　倦怠感

1　症状の特徴

「疲れた」「だるい」という感覚は，誰もが日常的に経験するものであり，健康な人々にとって

は過労やストレス，睡眠不足など，原因が明らかである場合が多い．それは一般に，休息や夜間の睡眠によって短期間に解消されることから，休息を促す生体の防衛反応と考えられている．それに対し，がん患者の倦怠感は，休息や夜間の睡眠によって完全には解消されない，持続的かつ消耗をまねくものであるといわれる．「疲れやすい」「疲れがとれない」などの自覚は，がん診断時にすでに経験されている場合があり，治療期には，化学療法・放射線治療など代表的ながん治療にともなう副作用としてしばしば自覚される．さらに治療を終え経過観察の段階においても数年にわたり持続する場合があり，終末期になると「身の置きどころがない」と表現される，どうしようもないだるさにさいなまれる場合もある．このように，がん患者にとって倦怠感は，その経過のあらゆる段階において経験される最も代表的かつ頻度の高い症状である．

1 定 義

これまで倦怠感を定義しようとするさまざまな試みが行われてきたが，その症状の複雑さのために，現在も普遍的な定義は存在しない．一例としてNANDAの「消耗性疲労（fatigue）：どうしようもない持続的な脱力感，および通常の身体的作業や精神的作業をこなす能力が低下した状態」[1]という定義にみられるように，通常は主観的経験と客観的行動の両側面を包含する．これまでのところ，倦怠感が，身体的エネルギーの欠如に付随する主観的な感覚であること，身体的・精神的・認知的側面などにみられる多次元的な感覚であることについては，ほぼコンセンサスが得られている．

2 QOLにおよぼす影響

倦怠感は，その存在自体不快なものであり，患者の心身に苦痛を与える．倦怠感は主観的な感覚であるため，その人がどのように苦痛と感じているか，他者からは理解されにくく，それがさらに患者の苦痛をまねくことになる．「何もする気にならない」「物事に集中できない」などと表現される倦怠感は，そのまま活動性や作業能率の低下につながり，倦怠感のために本来の能力が発揮できないことは，自尊感情の低下をまねきやすい．また，「人と話すのも面倒」「他の人のペースに合わせられない」などの感覚は，他者との交流やレクリエーションなどへの参加の機会を遠ざけ，社会的・精神的にもネガティブな影響をもたらす．このように倦怠感は，患者のQOLに多大な負の影響をもたらすものである．

2 病 態

倦怠感の原因はいまだ十分に解明されていないが，がんそのものやがんの治療（化学療法・放射線治療など）に起因する身体的要因と，不安・抑うつなどの精神的要因とが相互に影響し合い発現すると考えられている．身体的要因としては，腫瘍の増大にともなう代謝異常，腫瘍細胞から産生される各種サイトカイン，肝・腎機能障害，貧血・低酸素血症・低栄養などエネルギー供給低下に関連するもの，電解質異常などがあげられる．また，倦怠感により活動性低下が持続する状況では筋力低下が生じ，二次的に倦怠感を増強させることがある．

3 症状緩和のケア

1 診断・アセスメント

倦怠感のアセスメントは，主観的側面（知覚）および客観的側面（生理学的，生化学的，行動学的）の両側面から包括的に行う必要がある[2]．また，抑うつは倦怠感に強い影響を与えることが明らかにされており，倦怠感をアセスメントする際は，同時に抑うつのアセスメントを行うことも重要である．

1）主観的側面

倦怠感は主観的な感覚であるため，倦怠感の感じ方，表現の仕方は患者によりさまざまである．まずは倦怠感の有無，程度，日常生活への影響について，日常的に患者の訴えに耳を傾けることが最も重要である．倦怠感は多次元的な症状であるため，「だるい」という一般的な表現のほか，身体的側面においては「身体が重い」「力が抜けたように感じる」など，精神的側面においては「何もする気がしない」「着替えるのも面倒」など，認知的側面においては「集中できない」「本を読んでも頭に入らない」など，さまざまな形で知覚される（表11-16）．しかし，患者はそれらの感覚が倦怠感であると認識していない場合もあるため，その患者がどのような感覚を経験しているのか，具体的に聴取することが重要である．さらに，そうした感覚の発現や持続，強さ，パターン，増強・緩和因子，倦怠感の存在が患者の日常生活や仕事，精神面に与えている影響などについても聴取する必要がある．

表11-16 倦怠感の感じ方の例

身体的側面	だるい，疲れた 身体が重い 横になっていたい 力が抜けたように感じる
精神的側面	何もする気がしない 普段やっていることが面倒に感じる 何に対しても興味がもてない
認知的側面	物事に集中できない 本を読んでも頭に入らない

また，主観的側面のアセスメントには**倦怠感尺度**を使用することができ，これには一次元尺度と多次元尺度がある．一次元尺度とは，一つの側面から倦怠感をアセスメントする尺度のことで，代表的な尺度としてNRS（Numerical Rating Scale）やVAS（Visual Analogue Scale）があげられる．一次元尺度を用いた測定は簡便で患者の負担も少ないため，臨床現場での日常的なアセスメントに利用しやすい．また，これを毎日定刻に継続することで，患者の日単位・週単位の倦怠感パターンを把握することにも役立つ．しかし，一次元尺度ではあくまで倦怠感の程度（強さ）を把握できるのみで，倦怠感の多次元性を評価することはできない．一方，多次元尺度は，身体的・精神的側面や日常生活への影響なども含み，より詳細なアセスメントを行うことができる．国内ではHirai Cancer Fatigue Scale（全15項目：身体的・精神的感覚，行動にともなう感覚，認知的感覚の三次元尺度），Cancer Fatigue Scale（全15項目；身体・精神・認知的倦怠感の三次元尺度），日本語版Piper Fatigue Scale（全22項目；行動／強度，情緒，知覚，認知／気分

の四次元尺度）などが使用可能である．多次元尺度は質問項目が多いため，倦怠感の推測される患者に頻回に使用することは，患者の負担となることを考慮する必要がある．

2）客観的側面

前述のとおり，倦怠感のアセスメントでは患者の訴えが最も重要であるが，患者によってはできるだけ我慢して表出を控えようとする場合や，終末期などにあり自らの言葉で訴えることが困難な場合もあるため，客観的側面のアセスメントは併せて重要である．例えば，日中の過ごし方（ベッドから離れて過ごしているか，大半を臥床しているかなど），動作・歩行のスムーズさやスピード等活動状況に関する情報，話し方や声の大きさ，表情に活気はあるか等，コミュニケーションに関する情報が有用である．

一方，倦怠感の誘因となりうる情報についても，つねにアセスメントする必要がある．例えば，がんの部位，進行度，治療歴，使用中の薬剤（麻薬，抗がん薬，向精神薬など）は代表的なものである．また，疼痛や悪心・嘔吐などの苦痛な症状，不眠，食欲低下，貧血・低栄養・電解質異常や肝・腎機能障害など検査データ上の異常も重要な情報となる．

2 治療・看護ケア

1）治　療

倦怠感緩和を主目的とした薬物の臨床試験は行われておらず，がん患者の倦怠感に対して有用性の確立した薬物療法はないのが現状である．貧血や低栄養，電解質異常などがある場合，これらの改善をはかることで倦怠感が緩和されることも多いが，悪液質に起因する場合は緩和が困難であることが多い．終末期（予後約3カ月未満）の倦怠感にはコルチコステロイドの開始が推奨され，デキサメタゾン（デカドロン®）やプレドニゾロン（プレドニン®）などが汎用される．その作用機序は不明だが，サイトカイン産生の抑制あるいは中枢神経系への直接作用により食欲中枢を刺激することなどが考えられている．しかし，生存予後が2週間未満になると急速に効果が減弱し，投与量を増加しても有効症例は少なくなるといわれている．

海外では，エリスロポエチン（エスポー®）による貧血改善効果，メチルフェニデート（リタリン®）による精神賦活効果が倦怠感改善に有効であることが報告されているが，日本では保険適用外とされる場合が多い．

2）看護ケア

(1) 患者教育

化学療法や放射線療法などの治療開始にともない，医師から骨髄抑制や食欲不振が生じる可能性は伝えられても，倦怠感が生じる可能性は伝えられない場合も多い．このため患者は，身体が重い，同じことをするのに以前の何倍も力が要る等の感覚を経験したとき，これをどう理解すればよいのかとまどうことがある．また，そのような感覚の持続のために日常生活に支障が生じていても「がんだから」「がんの治療をしているから仕方ない」と，あえて訴えずに我慢している場合も多い．しかし，倦怠感はQOLに多大な影響をおよぼしうる症状であること，抑うつの徴候である可能性もあることから，倦怠感がケアの対象として重要な問題であることを患者が適切に理解できるよう，あらかじめ指導しておくことが重要である．例えば，一般に倦怠感とはどのような感覚なのか，治療開始後いつごろ生じやすいか等の情報を提供し，患者が自分の倦怠感の感じ方やパターンに関心をもてるようにするとよい．1日を朝・日中・夕方・就寝前などに分け，前述のNRSなど簡便な尺度を用いて，そのときどきの倦怠感の強さを日誌に記録することで，日単位での倦怠感パターンを把握することに役立つ．またそれを継続することで週単位，月単位

でのパターンを把握することも可能であり，治療による定期的な変化が予測できる化学療法患者などでは特に有用性が期待できる．

さらに，以下に述べる倦怠感マネジメント方策についてもあらかじめ情報提供しておくことで，患者が倦怠感と折り合いをつける方策を効率的に見出すことを促進する．

(2) エネルギー保存療法

倦怠感は，しばしば lack of energy（エネルギーの欠如）という言葉で説明される症状であり，そのケアの基盤としてエネルギーを効果的に調整することは重要である．エネルギー調整の核となるのは，患者の倦怠感パターンを把握し，エネルギーが高まったピークのときに優先度の高いことにエネルギーが注げるよう，日単位・週単位で活動と休息を調整することである．看護師は，患者がどうしても自分で行いたいと考える優先度の高いことは何か，エネルギーが高まっている，または枯渇しているピークはいつか，どのような活動がエネルギーの消耗をまねくかなどについて患者自身が認識でき，生活の調整を計画できるよう支援する．また，優先度の低いことについては，発病前と同様に全部自分でやろうとするのではなく他者に委任することをすすめ，それを可能とするサービスについての情報提供や家族指導を行う．

一方，日常生活を看護師にゆだねている終末期患者の場合，エネルギー調整の担い手は看護師である．例えば家族の面会時間など，その患者にとって大切にしたい時間が，直前の処置やケアで疲労困憊しているのでなくエネルギーが満たされたピークに迎えられるよう，日常生活全般を計画的に調整したうえで援助する必要がある．

(3) 睡眠と休息

睡眠と休息は，がん患者にとっても過労やストレスなど原因が明らかな急性疲労を解消するうえでは最も効果的な方法であるが，持続的な慢性疲労に対する効果は同様ではない．しかし睡眠と休息は，心身の活動による疲れをとり，次の活動へのエネルギーを蓄えるために重要な意味をもつものであり，これらを適切に整えることは，がん患者の倦怠感緩和においても最も基本的で一般的な方法である．

休息の具体的方法には，昼寝をすること，何も活動しない時間をもつこと，活動レベルを普段より低くすること（のんびり行う，あまり力まない）などが含まれる．休息は一度に長時間とるのでなく，頻回に短時間ずつとる方がよい．また，夜の睡眠に影響するほどの昼寝は避け，休息によってリフレッシュしたと実感するためにも，臥床している時間が長くなりすぎないようにする．寝るときは室温や暗さに配慮した快適な睡眠環境を整え，寝ている間はテレビやラジオなどの騒音を制限する．目覚めたら自然光や照明光を浴びることでメラトニン（睡眠誘導物質）の分泌を抑制し覚醒を促す．このように，可能な限り規則的な睡眠－覚醒パターンを習慣化させ，睡眠の質の改善，日中の活動性の維持を促す．

一方，患者の睡眠や休息を妨げる可能性のある頻尿，下痢，悪心，疼痛などの症状は可能な限りコントロールする．また，睡眠・休息時間を妨げないような薬物・水分管理も重要である．

(4) 運　動

日本人にとって，倦怠感マネジメントの方策として運動をあげることはあまり一般的ではないが，運動は倦怠感の軽減，身体能力やQOLの改善をもたらすことが多くの研究で明らかにされている．先行研究における運動の方法はさまざまであるが，ウォーキングや自転車こぎなど低〜中等度の有酸素運動を，自分のペースで少なくとも10〜15分以上，週3回以上行うことは概ね共通している．運動を組み込んだ生活が患者にとって負担感とならないよう，看護師は患者の運

動習慣を把握し，患者が好みの運動を慣れた方法で行えること，達成可能な目標を立てて無理なく継続できることを支援する．その際，ヘモグロビンや血小板の低下，骨転移の有無など個々の身体状況から運動によるリスクをアセスメントし，安全に対する配慮を行うことは重要であるが，医師や理学療法士らと協働して，過剰な制限を加えないことも重要である．

(5) その他の方法

　気分転換は，自分の身に起こっている現実的なことから気持ちをそらせ，ほかのことを考えられるようにすることで，外部からの倦怠感に関する上行神経経路をブロックし効果を得ると考えられている．具体的には音楽鑑賞，おしゃべり，読書，散歩など，患者によりさまざまな方法が考えられる．マッサージ，入浴・部分浴なども，倦怠感に束縛された生活から解放感を得ることでの全身的効果と同時に，血液・リンパ液のうっ滞により生じた局所的な倦怠感を緩和する効果が期待できる．さらに，アロマオイルを用いることで効果を高めることも期待できる．特に終末期患者の倦怠感は，マッサージや手浴・足浴などによって，人肌のぬくもりや心地よさを感じられることが倦怠感の緩和に役立つ．ただし入浴や部分浴は，比較的エネルギーが高い状態のとき，前後に十分な休息を得られる時間帯に，短時間で負担が少なく終えられるようにする必要がある．

　リラクセーションは，倦怠感によりストレスフルな状況にある患者の自律神経系のバランスを整え，精神状態を安定させることで倦怠感を緩和する．例えば呼吸法，漸進的筋弛緩法，自律訓練法などがあげられる．このほかポジティブシンキング，毎日の生活を楽しむこと，小さいことにくよくよしないなど楽観的・自己肯定的な姿勢が倦怠感の緩和に経験的に用いられていることが明らかになっている．

3）評価の視点

　評価に際して最も重要な視点は，患者は倦怠感が緩和されたと知覚しているか，という点である．これは，倦怠感に関する本人の訴えの内容や，倦怠感尺度を用いた測定による数値の変化などによって評価されるものである．この適切な評価には，患者が自身の倦怠感に関心をもてるような患者教育によってセルフモニタリングが習慣化されていること，倦怠感を「第6のバイタルサイン」（第5は痛み）として，看護師が日常的に患者の訴えを聞いていることが前提であり，倦怠感が緩和されたかどうかが評価しにくい場合は，このような看護師の介入についても評価する必要がある．

　もう一つの重要な視点は，患者は倦怠感と折り合いをつけることが学習できたと知覚しているか，という点である．これは，患者はセルフモニタリング記録などを通して自分の倦怠感パターンを把握することができたか，それを用いてエネルギー保存療法の考え方を軸に活動や休息の効果的な調整を実践できるようになったか等の達成状況によって評価されるものである．この目標が十分に達成できない場合，看護師が患者の振り返りを助けることや活動のスケジューリングについて一緒に検討すること，必要な情報提供は適切に行えていたか等を評価することが重要である．患者によっては，倦怠感と折り合いをつけることについて集中して考えられないほど倦怠感が強い場合もあるため，効果的な介入のタイミング・方法等についても評価する必要がある．

[引用文献]

1) T. ヘザー・ハードマン，上鶴重美 原書編集，日本看護診断学会監訳，上鶴重美訳（2015）NANDA-I 看護診断：定義と分類 2015-2017, p. 227, 医学書院.
2) Piper, B. F., Lindsey, A. M., Dodd, M. J. (1987) Fatigue mechanisms in cancer patients : developing nursing theory. Oncol Nurs Forum, 14 (6), pp. 17-23.

[参考文献]
1. Langhorne, M., et al., ed.（2007）Oncology Nursing, 5th edition, Mosby Elsevier, pp. 661-668.
2. Yarbro, C. H., et al.（2005）Cancer Nursing principles and practice, 6th edition. pp. 741-760. Jones and Bartlett.
3. Itano, J. K. ほか原著編集，小島操子ほか監訳，日本がん看護学会教育研究活動委員会コアカリキュラムグループ委員訳（2007）がん看護コアカリキュラム，pp. 12-15, 医学書院.
4. 渡辺正（2005）がん患者の倦怠感：その原因と病態，焦点　がん患者の倦怠感と緩和ケア，看護技術，51（7），pp. 581-584.
5. Hirai, K., et al.（2015）Development of the Hirai Cancer Fatigue Scale: testing its reliability and validity. Eur J Oncol Nurs, 19（4），pp. 427-432.

6 呼吸困難

1 症状の特徴

1 定　義

呼吸困難とは呼吸時の不快な感覚である[1]．また，主観的で経験的な感覚であり，「呼吸の短縮」または「十分な空気が取り込めない感覚」として定義される[2]．一方，「低酸素血症（動脈血酸素分圧 $PaO_2 \leqq 60Torr$）」で定義される呼吸不全とは必ずしも相関しない．

2 QOLにおよぼす影響

呼吸困難の体験は生理的・心理的・社会的・環境的など，いくつもの因子の相互的な影響を受け，結果として機能や行動に影響をおよぼすことが多く，日常生活に制約を与える．さらに，生命を脅かされる感覚をもたらすため，不安や恐怖を誘発させることも多く，がん患者の最も苦痛な症状の一つである．がん患者において呼吸困難の発生する頻度は21〜90％と報告されており，特に肺がん患者に多い[1,3]．末期がん患者の70％には死亡前の数週間に起こり，死亡直前には25％の患者が重篤な呼吸困難感におちいるといわれる[4]．

2 病　態

呼吸調節は延髄を中心とした脳幹部の呼吸中枢で行われ，脊髄を介して横隔膜や肋間筋等の呼吸筋に情報が伝達されて呼吸運動を引き起こす．呼吸中枢は動脈血二酸化炭素分圧（$PaCO_2$），動脈血酸素分圧（PaO_2），pHを感知する中枢と末梢の化学受容器と，呼吸運動を感知する気道，肺，胸壁の機械受容器から情報を受け取り，その結果として呼吸中枢からの出力を呼吸筋に伝達し，呼吸運動を引き起こす．さらに，大脳皮質から呼吸中枢への随意調節も加わり，複雑な呼吸調節が営まれている．

呼吸困難は身体的・生化学的異常によって発生するが，患者が認識する呼吸困難は薬物の使用や不安・抑うつ等の影響を受ける．また，これらの影響因子は大脳皮質で認知する症状の強さを

増大させたり，減少させたりする．つまり，同じように呼吸困難が発生しても，さまざまな因子により認知のされ方が異なる．また，精神的要因や患者の信仰が脅かされたり，社会文化的状況の変化は，さらに患者の呼吸困難を表出することへ影響する．

呼吸困難の原因は，がんに関連した原因，がん治療に関連した原因，がんとは関連しない原因に分けられる（表11-17）．

表11-17　呼吸困難の原因

がんに関連した原因	気道の閉塞や狭窄，がんの浸潤や肺内転移，がん性リンパ管症，上大静脈症候群，腫瘍気道閉塞，胸水貯留，心囊水貯留，悪液質症候群，貧血　等
がんの治療に関連した原因	肺切除，放射線性肺臓炎，がん化学療法による肺毒性　等
がんとは関連しない原因	慢性閉塞性肺疾患（COPD），気管支喘息，心疾患，不安，抑うつ，精神的ストレス　等

1　がんに関連した原因

がんに関連した原因の主なものは，①肺内腫瘍，②悪性胸水，③胸壁腫瘍，④心囊水，⑤上大静脈症候群，⑥主要気道閉塞，⑦肺塞栓，⑧がん性リンパ管症，⑨気道感染症，⑩その他のさまざまな症候群——である．また，全身状態による主な原因には，①貧血，②腹水，③肝腫大，④全身衰弱にともなう呼吸筋疲労，⑤発熱，⑥不安・抑うつ，精神的ストレスがあげられる．

2　がん治療に関連した原因

がん治療に関連した原因として，放射性肺臓炎や化学療法にともなう薬剤性肺障害がある．

3　がんとは関連しない原因

がんとは関連しない原因としてあげられるものは，慢性閉塞性肺疾患（COPD）等の基礎肺疾患によるものが多い．

3　症状緩和のケア

1　診断・アセスメント

呼吸困難は患者の主観的な体験によるため，訴えをよく聞き，それを信じることが重要である．患者は「息苦しい」という言葉で訴えることが多いが，それだけでなく「空気が足りない」「胸の圧迫感」「つまる感じ」など多様な表現をするため，患者の訴えに対しては積極的に耳を傾ける．そして，呼吸困難に対する患者の認識や意味，対処法などを理解しながら分かち合うようにする．それと同時に客観的なアセスメントが必要であるが，検査などは患者の目標や負担，期待できる利益などを考慮して行う．

呼吸不全の原因となるものはないか，患者が経験している呼吸困難はどのようなものか，呼吸困難の程度や発現状況をアセスメントし，さらに呼吸困難の発症状況や程度，増悪や緩和因子はどのようなものか，呼吸困難のために制限される動作，治療効果と副作用などについても注目することが必要である（表11-18，図11-7）．

表 11-18　呼吸困難のアセスメント

呼吸不全の原因は何か	どのような呼吸困難か	呼吸困難の量的評価
・視診：呼吸数や呼吸パターン，体温，SpO_2値，チアノーゼの有無，意識レベル，胸郭の動き ・聴診：呼吸音 ・浮腫の有無 ・重度の便秘や腹水の有無 　　　　　　　　　　　　　　など	・楽に呼吸ができるか ・ゆっくり呼吸ができるか ・肩の上下や鼻翼の広がりはあるか ・ドキドキして汗が出るような息苦しさを感じるか ・息が止まってしまいそうな感じがあるか ・病名や病態についてどう説明されているか ・1人になると息苦しさが増悪しないか 　　　　　　　　　　　　　　　　　　など	・Visual Analogue Scale(VAS) ・修正 Borg scale ・Cancer Dyspnoea Scale（図 11-7）

2　治療・看護ケア

1）原因に応じた治療

　まずは，呼吸困難の原因に応じた治療を検討する．がんに対する抗がん治療の適応や，背景の呼吸器疾患（COPDなど），肺炎などの呼吸器合併症に対する治療を検討する．また，呼吸困難の原因が，がん性リンパ管症や上大静脈症候群，主要気道閉塞の場合はステロイドの全身投与を，悪性胸水の場合は胸腔穿刺ドレナージ・胸膜癒着術を検討する．また，肺炎に対しては抗生物質の投与，貧血に対しては輸血などを行う．

2）症状マネジメント

　化学療法や放射線治療が効果を発揮するまでの間，または呼吸困難の原因に対する治療が行えない場合は呼吸困難の症状に対する治療が必要である．呼吸困難の症状緩和には酸素療法と薬物療法が有用である．

（1）酸素療法

　低酸素血症があり呼吸困難を有する場合，酸素吸入を行うことが推奨される．通常の酸素投与で効果が不十分な場合は高流量鼻カニューラ酸素療法（HFNC）や非侵襲的陽圧換気（NPPV）を検討する．この場合，高CO_2血症をともなう場合はNPPVを，高CO_2血症をともなわない場合はHFNCを用いる．

（2）薬物療法

①モルヒネ

　低酸素血症がない場合や低酸素血症があり酸素療法を実施しても呼吸困難の緩和が十分に得られない場合，モルヒネの全身投与を検討する．また，腎機能障害などでモルヒネの全身投与を回避することが必要な場合は，オキシコドンの全身投与を代替手段として選択することが許容される．

②抗不安薬

　オピオイドの全身投与で効果が不十分なときには，ベンゾジアゼピン系の抗不安薬を追加して併用することを検討する．

氏名　　　　　　　　　様　　　　　記入日　　　年　　月　　日　　時

あなたの息切れ感，息苦しさについておたずねします．
この数日間に感じられた息苦しさの状態にもっともあてはまる番号に
各々一つだけ○をつけてください．感じたまま第一印象でお答えください．

	いいえ	少し	まあまあ	かなり	とても
1　らくに息を吸い込めますか？	1	2	3	4	5
2　らくに息をはき出せますか？	1	2	3	4	5
3　ゆっくり呼吸ができますか？	1	2	3	4	5
4　息切れを感じますか？	1	2	3	4	5
5　ドキドキして汗が出るような息苦しさを感じますか？	1	2	3	4	5
6　「はあはあ」する感じがしますか？	1	2	3	4	5
7　身のおきどころのないような息苦しさを感じますか？	1	2	3	4	5
8　呼吸が浅い感じがしますか？	1	2	3	4	5
9　息が止まってしまいそうな感じがしますか？	1	2	3	4	5
10　空気の通り道がせまくなったような感じがしますか？	1	2	3	4	5
11　おぼれるような感じがしますか？	1	2	3	4	5
12　空気の通り道に，何かひっかかっているような感じがしますか？	1	2	3	4	5

【点数計算方法】
　Cancer Dyspnoea Scale は，呼吸努力感・呼吸不快感・呼吸不安感という 3 つの下位尺度から構成されています．各下位尺度とも呼吸困難が全くない状態が 0 点となるように補正するために，各質問項目の得点を加算後，引き算が必要となります．また，呼吸不快感の項目が全て逆転項目となっていますので，この部分のみは，15 から項目の合計点数を引いて下さい（下図参照）．
　高得点ほど強い呼吸困難を表します．最高得点は，呼吸努力感：20 点，呼吸不快感：12 点，呼吸不安感：16 点，総合的呼吸困難：48 点です．

各下位尺度ごとに，回答された得点を加算

　呼吸努力感＝(項目 4＋項目 6＋項目 8＋項目 10＋項目 12)－5　＝　　点

　呼吸不快感＝15－(項目 1＋項目 2＋項目 3)　＝　　点

　呼吸不安感＝(項目 5＋項目 7＋項目 9＋項目 11)－4　＝　　点

各下位尺度の得点を加算

　総合的呼吸困難　＝　　点

図 11-7　Cancer Dyspnoea Scale

(Cancer Dyspnoea Scale―マニュアル―：http://pod.ncc.go.jp/documents/CDS-Manual.pdfより転載．閲覧日：2017.9.12)

③その他

　臨床的に実施されてきたモルヒネ吸入やフロセミド吸入は，効果における明らかな根拠がないことから推奨されない．また，オピオイドのなかでフェンタニルの全身投与も明確な根拠がないことから推奨されない．がん性リンパ管症や上大静脈症候群，主要気道閉塞では，腫瘍周囲の浮腫や炎症を抑制することから，コルチコステロイドの使用を検討する余地はある．ただし，コルチコステロイドの投与開始後は，有効性と消化管潰瘍や感染症の増悪などを慎重に評価し，効果がない場合は速やかに中止することが推奨される．

3）看護ケア

　呼吸困難は，がんの症状のなかでも特に苦痛が強いことから不安が生じ，さらに呼吸困難を悪化させてしまうことがあるため，さまざまな視点からアセスメントしてケアすることが必要である．また，症状の程度に合わせて患者は日々の生活スタイルを変更していくことを余儀なくされるが，症状が急にあらわれたり，増悪した場合には患者は混乱をまねくことになるため，症状やその増強因子や緩和因子，好み，全身状態，予後の見通しを総合的に判断し，非薬物療法を実施することが重要である．

(1) 環境調整

　換気や温度を調整する．呼吸困難のある患者に酸素の代わりに空気を流しただけでも症状が緩和することがあるということが報告されたことから，室内の換気をしたり，うちわや扇風機などで涼風を当てることで呼吸困難が緩和されることが考えられている．また，室温は低めに設定する方が呼吸困難は緩和されやすい．日常生活でよく使うものは身の回りに置いておいたり，圧迫感を避けるために布団は軽めのものを使用するなど，環境を整えることが必要である．

(2) 活動と安静

　活動することで酸素を消費し呼吸困難を引き起こしやすくなる．そのため生活範囲を整えたり，活動の途中に休息をいれること，また補助具を用いたり，ゆっくり行うようにするなど酸素の消費を最小限にしてエネルギーを保存することも必要である．

(3) 安楽な体位

　基本的には患者が楽と感じる体位をとるようにする．呼吸筋の緊張を解き，横隔膜を下げる姿勢をとることで胸郭が広がり呼吸面積が広くなる．その結果，換気量が増すことから，セミファーラー位をとることで症状が緩和できることがある．

(4) 呼吸法のトレーニング

　腹式呼吸や口すぼめ呼吸等の呼吸法のトレーニングは，呼吸困難の軽減に有用であることが示唆されている．呼吸法は呼吸困難が起きたときに急にはできないため，普段から指導し練習しておくことも大切である．

　また，現時点では十分に明らかにされていないが，運動療法や呼吸理学療法等の呼吸リハビリテーションも介入されてきている．全身状態の悪化したがん患者に対する適切なリハビリテーションの方法は十分には検討されていないが，患者の個別性に応じ，実現可能性を考慮して，検討する．

(5) 送　風

　扇風機やうちわ等で顔に送風する方法は呼吸困難を軽減する簡便な方法であり，自宅療養においても実施しやすく，経済的な方法であることが示唆されている．患者の好みに応じて実施することを検討する．

(6) 排便コントロール

　オピオイドなどの薬剤や運動量の低下は便秘を誘発し，便秘による腹部膨満は横隔膜を挙上させ呼吸困難を悪化させる要因となりうる．また，排便時の努責は酸素消費量を増加させるため，便は柔らかめにコントロールする必要がある．酸素消費量を余分に増加させないように毎日の便の性状や量を観察し，下剤の調整や温罨法，マッサージなどを行いながら病態や状況に合わせた排便コントロールを行う．

(7) 口腔内保清

　酸素投与や薬物療法により口腔内の乾燥がみられることが多く，その結果，不快感や感染を助長させるため，含嗽や加湿器の使用などで口腔内の保清や保湿を行う．

(8) リラックスできる時間の確保

　リラクセーションや音楽療法，イメージ療法，アロマセラピーなどで自らの意思で心身をリラックスできることを体験してもらったり，呼吸に集中しがちな注意を分散させるようにすることも有用であるため，患者の好みに合わせて行うようにする．

(9) 精神的ケア

　呼吸困難は不安や恐怖，自己コントロール感の喪失を引き起こし，さらなる呼吸困難の増悪をもたらすため，看護師の速やかな対応が必要である．家族と協力して患者のそばにいる時間を増やすことが症状の改善につながり，今後の不安の軽減をはかることができる．マッサージやタッチングなどは副交感神経を優位にすることでリラックス効果が得られるため，いくつかのケアを同時に行い，そばにいる時間を保証することで安心感をもたらすことができるため症状緩和に効果的である．

3　評価の視点

　呼吸困難は主観的な症状であるため，症状の程度と患者の満足度が最も重要な評価の視点である．そして症状緩和のための治療や看護ケアの効果，改善の程度，それに対する患者の満足感を評価することも必要である．また，オピオイドによる眠気など，使用薬物の副作用による苦痛，酸素療法によるわずらわしさや不快感など，患者の負担も考慮しながら，総合的に評価することが必要である．

[引用文献]

1) 日本緩和医療学会緩和医療ガイドライン作成委員会編（2016）がん患者の呼吸器症状の緩和に関するガイドライン 2016 年版，p. 14，金原出版．
2) Manning, H.L., Schwartzstein, R. M.（1995）Pathophysiology of dyspnea. N Engl J Med, 333（23），pp. 1547-1553.
3) Shaiova, L. A.（1999）Management of dyspnea in patients with advanced cancer. Healthcare, 2, pp. 1-11, Lippincott Williams & Willkins.

4) Reuben, D. B., Mor, V. (1986) Dyspnea in terminally ill cancer patients. Chest, 89 (2), pp. 234-236.

[参考文献]

1. Twycross, R. G. ほか著，武田文和監訳（2010）トワイクロス先生のがん患者の症状マネジメント第2版，医学書院．
2. 米国臨床腫瘍学会編，新井和子，向山雄人訳（2003）ASCO公式カリキュラム がん症状緩和の実際，呼吸困難，ヘスコインターナショナル．
3. 田村恵子編，芽根義和，原真幸，尾立和美（2002）がん患者の症状マネジメント，pp. 96-101，学習研究社．
4. ターミナルケア編集委員会編，外須美夫，田中桂子ほか（2001）わかるできるがんの症状マネジメントⅡ，ターミナルケア，11，10月増刊号，pp. 142-174．
5. 田中桂子（2007）がん患者の症状緩和 呼吸困難，緩和医療学，9（1），pp. 73-76．
6. 田中桂子（2007）症状コントロール：呼吸困難，日本臨床，65（1），pp. 63-67．
7. 清水麻美子（2008）呼吸器症状のマネジメント 呼吸困難，月刊ナーシング，28（4），pp. 102-105．
8. 小松茂，小倉高志（2008）肺癌治療におけるリスクマネージメント：呼吸管理，呼吸，27（5），pp. 500-504．

7 リンパ浮腫

1 症状の特徴

　リンパ浮腫は「リンパの輸送障害に組織間質内の細胞性たんぱく処理能力不全が加わって，高たんぱく性間質液が貯留した結果，発生する臓器や組織の腫脹」と定義[1]される．リンパ浮腫の症状は，むくみ，皮膚病変が主であるが，疲労感や心理・社会的問題もきたす．リンパ浮腫のむくみはゆっくりとびまん性に進行するのが特徴であり，やがて皮下組織内の線維化が進むと高たんぱく性浮腫に変化し，「硬い浮腫」といわれる状態になる．

2 病　態

　リンパ浮腫は，リンパ液の輸送障害の原因が明らかな**続発性リンパ浮腫**と，原因不明な**原発性リンパ浮腫**とに分類される（表11-19）[2]．がん治療の基本は手術療法であるため，がん術後に生じるリンパ浮腫は，手術によるリンパ節摘出にともなうリンパ管系の閉塞・遮断によって発症する可能性が高い．また，放射線照射などによるリンパ液の還流障害も原因として考えられている[3]．そのため，がん術後に発生するリンパ浮腫は続発性リンパ浮腫に分類される．続発性リンパ浮腫の原因疾患として圧倒的に多いのは，子宮がん手術後の下肢リンパ浮腫と乳がん手術後の上肢リンパ浮腫である．

　続発性リンパ浮腫は患肢中枢から末梢に向けて浮腫が広がっていくことが多い．皮膚病変としては，皮膚の乾燥・硬化，角化と象皮症，多毛がみられる．心理・社会的問題としては，ボディ

表11-19 リンパ浮腫の分類

原発性（一次性）リンパ浮腫	発症の原因疾患が確定しないもの
先天性リンパ浮腫	生まれついて浮腫を発症しており，リンパ管の形成不全・発育不全が主因
早発性リンパ浮腫	35歳以前に浮腫を発症した場合で，原発性リンパ浮腫の大部分を占める
晩発性リンパ浮腫	35歳以降にリンパ浮腫を発症した場合で，女性の場合，妊娠・出産の影響やその他全身疾患の影響が考えられる
続発性（二次性）リンパ浮腫	発症の原因疾患が確定しているもの
	手術（子宮がんや乳がん等）後や外傷 フィラリア感染症（日本では少ない） 深部静脈血栓症（phlebolymphedema：静脈性リンパ浮腫） 悪性腫瘍の増悪（悪性リンパ浮腫） その他

（小川佳宏，リンパ浮腫の疫学および診断：加藤逸夫監修，松尾汎編(2003)リンパ浮腫診療の実際，p. 31，文光堂より転載，一部改変）

イメージの障害やリンパ浮腫が長い経過をたどることから抑うつ傾向を生じる危険性も否定できない．また，リンパ浮腫はしばしば蜂窩織炎や急性皮膚炎，白癬症・皮膚感染症やリンパ漏などの合併症をきたすため，予防的介入が重要である．

3 症状緩和のケア

1 地道なセルフケア

　高度に発展した現代医療にあっても，リンパ浮腫に関する限り侵襲的な積極的治療は推奨されていない．多くのリンパ浮腫患者は当然のことながら，劇的な改善と永続的な完治を期待して病院を受診する．しかしながら，その期待はかなえられず，一生地道にセルフケアをしなければならないことに挫折し，性急な治療効果を求めるあまり各種リンパ浮腫に対する手術を受けては悪化をきたす．

　リンパ浮腫は，いまだ完治に至る治療法はなく治療の第一選択肢は「スキンケア，圧迫療法，圧迫下での運動，用手的リンパドレナージ，日常生活指導」で構成される複合的治療である．複合的治療は，「複合的理学療法（スキンケア，圧迫療法，圧迫下での運動，用手的リンパドレナージ）」に日常生活指導を加えたものである．

　用手的リンパドレナージは，障害部を迂回して表層のリンパ系を介しリンパ液を誘導するというものであり，圧迫療法には大きく分けて，弾性包帯による圧迫と弾性着衣装着による圧迫の2通りがある．弾性包帯での圧迫は貯留したリンパ液を排液するのに効果的で，弾性着衣はリンパ浮腫の減退した状態を維持し改善することに貢献する．

2 複合的治療の適応と禁忌

　治療を行うことによって良い結果が得られるものは原発性・続発性リンパ浮腫，慢性静脈不全，脂肪性浮腫，周期性突発性浮腫，手術後の一時的なむくみ，外傷や創傷によるむくみ，リウマチ性疾患やズディック症候群でむくみを生じた時期，廃用性浮腫などである．これらが複合的理学療法の適応となるむくみである．

　反対に治療を行うことで，身体に悪影響をおよぼす場合もある．複合的治療を行うことのでき

ない場合とは，例えば心臓の働きが低下している場合などである．この場合は，治療をすることによって心臓に戻る血液の量を増やしてしまい，心臓に対してさらに負担をかけてしまう．また，感染症による急性の炎症時（蜂窩織炎など）には，炎症を全身に広げてしまうことになるため複合的治療は行わない．適応と禁忌については表11-20に示す．

表11-20　複合的理学療法の適応と禁忌

1）適応
　①原発性リンパ浮腫（主に形成不全によるもの）
　　先天性リンパ浮腫，早発性リンパ浮腫，晩発性リンパ浮腫など
　②続発性リンパ浮腫（解剖学的にリンパ管系の流れが封鎖された場合）
　　悪性腫瘍の外科的治療，放射線療法，フィラリア症など
　③その他の浮腫
　　脂肪性浮腫，脂肪性リンパ浮腫，慢性静脈機能不全症による静脈性リンパ浮腫，静脈性脂肪性リンパ浮腫，周期性続発性リンパ浮腫，リウマチ様疾患に起因する関節拘縮から生じる浮腫，硬化症，外傷および手術後の腫脹，廃用性浮腫，ズディック症候群，脳炎性リンパ液うっ滞など
2）医療徒手リンパドレナージの禁忌
　①一般禁忌
　　・感染症による急性炎症
　　・心性浮腫，心不全
　　・下肢静脈の急性疾患（深部静脈血栓症，急性静脈炎など）
　　・悪性腫瘍による浮腫（相対的な禁忌）
　②局所禁忌
　　a．頸部のマッサージに関する禁忌
　　　（頸部の急性疾患，血圧昇降やホルモン分泌の急激な変化が危惧される場合など）
　　　禁忌例・甲状腺機能亢進症
　　　　　　・頸動脈洞症候群
　　　　　　・不整脈
　　　　　　・高齢者（相対的な禁忌）
　　b．腹部深部のマッサージに関する禁忌
　　　（腹部の急性・慢性疾患，妊娠中，腹腔内の手術や照射療法後など）
　　　禁忌例・腹部の急性・慢性疾患
　　　　　　・放射線性腸炎，放射線性膀胱炎
　　　　　　・大動脈瘤
　　　　　　・腸閉塞症の既往がある場合
　　　　　　・骨盤内静脈血栓症の既往がある場合
3）バンテージ療法の禁忌
　　・心性浮腫，心不全
　　・動脈閉塞性疾患
　　・相対禁忌：高血圧，狭心症，不整脈，強皮症，関節リウマチ，ズディック症候群，真性糖尿病，感覚障害，乳幼児など

（佐藤佳代子編(2010)リンパ浮腫の治療とケア　第2版，p.38，医学書院より転載）

3　治療計画の立て方と看護ケア

　リンパ浮腫患者は，リンパ浮腫に対する社会認識の低さに悩まされるうえに複合的治療を永続的に施行しなければならない．またリンパ浮腫は，倦怠感，痛み，しびれ，感覚鈍麻，皮膚の乾燥といった身体症状はもとより，そこから派生した生活行動の制限に加え，外見の変化による自尊感情の低下が交錯して患者のQOLを著しく低下[4]させる．複合的治療の開始にあたって，看護師はリンパ浮腫という身体的症状だけでなく，そこからもたらされる，その人の反応を包括的

にとらえ診断し対処していくことが重要である．看護師が行うリンパ浮腫ケアのゴールは，リンパ浮腫患者が，不本意ながらも抱えることになってしまったリンパ浮腫を自らの体験として受け入れ，悪化を予防するセルフケア行動を習得し，症状をコントロールしながらリンパ浮腫とともに生きていける力を獲得させることである．したがって，看護活動は患者の自助力を支えエンパワーすることである．そのため，治療計画は患者の生活を基盤とし，一生地道にリンパ浮腫とつき合っていかなければならない患者を中心としたものでなければならない．また，患者を取りまく家族や社会背景も考慮したものでなければならない．リンパ浮腫に苦しむ患者が，病を抱えながらも自分らしさを回復するプロセスを支援するのであるから，患者の立場に立ち，患者に寄り添い，患者と話し合いながら無理のないよう計画していく必要がある．

4 スキンケア

リンパ浮腫の皮膚は，表皮角質層のバリア機能の低下，および菲薄化と皮膚の弾力性保持に不可欠な真皮の膠原線維や弾性線維の機能低下によってもたらされる皮膚の硬化が特徴である．さらに，循環血流のうっ滞による皮膚温の低下をきたす場合もある．そのため，リンパ浮腫の皮膚は乾燥し，組織内免疫能の低下による易感染状態におちいる．加えて，それまでの健康な皮膚に徐々に過剰な組織間液が貯留することによって，毛根や汗腺を刺激し，過剰発汗を生ずることもある[5]．

日常生活を送るうえで皮膚の感染や炎症を起こす機会は無数に存在する．そのため，皮膚の清潔保持や保湿に心がけ，皮膚を傷つけた際には消毒する等の予防的スキンケア習慣が重要となる．また，リンパ浮腫は皮下組織にたんぱくを多く含む水分が貯留した状態のため，多毛となる．美容上剃毛する場合は，皮膚の負担を軽減するためにすべりのよくなるクリームを使用することおよび細心の注意を払って安全カミソリを使用する．また，できるだけ剃毛せずに自然のままでいることを体毛の役割も含めて説明し，勧めることも大事である．

5 用手的リンパドレナージ

用手的リンパドレナージは，患肢に過剰に溜まっている組織間液やリンパ液を柔らかい手技によって適切な方向に誘導するものである．結果，リンパ液うっ滞のために変化・硬化した皮膚の状態を改善させる．

リンパ液は，弁構造のない毛細リンパ管から弁構造のある集合管に移動し，集合管はリンパ節へとリンパ液を一定方向へ運搬する．リンパ節はそれぞれリンパ液の回収を担う領域が決まっているため（図11-8），機能低下を起こしているリンパ節部分を迂回し，健康なリンパ節にリンパ液を誘導する必要がある．そのため，リンパの連絡路（図11-9）を使用して，ドレナージを行うことが大切である．患者にセルフケアとして習得してもらい，リンパ浮腫とうまくつき合ってもらうことが重要となる．

6 圧迫療法

リンパ液のもととなる組織間液は毛細血管からしみ出すため1日中つくられる．そのため夜間にも圧迫して組織間の圧力を上げ，組織間液がつくられにくくすることが必要となる．圧迫療法は，組織圧を高めることによって，組織に溜まった液をリンパ管に取り込みやすい状態をつくるのに効果的である．また，用手的リンパドレナージで体幹まで誘導したリンパ液を再び手足に戻さないためには，重力に抵抗する圧迫力が必要となる．したがって，圧迫療法にはドレナージにより排液した貯留液を再び患肢に逆流しないように防ぐ効果も併せもつ．さらに，圧迫することにより静脈の流れがよくなるとともに障害されていたリンパ管の弁機能も改善し，リンパ液の流

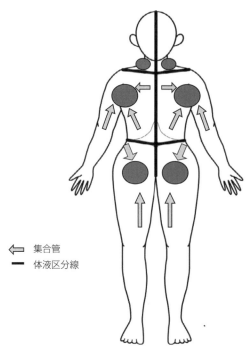

図 11-8　リンパ液の回収領域

（小川佳宏（2004）リンパ浮腫ケアの基本構想，看護学雑誌，68（7），p.627 より作成）

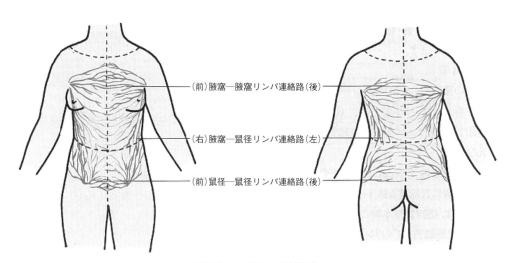

図 11-9　リンパ連絡路

（加藤逸夫監修，佐藤佳代子（2006）リンパ浮腫治療のセルフケア，p.29，文光堂より転載）

れが改善されることにつながる．このように圧迫は，複合的治療のなかで最も優先すべきケアであるといっても過言ではない．

　圧迫方法には，弾性包帯を用いた圧迫方法と弾性着衣での圧迫方法がある．集中的に排液した

い場合には弾性包帯を，現在の状態を維持して増悪するのを防ぐ目的であれば弾性着衣を選択する．弾性包帯と弾性着衣の利点と欠点を表 11-21 に示す．

表 11-21　弾性包帯と弾性着衣

	弾性包帯	弾性着衣
利点	・自由自在に圧迫力を変えることができる（圧迫力の調整が容易） ・重症例やリンパ漏等，どのような患肢の状態でも使用できる（患者に合わせることが可能） ・主に浮腫の改善に使用	・外出や日常生活に向いている（着用することによる普段の生活への支障が少ない） ・患肢の状態で使い分けることが可能（手指がないものであったり，腹部まで圧迫するものであったりと使い分けが可能） ・浮腫の悪化防止に使用
欠点	・外出には不向き ・圧迫方法が複雑で，習う必要がある（習得するのにある一定の時間が必要）	・重症例には使用困難 ・誤ったはき方で浮腫が悪化することがある ・着脱にコツがあり，手伝いが必要なこともある

（作田裕美（2009）リンパ浮腫　ケア技術とセルフケア支援，p. 61，日総研出版より転載）

7　圧迫下での運動

　弁構造のないリンパ毛細管であるが，それらが合流した集合管には静脈同様に逆流防止弁の構造が存在する．また，リンパ管は内皮細胞周囲の平滑筋の働きによって，リンパ液を運搬する自動収縮運動を 1 分間に 10 回行っている．通常，運動によって筋肉の収縮弛緩が起こり，リンパ管を圧迫刺激する．このことによって，リンパ管の自動運動が活性化され，リンパ管内のリンパ液の流れが促進される（筋肉ポンプ）．しかし，皮下組織に過剰な水分が貯留した状態のリンパ浮腫の場合，リンパ液の漏れ出しや逆流が生じていることが多く，筋肉運動だけでは筋肉ポンプの効果があらわれにくい．したがって，患肢を外部から圧迫して皮下組織の圧力をリンパ管内より高くしリンパの漏れ出しを防いだうえで運動することによって，筋肉ポンプ作用を最大限に発揮させることが可能となる．

　このように圧迫下での運動は効果的であるが，リンパ浮腫患者が日常生活のなかに何か特別な新しい運動を取り入れるよう努力することは少々困難を要する．運動を継続させ，効果を期待するには，特別な運動プログラムを立てノルマ化するより，患者が日々行っている生活習慣のなかに運動の要素を取り入れていくことが鍵となる．要は，日常生活動作に含まれる細かな関節の動きにともなう筋肉の収縮と弛緩を期待し，意識的に生活動作を楽しむことである．その際，どのような運動を，どの習慣のなかに，どの程度取り入れるのか，患者の生活習慣を知り，患者とともに考えていくことが重要である．

[引用・参考文献]
1) Földi, M., Kubik, S.（2002）Lehrbuch der Lymphologie für Mediziner und Physiotherapeuten. Urban & Fischer.
2) 小川佳宏，リンパ浮腫の疫学および診断：加藤逸夫監修，松尾汎編（2003）リンパ浮腫診療の実際，p. 31，文光堂.
3) 香川直樹ほか（2007）乳癌術後上肢リンパ浮腫の予測因子，日本臨床外科学会雑誌，68（5），pp. 1082-1087.
4) 作田裕美，宮腰由紀子，片岡健，坂口桃子，佐藤美幸（2007）乳がん術後リンパ浮腫を発症した患者の QOL 評価，日本がん看護学会誌，21（1），pp. 66-70.

5）前掲書2），pp. 21-29.

8 下肢浮腫

1 症状の特徴

1 定 義

　浮腫とは，組織間隙に過剰な水分が貯留した状態をさす[1]．または，組織を構成する細胞群，毛細血管やリンパ管といった脈管系や膠原線維などの支持組織の隙間を満たしている組織間液が異常に増加している状態のことをいう．全身のどの部位であっても，組織間隙に過剰な水分が貯留すれば浮腫が生じる．

2 QOLにおよぼす影響

　浮腫は，細胞間液と血管内にある体液のバランス異常が起こることで発生し，いわゆる「むくみ」がみられる状態である．浮腫自体を改善することは困難な場合が少なくなく，進行がんおよび終末期がん患者に多くみとめられる苦痛症状の一つである．重だるさといった身体的苦痛を生じさせるだけでなく，浮腫の程度によっては歩きにくさなど日常生活に支障をきたし，患者のQOLを低下させる．さらに，ボディイメージの変容から死が間近に迫っているという精神的な不安をもたらす．

　また，浮腫のある皮膚は薄く伸展して傷つきやすく，汗腺や脂腺の機能も低下している．多くは乾燥し，皮膚の弾力性が低下するために容易に圧痕がつき，皮膚の感染や外傷などスキントラブルを起こしやすい状態にある．

2 病 態

1 全身性・局所性

　浮腫は全身性と局所性とに大別され，細胞間液と血液内にある体液のバランス異常が起こることで発生する．浮腫のもととなる水分は血管壁を介して外に流出し，組織液として細胞の周りを覆うように停滞する．その後，静脈の壁を通り血管の中に戻る．この際，戻りきれなかった水分はリンパ管を通って排水されるが，何らかの影響で組織間液が貯留・増大することで引き起こされる．

2 原 因

　浮腫には表11-22に示すようにさまざまな原因があるが，終末期のがん患者においては急激に発症・進行することが多い．さらに，がん終末期では低栄養状態，腹水などによる血漿膠質浸透圧低下やがんの侵襲だけでなく，悪液質になると炎症性サイトカインが上昇し炎症性浮腫の病態となる[2]．多くの要因が混在し，相互に作用して浮腫を増長させている．

表11-22 浮腫の原因と分類

原因		全身性浮腫	局所性浮腫
組織液の供給異常	①平均毛細血管圧の上昇	うっ血性心不全，腎不全，腎炎，電解質異常	深部静脈血栓，静脈瘤
	②血漿膠質浸透圧の低下（アルブミン濃度の低下）	ネフローゼ症候群，肝硬変，栄養失調	
	③毛細血管浸透圧の亢進	がん悪液質，薬剤アレルギー反応	熱傷，炎症，外傷
リンパ液の回収異常	④リンパ管の閉塞・発育不全・運搬経路の異常		リンパ浮腫
組織コンプライアンスの異常	⑤高齢者や代謝異常による皮膚の弾性低下によるもの		

(加藤逸夫監修，小川佳宏，佐藤佳代子(2008)浮腫疾患に対する圧迫療法，p.27, 文光堂より転載，一部改変)

1）毛細血管圧の上昇

　心機能障害によって心臓の右心系が機能低下を起こすと静脈血が肺に送り出されにくくなり，静脈側にうっ帯を生じ，毛細血管の静脈側の血圧が高くなる．組織に浸出した水分の回収量が減少し，組織に水分が滞留する．もともと心疾患の既往がなくても，がんの終末期では身体組織が必要とする十分な血液量を送り出せない状態となっていることがある．

2）血漿膠質浸透圧の低下（アルブミン濃度の低下）

　肝硬変や肝転移，肝細胞がんの終末期では，肝機能障害によってアルブミンの合成能低下により，血液の膠質浸透圧が低下し（血管内に水分を保持できなくなるため），組織に水分が滞留し浮腫が起こる．

3）毛細血管浸透圧の亢進

　腎機能障害によって水分の排泄量が低下すると体血液循環量が増し，毛細血管の動脈側の血圧が高くなり，組織に余計な水分が浸出してしまい浮腫が起こる．

4）リンパ管の閉塞・発育不全・運搬経路の異常

　リンパ管は組織の水分を回収して静脈に運ぶ働きがあり，正常な状態では，水分の滞留はすべてリンパ管の働きで解消されている．これが閉塞すると，末梢の組織から水分が回収できなくなり，滞留を起こす．

5）高齢者や代謝異常による皮膚の弾性低下によるもの

　高齢者は年齢による各臓器の機能低下があり，かつしばしば種々の疾患を患っていることが多い．また疾病治療のためにさまざまな薬剤を内服している．浮腫が加齢によるか，疾病に関連しているか，薬剤性か，浮腫の原因や誘因となっているものを把握する．

3 症状緩和のケア

1 アセスメントと看護診断

浮腫は病態により対処方法が異なってくるため，がんの進行程度や合併症を確認し，その他の原因の浮腫とも鑑別する必要がある．また，がんの終末期には，循環不全，低たんぱく血症などによる浮腫とリンパ浮腫が混在していることも多く，両方に対応することが必要となる．ケアにあたっては患者のがんの病態を十分にアセスメントしたうえで取り組み，患者の生活を整えるという視点から考えて，いかにしてよりよい状態・環境をつくっていくかが大切となる．浮腫による苦痛は改善が困難なことも多いが予防的な視点をもち，浮腫の特徴を十分に理解したうえで，患者にとってどのようなケアが最適であるかを検討する必要がある．

＃1：体液量過剰
目標）原因に応じた対処と二次的障害の予防に努める．

2 治療・ケア

1）治　療

浮腫は，さまざまな要因でみられる症状であり，その治療においては原因治療が原則である（表11-23）．また，浮腫は患者の自覚だけでなく，他覚的にも明らかな症状であるため，患者が有する浮腫の状態や程度などを細かく知ることが大切である（表11-24）．全身性の浮腫か局所性の浮腫か，両者が複合したものか判断し，対処が可能な場合にはそれらの原因への対応が重要である．薬物療法では，利尿薬がよく使用されるが，腎機能や電解質バランスに注意し，また予後を考慮

表11-23　浮腫に対する主な治療

分　類		治療法
全身性浮腫	・心性浮腫：心疾患 　うっ血性心不全（毛細血管内圧の上昇など）	・薬物療法 　適応に十分アセスメントして使用
	・肝性浮腫：肝疾患 　肝不全（血漿膠質浸透圧の低下など）	
	・腎性浮腫：腎疾患 　急性糸球体腎炎，ネフローゼ症候群，腎不全 　（糸球体濾過率の低下，血漿膠質浸透圧の低下など）	
	・内分泌性浮腫：甲状腺疾患 　甲状腺機能低下症（組織間膠質浸透圧の上昇など）	
局所性浮腫	・静脈性浮腫 　静脈血栓塞栓症（組織膠質浸透圧の上昇など）	深部静脈血栓にともなう急性のものと，慢性静脈不全により発生する慢性のものとに区別され，原因に適した治療を選択
	・リンパ性浮腫 　リンパ節郭清，リンパ管炎など（リンパ液の通行障害など）	マッサージや圧迫，適切な体位の工夫や運動，皮膚ケアと感染予防を含む複合的理学療法が必要
	・炎症性浮腫	急性感染症炎症(蜂窩織炎など)による場合は抗菌薬や消炎剤を投与

表 11-24 浮腫のアセスメントの視点

浮腫の部位	眼瞼, 顔面, 上肢, 下肢, 足背, 胸部, 腹部, 背部, 殿部, 陰部
浮腫の程度	皮膚の状態（乾燥, 硬さ, 張り, しわ感, 発赤の有無, 熱感など） 圧痕が残るか, 指の皮膚はつまめるか
随伴症状の有無と程度	体重増加, 尿量の減少, 全身倦怠感, 血圧の上昇, 感染, 心不全など
日常生活動作への影響	食事, 排泄, 着替え, 移動動作などへの影響 衣類, 下着や履物による締めつけの有無と程度
浮腫に対する患者・家族の思い	患者・家族が手足のむくみをどのように捉えているかを評価する

して適切に使用する．低栄養状態に対して高カロリー輸液が選択されることがあるが，がん悪液質の状態では，改善にはつながらないことがある．そのため，適応について十分に考慮する必要がある．

2）ケア

患者のがんの病態の適切なアセスメントに基づき，全身的な観察を行いながら患者にとって安楽が優先される．以下にケアの方法について示す．

(1) 体位の工夫
〈枕やクッションなどで調整・工夫する〉

浮腫のある下肢を枕やクッションを使用しできるだけ挙上させ，静脈還流を増加させて浮腫の軽減をはかる（静脈圧の上昇が緩和し，静脈とリンパ系への還流が促進され浮腫が軽減する）．また，挙上することにより重力で体液が移動することになり，間質液の静脈やリンパ管への還流を増加させる．坐位時も，クッションなどを利用して，少しでも下肢を挙上できる体位を工夫していく．

(2) 皮膚のケア

浮腫のある皮膚は，薄く伸展して傷つきやすくなっている．そのため浮腫のある患者では，皮膚の清潔，保湿，感染を起こさないことが目標となる．保湿性のあるクリームや軟膏を塗布し，むくんだ皮膚が乾燥してひび割れを起こして感染が起こらないように努める．また，ゆったりとした衣類や履物を選んだり，体圧分散マットレスなど寝具を工夫し褥瘡予防をはかっていく．

(3) 保温

浮腫のある部位の皮膚は血行が障害されているため，冷感や痛みを感じることがある．保温によって皮膚血管を拡張させて循環をよくし，組織間液の還流を促すことは必要である．入浴や足浴で温めたり，電気毛布，湯たんぽ，使い捨てカイロなども浮腫の軽減に効果的であるが，浮腫がある場合は低温やけどを起こしやすいため，温度や時間に注意が必要である．

(4) 圧迫ストッキング，弾力包帯の着用の検討

外部から適度に圧迫することにより間質組織圧を高め，毛細血管の透過性を抑えるとともに組織間液やリンパの再貯留を防ぐ効果がある．しかし，がんの終末期では心不全や肝臓，腎臓の障害をともなっている場合があるため，マッサージを行ったり，圧迫を行うことが逆に身体に負担になったりすることがあるので注意が必要である．

(5) 二次的障害の予防

皮膚の耐久性の低下や乾燥により，本来のバリア機能が低下するため細菌の侵入が容易となり感染が起きやすく，感覚もにぶっているため，損傷を起こしやすい状態にある．また，皮膚からの漏出液があるときは感染や炎症を起こしやすい．皮膚のバリア機能を維持するために，より清潔に保つようにし，保護に努めることが重要となる．

(6) 精神面のケア

浮腫による外見の変化や歩行困難などのADLの制限は患者にとって精神的負担となり，QOLの低下につながる．スキンケアはタッチングの効果もあるため，看護師だけでなく，家族にも手伝ってもらうことで，患者の安心感や関係性の深まりにつながる[3]．

3　評価の視点

浮腫の成因はさまざまであり，看護ケアは各個人の症状，年齢，病気の種類などによって変わってくる．ケアの評価として，浮腫部の計測値の変化や皮膚温，尿量の変化があげられるが，浮腫自体を改善することは困難な場合が多い．適切にケアするためには原因の特定はもちろん，浮腫に関する豊富な知識・アセスメントが必要である．

[引用文献]
1) 田村恵子編，諏訪直子 (2010) がんの症状緩和ベストナーシング, pp. 95-98, 学研メディカル秀潤社.
2) 清水けい子 (2009) 終末期がん患者のスキンケア：浮腫のある患者, がん看護, 14 (7), pp. 751-754.
3) 奥朋子 (2009) リンパ浮腫：全身状態を考慮した症状マネジメント，総特集　患者の選択を支えるために最期まで考えるQOL, ナーシング・トゥデイ, 24 (6), pp. 127-137.

[参考文献]
1. ターミナルケア編集委員会編 (2001) わかるできるがんの症状マネジメントⅡ, ターミナルケア, 11, 10月増刊号．
2. 吉田有里 (2005) 身体症状とケア (9) 浮腫，総特集　Q&A認定看護師に聞く一般病棟での緩和ケア, ナーシング・トゥデイ, 20 (6), pp. 74-75.

9 睡眠障害

1 症状の特徴

睡眠障害とは，睡眠についてのさまざまな問題である．睡眠障害国際分類第2版 (ICSD-2) では，①不眠症，②睡眠時無呼吸症候群などの睡眠関連呼吸障害，③中枢性仮眠症，④概日リズム睡眠障害，⑤むずむず脚症候群（レストレスレッグス症候群）などの睡眠時随伴症，⑥睡眠関連運動障害，⑦孤発性の諸症状・正常範囲と思われる異型症状・未解決の諸問題，⑧その他の睡眠障害——の8つに細かく分類される[1]．

なかでも，**不眠症**はがん患者の30～50％にみとめられる頻度の高い症状の一つである[2]．が

ん患者の不眠の原因は多様で，複数の原因が複雑にからんでいる．がんの進行にともない，より複雑さが増し，QOL低下に関連する．また，不眠症のほかにも，がんにより特殊な睡眠障害が引き起こされる．**睡眠時無呼吸症候群**は進行肺がんでみられ，がんによる上気道の狭窄や閉塞のため睡眠時に換気の停止がくり返しあらわれ，日中には強い眠気が生じる．レストレスレッグス症候群は，臥位で下肢を動かしたい衝動が増強して睡眠を妨げる病態であるが，腎機能障害や肝機能障害などが関連すると考えられており，がんによる臓器不全から起こる可能性もまれではない．

以下，がん患者の多くが経験する不眠症について述べる．

1 定　義

不眠症は，成人の19％が訴えをもち[3]，臨床で最も高頻度にみとめられる病態で，睡眠の開始と維持の障害である[4]．睡眠の問題のために昼間の気分や日常生活機能に支障があると患者が自覚している状態[5]をさし，入眠障害（寝つきが悪い），中途覚醒（夜中に目が覚める），早期覚醒（朝早く目が覚める），熟眠障害（十分寝たという満足感がない）に分けられる．単に睡眠時間の短さをさすのではなく，患者の主観的な症状であるため，患者の訴えを中心に考えることが基本である．

2 QOLにおよぼす影響

不眠症により，朝目覚めたときに十分寝たという自覚がなく，身体的疲労が回復しないと眠気や倦怠感が生じ，日常生活や社会生活に支障をきたす．慢性的な睡眠不足から臥床時間が増えると，二次的な合併症を引き起こす可能性もある．疾患による身体的消耗がある場合は，その影響はさらに大きくなる．加えて，集中力や記憶力，思考力が低下すると，気分や情動が不安定になったり，社会生活や治療に関する意思決定にも大きな影響を与える．そして，眠れない時間は疾患や治療，予後への不安を増強させ，ときには恐怖を感じさせる場合もある．不眠は不安や抑うつ，不穏などの精神症状とも関連し，せん妄の前駆症状としてもみられる[6]．

以上のように，不眠症は身体的・精神的・社会生活上に支障をきたし，患者のQOLを低下させる．

2 病　態

1 睡眠のメカニズム

人間が毎日規則正しい睡眠リズムをくり返すのは，恒常性維持機構と体内時計機構の2つのメカニズムによって成り立っているためである．脳は睡眠の量や質を調節しており，ノンレム睡眠とレム睡眠という深い眠りと浅い眠りを一晩に4～5回くり返している．徹夜をした翌日は睡眠時間が長くなるというのは恒常性維持機構の働きである．もう一方の体内時計機構は，サーカディアンリズムによって昼夜のリズムをつくり，睡眠のタイミングを調節する働きである．

2 不眠の原因

一般的に睡眠は，年齢や男女差，個人差，季節の変化に影響を受けるが，これらに加えて，がん性疼痛，嘔気・嘔吐，倦怠感・呼吸困難など，がん患者に特徴的な症状による身体的苦痛や治療に用いられる薬剤，心理精神的問題や社会的苦悩などが睡眠に影響をおよぼす．がん患者の不眠の原因は複雑なため，不眠の原因を5つのPを参考に考えることが有用である（表11-25）．

表11-25 不眠の原因：5つのP

身体的原因 (physical)	痛み，発熱，悪心・嘔吐，かゆみ，下痢，頻尿，消化管閉塞，咳，呼吸苦，倦怠感など，がんの進行や治療にともなう症状
生理的原因 (physiological)	入退院，昼夜逆転，隣室者の騒音などの環境の変化
心理的原因 (phychological)	不安，ストレス，同室者との関係性，ライフイベント，家族への心配など
精神医学的原因 (phychiatric)	恐怖，抑うつ，うつ病，せん妄，アルコール依存症など
薬理学的原因 (pharmacological)	ホルモン剤（ステロイド，甲状腺ホルモンなど），中枢神経刺激薬，抗がん薬，嗜好品（カフェインなど）など

3 症状緩和のケア

5つのPを参考に不眠の原因を明らかにし，不眠を引き起こす原因を取り除くために，患者の睡眠状態についてアセスメントすることが必要である．

1 アセスメントと看護診断

1）アセスメント

(1) 現在の睡眠状態

まず，患者が満足感のある良質な睡眠を確保できているか情報を収集し，アセスメントする．情報とは，起床・就寝時刻，睡眠時間，寝つきやすさ，夜間または早朝覚醒の有無，熟眠感などである．日中の活動量や昼寝の有無も夜間の睡眠に影響するため，夜間の様子だけでなく，日中の過ごし方にも注目しなくてはいけない．

また，治療のために使用している薬剤や入眠のために大切にしている習慣などについても情報を収集する．必要があれば，患者自身が意識していない情報を得るために睡眠中や夜間の様子について家族から話を聞くこともあるが，不眠は患者の主観的な症状であるため，患者の訴えを中心に確認することが大切である．

(2) 平常時の睡眠との比較

発症前や入院前の睡眠習慣と現在の睡眠状態を比較し，評価する．具体的には，①現在の睡眠状況と同様の内容について情報を収集しアセスメントする．

(3) 不眠の原因

5つのPを参考に患者の睡眠を妨げるものを明らかにし，原因に応じた援助を行う．

(4) 不眠により引き起こされている症状

不眠が持続することで，身体的な影響だけでなく，精神的・社会的にも影響をおよぼす．具体的には，身体的影響として顔色不良，頭重感，日中の眠気，倦怠感，疲労感など，精神的影響として注意力・集中力・記憶力・思考力の低下，不機嫌，意欲の低下など，社会的影響として仕事や学業での効率低下，活動性の低下，協調性の低下などの症状について情報を収集しアセスメン

トする.

また,不眠の治療として薬剤を使用している場合,夜間のせん妄を引き起こしたり,転倒・転落のリスクを高めることがあるため,不眠による症状だけでなく,治療により予測される症状にも注意が必要である.

(5) 不眠に対する治療とその効果

現在行われている治療の内容とその効果について評価するために,治療の内容により睡眠状態がどのように変化したか情報を収集しアセスメントする.

2) 看護診断

患者の睡眠状態についてアセスメントし,健康上の問題や生活に支障をきたすなど,QOLの低下をまねくことを看護問題として計画を立案する.基本的には不眠は主観的な症状であるため,患者が最も苦痛に感じていることに焦点を当てるなど,患者を中心に考えることが大切である.

2 治療・看護ケア

1) 原因の対処

まず,不眠の原因となるものに介入する.身体的症状にともなう不眠であれば苦痛症状の緩和を最優先に行い,治療薬の影響であれば,医師と相談し投与時間や薬剤の変更の検討を考慮する.入院による環境の変化にともなう不眠であれば,病室の温度や明るさの調整,寝具の工夫,病室の移動などに配慮をする.

そして,不眠の種類に応じてケアを行う.例えば,入眠障害については,就寝前に足浴を行ったり,患者の好みのアロマなどリラックスして眠りにつけるように促す.

中途覚醒については,夜間の輸液を最小限にするよう調整したり,就寝前に苦痛のコントロールを十分に行い,睡眠が持続されるよう睡眠環境を整える.

2) 非薬物療法

(1) 睡眠衛生指導

睡眠に関する正確な知識を教育し,不眠や睡眠に影響を与える生活習慣の改善をはかる(表11-26).例えば,季節や加齢により生理的に変化が生じることや睡眠時間には個人差があることなどを伝え,具体的な行動を指導することが必要である.がん患者の場合,疾患の進行や治療による身体的な状況に応じて可能な内容を選択する必要がある.

表11-26 不眠を改善するための睡眠衛生

- 就床時刻と睡眠時間にこだわりすぎない
- 規則正しい起床直後の日光(高照度光)曝露
- 午後から夕方の適度な運動
- 適切な睡眠環境の維持
- 寝室を眠る場所として以外には使用しない
- 睡眠を妨げる物質の摂取を避ける(カフェイン,アルコール,ニコチン)
- リラックスする(昼間の労働と関係のない精神的,身体的活動)
  (個人に見合った入眠儀式の習慣づけ)
- 必要に応じた睡眠導入剤の一時的な使用

(内山真,睡眠障害の診断・治療ガイドライン研究会編,山寺亘,伊藤洋(2012)睡眠障害の対応と治療ガイドライン 第2版,p.160,じほうより転載)

(2) 刺激制限

時間や環境（ベッドや寝室）といった刺激を入眠開始と関連づけ直すことを目的とする．具体的には，就寝前の決めごとを行う，眠くなってからベッドに入るようにし，20分たっても寝つけないときはいったんベッドから出て，再び眠くなるまで寝室を離れるようにする．

(3) 睡眠制限

より集中的で効率のよい睡眠が可能となるように，睡眠日記をつける．

(4) リラクセーション法

睡眠を妨げる身体的および認知的な覚醒を低下させる．具体的には，漸進的筋弛緩法，呼吸コントロール法などがある．

(5) 認知行動療法

慢性不眠，高齢者の不眠，うつ病に対する治療法で，不眠に影響を与える行動の修正や認知の再構成を行う．

3）薬物療法

非薬物療法によって効果が得られない場合や，非薬物療法と組み合わせて睡眠薬の使用を考慮する．薬剤の作用時間，血中半減期などの特徴と不眠の種類により，薬剤を選択する．主に使用されているベンゾジアゼピン系，非ベンゾジアゼピン系睡眠薬は，血中半減期により超短時間作用型，短時間作用型，中間作用型，長時間作用型に分類されている[3]．睡眠薬の多くは肝臓で代謝されるが，肝機能障害や肝転移がある患者は薬剤の効果が増強・遷延することがあるため注意する．その場合，せん妄を引き起こす可能性があり，患者の精神症状を観察する必要がある．

内服困難な患者では点滴や坐薬が選択肢となるが，呼吸抑制が生じやすい薬剤もあるため注意する．しかし，むやみに薬物の使用を恐れるのではなく，作用と副作用，注意事項を正確に説明することが必要である．がん患者は治療のため複数の薬を内服していることが多い．「これ以上薬を増やしたくない」，「一度飲んだら，やめられないのではないか」などと睡眠薬に過度な不安をもっていることがあるため，誤解や不安を取り除くことが重要である．

3　評価の視点

不眠の原因が取り除かれるか，または軽減され，量・質ともに満足な睡眠が得られるかどうかについて評価する．睡眠についての満足感や苦痛に関する主観的な視点と，身体的な症状など客観的な視点でも評価することが必要である．実際には，「眠れていますか？」というような尋ね方ではなく，「寝つきはどうですか？」「朝早く目が覚めますか？」「ぐっすり眠れた気がしますか？」などの具体的な表現で確認すると，正確な情報が得られやすい[7]．

［引用文献］

1) 米国睡眠医学会著，日本睡眠学会診断分類委員会訳（2010）睡眠障害国際分類：診断とコードの手引　第2版，医学書院．
2) 松本禎久，小川朝生（2012）がん患者の症状緩和：精神症状（せん妄，抑うつ，睡眠障害など）・倦怠感，Modern Physician，32（9），pp. 1109-1112．
3) 内山真，睡眠障害の診断・治療ガイドライン研究会編，山寺亘，伊藤洋（2012）睡眠障害の対応と治療ガイドライン　第2版，p. 35，じほう．

4) 奈良信雄編著（2017）ナースの内科学　改訂10版, p.17, 中外医学社.
5) 小川聡ほか（2013）内科学書　改訂第8版, p.399, 中山書店.
6) 日本緩和医療学会編（2014）専門家をめざす人のための緩和医療学, pp.254-258, 南江堂.
7) 谷向仁（2013）がん患者にみられる不眠, 特集　がん患者の精神症状へのアプローチ：がん患者にみられる通常の心理反応と精神疾患, 月刊薬事, 55（12）, pp.2167-2171.

[参考文献]
1. 金野倫子（2014）がん治療中における睡眠障害, 心身医学, 54（3）, pp.251-257.
2. 小田正枝編著（2014）症状別看護過程　アセスメント・看護計画がわかる！, pp.249-264, 照林社.

第12章
補完療法

1 補完代替医療

　補完代替医療（complementary and alternative medicine：CAM）とは，通常医療の治療を補うこと，また通常医療の代わりに用いられる医療である．それは，西洋医学と異なった健康概念や哲学をもっており，身体と心の内的バランスを維持し，さらに自然や人間関係など外的環境要因のバランスを維持することにより**自然治癒力**を高めることを重要視している．CAMには伝統医療と民間療法が含まれる．伝統医療はWHO（世界保健機関）に認可され独自の理論体系をもつ医療であり，民間療法は理論体系をもたないが広く一般に使用されている療法である．補完代替医療と現代西洋医療を組み合わせることにより，身体と精神を統合的にとらえ治療する**統合医療**（integrative therapy）とよばれる概念が生まれてきた．

　補完代替医療は，人間を統合的にとらえ，人間がもっている生命力あるいは自然治癒力を高めて病気の回復，健康増進，well-being（安寧）を目指すものである．これは，ナイチンゲールや多くの看護理論家が述べているように，看護ケアそのものであると考える．人間の身体は各臓器や器官が独立しているのではなく，精神，脳中枢神経，内分泌，免疫機能とも関連し，巧妙につくられたフィードバック回路によって相互作用し合って身体・精神の機能を維持している．

1 西洋医学との併用

　健康・医療分野において，このような補完代替医療を西洋医学と併用することにより治療効果を高め，身体・精神的苦痛症状を軽減し，さらに健康維持にも貢献することができる．また，近年の高齢社会において，高齢患者の増加や生活習慣病あるいは慢性疾患の増加にともなって西洋医学と伝統医療との統合医療が試みられようとしている．高齢がん患者の在宅ケアあるいは高齢者施設（老人ホームなど）における緩和ケアが増大するなかで，誰でもできる補完代替医療を患者や家族が使用し，症状マネジメントができれば，患者のQOLによい影響をおよぼすと考えられる．西洋医学は手術や救急救命，急性期疾患（短期間に病気の修復・回復）に対しては顕著な貢献をしているが，生活習慣病や高齢患者（治療の副作用症状が強すぎたり合併症を生じやすいことがある）には，西洋医学と補完代替医療を併用することで相乗効用が期待できる場合がある．

1　伝統医療

　世界各地において，おのおの固有の伝統医学をもっている．これは，自然とともに各地の文化に根ざしてきた医療であり，長年にわたり，それぞれの地域において継承されてきた歴史・伝統をもち，人々の健康を支えてきたのである．西洋医学だけでは治療できない病気や慢性的な特有症状に対して，治療効果を発揮することがある．これには，例えば中国伝統医学，アーユルヴェーダ，ホメオパシー医療，自然療法医学などがある．

2　民間療法

　伝統医学に比較し，体系化されていない音楽療法，食事療法，瞑想療法，アロマ療法，サプリメント療法，スピリチュアル療法などが小集団によりなされており，むしろ，癒しの要素が強いものである．これには，以下のような療法がある．
①心身医療（瞑想，祈り，心理療法，音楽療法，芸術・ダンス療法，バイオフィードバック等）
②生物学的療法（ハーブ，食品，ミネラル・ビタミン類等による療法）

③手技療法（整体，カイロプラクティック，リフレクソロジー，マッサージ等）
④エネルギー療法（気功，レイキ，セラピューティック・タッチ，電磁療法等）

3 西洋医学

　世界中で正規の医学として認められているものである．西洋医学は，近代医学の父とよばれ哲学者でもあったヒポクラテスを祖とし古代ギリシャ医学の流れをくむ伝統医学から近代科学を取り入れて発展してきたものである．近代医学として最も顕著な功績は，感染症治療，救急救命などの外科的治療，化学製剤による薬物治療などである．

2 看護で活用できる補完療法（complementary therapy）

　西欧諸国，特に米国においては肥満や生活習慣病が多くを占め，西洋医学に基づく医療が構造的に国民医療費を高騰させ経済を圧迫してきた事情があり，その解決策の一つとして1990年代に米国政府は補完代替療法に注目し，現在，多くの大学／研究所で研究が行われている．米国の補完代替医療（National Center for Complementary and Alternative Medicine：NCCAM）の分類を表12-1に示す．

　近年，ストレスマネジメントとしての心理療法を行うことでマインドフルネス（mindfulness，心の充実感）を得ることに関心が寄せられており，がん看護にもセルフケアとしてマインドフルネスを取り入れた研究が行われているが，これは看護ケアにおける補完療法であるといえる．

　補完療法に関する看護研究[1,2]のなかに，ストレス軽減あるいは化学療法による副作用（吐き気，嘔吐，倦怠感など）の対処方法として漸進的筋弛緩法，音楽療法，自律訓練法，マッサージ，温浴療法などに関するものがあり，その評価尺度として不安尺度，吐き気・嘔吐尺度，ストレス尺度，またサーモグラフィー（体表面温度測定）や生理学的指標（血圧，脈拍，発汗状態），脳波が用いられている．研究結果で，生理学的評価においては顕著なストレス軽減，吐き気の消失は得られなかったものの，ストレス軽減や苦痛緩和の傾向が示されており，悪影響はないことが報告されている．一方，質問紙による心理・精神的効果は，統計学的に有意に不安軽減やストレ

表12-1　補完代替医療（CAM）の分類（米国NCCAMによる：2012.2時点）

分類と名称	内容
天然産物 (Natural Products)	ハーブ，ビタミン，ミネラル，栄養補助食品，プロバイオティクスなど
心身医療 (Mind and Body Medicine)	瞑想，ヨガ，鍼灸，深呼吸訓練，催眠療法，イメージ療法，漸進的弛緩法，気功，太極拳など ※アーユルヴェーダ医療（インド伝統医学）や中国伝統医学の概念が背景にある
手技療法と身体技法 (Manipulative and Body-Based Practices)	脊椎の徒手整復術（マニピュレーション），マッサージ療法など ※カイロプラクティックやオステオパシー医学の概念が背景にある
その他 (Other CAM practice)	運動療法（ピラティス，ロルフィングなど），エネルギー療法（レイキ，ヒーリングタッチなど），ホメオパシーなど

（厚生労働省がん研究助成金（課題番号：17-14）「がんの代替療法の科学的検証と臨床応用に関する研究」班，（課題番号：21分指-8-④）「がんの代替医療の科学的検証に関する研究」班（2012）がんの補完代替医療ガイドブック 第3版，p.4より転載）

ス軽減を示す結果が得られており，患者のQOLやwell-beingを高めていることを示している．最近のがん医療における考え方では病気を治療することだけを目標にするのではなく，その人のQOL向上を考えた全人的ケア（トータルケア）をチーム医療で行っていくことが求められている．このQOLやwell-beingを考えるとき，補完療法もその一助になるといえる．

　補完療法は古くて新しい療法であり，世界のあらゆる国や地域においておのおのの自然環境や社会文化に根づいた生活の知恵としてそこに住む人々の間で使用されてきた．これは，病気予防・健康維持に活用できるだけでなく，がん患者の倦怠感，痛み，不安，うつ状態などの症状マネジメントに適用できる．特に自然治癒力や免疫力が低下している高齢患者には副作用が少なくQOL向上に有効である．

［引用文献］
1) 大西和子（2004）看護ケアの一手段としての代替・相補療法に関する研究，科学研究費補助金・基盤研究（B）（2）研究成果報告書，p. 98.
2) 大西和子ほか（2009）外国（英国，中国）における代替・相補療法の実態調査：看護技術構築に向けて，科学研究費補助金・基盤研究（B）（2）研究成果報告書，p. 6.

［参考資料］
1. 厚生労働省ホームページ，「統合医療」情報発信サイト．
2. 日本統合医療学会ホームページ．

2 看護技術としての補完療法

1 マッサージ

1　定義・特徴

　マッサージにはいろいろなとらえ方があるが，本項では，苦痛をやわらげるために，手を用いてなでる，さする，圧する，もむことについて述べる．一般的にマッサージを行うことで血液・リンパ液の循環がよくなり，組織への栄養や酸素の供給がさかんとなって老廃物の排泄が促進される．また，マッサージは筋肉の緊張をやわらげ，リラックスさせ柔軟に保つ作用があるといわれている．さらに，身体的作用ばかりでなく，緊張感をやわらげる**リラクセーション**効果や精神的リフレッシュ効果もあるとされる．これらの作用には，単に手技によるものだけでなく，マッサージの施術者の手の温もりによる生理的影響，施術者が"そばにいる"安心感や対話による精神的影響などの複合的効果も影響していると考えられる．

2　適応と効果
1)　がん看護領域で取り入れられているマッサージ

　がん患者を対象にした看護のなかでマッサージは疼痛や倦怠感の緩和，不安の軽減，リラクセーションを目的に取り入れられていることが多い．

　がん性疼痛を訴える患者に対し，痛みの部位に手をあて，さすったことでいくらか痛みを軽減

できた経験のある看護師も多いという．このことは，痛みを大脳に伝えることを調節するゲートが脊髄後根に存在し，快い強い刺激は痛みの刺激より早く脳に伝わり，痛みを感じにくくするといわれている**ゲートコントロール説**[1]で説明される．

　痛みにより筋肉の緊張が高まり，血管が収縮することにより血流低下と酸素欠乏による異常代謝が亢進する．このため局所では発痛物質の生成が促進され，侵害受容器の感受性が高まり，さらに痛みを増悪させるという一連の悪循環が成立する[2]．マッサージや，マッサージを行う人の手の温もりにより，筋肉の緊張をやわらげ，血流を改善することは発痛物質の排泄を早め，疼痛の緩和を促進すると考えられる．

　病状が進行したときなど，患者の疼痛や倦怠感はなんらかの処置や薬剤のみではやわらがない場合もある．しかし，マッサージを行い患者に"触れる"ことと患者の"そばにいる"ことによって，患者が「楽だ」と感じたり，安心して寝つくことができたり，これまでの人生やいまについて語ったりする場面がある．患者は単なる身体的痛みだけでなく，心理・社会的痛みやスピリチュアルペインといったいわゆる全人的痛み（トータルペイン）を抱えていることも多く，マッサージはこれらの痛みをやわらげる一つの手立てになりうる．

2）アロマセラピーを取り入れたマッサージ

　アロマセラピー（aromatherapy）は，植物（芳香植物や薬効植物）から抽出された天然の精油（エッセンシャルオイル）の芳香成分がもつ薬理作用を利用し，人間が本来もっている自然治癒力を高め，心身の疾病予防や治療を行う植物療法の一種である[3]．1997年の日本アロマセラピー学会設立以降，文献数も増加し，ホスピスを中心に症状緩和などの目的で，手浴や足浴，芳香やマッサージなどさまざまな方法でケアとして取り入れられている．最近のアロマセラピーを活用したマッサージの報告では，**症状緩和**を目的にしたものが多い．疼痛，倦怠感，便秘などの身体症状の緩和や，不安や抑うつ，ストレスの緩和といった心理作用にも活用されている．また，マッサージを行っている過程で，香りをきっかけに思い出した場面の回想，これまでの生き方やがんになってから現在までの思い，予後に対する不安や希望を話すなどの事例が報告されている．症状緩和だけでなく，ライフレビューや思いの表出を目的にツールとして活用することもできる可能性がある．

（1）精油の吸収経路と効果

　精油は，鼻・気管支・皮膚の経路から人体に入り吸収される．香りは，大脳辺縁系を介して大脳に伝達され，人間の情動や記憶に働きかけることから，精油の香りをきっかけに瞬時に忘れていた記憶がよみがえることがある．これにより，楽しい思い出を生き生きと語り始め，ライフレビューにつながり心理的効果を増す場合もある．しかし，逆に嫌な思い出がよみがえる可能性もあり，配慮が必要である．

（2）精油の選択基準

　精油は皮膚や肺から吸収されるため，より信頼性の高いものを選ぶことが重要である．容器には遮光ビンが使用されており，100％天然で加工されていないことや植物名が学名で記載されていること，ロット番号が記載されていること，成分分析表が付記されていることなどが推奨される．

（3）患者に使用する際の精油の選択

　よく使われている精油はラベンダー，オレンジスイート，グレープフルーツ，ベルガモット，

ローズマリー，レモンなどがある．精油はそれぞれに禁忌事項があるので，あらかじめ患者の状況を確認し注意しながら選択する．緩和したい症状にあわせ，精油のもつ鎮痛や鎮静などの作用によって選択する場合もあるが，あくまでも患者が好きな香りであることが前提である．

（4）精油のブレンド

マッサージに使用する場合，精油は原液で用いず，必ず希釈することが必要である．また，使用前に**パッチテスト***を行うことが必要である．精油はグレープシードオイルやホホバオイルなどのキャリアオイルとよばれるオイルに希釈して用いる．希釈濃度は，1%が推奨されているが，ドロッパー（中蓋）によって1滴の量が異なる可能性があり購入時に確認が必要である．

3　マッサージの実際

1）マッサージを行う前のアセスメント

マッサージを始める前には，マッサージによる侵襲が起こらないかを十分にアセスメントしてから実施する．例えば，強い炎症をともなう場合，静脈血栓がある場合などは，マッサージの実施の是非，部位や方法を検討してから行う必要がある．また，患者の血液データや骨転移部位などの状態を確認し，マッサージ圧の調整を考慮しながら行う必要がある．日本人は強い圧を好む人が多いといわれているが，弱い圧でも効果が得られることは多く，なでることを好む患者も多い．

アロマセラピーを用いるときは，精油を使用することについて医師と相談し許可を得たうえで行うことも求められる．

2）マッサージの時間の確保

マッサージは，簡単に使用できる即効性のある薬剤に比べると，多くの時間や手間がかかる．マッサージを毎日のケアに取り入れるのは困難な場面があり，特にスタッフ数の少ない夜間などは患者の希望どおり行うことは難しいこともある．また，患者の希望にそってマッサージを開始したとしても，看護師は他の患者の状態や処置が頭をよぎってしまうこともある．看護師の思考は姿勢となってあらわれ患者に伝わることがある．このようなときのマッサージは，目の前の患者の苦痛をやわらげることに集中して行うときに比べ，効果が減弱してしまうことがある．

マッサージを始める際には，自分がどれだけの時間を確保できるかを考え調整し，それを患者に伝えてから行うとよい．看護師はその時間，目の前の患者に集中して向き合うことができ，患者はその時間は看護師がそばにいる保証を得ることになる．多忙ななかで患者にマッサージを行う意義を，同じ勤務帯のスタッフ間で共通理解しておくことも大切である．

3）家族との協働

マッサージを毎日の計画に取り入れる場合，家族など患者の親しい人とともにマッサージを実施することは意義がある．患者に対し「何もしてあげられない」という思いをもつ家族にとって，患者に「何かしてあげられる」という思いにつながる可能性や，患者との関係性や会話の促進につながる可能性がある．

---

*　精油によるアレルギー反応を予防するために行う．基材（ワセリン，植物油，シアバターなど）に使用する精油を1種類ずつつくり，それぞれ前腕内側に塗布する．即時型では15〜20分のオープンパッチテストを行い，遅延型では48時間から72時間後の判定を行う[4]．

4）マッサージの方法

マッサージの方法には，**軽擦法**（施術者の手指を患者の皮膚に密着させ，なで，さする手技）や，**揉捏法**（主に筋肉を対象にしてもんでいく方法）[5]などがある．末梢から中枢にむかって，できるだけ施術者の手と患者の皮膚の接皮面積が広くなるように行う．ゆっくりしたスピードで行うと，患者がそのスピードにあわせて呼吸し，無意識に深い呼吸となりリラクセーション効果が高まることがある．リズムは一定となるよう心がけ，早まったり止まったりすることがないようにする．できるだけ開始から終了までは患者から手を離さないようにすることも効果的である．途中で手を離したとき，入眠しかけていた患者が目を覚ますことがある．両足を行う場合に，一側からもう一側に移る際も，いったん手を離すことなく進めるとよい．

アロマセラピーを用いる場合は，手がすべりやすくなる程度の量の精油を手にとり，なじませ温めてからマッサージを行うとよい．上肢あるいは下肢のみであれば，総量5 mLあればよい．マッサージは衣服の上から行うこともできるが，アロマセラピーを用いる場合は身体の露出が必要となる．室内保温に心がけ，掛け物などで露出を必要最低限にとどめるように努める．安楽な体位保持のために用いる足枕や手枕をあらかじめ保温しておくのもよい．また足底にオイルを塗布した場合は，終了時に過剰分はぬぐい，転倒につながることがないように配慮する．

［引用文献］

1) 栗原美穂（2008）子宮がん・卵巣がんの緩和療法における看護，特集：子宮がん・卵巣がん：最新の治療と看護（2），がん看護，13（1），p. 52．
2) 田村恵子編（2002）がん患者の症状マネジメント，p. 37，学習研究社．
3) 日本アロマセラピー学会看護研究会編，徳田眞理子（2005）ナースのためのアロマセラピー，p. 8，メディカ出版．
4) 日本アロマセラピー学会看護研究会編，今井恵梨奈（2005）ナースのためのアロマセラピー，p. 49，メディカ出版．
5) 川嶋朗編，山崎英輝，吉川信（2004）ナースのための補完・代替療法の理解とケア，Nursing Mook 25，pp. 39-40，学習研究社．

［参考文献］

1. 柳奈津子（2006）入院患者に対する背部マッサージ・指圧の効果，看護研究，39（6），pp. 457-467．
2. Fellowes, D., et al.（2004）Aromatherapy and massage for symptom relief in patients with cancer. Cochrane Database Syst Rev.
3. 宮内貴子ほか（2002）終末期がん患者の倦怠感に対するアロマテラピーの有効性の検討，ターミナルケア，12（6），pp. 526-530．
4. 宮内貴子ほか（2007）終末期がん患者の便秘に対する腹部アロマテラピーマッサージの効果の検討，緩和ケア，17（4），pp. 368-372．
5. 樫木良友ほか（2007）乳癌術後症例の術側上肢に対するアロママッサージの効果，岐阜医療科学大学紀要，（1），pp. 21-25．
6. 日本緩和医療学会ほか（2008）がん補完代替医療ガイドライン　第1版，pp. 14-15，日本緩和医療学会．
7. 日本アロマセラピー学会看護研究会編，徳田眞理子ほか（2005）ナースのためのアロマセラピー，p. 18，メディカ出版．
8. 鈴木彩加ほか（2009）看護分野におけるアロマセラピー研究の現状と課題，聖路加看護大学紀要，(35)，pp. 17-27．

9. 山本瀬奈ほか（2014）補完代替療法の up to date：マッサージとアロマセラピー，緩和ケア，24（5），pp. 356-360.

2 リラクセーション

1 定義・特徴

　人間はストレスフルな社会において身体的・精神的にも緊張した状態である．ときには緊張状態から解き放たれ，心身をリラクセーションすることが必要である．現代では健康への意識も高まり，リラクセーションという言葉は一般的にも認知され使用されている．リラクセーションとは一般に，「心身の緊張をときほぐすこと，リラックスすること」[1]とされている．本項では看護技術として，特にがん看護領域におけるリラクセーションを考えていくが，「看護学大事典」ではリラクセーションは「神経，筋の緊張ならびに精神的緊張の緩和を促すこと．身体的なエクササイズや心理的エクササイズを通して，副交感神経を活発に作用させる．副交感神経が優位になると筋肉が弛緩し，脳波ではα波が増加するため，表情がやわらいだり疼痛が緩和するなど，リラックスした状態を生み出すことができる」[2]とされている．

　がん患者は「がん」と診断され，生命を脅かされながら強いストレスにさらされ治療を受ける．さらに治療・副作用における身体的・精神的な苦悩が生じ，ストレスフルな状況にある．そのため心身ともにリラクセーション状態に移行できるような看護援助が必要である．

　リラクセーション状態を心身両面からみると，心理面では心理的ストレスによる緊張感や疲労感などが解消されたり，爽快感が増大する．生理的指標では神経系の交感神経系の抑制，副交感神経系の賦活，β波の低下，α波・θ波の増大，γ波の増強，内分泌系のストレスホルモン（コルチゾール，ACTH等）の低下がある．筋骨格系では筋緊張の低下や骨格のゆがみの改善など，生理的ストレスを解消し，ホメオスタシスの増強，ストレス耐性の増強が得られる．

　がん治療を行っているなかで，倦怠感や疲労感，痛み，不安，不眠などの症状は多岐にわたり，ストレスである．リラクセーションは特別な器具を要することは少なく，自身で行えることが特徴でもあるため，自身でリラクセーション法を獲得し，日常生活に取り入れ，ストレス軽減をはかっていくことが求められる．

2 適応と効果

1）適　応

　筋肉の緊張状態を一定の訓練方法に従って，体系的に弛緩させる技法に筋弛緩訓練がある．筋弛緩訓練のほかにも弛緩訓練は通常さまざまな心理療法（特に行動療法）のなかの構成要素の一つとして広く用いられている．代表的な技法としては，**漸進的弛緩法**，**自律訓練法**などがあり，そのほか**呼吸法**，**瞑想法**，音楽療法，座禅，ヨガ，バイオフィードバック，アロマセラピーなども含めて広くリラクセーションとして用いられている．これらは自己コントロール法により行う方法と，自己以外が働きかける方法とに大きく区別できる．リラクセーションは患者自身で行う方法が多く，その効果も患者が主観的に感じることが多い．そのため患者自身が継続し実施できるようセルフケアに対する指導が必要である．セルフケア能力を身につけることにより，病気は自分で治すという意識が芽生え，闘病意欲の向上につながる．リラクセーションは心身をリラックスさせ，**免疫力**を向上させるため，がん患者に有用と考えられる．

2）効 果

身体反応におけるリラックス反応とストレス反応との対比は身体の一部で起こるのではなく，全身の反応として生じる（図12-1）．

ヨガについては，日本緩和医療学会の「がんの補完代替療法クリニカル・エビデンス2016年版」に新たな項目として加えられ，注目されている．ヨガはインド発祥の心身統一をはかる修行法として知られる．ヨガとは「結びつける」「コントロールをする」「バランスをとる」という意味で，心身を統一することで目には見えない宇宙や自然と結びつき，自己を調和させることを目指す．医学に応用されているヨガは主にアーサナ（体位法，ポーズ），プラーナーヤーマ（呼吸法），瞑想法が用いられ，身体と心とをバランスよく結びつけることを示す．

岡[3]らによれば，ヨガを練習すると，ストレス性に生じる変化に対して，おおむね拮抗的な反応が生じるという．つまり，不安，抑うつ，陰性感情，疲労感は減少し，睡眠障害が改善する．ヨガを練習すると脳の中の抑制性神経伝達物質であるγ-アミノ酪酸（γ-aminobutyric acid：GABA）が増加する．病院で処方される安定剤はGABAの働きを介して作用するため，ヨガを練習すると自分の力で自分の脳の安定剤を増やすことができると考えられる[3]．

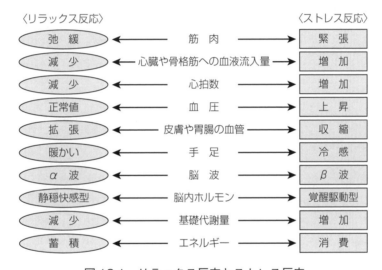

図12-1 リラックス反応とストレス反応

3 リラクセーションの実際

1）漸進的弛緩法

弛緩法（リラクセーション）とは骨格筋を緊張させ，その直後に脱力し，骨格筋を弛緩させることである．つまり，筋肉のリラックス感を得るために緊張と弛緩をくり返すものである．この緊張と弛緩を右手から始め，左手，右腕，左腕，顔，頸，肩，胸部，腹部，背部，脚，全身という流れで，全身のリラクセーションにつなげる（第17章❷④1，「リラクセーション法」も併せて参照）．

2）自律訓練法

催眠的療法の効果を一人で実施し，体と心のバランスを健康状態へ移行させるための自己催眠法の一つである．人間が本来もっている恒常性であるホメオスタシスの回復や再獲得を目的とし

ている．対象者の自律性に基づいて行い，外的影響を受けずにクライエントの内的状態に合わせて（思い浮かぶイメージやリズムなど）行う．そのため，実施場所は静かな環境下で行うことが望ましい．自律訓練法には，①重感練習，②温感練習，③心臓調整練習，④呼吸調整練習，⑤内臓調整練習，⑥前頸部調整練習の6つの公式で構成され，段階的に行っていく．

3）呼吸法

呼吸は通常，無意識に行っている行為であるが，心身の安定化とコントロールをはかることを意識して実施する．ゆっくりとした深呼吸は横隔膜や肺を大きく動かし，副交感神経機能を促進させる．横隔膜の動きによって肺の収縮性を強め，呼気のときに空気を十分に吐ききることで吸気も高まり，ガス交換が促進される．呼吸法のなかでは腹式呼吸が最もよく用いられる方法である．呼吸を前胸部や肩呼吸ではなく，横隔膜を用いて行うようにする．肋骨下部の部分を拡張するように意識する．

4）瞑想法

瞑想状態は，自律訓練法や自己催眠と同じく注意集中することによって得られる特殊な意識の状態である．色や温感をイメージしたり，漸進的筋弛緩法を基盤に弛緩を感じたところで微弱な緊張を感じることができるよう，できるだけ微弱な力を入れる．この方法は身体の微妙な変化や感じに注意を集中させることに意義がある．次に，特定の概念として「喜び」「幸せ」「楽しみ」など抽象的な言葉をイメージし，その色や形，ストーリーをつくりあげる．自然にわき上がってくるイメージなどに受動的に集中する．

[引用文献]
1) 新村出編（2008）広辞苑　第六版，p.2968，岩波書店．
2) 和田攻，南裕子，小峰光博編（2010）看護大事典　第2版，p.2946，医学書院．
3) 岡孝和，ヨガ・気功：久保千春編（2013）心身症，新しい診断と治療のABC78, pp.210-216, 最新医学社．

3 音楽療法

音楽は，誰にとっても親しみのあるものであり，誰しも人は日常，特別に意識することなく音楽とともに生活している．どこの国や地方に行こうとも，そこには文化・生活習慣，時代，季節を反映した民族音楽，童謡，唱歌，流行歌など多種多様の音楽が存在している．また，人々はそのときの気分により聴く・歌う・演奏する音楽が異なり，気分が高揚する音楽，楽しい気分になる音楽，スッキリとした気分になる音楽，リラックスできる音楽，過去を思い出す音楽，癒される音楽などを使い分けている．オーケストラによるクラシック音楽演奏会，またはカラオケ大会などにおいて気分を変えることもできる．音楽は心理的に感情や記憶に影響をおよぼし，身体的な変化をもたらし，社会的には人間関係の交流を促進する力をもっている．

音楽療法の歴史をみれば，古くはプラトンやアリストテレスが音楽を機能的にとらえ，人間の内外の環境を整えることで病気治療に役立つとして音楽を勧めたといわれている．第二次世界大戦後の米国では戦争の精神的後遺症をもつ患者の治療に音楽を科学的思考でとらえた専門職として音楽療法士が誕生し，音楽療法の効用が認められてきた．日本においても日本音楽療法学会が2001（平成13）年に設立されており，その学会の認定による音楽療法士が育っている．現在，

精神障害者施設，高齢者施設，特殊教育施設，医療施設（歯科医院，手術室など）などで音楽療法が広く活用されている．

1 定　義

日本音楽療法学会[1]によると，音楽療法は「音楽のもつ生理的，心理的，社会的働きを用いて，心身の障害の軽減回復，機能の維持改善，生活の質の向上，問題となる行動の変容などに向けて，音楽を意図的，計画的に使用すること」と定義される．

2 効果・対象

1）効　果

自律神経系，免疫系，ホルモン系への音楽の影響から，確実な音楽療法の有効性についてのエビデンスが構築されつつある．医療領域では音楽による不安軽減や疼痛緩和効果が明らかになっている．

2）対　象

音楽療法の対象は，乳幼児から高齢者まで，健康人から病人まで広範囲におよぶ．特に，認知症や脳血管障害などの高齢患者，精神・心理的障害者，知的障害者などを対象に意図的，計画的に音楽療法を試行している．個人で音楽を聴いたり歌ったりする場合と，グループで演奏を聴いたり合唱したりする場合とがあり，「個人」と「グループ」に対象を分けることができる．また，「受動的に音楽を聴く」，「能動的に歌う・演奏する」という対象の分け方もある．

がん医療現場，特に緩和ケア病棟においては患者・家族とスタッフがともに演奏会や音楽鑑賞会を開催して楽しんだり，あるいは音楽療法士により個別に患者のベッドサイドで音楽活動がなされることがある．一般病棟においては，緩和ケア病棟のような音楽療法を行うことは難しいが，患者自身がヘッドホンやイヤホンを用いて音楽を聴いていることも多い．看護師が疼痛，不安，緊張，不眠，倦怠感などの症状に対して，どのような音楽が有効であるかを知っておき，患者に勧めることもできる．

3 音楽療法の実際

1）効果研究の広がり

例えば慢性の歯痛や筋肉痛などに対して，痛みに気を取られると痛みを強く感じるが，好きなことに集中しているときは痛みを忘れているといったことが経験される．それは，大脳皮質で感じる痛みの意識を音楽への意識に転換させることにより，脳中枢神経による痛みの感覚をにぶくしている結果ともいえる．近年の高齢患者の増加や緩和ケア推進の傾向にある医療現場において，急性や慢性の痛みのある患者，ストレスや不安のある患者，終末期患者などに音楽が使用されている．緩和ケアや終末期において，西洋医学とともに補完代替療法として音楽療法が用いられ，その効果の研究も進み，音楽関係の学会だけでなく医療分野の学会での研究発表や論文掲載も増えている．

山田[2]は，手術後の集中治療室患者に対し音楽療法を使用した結果，集中治療室でのストレス緩和に有効であることを報告している．この研究は，創痛は鎮痛薬使用でコントロールされているが患者のストレス状況が術後回復に影響することに関心を向けたものであった．高齢患者においてせん妄症状が増加傾向にあり，対応の難しさが顕著になってきている現状では，このような音楽療法が術後ケアに有効であることを示している．

大沼[3]は，緩和ケア病棟において胃がん末期の患者に音楽療法を用い，その結果，苦痛緩和（不

安の解消, 家族とのコミュニケーションの活発化, 人生の振り返りと再体験, 安眠への導入, 心理的要因から起こる身体的苦痛の軽減とQOL向上, グリーフケア) に有用であることを述べている. 中西[4] は, 緩和ケア領域において音楽療法によるケアが, 情緒への働きかけ, 人生の振り返り, 他者との交流を促し, トータルケアの精神的ケア・スピリチュアルケアにつながることを述べている.

また, クック (Cook, J. D.)[5] は, がんでベータートロン照射療法を受けている患者に気分をおだやかにする音楽を使用した研究を行った. その結果, 音楽を使用したグループは, しなかったグループより治療中の不安が少なかったことを報告している. それは, 治療中の騒音を少なくし, 威圧感のある物々しい機械への緊張感を軽減し, 雰囲気のストレス軽減に役立ち, いつの間にか治療が終わっているということにつながっている, と述べている.

これらの研究結果からもわかるように, 音楽療法は看護ケアとしてもさまざまな場面で使用可能である. 場合によっては症状や病気を悪化させるリスクをはらんでいることを知っておく必要があるが, 音楽療法は症状軽減や苦痛の緩和, リハビリテーション効果を高め, QOLを高めることができる補完療法であるといえる.

2) 脳波と「揺らぎ」

人はリラックスしているとき「脳波にα波が出現している」, また心身がリラックスし心がなごんだり癒されたりするとき「規則正しさと不規則さがバランスよく調和したパターン, つまり"揺らぎ"が生じている」といわれている. 表12-2に脳波と揺らぎの種類を示す.

症状緩和やストレス軽減を行うためには, 脳波のα波や1/f1の揺らぎの状態にすることが必要であり, それには個人の好む音楽やそのときの状態に適した音楽を使用することが有効である. その音楽を見つけるために, 音楽を使用し脳波測定を行い, それをフィードバックし, そしてセルフケアに結びつけることができる. これは, 人々の健康維持・増進やwell-being (安寧) にとって重要である. 現時点では各人が脳波測定を自身で行うのは困難であるが, 今後の技術・機器の開発や進歩によって簡易に測定評価できるようになれば, 個別治療として成り立つことも考えられる.

表12-2 脳波の種類, 揺らぎの種類

δ (デルタ) 波	熟睡した深い眠りのときに出現する
θ (シータ) 波	浅い眠り, うたた寝のときに出現する
α (アルファ) 波	心身ともに安らいでいるときに出現する 集中力が高まっているときでも出現する
β (ベータ) 波	普通に日常生活をしているときに出現する
γ (ガンマ) 波	興奮や激怒しているときに出現する
1/f0 (周波数)	不規則なカオス (混乱) のなかで, 疲れを感じることが多い
1/f1 (周波数)	規則的リズムと少しの変化があるなかで, 適度な安心と若干の緊張感がある
1/f2 (周波数)	単調で変化がないなかで, 眠気を誘う

3) 音楽がもつ「同質の原理」

米国の精神科医アルトシューラー (Altshuler) は, 精神疾患患者の治療において気分とテンポを合わす必要性を見いだし, 1952年に「同質の原理」を提唱した. 寂しいときには寂しげな音楽, 悲しいときには悲しさをイメージさせる音楽を聴くことで, 同調する音楽がそのときの気分に対して効果を発揮しやすいとされている.

気持ちが落ちこんでいるときに，心が落ち着くような静かな音楽は心の状態と同調するが，元気のいい曲を聴くとかえってストレスに感じることがある．また，せっかくハイテンションで楽しんでいるときに，テンポの遅い曲を聴くと調子が狂ってしまうこともある．つまり，音楽がもつテンポの性質は，人の感情の気分とテンポに相応することになる．心の傷を癒す同質の音楽は，音量が小さくテンポが遅く，旋律の動きが小さく不協和音が少なく，リズムや拍子が強烈でない音楽がよいと推測される．

　なめらかな音楽は不安を軽減させるのに適切な音楽であり，くり返すリズムの曲は中枢神経の機能を抑制すると考えられており，モーツアルトの曲は総体的によいとされている．また，シンセサイザーなど環境音楽，ニューエイジ・ミュージック，ナチュラルサウンド，アルファミュージック，バイオミュージックなどの音楽は気分を落ち着かせるという．高齢者に馴染みのある「懐メロ」曲，童謡・唱歌などのCD・プレイヤーを施設に備えておいて，患者に貸し出しをすることも一つの方法である．もちろん，聞きなれた音楽や個人的な好みの音楽が選定には大切となるが，患者に「この音楽は気分を落ち着かせる作用があるのですよ」などと説明を加えて，患者がその音楽を何回か聞くことによって慣れ親しむことができ，効果を得ることもある．

[引用文献]
1) 日本音楽療法学会ホームページ．
2) 山田章子，浦川加代子 (2009) 術後集中治療室に入室する患者に対する音楽療法の効果：術後1日目に実施した3事例から，日本音楽療法学会誌，9 (2)，pp. 161-167．
3) 大沼未希ほか (2008) 音楽療法士による心理的アプローチが苦痛緩和に有用であったがん終末期の1症例，三友堂病院医学雑誌，9 (1)，pp. 35-38．
4) 中西真湖 (2004) 緩和ケア領域における音楽療法と痛みのケアとの関係，死の臨床，27 (2)，p. 226．
5) Cook, J. D. (1981) The therapeutic use of music : a literature review. Nurs Forum, 20 (3), pp. 252-266.

[参考文献]
1．渡辺茂夫監修 (1995) 音楽健康法，誠文堂新光社．
2．村井靖児 (1992) こころに効く音楽，保健同人社．
3．渡辺茂夫 (1986) ストレス時代の音楽健康法，誠文堂新光社．
4．桜林仁ほか (1978) 音楽療法入門，芸術現代社．

3 心理療法

1 定義・特徴

　心理療法（psychotherapy），精神療法とは，物理的または化学的手段によらず，教示，対話，訓練を通して認知，情緒，行動などに変容をもたらす治療法をさす．

2 適応と効果

　がん患者に心理療法的アプローチを導入する目的は，がんの発病に付随して発生する複雑かつ多様な問題に対する患者の対処能力を高め，その意欲と自尊感情を回復させることにより，患者

が自分で生活や症状をコントロールしているという感覚を維持し続けることができるようサポートし，患者の精神症状を軽減することにある．

3　心理療法の実際

がん患者の治療において適用されることの多い心理療法の概要は，以下の通りである．

1）支持的精神療法

がんの発病にともなう役割の変化，喪失感や不安感，抑うつ感をはじめとする患者の精神的な苦痛を，支持的なコミュニケーションや医療者との関係性を通して軽減することを目的に導入される．

基本的には，患者の言動を批判，解釈せず，共感的な態度で一貫して支持し，現実的な範囲で保証を与えていく．患者が抱える現在の問題に焦点を当てるばかりではなく，患者のライフヒストリーを十分に聴取し，がんという病が患者に与えた衝撃の意味を理解することが重要となる．

2）心理教育的介入

医学的に正しい知識の提供により，不確実な知識や知識の欠如に起因する不安感や絶望感の改善を目的に実施される．まずは患者がマスメディアや医療スタッフから知り得た情報をどのように理解し，受け止めているかを把握する必要がある．この心理教育的介入を実践する専門職は，精神腫瘍学に関する知識に加え，がんおよびがん治療に関する一定の知識をもって臨むことが必須となる．

3）力動的精神療法

力動的精神療法の目指すところは，患者が自己の内界を深く洞察することによるパーソナリティー構造の再構成にあり，その結果として患者ががんの症状から解放されたり，行動変容につながるとされる．患者の精神・身体状態によっては禁忌ともなることから，施行する場合は専門的なトレーニングを受けた専門職による実施が推奨される．

4）漸進的筋弛緩法

漸進的筋弛緩法とは，身体各部の筋肉（手，腕，顔，口，胸，腹，背中，股関節，膝，足首）をそれぞれいったん緊張させた後，一挙に弛緩させるという「緊張－弛緩」の身体動作をくり返し行う方法である．これによりがん患者がストレスに起因する筋緊張に自ら気づきやすくなり，ストレスへの早期の対処が可能となる．

5）自律訓練法

自律訓練法は，もともとは精神科の催眠療法から生まれた治療法である．1890年，ドイツの大脳生理学者ボルゲット（Vorget）が，自己暗示により催眠と似た状態になりうることを発見し，この研究を発展させたドイツの精神科医シュルツ（Schultz）が1932年に発表したものが現在の方法とされる．自律訓練法は，本来はコントロールできない自律神経系を言葉（言語公式）とイメージ（受動的集中）によって自己コントロールし，自律神経系のバランスを回復させるリラクセーション法である．

6）腹式呼吸

腹式呼吸による鼻腔を通しての吸気が神経系を落ち着かせ，アセチルコリン分泌の促進や横隔

膜や肺の規則的な動きにより副交感神経が刺激される．それによって患者の不安や緊張が緩和され，呼吸状態や身体感覚の変化にともなう「とらわれた状態」からの視点の転換が患者の身体と心理にリラクセーション効果をもたらす．

7) 認知行動療法

認知の主観的なゆがみに注目し，現実にそった判断ができるように，それを修正しようとする治療法である．人間の認知処理は，①意識（合理的に物事を処理する機能），②自動思考（無意識のうちに行われる判断），③スキーマ（個人の中核的信念や世界観）に分類されるが，このうち「自動思考」と「スキーマ」に働きかけることにより，「意識」のレベルを高め，合理的思考を強化しようとする方法である．

8) 森田療法

森田正馬によって1920年頃に創始された治療法である．患者が精神心理的な症状へのとらわれから脱却し，「あるがまま」の心的態度を獲得することを目指す．①第1期（絶対臥褥期：7日間），②第2期（軽作業期：5日間），③第3期（作業期：1～2カ月），④第4期（生活訓練期：1週間～1カ月程度）——からなる．

9) マインドフルネスストレス低減法

マインドフルネスストレス低減法は，認知療法の枠組みに瞑想を統合した技法であり，仏教的な実践であるマインドフルネスを起源としている．生物学者であり心理学者でもあるジョン・カバット・ジン（Kabat-Zinn, Jon）が，1970年代に特に痛みの緩和のために開発したとされ，心的過程を「脱中心化」し，とらわれずに，おだやかにただ観察するという方法である．

このマインドフルネスストレス低減法ががん，慢性疼痛，心臓病や線維筋痛症等の身体疾患に焦点を当てているのに対し，マインドフルネス認知療法はうつ病，不安，燃え尽き症候群，摂食障害といった認知に焦点を当てる．がん，心血管疾患，慢性疼痛患者を対象にマインドフルネスストレス低減法を施行したところ，心身の両方の症状が緩和されたという研究結果が得られている．

10) サイモントン療法

サイモントン療法は，米国の放射線腫瘍医で心理社会腫瘍医であるカール・サイモントン（Simonton, O. Carl）が開発した，がん患者と家族（または支援者）が希望をもって治療や日常生活に取り組むための心理療法であり，近年ではがんをはじめとするストレスに起因するさまざまな病気に対して適用されている．日本でも2003（平成15）年にNPO法人が設立され，定期的なプログラムの提供が可能となったほか，2007年度より開始された文部科学省の「**がんプロフェッショナル養成プラン**」を基盤とした取り組みに同プログラムが採択され，全国の医学・看護系大学での研修会・講義が行われている．

プログラムでは，サイモントンが認定する機関で正式なトレーニングを受けた認定セラピストが務めるファシリテーションのもと，同じ課題をもつ人同士がグループワークに取り組む．プログラム内容は，人間の本性について，喜び・生きがいのワーク，ビリーフワーク（認知行動療法），ストレスのパターンと病気の恩恵，イメージの力，希望・信頼・内なる叡智，スピリチュアリティー，死生観，サポートとコミュニケーション，遊び，2年間の健康プランの作成，リラクセーション・メディテーション等から構成される．講義・グループワークのほかに必要に応じて個別カウンセリングが行われる．

11）芸術療法

絵画，彫刻，音楽，演劇，ダンス，詩歌，陶芸，革細工，手芸などの芸術的営みを介在させる治療法である．がん患者が芸術的営みを通じて表出する非言語的な表現に着目し，治療者による患者理解を促進し，患者自身の自己洞察を深めるために行われる．集団で実施される場合は，集団精神療法的な効果をもつとされる．

[参考文献]
1. 日本専門看護師協議会監修，宇佐美しおり・野末聖香編（2009）精神看護スペシャリストに必要な理論と技法，日本看護協会出版会．
2. 野末聖香編（2004）リエゾン精神看護：患者ケアとナース支援のために，医歯薬出版．
3. J. カバットジン著，春木豊訳（2007）マインドフルネスストレス低減法，北大路書房．
4. NPO法人サイモントン療法協会ホームページ．
5. Maggie Watson, David Kissane編，内富庸介，大西秀樹，藤澤大介監訳（2013）がん患者心理療法ハンドブック，医学書院．

4 栄養療法

わが国では古くから健康な状態を一般的に「快食・快眠・快便」といいあらわしてきた．なかでも食事（栄養）はより高い健康レベルの維持増進に不可欠な要素ととらえられてきた．こうして，「医食同源」というように毎日の食事から健康をつくりだそうとする，いわば養生としての食事の概念を育ててきた．近年では，高齢社会の実現と歩調を合わせるように，国民の健康志向の高まりは「健康産業」を創出するほど社会現象化している感もある．本節では，補完代替療法としての栄養の分類と，今日的課題について整理する．

1 補完代替療法としての「栄養」

欧米では，手術や抗がん薬，放射線治療などの通常医療にともなう副作用の軽減や，がんの進行にともなう身体的・心理的苦痛の軽減を目的に，マッサージや鍼灸，グループセラピーなどの利用頻度が高いことが知られており，「補完」という意味合いが強い．しかし，わが国では，がんに対する直接的治療を目的に補完代替療法が用いられていることが多く[1]，「代替」という意味合いが強い（表12-3）．

わが国のがん医療現場における補完代替医療の利用実態に関する報告[2]によると，がん患者の44.6％が1種類以上の補完代替療法を利用している．また，利用している補完代替医療の種類（表12-4）は，96.2％が「健康食品・サプリメント（漢方，ビタミンを含む）」という結果であり，わが国で利用される補完代替療法の多くは「健康食品・サプリメント」といった栄養療法が占めていることが明らかとなった．利用している「健康食品・サプリメント」の種類は，きのこ類（アガリスク60.6％，AHCC7.4％，レイシ6.3％，メシマコブ4.4％），プロポリス28.8％，漢方薬（OTC）7.1％，キトサン7.1％，サメ軟骨6.7％，ウコン5.9％，ビタミン4.8％，クロレラ3.7％であった．

2 保健機能食品

一般食品以外の食品は，特別用途食品，保健機能食品，サプリメント（健康食品）に分類でき，特別用途食品とは，乳児，妊産婦，高齢者用など特別の用途に適するという表示を消費者庁が許

表12-3　補完代替医療の利用実態

補完代替医療を利用する目的	
がんの進行抑制	67.1%
治療	44.5%
症状緩和	27.1%
通常医療を補完するため	20.7%
	（複数回答可）
補完代替医療を利用し始めたきっかけ	
家族や友人からの勧め	77.7%
自らの意思で	23.3%
新聞・雑誌	8.3%
	（複数回答可）

（厚生労働省がん研究助成金（課題番号：17-14）「がんの代替療法の科学的検証と臨床応用に関する研究」班編（2012）がんの補完代替医療ガイドブック 第3版, p.14 より転載）

表12-4　利用している補完代替医療の種類

健康食品・サプリメント（漢方, ビタミンを含む）	96.2%
気功	3.8%
灸	3.7%
鍼	3.6%
	（複数回答可）

（厚生労働省がん研究助成金（課題番号：17-14）「がんの代替療法の科学的検証と臨床応用に関する研究」班編（2012）がんの補完代替医療ガイドブック 第3版, p.14 より転載）

可した食品をさす．具体的には，低ナトリウム食品，低カロリー食品，低たんぱく質食品，アレルゲン除去食品，乳児用調製粉乳，妊産婦・授乳婦用粉乳，嚥下困難者用食品等がある．

　保健機能食品制度は，国民の健康志向の高まりを背景に「いわゆる健康食品」が多種多様に販売されるなかで，「国民の栄養摂取状況を混乱させ，健康上の被害をもたらすことのないよう，一定の規格基準，表示基準等を定めるとともに，消費者に対して正しい情報の提供を行い，消費者が自らの判断に基づき食品の選択を行うことができるようにすること（「保健機能食品制度の創設について」平成13年3月27日医薬発第244号厚生労働省医薬局長通知）」を目的に保健機能食品の制度化がはかられたものである．保健機能食品には，「特定保健用食品」，「栄養機能食品」と「機能性表示食品」がある．

1）特定保健用食品（トクホ）

　特定保健用食品は，身体の生理学的機能や生物学的活動に影響を与える保健機能成分を含み，その摂取により当該保健の目的が達成できる旨の表示をする食品である．生活習慣病の「危険要因の低減・除去」に役立つように工夫された食品で，機能表示することを個別許可した食品である．2016（平成28）年11月時点で1,229品目を数える[3]．おなかの調子を整える食品やコレステロールが高めの人への食品，血圧が高めの人への食品，ミネラルの吸収を助ける食品，骨の健

康が気になる人への食品，むし歯の原因になりにくい食品と歯を丈夫で健康にする食品，血糖値が気になり始めた人への食品，血中中性脂肪や体脂肪が気になる人への食品等があり，食品の種類としてはハムやはっ酵乳，炭酸飲料，チョコレート，チューインガム，即席麺，シリアル，食用調理油，調味酢，乳酸菌飲料，清涼飲料水，乾燥スープ，ハンバーグ，かまぼこ，米飯類など多岐にわたる[3]．これらを販売するには，個別に生理的機能や特定の保健機能を示す有効性や安全性等に関する国の審査を受け，許可（承認）を受けなければならない．

2）栄養機能食品

栄養機能食品は，身体の健全な成長，発達，健康の維持に必要な栄養成分の補完・補給を目的としたもので，ビタミン類12種類，ミネラル類5種類がある．ビタミン類は，ナイアシン，パントテン酸，ビオチン，ビタミンA，ビタミンB_1，ビタミンB_2，ビタミンB_6，ビタミンB_{12}，ビタミンC，ビタミンD，ビタミンE，葉酸であり，ミネラル類は，カルシウム，鉄，亜鉛，銅，マグネシウムである．製造・販売をするには，国が定めた規格基準に適合する必要があり，その規格基準に適合すれば国等への許可申請や届け出の必要はない．

3）機能性表示食品

2015（平成27）年4月に特定保健用食品，栄養機能食品とは異なる新しい食品の機能性表示制度ができ，機能性表示食品が誕生した．機能性表示食品は，事業者の責任において科学的根拠に基づいた機能性を表示した食品である[4]．販売前に安全性および機能性の根拠に関する情報などを消費者庁へ届け出るもので，特定保健用食品とは異なり，消費者庁の個別の許可を受けたものではない．

3　サプリメントの安全性と効果検証の必要性

サプリメント（健康食品）は便宜上の用語であり，健康食品，健康補助食品，栄養補助食品，ヘルスフード等，さまざまに呼称されている．サプリメントは一般に通常の食品形態をとることはなく，粉末，顆粒，錠剤，あるいはカプセルなどの形状をした食品であり，外観上は医薬品とほとんど見分けがつかないものが多い．しかし，健康食品は食品衛生法により規制されているだけであり，効果や効能をうたうことはできない．

前述のとおり，患者はすでにさまざまなサプリメントを服用しているが，サプリメント効果に対する医学的検証はようやく始まったばかりというのが実情である．現段階ではエビデンスがまだ不足しており，実際の臨床に応用するには，さらなる臨床試験が必要である．食品は複合化合物であるため，産地や加工方法に大きく左右され，単一物質である一般の医薬品と大きく異なることを忘れてはならない．

一般食品は，長い食経験に基づき安全性がある程度裏づけられている．しかし，サプリメントの多くは，素材となる天然物（一般食品）に特殊な加工を施したり，ある特定の成分のみを抽出・濃縮したりしたものを粉末や液体状にしたものが多い．そのため，新たに開発された健康食品の多くは，その原料となった素材とは別の食品であり，食経験はほとんどないと考えるほうがよく，素材の食経験による安全性が保証されているとはいいがたい．サプリメントを摂取することによって健康被害にあってしまっては本末転倒であるが，そのような事例は少なからず報告されている．

過去に話題になったサプリメントの安全性にまつわる問題[5]としては，わが国のがん患者において最も利用頻度の高かったアガリスク製品について遺伝毒性試験（復帰突然変異試験，染色体異常試験，小核試験）と中期多臓器発がん試験を実施し，その調査の中間結果を2006年2月

に厚生労働省が報告した事例がある．この中間報告によると，試験を行った3製品〈①キリン細胞壁破砕アガリスク顆粒（販売者：キリンウェルフーズ（株）），②仙生露顆粒ゴールド（販売者：（株）サンドリー，現在（株）Ｓ・Ｓ・Ｉに営業譲渡），③アガリスクK2ABPC顆粒（販売者：（株）サンヘルス）〉のうち，1製品（キリン細胞壁破砕アガリスク顆粒）において，発がんプロモーション作用が確認されたとしている．さらに，その後2006（平成18）年3月に公示された最終報告では，残り2製品については発がんプロモーション作用が確認できなかったと厚生労働省は発表した．このように安全性が危惧されるような製品が市場に出回っていたという事実が存在するなかで，政府は食品安全委員会を設置するなどの対策を行っており，アガリスクの件も含めて食品全般の安全性確保の方策を検討している．

　統合腫瘍学会（Society for Integrative Oncology：SIO）が2007年に発表した「がんの統合医療ガイドライン」では，現時点で有効性が認められたサプリメントはないという結論に至っている．わが国で利用されている「健康食品・サプリメント」も補完代替栄養療法として導入するには，それらがもたらす効果の科学的根拠においていまだ不十分といわざるを得ない．日本を含めた世界各国でがんの補完代替療法の科学的検証は積極的に進められており，今後，根拠に基づく安全な栄養療法を含めた補完代替療法がさまざまな形で臨床や在宅において活用されることがまたれる．多くのがん患者は切実な思いで健康食品・サプリメントといった栄養療法を実践していると推察され，看護師はこうした患者の願いに真摯に寄り添い，正確な情報を患者に与えることが肝要である．

[引用文献・資料]
1) 大野智（2008）がんの補完代替医療の現状と問題点，FOOD STYLE 21, 12（5），pp. 49-54.
2) Hyodo, I., Amano, N., Eguchi, K., et al.（2005）Nationwide survey on complementary and alternative medicine in cancer patients in Japan. J Clin Oncol, 23（12），pp. 2645-2654.
3) 消費者庁ホームページ，特定保健用食品許可（承認）品目一覧．http://www.caa.go.jp/foods/index4.html
4) 消費者庁ホームページ，「機能性表示食品」って何？．http://www.caa.go.jp/foods/pdf/150810_1.pdf
5) 大野智（2008）がんの補完代替医療，食品加工技術：日本食品機械研究会誌，28（1），pp. 9-15.

[参考文献]
1. 厚生労働省がん研究助成金（課題番号：17-14）「がんの代替療法の科学的検証と臨床応用に関する研究」班編（2012）がんの補完代替医療ガイドブック　第3版．
2. 鈴木信孝（2008）サプリメントの臨床医学への応用，日薬理学雑誌，131, pp. 252-257.

5　アピアランスケア

1　定義・特徴

　がん患者は，がんと診断されてから手術，放射線治療，薬物療法等，あらゆる治療を選択し，実施している．近年，化学療法は外来が主体で行われるようになっており，患者は社会生活を営みながら治療を継続している．がん治療はがんそのものに効果を示すが，治療により外見の変化を引き起こすことがある．外見の変化は，ときに患者に苦痛を与え，QOLに影響をおよぼす．

アピアランスケアは，がん患者がその人らしく生活することを支援するうえで注目されるようになったケアである．アピアランス（appearance）とは外見を意味する言葉で，アピアランスケアは外見関連のケアとされ，アピアランス支援は外見に関する諸問題に対する医学的・技術的・心理社会的支援と定義される[1]．医療者が行うアピアランスケアは，ただ単に外見を整えることではなく，患者が社会のなかで生活することを支援することに目的がある．

2　適応と効果

アピアランスケアの適応は，がん治療により外見が変化した人，がんそのものにより外見が変化した人である．アピアランスケアの効果は，外見を整えることにより，社会生活を送ることの一助となること，その人らしく生活することを後押しすることである．

3　アピアランスケアの実際

1）治療前の外見変化に関する情報提供

がん治療にともなう外見の変化として，がんそのものや乳房切除，人工肛門造設，四肢切断等の手術による形態の変化，抗がん薬や分子標的薬等の薬物療法や放射線療法による脱毛（頭髪，眉毛，睫毛，体毛），皮膚色の変化，爪の変化があげられる．

外見の変化をきたす治療を行う患者に対し，どのような変化をきたす可能性があるか，実際に外見の変化が起きたときの対処方法等に関する情報提供を行い，心の準備を行う．患者によっては病気や治療の受け止めが十分でない場合もあるため，患者の全人的苦痛を理解したうえでかかわること，話を聞くことができない場合はいつでも話をきくことができること，疑問等が出た場合の相談窓口について伝えておく．

2）治療中，治療後の情報提供

がん治療の種類や投与頻度等により，外見の変化の程度は異なる．主に薬物療法によりきたす変化に対する対応について述べる．

(1) 脱　毛

抗がん薬は細胞分裂が活発な毛母細胞に影響をおよぼし，脱毛をまねく．脱毛は頭髪のみでなく，睫毛，眉毛，体毛におよぶ．特に頭髪の脱毛は他者にも明らかになるため，社会生活を送るうえで影響が生じる．

頭髪の脱毛に対する対処として，脱毛時のケアがあげられる．患者へ脱毛前にあらかじめ散髪を行うと毛髪の手入れが楽であること，喪失感が抑えられることなどを伝える．脱毛時の対処方法として，ウィッグ等の使用がある．ウィッグの種類は多種多様であり，値段も高価なものから安価なものまでさまざまである．ウィッグ使用の目的や予算等を確認したうえで情報提供を行う．脱毛時にウィッグのみでなく帽子等でケアを行うことも可能であると伝え，患者が選択できる手段を伝える．

(2) 爪の変化

薬物療法にともなう爪の変化として，爪の変色，変形，剥離，爪囲炎等があげられる．爪は他者の目に触れる機会が多く，多くの患者が苦痛を抱いている．爪の変色や変形，剥離への対処として，マニキュアの使用やネイルチップの使用があげられる．患者へマニキュアやネイルチップの使用方法や効果について伝え，どの方法なら取り入れることができるかを患者とともに考える．治療にともない爪が脆弱になることがあるため，日頃からクリーム等を使用し，保湿を行い，乾

燥を避けることが必要である．

(3) 皮膚の変化

薬物療法や放射線療法による皮膚の変化として，皮膚の乾燥やざ瘡様皮疹，皮膚色の変化，皮膚障害があげられる．皮膚の変化への対処方法について，具体的なエビデンスが確立されていないため，患者個々に合わせたケアを提供する必要がある．

皮膚の変化で代表的なものに色素沈着がある．化粧によりカバーする手段はあるが，患者が何に苦痛を抱いているのかを確認したうえで対処方法を検討する．近年，分子標的薬を使用する患者が増えているが，それにともない紅斑や皮疹などを生じることがある．スキンケアを基本とするが，症状が強いときは医師に相談し，軟膏処置が必要な場合もある．

アピアランスケアは必要なときにタイムリーに情報提供を行うことが理想である．相談窓口として，患者や家族がいつでも立ち寄り，情報を受けることができる体制を整えることも必要である．図 12-2 は専用のアピアランス支援を受けることができる場所である．

がん治療を受ける患者が治療前とまったく同じ外見を整えることは難しいが，がん治療により変化した外見といかに折り合いをつけて生活するか，患者本人が納得して生活することを支援することは可能である．

外見のケアは直接生命に影響をおよぼさないため，これまでは軽視される傾向にあった．がん患者の QOL の重要性が問われるなか，アピアランスケアの果たす役割は大きい．外見に対するとらえ方は，年齢，性別，社会背景，価値観など，個別性がある．一律なケアを提供するのではなく，外見の変化について，患者がどうとらえているのか，どうなりたいのかを把握し，適切なタイミングで適切なケアを提供する．そのためには医療者として患者に寄り添い，苦痛を把握するスキルが必要である．患者から得られる情報は言語的な情報のみでなく，非言語的な情報からも得ることができる．常にアンテナを張り，寄り添う看護を提供する姿勢が必要である．

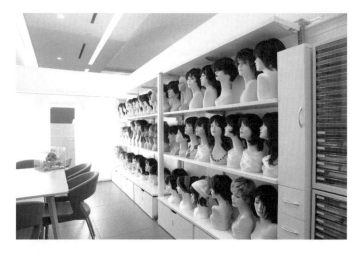

図 12-2　国立がん研究センター中央病院　アピアランス支援センター内部

[引用文献]

1) 国立がん研究センター研究開発費　がん患者の外見支援に関するガイドラインの構築に向けた研究班編（2016）がん患者に対するアピアラスケアの手引き 2016 年版，p. 9，金原出版．

[参考文献]
1. 野澤桂子（2014）がん患者のアピアランス支援：外見と心に寄り添うケア 医療の場で求められるアピアランス支援，がん看護，19（5），pp. 489-493.
2. 矢内貴子，清水千佳子（2014）がん患者のアピアランス支援：外見と心に寄り添うケア（第2回）外見を損なうがん治療，がん看護，19（6），pp. 585-587.
3. 藤間勝子，野澤桂子（2015）がん患者のアピアランス支援：外見と心に寄り添うケア（第4回）アピアランスケアのスキル（1）脱毛における頭髪への対応：ウィッグについての基礎知識，がん看護，20（1），pp. 79-82.
4. 荒尾晴恵，田墨恵子編（2010）スキルアップがん化学療法看護，日本看護協会出版会.

第13章
緩和ケア

1 緩和ケアの理解

1 WHOによる定義

　WHO（世界保健機関）は緩和ケアの定義を2002年に改訂し，緩和ケアとは「生命を脅かす疾患による問題に直面している患者およびその家族に対して，痛みやその他の身体的問題，心理社会的問題，スピリチュアルな問題を早期に発見し，適切なアセスメントと治療によって，苦痛を予防，緩和することで，クオリティ・オブ・ライフを改善するアプローチである」[1]と述べている．また，緩和ケアで提供されるサービスについて表13-1のように説明している．このなかで特筆すべきは，緩和ケアの適応時期を病気の早い段階としたこと，患者と死別後の家族，つまり遺族のケアについても言及していることである．

　従来，緩和ケアは治癒を目指した治療が有効でなくなった患者に対するケアとされてきた．そのため，ターミナルケア，終末期ケアと同意語として用いられてきた．しかし，現在の緩和ケアは，がんと診断されたときから適応されるものとなっている（図13-1）．

表13-1　緩和ケアで提供されるサービス

- 痛みおよび他の苦痛をともなう症状を軽減する．
- 死を人生の自然の過程とみなし，生を支援する．
- 死を早めることも遅らせることもしない．
- 心理的，スピリチュアルな側面から，患者ケアを統合する．
- 死を迎えるまで，患者ができるだけ積極的に生きてゆけるように支援システムを提供する．
- 家族が患者の病気や死別後の生活に適応できるように支援システムを提供する．
- チームアプローチを用いて，必要時，患者と家族のニーズを満たすために（死別後のカウンセリングを含む）適応する．
- 生活の質を向上させて，病気の経過によい影響をもたらす．
- 病気の早い段階にも適用し，化学療法または放射線療法などの生命を延ばすことを意図した他の療法と併せて用いることができる．苦痛をともなう臨床的合併症をよりよく理解しマネジメントするための検査も含まれる．

（WHOホームページ，http://www.who.int/cancer/palliative/definition/en/（2017年5月現在）より筆者訳）

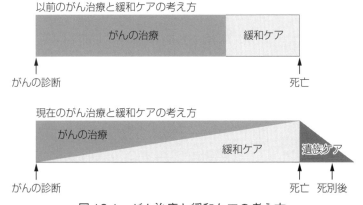

図13-1　がん治療と緩和ケアの考え方

2 わが国の緩和ケア

わが国の緩和ケアはホスピスケアとして導入され，その後，緩和ケア病棟入院料が医療保険のシステムとして認められたことにより広がりはじめた（表13-2）．2006（平成18）年6月に成立し，2007年4月より施行されたがん対策基本法では，「がん患者の状況に応じて疼痛等の緩和を目的とする医療が早期から適切に行われるようにすること（第16条）」と明示されている．がん対策基本法に基づく第2期のがん対策推進基本計画では，重点課題として「がんと診断されたときからの緩和ケアの推進」が明記された．ここには，「がん医療に携わる医療従事者への研修や緩和ケアチームなどの機能強化等により，がんと診断されたときから患者とその家族が，精神心理的苦痛に対する心のケアを含めた全人的な緩和ケアを受けられるよう，緩和ケアの提供体制をより充実させる」という記載がある．また，第2期がん対策推進基本計画には「すべてのがん患者とその家族の苦痛の軽減と療養生活の質の維持向上」があり，分野別施策として，がんと診断されたときからの緩和ケアの推進が掲げられている．ここでは，5年以内にがん診療に携わるすべての医療従事者が基本的な緩和ケアを理解し，知識と技術を修得することや3年以内に拠点病院を中心に**緩和ケアチーム**や**緩和ケア外来**の充実をはかることが明記され，国の重要な施策として緩和ケアが推進されている．

緩和ケアは，がん告知時の衝撃を緩和すること，治療に関する意思決定を支援することなど，がん診断時から導入することが望ましいとされる．しかし，患者・家族の緩和ケアに対する抵抗感も根強くあり，医療者に対する緩和ケアの知識，技術の教育とともに患者・家族，一般市民に対する緩和ケアに対する正しい知識の普及啓発が必要とされている．

表13-2 わが国の緩和ケアの発展

1977年	わが国にはじめてホスピスが紹介される
1977年	日本死の臨床研究会が発足
1981年	聖隷三方原病院にわが国初の院内独立型ホスピスが誕生
1984年	淀川キリスト教病院に院内病棟型ホスピスが誕生
1987年	厚生省「末期医療に関するケアの在り方検討会」を設置
1989年	厚生省，日本医師会「末期医療のケア」検討報告書を発表
1998年	緩和ケア病棟設置基準の制定
1990年	緩和ケア病棟入院料の新設
1991年	全国ホスピス・緩和ケア病棟連絡協議会が発足
1996年	日本緩和医療学会が発足
2002年	緩和ケア診療加算が新設
2006年	「がん対策基本法」成立，2007年より施行
2007年	第1期がん対策推進基本計画策定
2012年	第2期がん対策推進基本計画策定
2016年	「がん対策基本法」改正
2017年	第3期がん対策推進基本計画策定

3 緩和ケアの提供体制

1 基本的ケアと専門的ケア

ケアの専門性からの分類では，基本的緩和ケア，専門的緩和ケアがある（図13-2）．

基本的な緩和ケアは，がんを診療するすべての医療従事者が患者と家族の苦痛をやわらげるために提供すべきものである．緩和ケアは診断時から治療と並行して行われるべきものであり，診断時から痛みなどの症状がある場合には鎮痛薬などを使用して積極的に痛みの緩和をはかる．また，病名告知による衝撃や気持ちの落ち込みには心理的な支援を行う．

　一方，苦痛が取りきれず，症状緩和が困難な患者は専門的緩和ケアに紹介する．通常の診療・ケアで患者の苦痛を緩和することが困難である場合は，緩和ケアの専門家が対応することになり，これを**専門的緩和ケア**という．

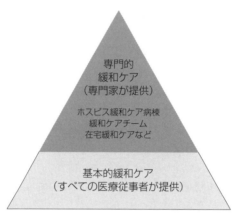

図13-2　緩和ケアの分類

2　施設ケアと在宅ケア

　専門的緩和ケアの提供形態による分類には，施設緩和ケアと在宅緩和ケアがある．また，施設緩和ケアには以下の5つがある．

(1) 院内病棟型
　一般病院の病棟の一部を利用して，緩和ケア病棟の承認基準を満たした施設の形態である．

(2) 院内独立型
　病院の敷地内に別棟として建てられているもの．

(3) 完全独立型
　緩和ケア病棟承認基準を満たす施設を独立に設立するもの．

(4) 緩和ケアチーム
　病院内の緩和ケアに関する専門家がチームとして定期的なカンファレンス・回診を実施して緩和ケアを提供する形態である．全国のがん診療連携拠点病院には整備が義務化されている．体制が整っている施設では緩和ケア診療加算の算定ができる．チームの診療加算を算定するためには，身体症状を担当する医師（専従・専任），精神症状を担当する医師（専従・専任），緩和ケアの経験を有する専門・認定看護師（専従），緩和ケアの経験を有する薬剤師（専任）がそろうことが必要である．

(5) 緩和ケア外来
　外来において緩和ケアを提供する形態である．がん診療連携拠点病院では緩和ケアを専門とする外来の設置が必須要件となっている．

　在宅緩和ケアは，医療機関の外来や病棟ではなく，患者の自宅を医療現場と考えて，訪問診療や訪問看護を中心に24時間体制で緩和ケアを提供する形態である．住み慣れた家で生活を継続できる．

2 全人的苦痛の理解

　がんと診断された患者が体験する苦痛を理解する際に全人的苦痛（**トータルペイン**）という概念が用いられる．これは，近代ホスピスを創った**シシリー・ソンダース**（Saunders, Cicely）が提唱した．ソンダースは，一般的に苦痛は身体的な側面をさすが，苦痛には精神的，社会的，スピリチュアルな要素が影響し，これらが互いに影響し合って苦痛を形成しているととらえた[3]．緩和ケアにおいて対象となる人の苦痛を理解する際には，①身体的苦痛，②精神的苦痛，③社会的苦痛，④スピリチュアルな苦痛が存在しているとして，全人的な視点で包括的にとらえる．

　がん患者が体験する症状は，がんそのものの進行によるもの，がんの治療にともなうものなどさまざまであり，これらのさまざまな症状は身体的な苦痛だけでなく，症状があることによる気分の落ち込みや不安の増強といった心理的苦痛，症状があることで日常生活行動が制限され，これまで果たしてきた社会的な役割が果たせなくなる社会的な苦痛などが生じ，患者の日常生活に影響をおよぼすことになる．そのため，緩和ケアにおいて症状を緩和することは重要である．

　がん患者が体験する症状のうち，手術療法，薬物療法，放射線療法などのがん治療にともなうものがある．それぞれの治療にともなう後遺症，副作用，有害反応があるが，近年は治療の進歩により薬物療法と放射線療法を併用した化学放射線療法や免疫療法などの治療法も開発され，重症化する副作用にも対応が必要になっている．薬物療法や放射線療法にともなう症状は出現時期や出現形態があるため，医療者は症状のメカニズムや出現形態をよく理解して患者がセルフケアできるように支援していく．

　がんの進行による症状では，症状は単独で出現することは少なく，複数の症状が出現する．例えば，肺がんが進行して骨転移があり，オピオイドを使用している患者では呼吸困難，痛み，全身倦怠感などの症状とともにオピオイドの副作用による便秘や悪心・嘔吐が複合的に出現する．

表13-3　全人的苦痛の例

身体的苦痛	がんによる症状（痛み，呼吸困難など），治療にともなう後遺症，有害事象，晩期の有害事象など
精神的苦痛	診断にともなう衝撃，今後の予測がつかない不安，ボディイメージの変化，死に対する恐怖，絶望感，無力感，怒り，抑うつなど
社会的苦痛	家族の心配，職場の心配，社会的役割の遂行の心配，家庭での役割喪失，経済的な心配，疎外感，孤独感など
スピリチュアルな苦痛	なぜ私ががんになるのか．迷惑をかけたくないのに人の手を借りなければならない．こんな私は価値がない．死んだらどうなるのか．など

このような場合は，患者が体験している症状間の関連を理解することが重要である．
　さらに，がん患者が体験する症状は全人的なものとして4つの側面でとらえる．例えば，がん疼痛は，身体的な痛みはもちろんであるが，痛みが強くなるとがんが進行しているのではないかと絶望的になり，精神的な痛みも生じる．また，痛みによって仕事や社会的な役割に影響があると社会的な痛みが生じる．そして，痛みがあることで他の人に助けてもらわなければならない状態では，スピリチュアルな痛みも感じることになる．このように症状のもつ複数の側面を理解しておくと，患者を全人的にとらえたアセスメントをすることができる．
　緩和ケアにおいて症状マネジメントをする際には，がん患者が体験する症状の特徴を理解しておくことが重要である．

3 症状マネジメント

1 患者の主観的な体験を重視

　医学モデルでは，症状は原因疾患を特定するための目安であり，原因を特定し，それに対する治療を行う．そのため，症状の理解は客観性に基づいて行われてきた．しかし，がん患者の症状に対するケアでは，誰が何を言っても，その人が痛いと言ったら痛い，という姿勢をもって目の前にいる患者を理解することが重要である．これは，症状の原因のいかんによらず，患者の訴え，つまり主観的な体験として症状をとらえることが症状に対するケアの基本になることを示している．症状をもつ人をケアする際には，症状とは何かをよく理解しておくことが必要となる．
　症状とは，個人的な体験であり，個人のそれまでの体験や考え方，文化，習慣などが強く影響をおよぼすとともに，症状は主観的な体験であり，他者には存在を確認することができない．本人のみの体験で，個人の解釈によって症状にともなう体験が異なる[4]という症状の考え方をまず身につける．症状を体験している人は，その人なりに症状の原因を解釈し，自分にとっての症状の意味をもっている．例えば，化学療法中に悪心・嘔吐を体験している人は，嘔吐で体力を喪失する体験から，嘔吐は化学療法を受けるために必要な体力を奪うものとしてとらえている．このような患者の症状体験の意味がわかれば，ケアの方向性は明らかになる．制吐薬をわたすだけではなく，患者が治療を完遂したいという思いを聴き，看護師はそれを支援していきたいということを伝えることもできる．患者の体力を維持する方法について一緒に考えることができ，患者が真に目標としていることを看護師と共有し，対処方法を一緒に考えていくことで両者の間には強い信頼関係が生まれる．
　しかし，症状を患者の主観的な体験としてとらえるためには患者の話を聴くことが必須である．その場合に重要なのは，時間がないから話が聴けないと考えるのではなく，まず患者の体験に関心をもつことが第一歩である．

2 セルフケア能力を引き出す看護アプローチ

　症状は主観であり，体験している患者を中心にマネジメントを考えることが基本である．症状

の主観性を強調しているが，症状マネジメントを行う看護師は，がん患者のもつ症状の特徴，患者のおかれた状況や症状のメカニズム，出現形態を理解しておかなければならない．効果的な症状マネジメントを行う前提には看護師の症状のメカニズムや出現形態に関する知識をもっていることが必須である．

　症状マネジメントとは，患者が症状の苦痛を緩和または軽減しようとして，その人が意図的・意識的に症状の発生を防ぐための行動や他の何かをすることである[5,6]といわれている．ここで注目したいのは，症状マネジメントが意図的・意識的な行動であるという点である．患者の"自分は素人なので，病気や症状のことはわからないから，先生や看護師さんに任せます"という発言をよく聞く．しかし，症状のマネジメントは患者自身が自分の症状をマネジメントする主体であると理解して，"症状の予防，軽減，緩和に取り組むぞ"という意識づけを行うことが重要なポイントなのである．化学療法中の患者に対して副作用の話をしているときに，"いつ頃，こういった症状が出ます"という説明がある．そうすると，患者は"症状は副作用なので，仕方がない．治療が終われば症状は治まるだろう"と理解してしまい，副作用への症状マネジメントに意図的・意識的に取り組むという状況ではなくなってしまうのである．

　意図的・意識的によりよい状態にするというのは，セルフケアの考え方に合致している．そのため，症状マネジメントの看護のアプローチをする際には，セルフケアの考え方を用いるとよい．その際に表13-4のような視点で患者を理解すると患者のセルフケア能力が理解できる．

　症状マネジメントには医療チームのさまざまなメンバーがかかわっている．看護師は常に患者に関心を寄せ，患者－看護師関係を基本にしてケアを行うことを心がける．患者のベッドサイドにいる看護師だからこそ，気づけること，理解できる情報があり，チームに還元することで患者へのよりよい症状マネジメントが行えるのである．看護師に患者への関心がないと患者の体験は理解できず，表面的な会話で終わる．患者も，自分に関心をもたない看護師に困りごとや気がかりを話そうとは思わない．症状マネジメントを行う土台には患者－看護師関係があることを忘れてはならない．

表13-4　患者のセルフケア能力のアセスメント

【セルフケアを行うためのセルフケア能力を明らかにする】
- セルフケアに対する動機づけはどうか．
- 自分の体に注意や関心が向けられるか：心のエネルギーはどうか，自分の体と対話できているか．
- 理解力があるか．
- 医療者とコミュニケーションをとることができるか：自分の体や治療に関することを言語で伝えられるか．
- セルフケアを実行できるか：セルフケアに必要な知識や技術があるか．
- セルフケアを日常生活に取り入れていけるか：継続することができるか．
- サポートしてくれる人がいるか．

【セルフケア能力が発揮できないのはなぜか明らかにする】
- バリアになっていることはなにか．
- どのようになれば，セルフケア能力が発揮できるのか．
- 医療者が患者に要求しているセルフケアは適切であるか．

4 家族ケア

1 「第二の患者」

　家族の一員ががんの診断を受けることは，診断を受けた患者本人だけでなく，心理的にも社会的にもまた経済的にも他の家族員にも大きな影響を与え，家族員の健康にも影響をおよぼす．家族は患者を支える役割を求められるが，家族自身が現実を受けとめきれずにケアを必要としている場合もある．先述したWHOの緩和ケアの定義においても，緩和ケアの対象は患者と家族であることが明記されており，家族も緩和ケアの対象としてとらえることが必要である．家族は第二の患者といわれるように，患者のがんの診断，治療，再発，症状緩和が主になるといったさまざまな状況において，家族は対処しなければならない多くの課題を抱えている．家族に対処能力がない場合には，家族全体がバランスを崩し，二次的な機能障害が生じる．家族をケアの対象としてとらえる場合には，家族は一つの単位，システムとして理解する．つまり，個々の家族員だけでなく，家族の相互作用や関係性全体を考慮することが必要である．

2 家族の痛みと予期悲嘆

　家族ががんの診断を受けた際に，患者の身近にいる家族は，「近くにいたのに，どうして気づいてあげられなかったのだろう」という自責の念や「できるものなら代わってやりたいが，それもできない」「何とかしてあげたいけど，何もできない」といった無力感を体験する．今後の状態が予測できないなかで患者をどう支えればよいのか，どうかかわればよいのかといった不安も感じる．この時期の家族は精神的に不安定な状態であるといえる．

　治療の選択にあたっては，患者とともに医療者からさまざまな説明を受け，意思決定を行わなければならない．患者に意思決定能力がないときには，代理意思決定の役割を担わなければならない．事前に患者の意思が不明な場合は，家族にその決定が委ねられることになり，これでよいのだろうかという思いを抱えつつ一つひとつを決めていかなければならない．治療や専門用語を理解するために，さまざまな情報を集めたりすることも慣れない家族にとっては負担になる．

　治療が始まると，介護者としての役割が期待される．そのうえに患者が健康なときに担っていた役割が十分に果たせない場合には，役割を代行しなければならない．治療が進むと経済的な問題が生じる．休職や退職によって家族内の収入が減ることになれば，医療費や入院・通院費用といった出費が必要となる．

　治療をしてもがんが再発・進行し，症状緩和となると患者の日常生活を支える介護者の役割も増え，家族の身体的，精神的疲労が増す．また，この時期になると「何とかよくなってほしい」と思う半面，「この人は亡くなってしまう」という予期悲嘆を体験し，悲しみや怒りなどの感情を抱く．予期悲嘆とは将来の喪失を予期して嘆き悲しむなどの反応である．死別に対する準備を整え，死別が現実になったときにその悲嘆を軽減するのに役立つといわれている．予期悲嘆として体験している感情を十分に表出することが重要である．

　しかし，この時期の家族は，患者を中心に考えるために，家族自身の気持ちに向き合わないことも多く，怒りや悲しみを表出できないまま介護をしている場合がある．家族の感情表出を促す

看護支援を行うことが重要である．

　診断から症状緩和が中心になる時期を通して，上記のほかに家族は家族内の人間関係への対応，自身に必要なサポートを得られないという孤独感を体験している場合もある．

3 家族アセスメント

　家族を理解して支援するためには，家族をアセスメントすることが必要となる．そのための視点を表13-5に示した．家族の形態やありようはさまざまであり，看護師の価値観で批判するのではなく，ケアの対象となる家族がどのような経緯で現在にあるのか，その状態をありのままにアセスメントする．これらのアセスメント項目は家族のプライベートな部分に関係していることもあるため，家族との信頼関係を構築しつつ情報を得ていく．

　がん患者の家族は，病気の進行と向き合わなくてはならないため，精神的に不安定な状態であることを念頭におき，家族の現実認知や価値観を理解し，家族が大切にしていることを医療者と共有する．どうすれば希望がかなえられるかという姿勢でかかわり，実現可能な目標，患者の状態，家族の状態でできることを一緒に探す．

　家族の状況への怒りや脆弱な精神の状態はさまざまな形で表出される．例えば，医療者に対して怒りを表出する家族や治療を受け入れずに民間療法を患者に強くすすめる家族もいる．このような場合は問題のある家族ととらえるのではなく，家族の言動の背景にある感情に気づくことが重要である．大切な人を亡くす，行き場のない状況への怒りや何もしてやれない気持ちの現れとして表出されている場合がある．

　また，家族がこれまで体験してきた危機的な出来事や困難について話を聞き，どのように乗り越えてきたのかということを理解すると，危機や困難に対する家族の対処能力をアセスメントすることができる．家族をシステムとしてとらえ，家族間の力関係や人間関係，家族へのソーシャルサポートをアセスメントすることで，家族の相互作用，勢力関係が把握できる．

　家族間のコミュニケーションでは，家族が感情をオープンに率直に表出できる場合は，適応力

表13-5　家族支援のためのアセスメント項目

- 家族構成
- 家族の発達段階
- 家族の社会との結びつき
- 家族内の役割
- 家族内の力関係
- 家族内の人間関係
- 家族内のコミュニケーション
- 家族の価値観
- 家族の期待や希望
- 患者の病気の段階
- 患者の病気に対する家族の受けとめ
- 患者の病気による家族の苦痛
- 家族の情緒的な状態
- 家族のニーズ，希望
- これまでと現在の家族の対処能力
- 家族のセルフケア能力
- 家族に対するソーシャルサポートとその活用

のある家族となり，家族は互いに近い存在であり，苦悩を分かち合い，互いに慰め合うことでサポートし合うことができると考えられる．しかし，コミュニケーションが不足している家族では，家族内で感情表出が十分に行えず，家族内のサポートシステムが機能しない．このような場合は，家族同士で感情表出ができるような，ともに話し合う機会を設けるなどの支援を行う．

家族の発達段階に応じたケアでは，患者の子どもが幼い場合や患者・家族ともに高齢者同士などといった場合がある．アセスメントをして家族内の対処能力が低い場合はソーシャルサポートの導入を早い時期から検討する．ソーシャルサポートの導入，経済的な問題や複雑な家族内の関係の調整にあたっては，医療チーム内の医療ソーシャルワーカーなどと協働してケアをする．

5 緩和ケアチームアプローチ

1 チームをつくることの必要性

緩和ケアにおいては，がんの診断からエンドオブライフ（end-of-life）の時期まで患者と家族のつらさをやわらげ，生活を支援していくことが必要とされている．多くの患者は，身体的な苦痛だけでなく，心理的苦痛，社会的苦痛，スピリチュアルな苦痛も抱えている．これらの苦痛をやわらげるためには，専門家が集まり，それぞれの専門性をいかしてチームをつくり，多職種間で情報を共有し，連携をはかりながら協働することが必要である．

緩和ケアではさまざまな喪失に直面する患者と家族に対応し，医療者自身もストレスフルな体験をしている．また倫理的問題にも直面し葛藤を感じることも多い．このような状況においてチームで協働することは，患者によりよいケアが提供できるだけでなく，チームメンバーが互いにサポートし合えるという利点がある．

2 学際的チームと多職種チーム

チーム医療のあり方には，学際的チームと多職種チームがある．多職種チームは，メンバーは専門性に応じて独立した立場で部分的に協力するが，治療方針を決定するのは1人のリーダー，多くは医師によって行われる．一方，学際的チームはメンバー全員が共通の目標を共有し，治療方針も話し合いによって決定する．リーダーは1人ではなく，課題の内容や状況によって適任と思われるメンバーが担当し，変化する[8]．緩和ケアにおけるチーム医療の考え方には学際的チームの考え方が望ましい．

3 チームにおける看護師の役割

学際的チームにおける看護職の役割は，個々の患者ごとにチームメンバーで共有した共通の目標に合意したうえで，そのケアを提供するために専門性を発揮し協働することである．チーム医療において情報共有は重要であり，診療録への記録やカンファレンスを通してチームメンバーが

もつ情報の共有を行う．その際に，看護師は生活を支援するという立場で必要な情報を収集し，チームメンバーと共有する．またチームメンバーから得た情報を活用してケアを実行する．

　患者と家族は治療やケアに対する希望を抱いていても，さまざまな理由でなかなか表出することができない場合がある．看護師は日常生活の支援を通して，患者の気がかり，生活の苦痛や言葉の裏にある思いを汲み取ることができる．患者自身で希望や思いをチームに伝えられるような支援を行い，必要な場合は代弁者となって，患者の苦痛が軽減されるようにチーム内での役割を果たす．

　また，看護師はチーム内の調整役を担う．カンファレンスはチームメンバーの意見交換や目標を共有するために重要な場である．カンファレンスの開催にあたっても，患者が抱える問題の性質により，問題解決のために必要な職種の判断や調整をする．チームメンバーで治療方針を決定し，患者にとっての目標が明確になった後も実施や評価において看護師は調整役となる．

[引用文献・資料]
1) WHOホームページ，Definition of Palliative Care.
2) 厚生労働省ホームページ，第2期がん対策基本推進計画.
3) Saunders, C., et al.（1984）The philosophy of terminal care. The Management of Terminal Malignant Disease. pp. 232-241, Hodder Arnold.
4) Rhodes, V., Watson, P. M.（1987）Symptom distress the concept, Semin Oncol Nurs, 3（4），pp. 242-247.
5) 高野順子（1997）患者主体の症状管理，インターナショナルナーシングレビュー，20（4），pp. 61-64.
6) Fu, M. R., LeMone, P., McDaniel, R. W.（2004）An integrated approach to an analysis of symptom management in patients with cancer. Oncol Nurs Forum, 31（1），pp. 65-70.
7) 荒尾晴恵，副作用の症状マネジメントにあたってのセルフケア支援とは：荒尾晴恵，田墨恵子編（2010）スキルアップがん化学療法看護：事例から学ぶセルフケア支援の実際，p. 45, 日本看護協会出版会.
8) Hugen, D. F., et al. The core team and the extended team. In : Hanks, G., et al. editors.（2010）Oxford textbook of Palliative Medicine, 4th ed., pp. 167-176, Oxford University Press.

第14章
終末期・臨死期のケアと遺族ケア

1 終末期とは

　病状が進むにつれて患者の全身状態は悪化し，患者・家族はやがて最期を迎えることになる．この時期を終末期あるいはターミナル期とよび，そこで行われる治療やケアを終末期ケア，ターミナルケアとよぶことが多い（本章では「終末期」と「ターミナル期」という言葉をほぼ同じ意味で使用する）．個人差はあるものの時期でいえば治癒や長期の延命が望めない状態にある死亡前6カ月から看取り（臨死）期をさすことが多い．

　恒藤は終末期を4つの時期に分けて説明している（表14-1）．ターミナル前期では身体的・心理的症状のコントロールが中心となるが，ターミナル中期，後期となるにしたがって，患者の身体的状態の悪化にともない日常生活の援助や安楽の保持などに焦点が変化していく．ターミナル後期および死亡直前期は看取り（臨死）期ともいわれ，患者の安楽と尊厳の保持がケアの中心となり，無益な延命治療の差し控えなどの倫理的問題も生じやすい時期である．このすべての過程において家族ケアは看護師の重要な役割であり，それについては別の節で述べる．

表 14-1　各ターミナルステージにおける患者と家族のケア

ターミナルステージ	生命予後	患者に対するケア	家族に対するケア
ターミナル前期	6〜1カ月	・痛みのコントロール ・その他の症状緩和 ・緩和治療 ・精神的に支える ・身辺整理への配慮	・病名告知に関する悩みへのケア ・高齢者や子どもへの病名告知および病名説明 ・死の受容への援助
ターミナル中期	数週間後	・コルチコステロイドの使用 ・高カロリー輸液の中止 ・日常生活の援助 ・霊的苦痛への援助	・予期悲嘆への配慮 ・延命と苦痛緩和の葛藤への配慮
ターミナル後期	数　日	・安楽ポジションの工夫 ・持続皮下注入 ・混乱への対応 ・鎮静の考慮	・看病疲れへの配慮 ・蘇生術についての話し合い
死亡直前期	数時間	・人格をもった人として接する ・死前喘鳴への対応 ・非言語的コミュニケーション	・死亡直前の症状の説明 ・家族にできることを伝える ・聴覚は残ることを伝える

（恒藤暁（1999）最新緩和医療学，p.25，最新医学社より転載）

　図 14-1，14-2 は淀川キリスト教病院ホスピスのカルテから調査した「主要な症状の出現からの生存期間」および「日常生活動作の障害の出現と生存期間」である．図 14-1 にあるように痛みは早期から出現する症状であるが，他の多くの症状は死亡前 30 日前後から急速に上昇する傾向があり，死亡直前では 1 人の個人に対して多くの症状が出現しているケースが多い．これらの急速に出現する症状を予測しつつ早期にアセスメントし，治療やケアで対処することが必要である．がんは他の疾患に比べて比較的終末期まで日常生活動作は保たれているといわれており，たとえ移動が困難になっても食事や排便，排尿は死亡前 2 週間程度までは行えることが多い．また，会話などのコミュニケーションは死亡直前まで維持されていることも少なくない（図14-2）．移動ができなくなっても，患者の尊厳や希望を重視した排便や排尿などの介助，食事や水分の提供，

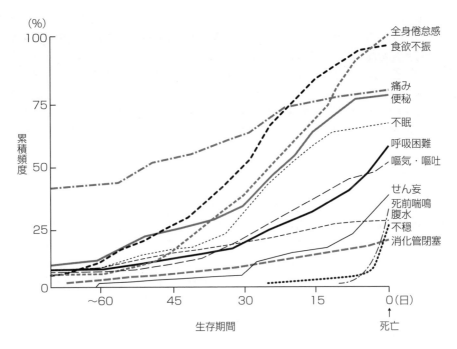

図 14-1 主要な症状の出現からの生存期間

(柏木哲夫, 恒藤暁監修, 淀川キリスト教病院ホスピス編(2007)緩和ケアマニュアル 第5版, p.2, 最新医学社より転載)

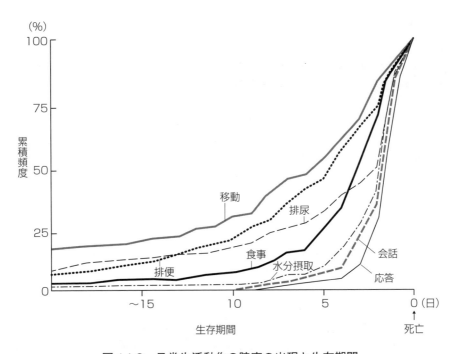

図 14-2 日常生活動作の障害の出現と生存期間

(柏木哲夫, 恒藤暁監修, 淀川キリスト教病院ホスピス編(2007)緩和ケアマニュアル 第5版, p.3, 最新医学社より転載)

家族や愛する人たちとのコミュニケーションを支えることが看護師の役割である．

キューブラー＝ロス（Kübler-Ross, E.）は精神科医として多くの死にゆく患者と接するなかで患者の**死の受容過程**を下記の5段階に整理した[1]．

① 否認：自らが死に向かっていることを受け入れられずに否定する段階．
② 怒り：「なぜ自分が死ななくてはいけないのか」と怒りを覚える段階．しばしば，その怒りは形を変えて（例えば看護師を叱責するなど）医療者に向けられる．
③ 取り引き：信仰心はあまりなくても神や仏にすがり，自分の命と何かの取り引きをすることで死を回避しようとする段階．
④ 抑うつ：死が避けられないことを悟り，悲観と絶望，孤独で何もする気が起きない，憂うつな気持ちになる段階．
⑤ 受容：自分が死にゆくことを受け入れていく段階．

もちろんすべての患者がこの段階をへるわけではなく，またそれぞれの段階を行き来することも多い．すべての患者が受容に到達するわけではなく，看護の目標はすべての患者に死の受容をうながすことではない．キューブラー＝ロスによる死の受容過程は一般に喪失に基づく悲嘆の過程ともみなすことができ，看護師がこれらを参考に，それぞれの段階にある患者の心理を理解することは有用である．例えば否認の状態にある患者に対して事実を受け止めるようにうながしてもそれは困難であり，怒りの状態の患者は看護師，特に新人看護師など弱い立場の者に行き場のない怒りをぶつけるかもしれない．

看護師はそれぞれの時点での患者の心理を理解し，傾聴や共感，ケアリングなどで支えることが重要である．このような患者の理解にはフィンクやアギュレラの危機理論（第15章「理論を用いたがん看護の実践」参照）も有用である．また，喪失と悲嘆という面では家族も同様の経過をたどる可能性があることも心に留めておくとよい．

2 看取り期の徴候

看取り期は臨死期ともいわれ，死亡前2週間あるいは1週間の死が近づいた時期と定義される．一般にこの時期は症状や日常生活動作の悪化とともに，患者は徐々に眠っている時間のほうが長くなり，終末期せん妄などの症状を呈することも少なくない．看護ケアとしては症状緩和と患者の状態のアセスメントを基本としつつ，患者の尊厳を保ったケアを行う必要がある．また，患者に今後どのようなことが起こりうるかを予測し，不安や予期悲嘆を呈する家族のケアを行うことも重要である．

表14-2は**OPCARE9プロジェクト**[*1]という国際的なプロジェクトで専門家の合意による「死が迫っていることを示す徴候」の類型化を試みたものである．一般的に，経口摂取が困難になり，意識レベルが低下してくると「あと数日かもしれない」と感じるであろう．それに呼吸状態や全身状態の不可逆的な悪化をともなうことが多い．看取り期の徴候は，PS（全身状態）の低下，意識レベルの低下，水分の嚥下困難など比較的多くの患者に共通して起こる徴候と，必ずしも多くの患者に共通していない徴候に分けられる．また，死前喘鳴，下顎呼吸，チアノーゼ，橈骨動脈の触知不能などは死亡前1日程度から割合が急上昇し，いつ亡くなっても不思議ではないこと

---

*1 OPCARE：A European Collaboration to optimise research for the care of cancer patients in the last days of life. 終末期がん患者に対するケアの最適化に向けた欧州共同研究プロジェクト．

表14-2 死が迫っていることを示す徴候の類型（OPCARE9 プロジェクトの結果）

類型化されたカテゴリー	患者にみられる徴候
呼吸の変化	呼吸パターンの変化（チェーンストークス呼吸など），呼吸状態の変化（下顎呼吸など），呼吸リズムの変化（無呼吸など），死前喘鳴
意識・認知機能の変化	意識レベルの低下，昏睡
経口摂取の変化	食事・水分がとれない，嚥下障害（水分が飲み込めない）
皮膚の変化	網状の皮膚（チアノーゼ），四肢の冷感
情動的な状態の変化	落ち着かなさ，身の置きどころのなさ
全身状態の悪化	身体機能の低下，全身状態の急激な悪化
医療者の直感	そろそろだと感じる感覚

を示す徴候である[2]．これらは家族や大切な人を患者に付き添ってもらうタイミングを考えるうえでも重要である．

また，死亡1週間前程度と考えられたがん患者には心電図モニターなどの装着はあまり意味がないと考えられ，緩和ケア病棟などでは行われないことも多い．血圧測定もICUなどのように自動血圧計で定期的に測定する意味はなく，橈骨動脈の触診で十分と考えられる．橈骨動脈が触知不能であれば，それが残された時間がわずかであることのサインであり，しかもその後の経過は人によってかなり異なる．ただ，家族はこのようなことを知っているわけではないので，患者の状態が今後どのように変化していくか不安なことが多い．したがって，心電図モニターの装着や外すなどの判断は家族に十分に説明してから行うべきであるし，それがあったほうが安心するという家族も少なくない．

3 看取り期における対応とケアの修正

看取り期の症状に対する対応は，経口摂取ができない，意識が低下しているなどの状態の変化にそってケアの修正を行うことである．看取り期のケアの修正のアルゴリズムを表14-3に示す．これは英国で使用されていた **LCP（Liverpool Care Pathway）**[*2]に基づいたものである．

まず，①看取り期であることのアセスメントを行う．②治療を見直す．患者・家族の希望にそいつつ，例えば毎週の採血や過度な輸液のような不必要な検査や治療を中止し，苦痛の増加に備えて臨時指示も確認しておく．前節で論じたようにバイタルサインの測定も最小限でよい．経口摂取ができない場合の鎮痛薬をはじめとした薬剤の投与経路の検討も行う．③「死が近づいたときのチェックリスト」は定期的にアセスメントすべき基本的な症状や日常生活の状態，家族の理解や希望などであるが，治療目標は患者が安楽であることと，患者・家族の意向にそったケアが行われることである．そのために，②に示したような不必要な治療の中止や修正を行うのである．例えば，それまでは褥瘡予防のために体位変換が行われていたかもしれないが，看取り期では安

---

*2 リバプール・ケア・パスウェイ．1990年代後半に英国で開発された，死が数日以内に差し迫った臨死期の患者に提供される看取りケアのクリティカルパス．ただし，不適切な方法で使用すると生命予後を短縮する可能性があるため，現在は一律的な使用は控えられている．基本的な考え方自体には問題はなく有用であると多くの専門家から支持されている．

表14-3 看取り期のケアのアルゴリズム

看取り期であることの判断
生命予後が1週間以内と予測されることによりすべてを満たす必要はない
①ベッド上で寝たきり状態　　③経口摂取量の著しい低下 ②意識低下，昏睡

▼

治療やケアの修正
①最期を迎える場所の再確認 ②不必要な検査や治療の中止 ③苦痛の出現に備え，あらかじめ医師に症状緩和の臨時投薬等の指示を確認 ④「死が近づいたときの観察項目と目標」にもとづく毎日のアセスメントとケア ⑤家族への説明とケア

▼

死が近づいたときの観察項目と目標
患者の安楽・安寧
• 身体症状 　□ 疼　痛　　痛みがない 　□ 呼吸困難　呼吸困難がない 　□ 嘔気・嘔吐　嘔気・嘔吐がない 　□ 不　穏　　不穏がない 　□ 気道分泌　気道分泌による呼吸困難がない • 日常生活 　□ 排　尿　　排尿に関して患者が快適である 　□ 排　便　　下痢や便秘による苦痛がない 　□ 体　位　　患者が快適な体位で安全である 　□ 投　薬　　すべての投薬が安全・正確に行われている 　□ 清　潔　　患者の清潔が保たれ，快適である 　□ 口　腔　　口腔内が浸潤し，清潔である
家族ケア
□ 家族の理解　患者の状況・今後の状態変化を理解している □ 家族の希望　家族のしてあげたいこと・したいことが達成されている

▼

治療・ケアの目標が達成されているかの評価
患者・家族の意向にそったケアが行われている

楽を目標とした体位変換を行う（またはそれ自体行わない）．

死前喘鳴は最近では気道分泌亢進とよばれることも多く，看取りが近くなり意識が低下すると唾液を飲み込めなくなるため，唾液が気道内で呼吸にあわせて移動するときに出る「ゴロゴロ」「コロコロ」「ゼコゼコ」といった音である．ときに非常に大きな音を発することもあり，家族は「息がつまるのでは」「溺れているようだ」「窒息するのではないか」「どこか痛いところがあるのでは」などと不安な気持ちになることが多い．死前喘鳴が起こるような状況では患者は意識が低下して

いて，そのような場合は患者にとっては苦痛ではないと考えられている．もちろん意識がある程度はっきりしていて痰をうまく吐き出せないことによる喘鳴は別である．死前喘鳴に対する治療とケアについて表14-4にまとめた[3]．

不穏は一般的に**終末期せん妄**とよばれるもので，がん患者の7割が終末期せん妄を経験するといわれている．終末期せん妄は一般的に意識障害に分類されるせん妄とほぼ同様だが，原因としては低酸素血症や肝不全，腎不全などの全身状態の悪化と意識レベルの低下，意識混濁によるものであるため，予防や治療が難しいという側面がある[4]．したがって，終末期せん妄はそれを治療が必要な病態ととらえるのではなく，死に向かっていく自然な過程の一つととらえるほうが適切と考えられる．ただし，痛みや諸症状のコントロールやカテーテル・点滴ルートの数を減らす（夜間だけにするなど工夫をする），排尿・排便など生理的ニードを満たす，患者に通常のように話しかけるなどの基本的な看護ケアは事故の防止などの側面からも必要である．

また，せん妄は家族にとって，「あんなにしっかりしていた人がおかしくなってしまった」などと感じ，非常につらい症状の一つである．せん妄を「からだの痛みや苦痛がある」「何かを伝

表14-4 死前喘鳴（気道分泌亢進）に対する治療とケア

評　価
- 原因の探索：唾液の貯留によるものか，喀痰ができないことによるものか
- 患者の意識があるかどうか
- 患者にとって苦痛となっているかどうか

原因に対する治療
- 輸液過剰：輸液量の減量，利尿薬の使用
- 肺炎：抗菌薬やステロイドの使用　など

薬物療法
- ブチルスコポラミン臭化物製剤（ブスコパン®）の頓用もしくは持続使用は臨床的にはしばしば用いられてきたが，国際的に有効性が疑問視されており，ガイドラインでも推奨されていないことから，家族の「何かしてほしい」という希望にそって投与されることは許容されうるが，現状では積極的には推奨されない．
- 使用前に薬物の使用についてよく相談する．

吸　引
- 患者や家族にとって苦痛になっている場合は，実施を検討する．
- 吸引するかどうかを患者や家族とよく話し合う．
- 吸引は効果がないことが多く，明らかな効果がなければ勧められない．

ケ　ア
- 体位を調整し，患者の頭を高くしておく．また，側臥位などの調整も患者にとって安楽で喘鳴が緩和される場合は検討する．
- 口腔内の乾燥や口臭が強くなることがあるので，口腔ケアを実施し，口腔内に唾液などの分泌物が貯留しないように配慮する．
- 口の中を湿らせたり，拭ってきれいにするなど，家族にできることについて伝える．
- 症状が患者にとって苦痛になっているかどうかについて家族に説明する．
- 死前喘鳴は亡くなる前の自然な経過の一部ということを説明する．

症状が緩和されず患者の苦痛が強い場合は鎮静を考慮する．

（清水陽一(2013)死前喘鳴を生じた患者とその家族の苦痛を軽減するための治療と看護，がん看護，18(7)，p.701，南江堂より転載，一部改変）

えようとしている」「つらそうだ」「頭がおかしくなった」などととらえている家族が少なくなく，自分が悪かったのかと自己を責めたり，もう苦しまないで早く最期を迎えてほしいと思ったり，他の家族や知人にこの姿を見せたくないと思う人もいる[5]．そこで，終末期せん妄に対する対応では，家族へのケアがもっとも重要になる（表14-5）．これには後述する「看取りのパンフレット」の利用なども有用である．

表14-5　せん妄に対する家族ケアのポイント

＜心配なときに医療者がそばにいる＞
- 家族がどのような不安をもっているか，家族がせん妄をどう意味づけているかを理解する．
- 家族の気持ちに共感し，できる限り否定しない．
- 家族でもできるケアを考え，必要なら一緒に行う．

＜つじつまの合わない話でも否定しない＞
- つじつまの合わない会話でも否定や修正をせずに患者にあわせて話をする．
- 患者が伝えたいことを理解しようとする．
- 家族は患者の言葉から「最後に伝えたいこと」を見出そうとしている．
- 最後まで人として大切に扱う．

＜日々の変化や予想される経過を説明する＞
- 看取りが近づいており，この先はコミュニケーションが取れなくなっていく可能性があることを伝える．
- お別れの準備，会いたいと思う人に会わせるなどの対応を勧める．

＜原因を説明する＞
- 痛みや薬物が原因であると考える家族が少なくない．
- 死に至る一般的で自然な経過であることを説明する．

（山本亮ほか（2012）看取りの時期が近づいた患者の家族への説明に用いる「看取りのパンフレット」の有用性：多施設研究，Palliative Care Research, 7(2), pp. 192-201, 日本緩和医療学会より作成）

4　鎮　静

　患者の症状緩和にすべての手を尽くしても苦痛の緩和が困難な場合がある．そのような場合に意図的に患者の意識を低下させる薬剤を投与することを（終末期）鎮静とよぶ．表14-6に鎮静の分類と定義を示す．終末期の鎮静は間欠的に行われることもあるが，苦痛が持続性であれば，持続的な鎮静が行われることが多い．患者の面会時には浅く鎮静して苦痛がありながらもコミュニケーションを保つような浅い鎮静と深い鎮静を組み合わせることもある．鎮静の対象となる症状は疼痛，呼吸困難，ミオクローヌス，嘔気・嘔吐，せん妄，精神的苦痛など多く，わが国で鎮静に用いられる薬剤はミダゾラム（ドルミカム®）が大部分を占め，フルニトラゼパム（ロヒプノール®，サイレース®）など他の鎮静薬も用いられている．鎮静はしばしば安楽死と混同されるが，その一番の違いは「治療の意図」にあり，鎮静が苦痛の緩和を意図し苦痛が緩和される量の薬剤を投与するのに対し，安楽死は患者の死亡を意図し致死量の薬剤を投与することにある．
　わが国の大規模データから，終末期の鎮静はそれがガイドライン等に従って適切に行われれば患者の生命予後を短くすることがない可能性が高いことがわかっている．鎮静の手順や倫理に関しては**「苦痛緩和のための鎮静に関するガイドライン」**[6] を参照されたいが，このなかで重要なことは，①苦痛緩和を目的とする，②患者の意思表示や家族の同意がある，および③鎮静以外の方法で耐えがたい苦痛を緩和する方法がなく，この方法が最善の治療と医療チームにより判断さ

れること，である．特に③においては患者・家族の意向をくみ取り，医学的側面と倫理的側面から看護師がその決定にかかわることが重要である．

鎮静の決定に関しては，いったん持続的な深い鎮静が開始されるとコミュニケーションが取れなくなることが多いため，その決定に携わる家族は負担感を感じることがある[2]．持続的な深い鎮静を受ける家族に対する望ましい看護ケアについて表14-7にまとめた．

表14-6　鎮静の分類と定義

項　目	分類・定義	
鎮静の定義	①患者の苦痛緩和を目的として患者の意識を低下させる薬剤を投与すること． ②患者の苦痛緩和のために投与した薬剤によって生じた意識の低下を，意図的に維持すること．	
鎮静の様式	持続的鎮静	中止する時期をあらかじめ定めずに，意識の低下を継続して維持する鎮静
	間欠的鎮静	一定期間意識の低下をもたらした後に薬剤を中止・減量して，意識の低下しない時間を確保する鎮静
鎮静の水準	深い鎮静	言語的・非言語的コミュニケーションができないような，深い意識の低下をもたらす鎮静
	浅い鎮静	言語的・非言語的コミュニケーションができる程度の，軽度の意識の低下をもたらす鎮静

(日本緩和医療学会緩和医療ガイドライン作成委員会編(2010)苦痛緩和のための鎮静に関するガイドライン2010年版，p. 16, 金原出版より転載)

表14-7　持続的な深い鎮静を受ける家族に対する望ましい看護ケア

- 鎮静の決定の際に十分な説明を医師とともに行い，理解度を確認する．
- 鎮静が生命予後を短くすることがないなど，家族の誤解を解く．
- 鎮静の開始の決定を家族に任せきらず，看護師を含んだ医療者と話し合いで決定し，責任を分かち合う（shared decision making）．
- 家族間での病状認識や意見の違いに配慮する．
- 家族にとってはコミュニケーションが取れなくなったことは，十分説明していても非常につらい体験であることを理解する．
- 家族の意思での決定をうながすより，家族に「自分が患者だったらどう思うか」をたずねたほうがよい．
- 鎮静された状況であっても家族が患者にできるケアを教えたり，一緒に行う．例えば清潔ケア，口腔ケアなど．体をさすったり，好きだった音楽を流すなどでもよい．
- 常に尊厳をもって患者に接する．例えば日常通りの声かけや，もし患者に意識があれば患者の前ではしないような話は慎む．
- 清潔ケアや排泄ケアなど基本的ケアは変わりなく行う．

5　看取り期の家族ケア

これまで看取り期の家族ケアの必要性について述べてきた．患者だけでなく家族も終末期の看護ケアの重要な対象であることを忘れてはならない．看取り期の家族の負担について表14-8に示す[7]．看取り期の家族の負担には介護のための精神的な負担，時間の確保，身体的負担，経済的負担，介護者自身の健康の問題が主にあげられる．そのすべてが看護師による家族ケアで重要になるが，なかでも患者の病態の悪化や鎮静などの意思決定にともなう精神的な負担は看取り期

表 14-8　看取り期の家族の負担

＜精神的な負担がある＞
- 悲しみや罪悪感，怒り，恨み，不全感などの感情をもつ．
- 不安，抑うつを抱え，メンタルヘルスに問題が生じる．

＜介護のための時間を確保し，細かいことも含めて計画を立てる必要がある＞
- 昼夜を問わない介護が必要である．いつまで介護が必要かの見通しがつかない．
- 内服や治療，通院，社会資源の利用などに関して，細かい計画が必要である．

＜身体的に負荷がある＞
- 介護者自身が高齢であったり，疾患を抱えながら介護をしている．
- 患者の移動や体位変換に関する訓練を受けていないため体を痛めてしまう．

＜経済的な負担がある＞
- 介護をするうえで直接必要な出費がある．
- 介護をすることで，仕事を辞めたり，貯金を切り崩したりする必要がある．

＜介護者自身の健康を脅かす＞
- 介護者は睡眠不足におちいりやすい．
- 介護者のがん罹患率や死亡率が増加する．

(Rabow, M.W., et al.(2004)Supporting family caregivers at the end of life : "they don't know what they don't know". JAMA, 291(4), pp. 483-491より作成，筆者訳)

全般においてもっとも看護ケアが必要な事項である．

家族ケアにおける看護師の役割は「家族のアセスメント」「家族への適切な説明」「家族への直接的なケア」に大別される．家族のアセスメントでは，家族の構成，健康状態，経済状態，日常生活の状況，仕事や時間・介護の分担の問題，キーパーソンと家族間の人間関係，個々の家族と患者との関係性などを評価する．そして，個々の家族や家族構成員の悩みや不安を理解する必要がある．

家族は患者の死が近いことを理解すると，実際に死が訪れる前に強い喪失感をいだき，深い悲しみ，抑うつ，死にゆくことに付き添うことへの不安，死別後の生活への不安などの心理的反応を示すことがある．これを**予期悲嘆**とよぶ．予期悲嘆の段階では，家族は上記の心理反応が動悸や胸の苦しさ，吐気，めまい，胃部不快感，食欲不振，不眠，倦怠感といったストレス症状を引き起こすことがある．このような場合は家族の話を傾聴し，共感的に接し，十分な休息が取れるように配慮することや，必要であれば精神科や心療内科などの受診をうながす．看護師によってそのような家族の状態に対する配慮があるだけでも，家族にとっては大きな助けとなる．

看取り期の説明に関しては，厚生労働省の第3次対がん総合戦略研究事業「**緩和ケア普及のための地域プロジェクト**」（通称：**OPTIMプロジェクト**）で作成された「これからの過ごし方について」というパンフレットが広く用いられている（http://gankanwa.umin.jp/pdf/mitori01.pdf）．このパンフレットでは患者に起こりうる変化とその原因などの説明，家族ができるケアなどについて図を多く用いてわかりやすく説明しており，実際に使用した家族からも高い評価が得られている[8]．

家族への直接的なケアは家族アセスメントをもとにして，家族の不安や悩みを傾聴すること，家族の気持ちに共感し，家族がそのような気持ちになるのは自然であること，オープンクエスチョンなどを用いて家族の思いを吐き出してもらうこと，家族が患者との関係性で何を大切にしているか，家族が医療者や医療行為に何を望んでいるかなどをくみ取ることが重要である．家族は医師には言いにくいことも多いので，家族の代弁者としての看護師の役割は大きい．

6 臨終前後のケア

　臨終前後の望ましいケアについて表14-9に示す．臨終期に意識が低下している場合には一般的に患者の苦痛はほとんどないことや患者に予測される変化などを説明する．その際に患者の聴覚は最後まで保たれていることを説明し，それが望ましいと思われれば声かけをうながす．家族にとっては臨終に付き添うことは初めてのことも多いので，例えば手を握る，からだをさする，などの家族ができるケアについても家族の心理状態や希望をアセスメントしつつ，アドバイスを行うのがよい．この際に部屋に心電図モニター等があると家族はそれが気になってモニターばかり見てしまうことがあるので，家族との相談のうえでモニター等は必ずしも部屋になくてよい．もし自分が患者であったら家族に対して「モニターではなく私を見て」と思うであろう．

　臨終時には必ずしも医師や看護師がその場に居合わせる必要はない．事前に十分な説明を行い，家族が状況を理解している場合には家族だけで大切な時間を過ごし，看護師はやや頻回に訪室する程度でも構わない．ただし，このときには家族の不安や心理状態に十分に配慮して行う．

　患者が死亡したら，家族の労をねぎらったのちに，医療者は退室し患者と家族がゆっくりとお別れができる時間を確保する．死後処置（いわゆる**エンゼルケア**）は死後硬直が始まる2～3時間後までに行えばよい．

表14-9　臨終前後の望ましいケア

項　目	内　容
医療者の説明	・現在の苦痛がないことを保証する． ・予測される経過を説明する． ・患者の聴覚が保たれていることを保証する． ・苦痛なく亡くなることを保証する． ・詳細な説明なく，急変の可能性だけを警告しない．
医療者の行為	・患者の安楽を促進する． ・家族に対し，患者への接し方やケアの仕方を指導する． ・以前と同じように患者と接する． ・あわただしく説明しない． ・過度な警告をしない． ・患者の傍らで，患者に聞かれたくない会話をしない．
臨終前後の状況	・患者の傍らに家族がいられるように配慮する． ・死後の処置や接し方に配慮する． ・医療者の配慮のない会話を避ける． ・患者の宗教，信仰を尊重する． ・家族の労をねぎらう． ・家族全員がそろってから死亡確認をする． ・家族が十分に悲嘆できる時間を確保する．

(Shinjo, T., Morita, T., Hirai, K., Miyashita,M.,et al. (2010) Care for imminently dying cancer patients: family members' experiences and recommendations. J Clin Oncol, 28(1), pp. 142-148より作成)

7 死後処置

　医師による死亡確認が行われ，家族や親しい人によるお別れの時間を取ったのちに死後処置を

行う．死後の処置は患者に敬意を払い，最後まで病気と対峙した患者と家族をいたわりつつ行う．このことがその後の家族の悲嘆を軽減する可能性があると考えられている．以前は口・鼻・肛門に対する綿詰め，カミソリによる髭剃り，手を縛るなどの行為が行われていたが，現在は行わない方向にある．遺体の主な変化は腐敗と皮膚の乾燥・脆弱化，硬直であり，腐敗に対しては冷却が最も望ましい対応である．

死後の処置に関しては家族の希望も考慮する必要がある．家族が看護師と一緒に死後の処置を行った場合の遺族の満足度は非常に高いことが明らかになっているため，家族の状況に配慮しつつ一緒に行うか声をかけることを検討する[9]．もちろんすべての処置を家族と一緒に行うことはまれで，ラインやカテーテルの抜去等の医療的な行為については医療者が行い，清拭や更衣などの処置を一緒に行えばよい．

また，死後の処置はできるだけ患者に「横を向きますね」などと生前のように声かけしながら行ったほうがよい．生物学的には死亡していても患者の体が温かいうちは家族はそれを遺体とは感じにくいことがある．死後の処置を家族と一緒に行う場合には，患者の生前のことや闘病中の苦労について会話を交わしたりすることで家族の心も徐々に癒されていくことがある．家族と一緒に死後の処置をする利点は家族にとって「患者に最期に何かをしてあげられた」「故人への感謝の気持ちをあらわすことができた」「故人の気持ちや思い出を分かち合えた」「気持ちの整理，見送りへの心の準備ができた」「すべてやり終えた満足感があった」などが報告されている[9]．

死後の処置について地域または固有の文化的な習慣，例えば手を組ませる，着物の合わせを逆にする，たて結びにする，四角い布を顔にかける，末期の水をとるなどといった習わしごとを大切にしている家族も多いが，現在では過去のような慣習を望まないことも多く，家族と相談しつつ行う．

8 悲嘆と遺族ケア

悲嘆とは大切な人との死別を含め，重大な喪失にともなって起こる心身の一連の反応である．悲嘆とは病気ではなく，また，死別を経験した人すべてに起こるわけではない．患者の死別後の悲嘆過程については多くの理論が提唱されているが，例えば**ボウルビー**（Bowlby, J.）の理論によれば下記の4段階に示すことができる．

①ショックと無感覚：患者の死に対して衝撃を受け，死という事実を信じることができない状態．
②切望と探索：故人の死を情緒的に受け入れることができず，故人のことを常に考えたり，探したりするが，故人を取り戻そうとする試みに失敗し，失望を感じる状態．
③混乱と絶望：故人が戻ってこないことを心で理解するようになり，激しい痛みの体験をする．怒りや罪悪感，絶望感を感じてうつ状態となり，将来への関心がなくなる状態．
④再構成：このままではいけないと感じ，故人をあきらめて新たな生活を構築し始めるようになる状態．

ボウルビーの悲嘆過程では患者の死という衝撃に対し，当初は「ショックと無感覚」という死を受け入れられない過程から「切望と探索」「混乱と絶望」という過程をへて「再構成」という受容の段階に収束する．先に示したキューブラー＝ロスの死の受容過程のような経過をたどることもある．

この通常の悲嘆反応の程度が一般的なものより強く，長期間継続したり社会生活や日常生活に

強い影響を与えているような状況は**複雑性悲嘆**または遷延性悲嘆,持続性悲嘆障害などとよぶ.複雑性悲嘆は抑うつや外傷後ストレス障害(PTSD)としばしば重複し,区別しにくい病態であるが,社会生活,日常生活を大きく障害し,本人の健康リスクだけでなく家族関係や経済的問題など社会的問題を引き起こすため何らかの治療が必要な状態と考えられる.まれではあるが複雑性悲嘆の影響で後追い自殺なども臨床では経験することがある.このような強く遷延する悲嘆によって日常生活が障害されている状況は本来,何らかの精神科的治療やカウンセリングなどが必要と考えられるが,「死別の悲しみは自分の力で乗り越えるべきである」と考える遺族も少なくなく,受療している割合は高くない.

このような強く遷延する悲嘆を予防する,または回復を支えるために死別後の遺族に対するケアの必要性が叫ばれており,**グリーフケア**とよばれる.わが国では死別後,初七日,四十九日などの法要や地域,親戚などによって遺族を支えるような仕組みが存在したが,現代ではそのようなつながりは希薄になりつつあり,専門家によるグリーフケアのニーズが強まっている.

具体的な遺族ケアは表14-10のように情緒的サポート,道具的サポート,ソーシャルサポートおよび治療に分類される[10,11].遺族ケアで基本的かつ重要なことは,遺族が死別や故人との関係をどのようにとらえているかをアセスメントする,悲嘆の反応は自然なことであることを保証する,語る・泣く・怒るなどの遺族の感情表出を支え,受け止める,死別後の生活の変化にともなう苦労など日常生活についても配慮する,遺族の身体と精神症状を把握し,必要であれば受療を勧める,などである[12].

専門家によるグリーフケアの提供としては遺族外来や遺族会,サポートグループなども存在するが,現状では数が少なくすべてのニーズに対応できる状況ではない.現在,もっとも一般的な相談窓口はがん診療連携拠点病院のがん患者相談支援センターなどであり,直接的に相談にのってもらえる場合や地域の医師や遺族会,サポートグループなどを紹介してもらえることもある.もちろん患者が罹っていた主治医や看護師が最初の窓口になり,このような機関への相談をうながすことも有用である.

わが国の緩和ケア病棟では死別後一定の期間がたってから手紙を送付したり,追悼会(遺族会)を開催するなどの個別的なケアを行っている施設が多い.また,自宅で亡くなった患者の遺族には在宅ケアを提供していた医療者が様子見を兼ねて家庭訪問をすることもある.ただし,現在約7割を占める一般病棟で死亡したがん患者に対する個別的な遺族ケアは発展途上であり,今後の進展が期待される.

表14-10 遺族ケアの内容に基づく分類

情緒的サポート	遺族のさまざまな思い,悲しみ,怒り,自責の念,不安,孤独感などの心情に耳を傾けること. ＜ポイント＞①話をさえぎらない,②自分の体験を強要しない,③感情をそのまま受け入れる,④安易に同調しない
道具的サポート	日常生活の問題(行事や事務処理,家事など)に対する直接的援助
ソーシャルサポート	悲嘆反応や悲嘆プロセスについての知識の提供. ＜例＞死別体験に関する資料やパンフレットの紹介,セルフヘルプグループや行政による支援制度の紹介.遺族のニーズに対応可能なサービス(法律相談,料理教室など)
治療	複雑性悲嘆,うつ病性障害,外傷後ストレス障害,不安障害などに対する精神科的治療.

[引用・参考文献]
1) エリザベス・キューブラー・ロス著,川口正吉訳 (1971) 死ぬ瞬間:死にゆく人々との対話,読売新聞社.
2) 森田達也,白土明美 (2015) 死亡直前と看取りのエビデンス,医学書院.
3) 清水陽一 (2013) 死前喘鳴を生じた患者とその家族の苦痛を軽減するための治療と看護,がん看護,18 (7),pp. 699-702.
4) Gagnon, P., Allard, P., Gagnon, B., Mérette, C., Tardif, F. (2012) Delirium prevention in terminal cancer: assessment of a multicomponent intervention. Psychooncology, 21 (2), pp. 187-194.
5) Morita, T., Akechi, T., Ikenaga, M., Inoue, S., Kohara, H., Matsubara, T., et al. (2007) Terminal delirium: recommendations from bereaved families' experiences. J Pain Symptom Manage, 34 (6), pp. 579-589.
6) 日本緩和医療学会緩和医療ガイドライン作成委員会編 (2010) 苦痛緩和のための鎮静に関するガイドライン2010年版,金原出版.
7) Rabow, M. W., Hauser, J. M., Adams, J. (2004) Supporting family caregivers at the end of life: "they don't know what they don't know". JAMA, 291 (4), pp. 483-491.
8) 山本亮,大谷弘行,松尾直樹ほか (2012) 看取りの時期が近づいた患者の家族への説明に用いる『看取りのパンフレット』の有用性:多施設研究,Palliative Care Research, 7 (2), pp. 192-201.
9) 山脇道晴,森田達也,清原恵美ほか (2015) ホスピス・緩和ケア病棟で行われているご遺体へのケアに関する遺族の体験と評価:自由記述における内容分析,Palliative Care Research, 10 (3), pp. 209-216.
10) 坂口幸弘 (2010) 悲嘆学入門:死別の悲しみを学ぶ,昭和堂.
11) 坂口幸弘 (2005) グリーフケアの考え方をめぐって,特集 遺族のためのグリーフケア:私たちにできること,緩和ケア,15 (4), pp. 276-279.
12) 広瀬寛子 (2011) 悲嘆とグリーフケア,医学書院.

第15章
理論を用いたがん看護の実践

1 がん看護に活用される理論・モデル

1 実践の場における理論・モデルとは

　理論とは現象に関する系統的な見解をあらわすものである．その見解は，二つ以上の概念間の何らかの関係について述べられ，本質的に一貫した内容で構成される．概念は人の心に浮かぶある一つの物や行動に関連する抽象化・普遍化されたものであり，理論を構成する一つひとつの概念は，現象であったり，理念や構成物であったりする．

　看護に関連する現象を系統的な視点で示したものが看護理論であり，そこには看護に関するアイデアが創造的かつ厳密に構造化されている．看護理論には，理論の根底をなす重要な事実が，一般に知られており真実として受け入れられている事柄を用いて示されている．ある理論が適用される文脈や状況は，その理論がそなえる目的によって特定されることになるため，理論はその目的が明確にされてなくてはならない．

　モデルは現実を抽象化し再構成してそのものの概要あるいは構成上のあらましを示したもので，理論を図示したものをモデルということもある．図示されたモデル上の各部分は理論に対応したものであるか，理論と同一構造である必要がある．

　概念モデルは理論よりもより抽象的なものをさし，概念と命題によって成り立つものをいう．命題とは概念間の関係性についての言明をいう．概念モデルを成立させる概念と命題は，非常に抽象的で一般的な形で述べられる．このため概念モデルやその一部を使用して，研究や臨床実践，教育，管理のための一般的なガイドラインやルールを組み立てることもできる．ただし，実践活動における決定的な方向づけをするほど系統的な見解を示すには至らない．一方，論理的に相互に関係づけられた一連の命題として定義される理論は，経験上の世界の一部を記述し，説明し，予示するために用いられるものであり，実践を左右することも可能である．

2 理論・モデルを看護実践に適用するには

　理論やモデルをがん看護実践に適用することにより，看護師の実践能力の価値を科学的に説明したり，ケアの質を保証するうえで有用なエビデンスを系統的な方法で提供したりすることができる．ただし理論は，日常的に行われている看護実践を単にわかりやすく説明したり，看護上の問題を直接解決したりするために用いるものではない．看護の原理原則にそって経験的知識を用いれば，看護を実践することはできる．看護実践にあえて理論を適用するのは，理論が看護をよりよい形で実践するための知識や理解を与えるものだからである．実践の目標に合った理論を選び，その理論の文脈を実践の状況に適切に位置づけることができなければ，理論を看護実践に適用し，実践を改善させることは難しい．

1　理論の目標と実践の目標

　理論やモデルを看護実践に適用し実践を改善させるには，まずその理論やモデルの目的・目標を十分に理解していることが必要である．例えば，最大限の「健康」を目標に看護実践を行っているあなたが，「適応」を目標とする理論を実践に適用しようとするとき，あなたは，その理論

が看護実践にどのような貢献をもたらすのかを，それぞれの目標をふまえて十分に検討する必要がある．自分がケアを提供している患者の「健康」が，出来事に「適応」しようとする努力によって成り立つとは限らない．理論と実践の目標がそれぞれ一致するとは限らず，また，理論を適用することが必ずしも実践の目標達成に貢献するとは限らない．これは，理論の目標が最高レベルのケアリングにあっても相互作用にあっても同じことである．

2 理論の文脈と実践の状況

理論が示す文脈が実践の状況と一致していることは重要である．例えば死のとらえ方は，大人と子どもでは違いがある．**キューブラー＝ロス**（Kübler-Ross, E.）の「死の受容」モデルで明示される患者が死に向かう段階に関連する文脈を，大人とは死の概念が異なる子どもの看護実践に適用することは難しいだろう．また，個人の適応を扱う理論を，自然災害時の地域の復興に向けた看護実践に適用できるかを検討するには，その理論が示す文脈とあなたが携わる実践の状況の類似性と違いを十分に知ることが必要になる．

3 理論を構成する概念と実践に含まれる変数

理論には二つ以上の概念間の関係が明示されている．つまり，理論は複数の概念・変数によって構成されている．しかし，一つの理論が，あなたが改善したいと考える実践において重要な変数をすべて備えているとは限らない．例えば**保健信念モデル**（Health Belief Model）では，人が自分の健康のために行動するかどうかは，健康を脅かす問題の重大性と問題への脆弱性に対する認識のレベルと，行動をとることのメリットとデメリットのバランスによって左右されることが明示されている．このモデルの目標は不健康な状態を予防することにある．しかしこのモデルには，人が不健康を予防する行動を実際にとることが「できる」と思えるかどうかという変数は含まれていない．臨床実践においては，健康を守ることの重大性やメリットを自覚しているにもかかわらず，そのための行動をとれずにいる患者に頻回に出会う．問題を認識しているのに保健行動がとれないという状況は，**社会的認知理論**（Social Cognitive Theory）を構成する**自己効力感**（self-efficacy．ある具体的な行動を実行したり，行動への障害を克服したりすることに対するその人の自信）という概念・変数を用いることで説明が容易になる．

理論やモデルにはその特徴としてparsimony（節約性）であることが求められる．これは，理論は簡明性と一般性の両方を持ち合わせていることが必要だということを説くものである．理論は幅広い範囲を一般性のきわめて高い用語で（できるだけ少ない変数と変数間の関係によって）明示できなくてはならない．このため，実践の状況において非常に重要な変数が，適用しようとする理論には備えられていないということがある．そのような場合は複数の理論を組み合わせたり，エビデンスのともなった経験的知識に基づいて変数を追加したりすることが必要になる．

理論を実践に適用するうえで重要なことは，理論を構成する概念が，適用したいと考える実践の状況に含まれる変数に十分に対応している（一致あるいは類似性がある）ことである．理論にはおのおのの概念の定義のみでなく，概念同士の関係も明示されている．理論を実践に適用するには，理論を実践に照らし合わせたときに実践の状況を十分に説明できるだけの意味を，概念の定義と概念同士の関係を含めて読み取れる必要がある．健康を守ることの重大性やメリットを自覚しているにもかかわらず適切な保健行動をとれない人に，自己効力感を高める働きかけをする計画の根拠を，自己効力感という一つの概念の知識だけで説明することは難しい．社会的認知理論という枠組みのなかで，人間の行動を決定する要因の一つとして「自己効力感」という概念が，行動がもたらす結果に対する「予期」や結果への「期待」といった概念との関連も含め理解されたうえで，これらの変数が実践においてどのように機能するかが検討される必要がある．理論を

実践に適用する場合は，その前に，看護行為の根拠となるだけの説明が，その理論によってできるかどうかを十分かつ慎重に検討することが大切である．

4 理論を支持するエビデンスと実践に理論を適用することの影響

　理論を実践に適用することの適正性や有用性を検討する際は，理論を適用することが正しいことを証明するために，研究に基づいたエビデンスを使用することになる．例えば保健信念モデルは 60 年以上にわたり理論枠組みとして保健・医療の実践領域で広く使用されてきたモデルであり，これまでに非常に多く研究が積み重ねられ，研究結果をもとに保健信念の測定方法や信念間の関係，使用方法等が洗練されてきた．その過程で検診のような予防領域の実践のみでなく，生活習慣病に関連する変数への働きかけなどライフスタイルの変容を望むような実践状況に適用されることが増えてきた．そしてモデルの構成要素に自己効力感という概念を加えることの重要性や妥当性を裏づける研究が多数発表されるようになった．このような数多くのエビデンスに裏打ちされた理論・モデルは比較的容易に実践に適用することができる．

　しかし実践に取り入れようと考えている理論が，その命題を支持する研究のエビデンスをもっているとは限らない．そのような場合は慎重に理論の適用を検討する必要がある．**フィンク**（Fink, S. L.）の危機モデルや**アギュレラ**（Aguilera, D. C.）の危機介入モデルは，ともに**危機理論**に基づいたモデルとしてがん看護の領域で取り上げられることが多い．フィンクの危機モデルは危機におちいった人の適応過程を説明することができる．アギュレラの危機介入モデルは危機に直面した人あるいは危機が想定される人の問題解決過程にかかわる実践に適用することができる．ただしフィンクの危機モデルは，実践への適用が正しいことを証明するエビデンスとなる研究をみつけることが難しい．このような理論やモデルを実践に適用しようとするときは，理論の限界を正しく理解し，さまざまな注意を払うことが必要になる．

3 がん看護実践に適用される理論・モデル

　看護を実践の学問として進歩させるために，これまでいくつもの看護理論が開発されてきた．**ウォーカー**（Walker, L. O.）と**アーバント**（Avant, K. C.）は大看護理論（ground nursing theory）について「実践のための幅広い視点を定義する包括的な概念的枠組みと，そうした観点に基づいて看護現象をみる方法から成り立つ」[1)]と説明し，看護理論家によりその大理論について記された 21 の著作物をあげた．それらは 1952 年に出版された**ペプロウ**（Peplau, H. E.）著「Interpersonal relations in nursing」から 1993 年のボイキン（Boykin, A.）とシェーンホファー（Schoenhofer, S. A.）著「Nursing as Caring」に至る．大看護理論は看護への包括的な観点を提供してくれるため，多くの大看護理論が日本でも紹介され，なかにはがん看護の実践やカリキュラム構築のために活用されているものもある．本項では日本のがん看護領域でも活用されることが多い**オレム**（Orem, D. E.）の大看護理論をとりあげ，その概要と使用例を紹介する．なお，大看護理論全体を研究により検証することは難しいことがよく指摘される．

　中範囲理論（middle-range theory）は「大看護理論と看護実践とのあいだの隙間を埋めるために生まれた」[1)]といわれる．がん看護の領域で用いられる中範囲理論には，保健信念モデルや社会的認知理論のように看護以外の分野において開発された理論も多い．ここではがん看護領域で利用頻度が高い中範囲理論として，社会的認知理論とストレス対処理論を，そして看護師によって開発された中範囲理論として**ミッシェル**（Mishel, M. H.）の**不確かさ理論**を紹介する．

1　オレムの看護理論

オレムは自助と他者を助けるという価値観に基づき，ジョンソン（Johnson, D. E.）が示した行動システムのアプローチを用いて看護と**セルフケア**とに焦点をおいた看護理論を展開した．ジョンソンがいう行動システムとは，目的とパターン，反復をもった行動の様式のことで，人間と環境との相互作用を決定して限定するものである．オレムはセルフケアを「個々人が生命，健康および安寧を維持するために，個人的に開始し，遂行するところの行動の実践」[2] と意味づけ，セルフケアを通じて達成すべき目的を「セルフケア要件（self-care requisites）」として明示している．セルフケア要件は，普遍的セルフケア要件（すべての人間に共通なもの），発達的セルフケア要件（発達に関連するもの），健康逸脱に対するセルフケア要件（健康から逸脱した状態に関連するもの）の三カテゴリーに分類される．

オレムは，人が自分自身のセルフケアのニードを充足できないときに看護師はその人に直接的な援助を与えるという主張をもとに看護理論を展開している．この理論は大きくは「セルフケア」「セルフケア不足」「看護システム」の三つの命題によって構成されている．セルフケアは，「セルフケアエージェンシー」（セルフケア行動をとる能力）と「治療的セルフケアデマンド」（セルフケアの要求，ケア方策）とに関連して患者により遂行される．治療的セルフケアデマンドがセルフケアエージェンシーを上回る場合には，「看護エージェンシー」（看護実践における複合的な行動能力）が，患者に全体あるいは部分的に代わり治療的セルフケアデマンドを充足させるか，セルフケアエージェンシーを補完する．

セルフケアを患者がどこまで遂行することができるか，あるいは遂行すべきかについては三つのタイプに分類された看護システムという概念によって患者と看護師の関係を用いて説明されている．患者がセルフケア行動に従事することができず，看護師がセルフケア行動を補完する場合は**全代償的看護システム**，一部が補完される場合は**一部代償的看護システム**，患者に能力はあるが支援や学習を必要とする場合は**支持−教育的看護システム**においてケアが遂行される．

オレムの看護理論は他の多くの看護理論に比べると実践に取り入れやすく，理論を構成する概念は系統的に一つひとつが定義づけられており，セルフケア要件や看護システムなどに対応させながら行動目標や介入の焦点や様式を具体的にイメージしやすい．セルフケア，セルフケア不足，看護システムといった概念は，がん看護実践においても重要なものであり，がん患者の状況を分類しながら理論を実践に適用するうえでも役に立つ．

2　社会的認知理論

社会的認知理論（Social Cognitive Theory：SCT）は，そのもととなる理論（学習理論や社会学習理論）の変遷とそれにともなう研究の積み重ねによって保健衛生の領域において広く発展してきた．SCTは人間の「行動」と「個人的要因」（認知を含む）と「環境」という相互に関係し合う三つの要素の関係を扱う．例えば仕事を生きがいとし家庭や健康を顧みることもなく働いていた男性が，会社の検診をきっかけに，がんと診断され治療を受ける．その後も彼は以前と同じように仕事を続けたいと考え行動する．しかし，彼のこの行動を会社や家族は理解できない．このかみ合わない状況が，彼自身の行動や気持ちや周囲の彼に対するかかわりに負の変化をもたらし始める．彼個人の仕事に対する姿勢は変わらなかったが，彼の環境には大きな変化が生じており，彼自身も行動を変化させる必要が生じている．SCTの考えでは，行動は個人と環境の状況によって変化するダイナミックなものであり，これらの三要素は相互に影響を与え合っている．これは**相互決定論**（reciprocal determinism）の考えに基づくもので，研究により実証されているものではないが，SCTにおける考え方の基本であり，理論を展開するうえでの前提条件にあたるものである．

SCTの主な概念には相互決定論だけでなく,「環境」,「状況」,「行動に移す能力」,「予期」,「期待」,「自己統制」,「観察学習」,「強化」,「自己効力感」などがあり,これらの概念を用いてSCTをがん看護実践に適用することができる.また,望ましい行動の結果を変数として特定したうえで適切な尺度を用いてこれらの概念間の関係を測定すれば,実証的証拠としてエビデンスを提供できる.

例えば先の男性のケースでは,患者はがんによって生じた役割の変化に適切に対処することができていない.このような問題を解決するために包括的な**行動変容**へのプログラムをデザインし,実行し,評価をすることができる.この患者は仕事に関して「望ましい行動に移す能力」(以前と同じように仕事を行うための知識とスキル)が身についておらず,自分の行動によって「予期」される結果,および結果に対する「期待」(インセンティブ)が,周囲の環境(物理的な外部要因)とくいちがっている.これは「状況」(環境に対する関係者の認識)を悪化させる.このケースは,がん患者の「自己統制」を円滑に機能させ,「自己効力感」(現在の自分に合った方法で仕事を継続することへの自信)を促すことが求められる.

働く同病者をロールモデルとする「観察学習」や,外来での専門家による定期的な「強化」(自分らしく働くという患者のインセンティブを公正に支持する)を組み入れた行動変容プログラムの提供は,効果を上げる可能性が高い.SCTによると,患者が行う「自己統制」には監視や比較や自己報酬(情緒的な報い)といった副次機能がある.このケースにおける一例としては,家庭および職場における役割を見直す機会を設け,本人にとって望ましい働き方とそれを継続的に自己評価する方法を決め,また,本人の働きに対する他者からの肯定的なサインをみつけることに対する支援をプログラムに組み込むことができる.「相互決定論的」にプログラムの効果を予測すると,プログラムにより患者の行動変容が望ましい方向に進めば,彼の心理的社会的安定感が高まり,周囲の対応も変化することになる.

SCTでは複数の重要な概念が定義されており,SCTをがん看護実践に適用することにより,心理社会的ダイナミクスをふまえてがん患者の保健行動を理解し,また,がん患者の保健行動の変容を促進する方法を研究のエビデンスをふまえて考え出すことができるようになる.

3 ストレス−対処理論

ストレスと対処について生物学や精神生理学における研究を基盤に疫学や心理学を含む複数の分野において研究が積み重ねられ,多くのことが明らかになるとともに,いくつもの理論が発表されてきた.なかでもストレスを個人と環境との相互作用を中心に概念化するストレス−対処のトランスアクショナルモデル(Stress-Coping Transactional Model)は,看護のみでなく保健医療の領域において幅広く実践に用いられている.外的なストレッサーあるいは要求に直面したとき,人はその潜在的な脅威の重大さを評価し(一次評価),自分が自由に使用できる心理的,社会的,文化的な資源を考慮して,そのストレッサーや要求に対処できるかを判断する(二次評価).

一次評価はストレスの重大さに対する評価であり,人は,まず出来事について,危害を与えるストレスの多いものか,挑戦的な難題か,あるいは無関係なものかといった判断をする.この判断には個人の出来事に対する重大性や脆弱性に関する認識や出来事との関係性が影響する.例えば,がん患者の職場復帰にともなうストレスの重大さは,本人が職場復帰の重大性を(人生の見通しも含めて)現状においてどのように見積もるか,職場での役割遂行に関する脆弱性をどの程度認識しているかによって異なる.また,経済的事由により早期の職場復帰がどうしても必要であるとか,仕事が何よりも生きがいであるといった職場に復帰する「動機」や「内的な価値づけ」によってもその人の一次評価は左右される.ただし,生命や健康におよぶ危害が不確か(あいまい,複雑,不確実)であったりする場合,人にはその出来事の重大さをできるだけ低く見積もろ

うとする傾向がある．

　二次評価ではストレスに対処するために用いる資源が評価され，ストレスフルな出来事を自分はうまく扱うことができるかどうかが評価される．この評価には個人の信念が影響する．例えば，結果に対する信念の違いでは，自分はがんという病気をうまく扱えているという認識をもつ人と，がんという病気は自分ではどうすることもできないと考える人では心理的適応が異なるといわれる．前者の方が望ましい保健行動をとりやすい傾向がある．また，出来事をうまく扱うために必要な行動を実践する自分の能力に対する信念（自己効力感）も二次評価に影響する．

　一次評価および二次評価が行われるとストレスフルな出来事・状況に適応するために，対処が実践されることになる．対処は「問題管理」と「情動調整」の二つの側面から実践される．能動的対処や問題解決，情報探求などにより問題を管理する方略は**問題中心型対処**（problem-focused coping）といわれ，ストレスフルな状況を変えるために行われる．一方，ストレスフルな状況に対する考えや思いを変えるためには，ソーシャルサポートを求めたり，感情を発散させたりする**情動中心型対処**（emotion-focused coping．逃避や否認も含む）が行われる．変わりようのない状況や状況をどうしても変えられない場合には情動調整を中心とする対処方略が有効に機能するといわれている．がん患者の適応は，情緒的安寧や身体的・心理社会的機能，保健行動といった指標によって評価することができる．

　ストレスフルな出来事に対処するためにとる方略とは別に，人には自分がいつも用いる対処のスタイルというものがある．例えば，健康に関連する理論の説明にアントノフスキー（Antonovsky, A.）が用いる「一貫性の感覚（sense of coherence）」やコバサ（Kobasa, S. C.）の「頑健さ（hardiness）」，あるいはポジティブ心理学（positive psychology．人が重大なストレスに直面したときにどのように成長するかといった追究を行う）で扱われる概念は，どのように対処を実践するかだけでなく，その結果としての適応，あるいは二次評価の行方も説明することができるといわれている．また，「ソーシャルサポート」もストレス－対処過程を左右し，対処スタイルと同様に対処のゆくえを説明できる概念とされている．

4　不確かさ理論

　ミッシェルは病気における不確かさ（病気に関連する出来事の意味を明らかにできないこと）について，その認知状態を説明するモデル（Model of Perceived Uncertainty in Illness）を組み立てた．病気に対する不確かさは，不確かさの認知にともなうストレス－対処過程として理解することができる．患者は自分の病気について，曖昧だ，複雑だ，あるいは予測不可能だとか，情報が得られない，情報がくいちがっていると認識するとき，不確かさについて，推論（既知の事柄をもとにした未知の事柄についての予想）か，あるいは幻想（一般的に，肯定的な信念体験で構築される）かのどちらかの過程を通して評価を行う．不確かさの評価に続いて，適応に向けた不確かさへの対処が始まる．

　がん患者の状況に不確かさはつきものである．がん患者が不確かさに適応しようとするとき，必ずしも問題中心型の対処が好ましい適応を導くとは限らない．不確かな状況を維持したいと望み，そのための行動をとることもある．この中範囲理論は，看護実践に対応した複数の実証的な研究により洗練され，実践に即した理論となった．

[引用文献]

1) Walker, L. O., Avant, K. C. 著，中木高夫，川﨑修一 訳（2008）看護における理論構築の方法，p. 7，医学書院．
2) カリスタ・ロイ，ジョーン・P. リール著，兼松百合子，小島操子監修，小野寺杜紀ほか訳（1985）看

護モデル：その解説と応用，p. 405，日本看護協会出版会．

[参考文献]
1. Fawcett, J. 著，太田喜久子，筒井真優美 監訳（2008）看護理論の分析と評価　新訂版，医学書院．
2. ペギー・L．チン，メオーナ・K．クレイマー著，川原由佳里監訳，野口芽生訳（2007）チン＆クレイマー・看護学の総合的な知の構築に向けて，エルゼビア・ジャパン．
3. Glanz, K., Rimer, B. K., Viswanath, K, editors. (2008) Health Behavior and Health Education：Theory, Research, and Practice 4th ed. Jossey-Bass.
4. Ann Marriner-Tomey 編著，都留伸子監訳，池田明子ほか訳（1995）看護理論家とその業績　第2版，医学書院．

2 事 例

1 オレム看護論の活用　胃切除後のセルフケア獲得

1 事例紹介
(1) 患者の状況
　Iさん，男性，45歳，会社員．
　家族構成：妻（44歳）と子ども2人の4人暮らし．
　性格：温厚，喫煙歴：なし，嗜好品：飲酒（2合/日程度），趣味：テニス・ゴルフ，既往歴：15歳で虫垂炎，43歳から高血圧．

(2) 現病歴・経過
　3カ月前に会社の健康診断で異常を指摘されるも多忙で受診できず，食後に胃部不快感がときどき出現し，健康診断の結果が気になったため近医を受診した．近医にて胃内視鏡検査が施行され，胃がんと診断された．胃がん（ステージⅡB，T2N1M0）に対し，腹腔鏡下幽門側胃切除（Roux-en-Y法）が施行された．
　術後3日目に食事が開始され，クリティカルパスどおり順調な経過をたどった．術後8日目，昼食後に動悸，冷汗といった**ダンピング症状**が出現した．食事摂取方法については看護師より説明を受けていたが，ダンピング症状が出現したことに対してIさんは「パンフレットをいただいて説明は聞きました．食事の取り方のところに書いてありましたね．まさか自分がなると思っていませんでした」「退院後の職場復帰が気になります」と話していた．退院後は2週間休養後，仕事に復帰する予定である．

2 アセスメント
1) 理論活用の背景
　オレムは「セルフケアとは，個人が生命，健康，および安寧を維持するために自分自身で開始し，遂行する諸活動の実践である」と述べている[1]．オレムの理論は，「セルフケア理論」「セルフケア不足理論」「看護システム理論」の3つの理論が互いに関係し合い構成されている．また，

これら3つの理論には6つの主要概念が明らかにされている．6つの主要概念とは，「セルフケア」「治療的セルフケアデマンド」「セルフケアエージェンシー」「セルフケア不足」「看護エージェンシー」「看護システム」である．
　この理論は，病気そのものや治療，症状を生涯にわたって管理する必要のある患者の理解や看護ケアを考えていくうえで特に有用であるといわれている．また，オレムのセルフケア不足理論は看護過程の展開方法が明示されていることから，臨床実践に活用しやすいといえる．
　オレムの看護過程は，①看護診断と看護処方，②デザインと計画立案，③処置・調整とコントロールの3つのステップからなる．ステップ①として，患者に関するデータの収集とアセスメントを行い，なぜ看護が必要かの決定分析と解釈でケアに関する判断を行う．ステップ②では，患者に必要とされる看護システムのデザインと看護ケアの決定を行う．ステップ③では，看護ケアの実施と評価を行うこととなる．
　本事例において，胃がんにより手術を受けた患者は，手術で変化した身体機能を認識し，喪失あるいは低下した機能を補完するためにセルフケア能力を獲得することが必要になってくる．そこで，看護過程の展開方法が示されているセルフケア不足理論を用いて看護実践を考えることとする．

2）理論を用いたアセスメント

　セルフケア不足理論では，セルフケアのニーズとセルフケアが行える能力との関係に焦点をあてており，ニーズが能力を超えた際に**セルフケア不足**となる．セルフケア不足となると看護に対するニーズが生じる．セルフケア能力を高める知識・技能，あるいは動機づけを支援することは重要であり，看護師はこれらに積極的なかかわりをもち，支援することでセルフケアの自立へと導くことになる．
　オレムのセルフケア不足理論を用いてアセスメントするためには，「セルフケア理論」に基づいてセルフケア不足をアセスメントする枠組みで，看護システム理論に基づき，アセスメントによって導き出されたセルフケア不足に対して援助方法を決定していく．アセスメントでは，**セルフケアエージェンシー**という「自分自身をケアするための行為を遂行する個人の能力」，**治療的セルフケアデマンド**という「セルフケア要件の充実に必要なセルフケアの総和」のバランスを検討し，それに対する看護師の援助計画を立案していくことになる．
　セルフケアの準備に向けた行動としてセルフケア要件があり，この要件には普遍的，発達的，健康逸脱に対するセルフケア要件がある．Ｉさんのこの3つの要件について表15-1にまとめた．Ｉさんは胃がんで幽門側胃切除を受けたことにより消化器機能の変化が起こり，食物を十分に取り込むことができていない．"十分な食物摂取の維持"が満たされないことは，生命を維持していくうえで不可欠となる機能が維持できていないことになる．また，Ｉさんは成人期の男性であり，就労し，家庭内では父親の役割を担っているが現在役割が遂行できず，さらに退院後に復帰することに不安をもっている．退院後は速やかな仕事復帰を望んでおり，そうできることがＩさんにとって発達的セルフケア要件を充足することになる．
　健康逸脱に対するセルフケア要件では，"病気の影響とともに生活することを学ぶ"といった要件があり，それには「手術によって機能的な変化をきたした身体に対処していくために学習していくことが必要」である．Ｉさんは胃の幽門側の切除により，食物を胃内にとどめておく機能を失い，さらに胃容積の減少により食物と消化液が混ざり消化吸収する機能が低下する．これらの胃内容の貯留機能障害により，食後30分程度で，高張で大量の食物が急速に小腸内に流れ込み，高浸透圧により循環血漿量が減少し，脱水，また蠕動運動が亢進することで悪心・嘔吐・腹部膨満感・腹痛・下痢・血圧低下・全身倦怠感・動悸・めまい・発汗などの症状を引き起こす．大量

の食物が急速に流れ込むことにより,消化管ホルモンが分泌され血糖が急激に上昇し一過性の高血糖後,インスリンの過剰分泌が起こり低血糖症状が食後2〜3時間で現れる.低血糖症状では全身倦怠感・冷汗・脱力感・手のふるえなどが出現する.

以上のような症状は**ダンピング症候群**といい,幽門側胃切除を受けた患者において10〜30%に出現する.また,ダンピング症候群以外にも,胃酸分泌量の低下による殺菌力の低下,貧血,食物摂取量の減少による栄養状態の変化,カルシウム,ビタミンD吸収障害による骨代謝障害などが出現する可能性がある.

ダンピング症状の出現は,Iさんにとって苦痛な症状であるだけでなく,"十分な食物摂取の維持"すなわち十分に栄養が摂取できないことによる低栄養,嘔吐や下痢は脱水や電解質バランスの崩れなどを生じさせるリスクがある.今回,Iさんはダンピング症状が出現したが,今後,ダンピング症状の出現を予防するには,食事摂取方法の改善など必要な行動を理解し,予防行動を実行できる能力が必要になってくる.

Iさんの治療的セルフケアデマンドは,"十分な食物摂取の維持"が充足されるように,そして"病気の影響とともに生活することを学ぶ"ために,食事摂取方法を理解し実行することでダンピングを起こさないようにすることである.さらに,Iさんのセルフケアエージェンシー(自分自身をケアするための行為を遂行する個人の人間としての能力)は,必要な予防行動を理解し実行できることが求められ,これらを看護システム論に基づいたアプローチ方法として一部代償的システムを適用し,看護師の具体的な行動として食事摂取方法の指導,摂取状況の観察,退院後の生活を見すえた支持的なかかわりが必要である.

Iさんのセルフケア不足は,ダンピング症状に関して,予防する行動を多少は理解できているが,具体的な行動が実行できない,さらに,退院後の生活リズムの変化に対応した行動がとれることへの不安を引き起こすリスクがある.看護問題として,「胃切除後の食事摂取方法への適応および継続に関する非効果的自己健康管理」を立案し,Iさんが新たな食事摂取方法の必要性を理解し実践できるような看護援助を計画していく.

表15-1 セルフケア要件

Iさんの個人的要因:男性,45歳,会社員,妻と子どもの4人暮らし,性格は温厚

普遍的セルフケア要件	十分な食物摂取の維持(生命維持のために必要)
発達的セルフケア要件	成人期の発達段階(会社員,夫であり2人の子どもの父親)
健康逸脱に対するセルフケア要件	病気の影響とともに生活することを学ぶ(胃がん,胃がんによる幽門側胃切除術

3)アセスメントのポイント

①幽門側胃切除術を受けたことによる機能的な変化として,胃内容量の減少と幽門側切除による貯留機能の低下,消化吸収機能の低下が生じる.この手術による形態および機能の変化が身体に与える影響をアセスメントしていく.
②治療的セルフケアデマンドのアセスメントとして,セルフケア要件を満たすために必要となる行動を導き出す.
③患者のセルフケア能力を的確にアセスメントすることが重要で,個人の動機づけや意思決定といったその人自身の意図に関する情報も大切である.
④セルフケア不足のアセスメントとして,治療的セルフケアデマンドが現在のセルフケア能力で充足できない場合,セルフケアの遂行を妨げているものは何であるかを明らかにする.

4）看護過程の展開

患者のセルフケアデマンドを充足するための行動を誰が実行するのか，患者のセルフケア能力の発揮・開発を調整するのは誰かを考慮して看護システムを決定する．看護目標は患者を中心とした行動を示す看護目標を設定する．

(1) 看護問題
胃切除後の食事摂取方法への適応および継続に関する非効果的自己健康管理

(2) 看護目標
①（ダンピング症状出現予防のための）食事の摂取方法と食後の過ごし方が理解できる．
②ダンピング症状の予防・対処行動がとれる．
③仕事復帰後の食事の摂取，および食後の過ごし方について具体的に考えることができる．

(3) 計 画
看護計画を表15-2に示す．

表15-2 看護計画（OP，CP，EP）

観察項目（OP）	ケアまたは治療項目（CP or TP）	教育項目（EP）
・食事に関する認識（知識・理解度） ・ダンピング症状（冷汗，動悸，頻脈，めまい，しびれ，全身倦怠感，腹部症状，腹痛，悪心，嘔吐，下痢，脱力感など）の有無，発生の理解，予防方法の理解 ・食事に対する思い ・食事摂取所要時間 ・食事摂取状況（咀嚼回数） ・食事への嗜好 ・食事中の姿勢 ・食事後の過ごし方 ・退院後の生活への思い ・栄養状態の把握（体重，血液データ；TP，Alb，Hbなど） ・家族のサポート状況	・食事の30分後，2時間後に訪室する． ・食事摂取状況を観察し，適切でない場合は正しい方法を伝える． ・ダンピング症状が発生した場合は状況をともに振り返る． ・ダンピング症状出現時，安静の確保，バイタルサインの測定，経過観察し必要時は医師に報告する． ・低血糖時，医師の指示に基づいて糖質を投与． ・家族（妻）にも患者の状況を理解してもらえるように働きかける． ・患者および家族から現状の思い，疑問など聴取するように努める． ・必要があれば，栄養士による栄養相談を検討する．	・術後の胃の機能変化を説明する． ・ダンピング症状について説明する． ・食事摂取方法，食後の休息について説明する． ・症状出現時は看護師に連絡するように伝える． ・退院後の生活を一緒にシミュレーションし，実行可能な行動を患者とともに考える． ・指導内容はパンフレットを用いて指導する． ※以上のEPは家族（妻）を含めて実施する．

(4) 関連図
　関連図を図 15-1 に示す.

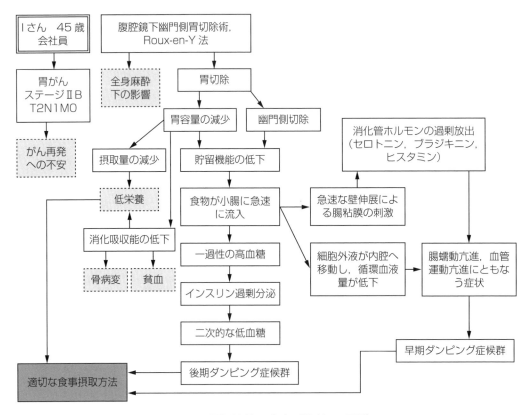

図 15-1　胃切除後の患者（術後 1 週間）

3　看護の実際
1）看護実践および経過
　食事内容は，クリティカルパスどおり食事形態が変化し，順調に経過し退院方向となった．パンフレットを用いて以下の指導を実施した．
　①術後の胃の機能変化を説明した．
　②ダンピング症状について説明した．
　③食事摂取方法，食後の休息について説明した．
　④退院後の生活を一緒にシミュレーションし，実行可能な行動を患者とともに考えた．
　⑤妻に協力を依頼し，指導の際は同席してもらった．
　術後ダンピング症状は 2 回出現した．1 度目は食事の最中に動悸と冷汗が出現し，看護師がそばにいたため安静にて経過観察を行った．2 度目は食後 2 時間，患者より空腹感と気分不快が出現したとナースコールがあり，医師の指示のもとシュガーを摂取してもらった．その後，発症時を振り返り食事時間と咀嚼回数について，および発症時の症状について振り返った．
　退院後の具体的な生活については，職場復帰時の食事療法，食後の過ごし方について，妻を交えて一緒に考える時間を確保し，具体策を考えた．そのことで退院後の不安の軽減がはかられた．

表15-3 患者に関するデータ収集と分析・解釈

患者の主観的データ(S)	客観的データ(O)	分析・解釈(A)
「食事をゆっくり,具体的に15分は時間をかけるようにしないといけないと思っています」 「もともと早く食べるタイプだった.今回症状が出て,ゆっくり食べないといけないと痛感したよ」 「入院中に2つあるダンピングを経験できてよかったと思う.特に食後2時間を過ぎて起きた冷汗と空腹感は,予測できるし,対処もできるようになった」 「仕事復帰すると食事に時間はかけられるけど,横になることができないかもしれない.でも昼は特に糖質の少ない食事にするように心がけ,といっても妻が弁当の内容を考えてくれるみたいで.横になることは,うちの会社は医務室が大きく,ベッドも数台あったから,そこを使えるかどうか確認して何とか対処できるようにしてみようと思う」	・パンフレットを用いて患者と妻にいくつかの点を指導した(術後の胃の機能について,ダンピング症状について,ダンピング症状の予防方法,ダンピング症状が出現したときの対処). ・自ら知識を得ようとする姿勢がみられ,パンフレットについても不明瞭なことは質問をしていた. ・術後,胃の機能的な変化の説明に対して,初めはショックな様子がみられたが,妻とともに前向きな言動および表情がみられるようになった. ・食事状況を観察,食事の30分後,2時間後に訪室した. ・食事時間は実際に時計で測定した. ・食事の30分後と2時間後でダンピング症状が出現し,その後,出現した日の食事摂取状況を振り返った. ・妻より「いつも弁当を作っていたので,退院して職場復帰してからの弁当の内容を考えようと思います.糖質の少ないメニューにします.糖質オフのご飯やパンがあると聞きましたので,工夫して主人が少しでも安心して仕事に復帰できるようにしたいと思います」とのこと.	Iさんは自己の身体の変化について徐々に受け入れができた様子で,積極的に食事摂取方法について習得していった.目標①である「食事摂取方法や食後の過ごし方」を理解できていたため,目標①は達成された. 目標②「ダンピングの予防・対処」については,食事時間を計測し具体的に体験したりしたが,一度,食後30分に症状が出現した.その際,患者と妻を交えて食事摂取方法の振り返りを行い,今後の発生に対処した.また,別日に食後2時間のダンピングを体験することとなったが,その際も糖質を補給する行動を指導し,今後の対処に役立つこととなった.目標②についても達成できた. 退院後の生活および社会復帰については,具体的に考える時間を設けることで患者自身が対処策を考えることができていた.目標③も達成できた. パンフレットを用いた指導で,Iさんは知識を得て食事摂取方法をスムーズに取り入れることができた.今回,実際にダンピングが発症してしまったが,その体験を振り返ることで教育的な学びとすることができたと評価する.また,退院後の生活をシミュレーションする機会を設けることで,患者および妻が仕事復帰時の対処を考えることができたと思われた.妻にも同様に指導したことで,妻がIさんのサポートをできることが明らかになり,今後もIさんを支える存在となれたと考える.

2) 評 価

評価は,①立案した計画がIさんにとって効果的であったかそうでなかったか,そうでなかった場合はなぜか,②Iさんのセルフケア不足は解決したか,③看護目標は達成されたか,の視点から行う.看護目標をふまえ,Iさんのセルフケア能力が高まっているか,あるいはセルフケア不足が解消しているか否かという視点から評価する.

4 まとめ

胃がん早期の胃切除症例では5年生存率が90%を超えている.術後は胃の形態・機能の変化

により食生活の再構成が必要で,セルフケアの獲得が最も重要になる.胃切除後の患者のQOLは,術後の食生活が影響するといわれており,食生活のセルフケア獲得に向けた継続的な看護的支援が必要である[2].Iさんも手術の影響による胃の形態・機能の変化に対応した食生活を自身のライフスタイルに適応し,社会復帰しなければならない.看護師はIさんとIさんの家族に対し,食生活についての情報を提供したり,今後の生活についてともに考え,Iさんがスムーズに社会復帰できるように援助していくことが重要となる.

[引用文献]
1) ドロセア・E. オレム著,小野寺杜紀訳(2005)オレム看護論:看護実践における基本概念 第4版,p. 42,医学書院.
2) 松本智晴,井上奈々,宮代勲(2015)胃切除術後合併症に対するセルフケア獲得に向けた支援:ダンピング症候群,貧血,がん看護,20(3), pp. 329-335.

[参考文献]
1. 野川道子編著(2016)看護実践に活かす中範囲理論,メヂカルフレンド社.
2. 大西和子,岡部聰子編(2009)成人看護学概論 第2版,pp. 191-199,ヌーヴェルヒロカワ.

2 オレム看護論の活用 ストーマ造設後の患者と家族への支持

1 事例紹介

(1) 患者の状況

Aさんは60歳の男性で,半年前にS状結腸がんと診断され,腹腔鏡下S状結腸切除術を受けたが,その2週間後,縫合不全のために横行結腸人工肛門造設術が施行された.

子どもは独立しており現在は妻と2人暮らしである.半年前までは毎日食後にウイスキーを少量飲むのが習慣であった.タバコは,8年前に「健康に悪い」と妻に言われ,30年間吸っていたのをやめた.両親はがんですでに亡くなっている.父親は大腸がん,母親は乳がんであった.既往歴としては,50歳のときに腎臓結石の超音波破砕術を個人病院で受けている.職業は小売企業の専務で,真面目で責任感が強いため仕事上では手を抜かないという.そのため自分の便潜血があっても仕事を優先していた.

(2) 現病歴・経過

Aさんは3年前から健康診断で便潜血が陽性であったが,仕事を休むことができずに放置していた.今年6月中旬に突然の腹痛のため近医を受診した.その際に下部消化管内視鏡検査を行い,S状結腸(AV18cm)全周性3型高分化腺がんがみつかった.その時点でファイバーは病変口側へ通過できない状態であった.またCTを撮った結果,多発性肝転移および肺転移も発見された.近医から大学病院へ手術目的で紹介され,入院となった.

入院5日目に腹腔鏡下S状結腸切除術が施行された.術後8日で縫合不全を併発し,このときストーマ造設を勧められるもAさんが拒否したため,絶食,点滴の保存的治療にて様子見となった.1週間後,保存的治療では改善しないため横行結腸人工肛門造設術が施行された.その後2回の化学療法が施行され,入院から一月半後に大学病院を退院した.

ステージⅣであるために手術時にCVポート(皮下埋め込み型ポート)を留置して化学療法が行われている.退院後の治療では,外来化学療法室で穿刺をしてポンプ(携帯型ディスポーザブ

ル注入ポンプ）をつなぎ，ポンプが終了するのが46時間後であるため，自宅で妻が抜針をしている．治療の有害事象で4回目の治療前後から手と足にしびれ（手足症候群）が出現している．ストーマケアについては妻がほとんど行っている．妻が不在のときはAさん自身で何とか行うことができる状態である．4回目の治療が終わったころにストーマ周囲に搔痒感をともなう発赤疹が出現した．

2 アセスメント
1）理論活用の背景
　ステージⅣの状態で，姑息的手術を受け，ストーマ造設となった．患者本人は手術直後からストーマケアを指導され，退院間際にCVポートの抜針指導を妻とともに受けた．ストーマケアについては，ストーマの形状が楕円であることから補整が必要なこと，CVポートについては自己にて抜針が困難であるため，指導に対する受け入れは困難な状態であった．
　60歳は生産年齢である．今回の手術が原因となって退職することは，本人にとっては不本意なことである．患者自身は仕事に復帰したい意欲はあるが，ストーマが造設されたことにより，装具交換を一人で行うことに慣れていないため，「漏れたらどうしよう」という思いが強い．実際に自分で装具交換を行って，漏れることを心配し，自分ではやろうとせず，妻に任せている状態である．また化学療法を継続的に行うためにCVポートを埋め込んでいる．化学療法は46時間を要し，自宅での抜針および点滴セット等の取り扱いなど，在宅における指導が必要となっている．そのため，患者本人と妻に対してオレムのセルフケア不足理論を用いた展開を行う．

2）理論を用いたアセスメント
　オレムが提示した「普遍的セルフケア要件」，「発達的セルフケア要件」，「健康逸脱に対するセルフケア要件」に即して以下，アセスメントを行う．

(1) 普遍的セルフケア要件（人間に共通する8つの要件）
　①十分な空気摂取
　肺に転移があるが，呼吸困難はなく，深呼吸ができる．化学療法により免疫力が低下した際には，上気道感染に注意する必要がある．
　②十分な水分摂取
　水分摂取には特に問題はない．化学療法の有害事象により水分摂取が少なくなる可能性がある．
　③十分な食物摂取
　食物摂取機能に特に問題はない．化学療法の有害事象により食物摂取量が低下する可能性がある．また，治療の結果として免疫力が低下し，食物の制限がかかる可能性もある．
　④排泄過程と排泄物に関するケア
　横行結腸ストーマを造設されていることにより排泄経路の変更がある．ストーマには装具装着がされており，便意が消失しているため排便が不随意にある．ストーマケアについては自分で行うことができていない．排尿については特に問題はない．
　⑤活動と休息のバランスの維持
　性格は温和で感情の起伏は少ない．しかし，がんにより手術やストーマ造設，化学療法と，治療が続いていることで神経質になっているところがある．肝臓に転移があるが倦怠感等はみられない．
　⑥孤独と社会的交わりとのバランスの維持
　妻にはストーマ装具交換，化学療法の抜針をしてもらっている．外来へはいつも妻と一緒に受

診している．気分がよいときは散歩に出て，近所の人たちと会話を楽しんでいる．Aさんの趣味は読書であり，昼間気分のよいときに座って読書をしている．
　⑦人間の生命，機能，安寧に対する危険の予防
　　化学療法後の有害事象に注意する．ストーマ周囲の皮膚障害を予防できる．化学療法後の抜針など清潔操作で行う．がんの症状が強く出てきたら連絡する．
　⑧正常への欲求
　　年齢に応じた生活を楽しむ．治療を行っているなかでも生活を十分に楽しむ．

(2) 発達的セルフケア要件
　・がんとともに自分らしく生きることを考える．
　・自分自身でできるケアに責任をもつ．
　・妻にストーマケアおよび治療後の抜針について依頼する．

(3) 健康逸脱に対するセルフケア要件
　・適切な医学的援助を受け，指導されたことを効果的に実行すること．
　・病状や治療の有害事象を理解すること．
　・随時医療チームの援助の必要性を受け入れること．

3）アセスメントのポイント
　AさんはS状結腸を切除し，その後縫合不全を併発して横行結腸にストーマ造設となり，補助療法として外来で化学療法を行っている．入院中は，がんであること，縫合不全のためにストーマを造設されたことなど，一気に身体的変化についての混乱があり，自分の状況を受け入れることができなかったが，現在は外来で緩和ケアの認定看護師，およびストーマケアの認定看護師の支援を受けて自分らしい生活をしようとしている．在宅患者であり，いまのところ化学療法の影響で手足のしびれはあるがADLについては概ね自立できている．しかし，ストーマケアや化学療法後のCVポートの抜針については妻の協力が必要な状態である．今後，病状が進行することによってセルフケア不足が生じる可能性があるため，注意をしていく必要がある．

4）看護過程の展開
(1) 看護問題
＃1．治療にともなうセルフケア不足
　期待される結果：自分にできる限りのことは，自分で行っていくことができる．
　原因：化学療法の有害事象（手足のしびれ），ストーマ造設，CVポートの抜針ができない，心配性な性格
　症状・訴え：「自分ではできない」，「手先のしびれがあり，ハサミが使えない」
＃2．感染のリスク
　期待される結果：感染を予防できる行動をとることができる．
　原因：CVポートの抜針，化学療法の継続，ストーマ周囲の発疹
＃3．不安
　期待される結果：不安が軽減する
　原因：病気が進んでいたこと（肺・肝臓に転移あり），在宅化学療法中である
　症状・訴え：「この先も治療はずっと続くのかなぁ…」

#4. 排便コントロールの不良のリスク
   期待される結果：便の性状に合わせた対処ができる．
   原因：ストーマ造設，化学療法
#5. イレウスのリスク
   期待される結果：排便状態を気にすることができる
   原因：複数回の腹部手術，化学療法にともなう便性の変化

(2) 看護目標
   Aさんが治療を受けながら自分らしい生活を維持できるように援助する．

3 看護の実際
1) 看護実践
観察項目とケア計画を表15-4に示す．

表15-4 看護計画

観察項目（OP）	ケア計画（CP，EP）
・化学療法後のしびれの増強具合． ・化学療法中および後の身体的な変化（嘔気，嘔吐，食欲，倦怠感，活動量，排便状況など）． ・CVポートより注入中の状態． ・Aさんおよび妻の言動． ・ストーマおよび周囲皮膚の状態． ・装具交換の間隔（定期交換以外の交換なども含む）．	・CVポートから注入時の注意点の説明および確認を行う（衣服の着脱，日常動作，刺入部の観察など）． ・CVポート注入終了後の処理について説明と確認を行う（抜針の方法，抜針前後の消毒，抜針した汚染物の取り扱いなど）． ・便の性状が変化しやすいので，装具交換のタイミングについて一緒に考える． ・装具交換時にストーマ周囲皮膚の状態について対応する． ・しびれ等にともない，敏感に感じるものを触るときの注意を説明する． ・治療中の排便や排尿による曝露の予防の説明および確認を行う．

2) 経過
　Aさんは2回目の化学療法までは入院中に行っていた．2回目の化学療法の際に外来治療に移行するためAさんと妻はCVポートの取り扱いについて説明を受けた．3回目から外来受診後に外来化学療法室で穿刺および注入を開始し，46時間後に自宅で抜針をするようになった．抜針についてAさんは消極的で，妻に任せきりになっている．性格が真面目で心配性なため，CVポートより注入中は常にルートが引っかからないように注意している．妻の抜針の手技は清潔に注意しながら行っている．

　がん看護専門看護師が外来化学療法室に出向き，Aさんや妻の話を聞く機会をもっている．Aさんからは，治療をいつまで継続する必要があるのか，また，仕事復帰の時期についての相談を受けている．

　ストーマケアについては，Aさんは妻が不在のときには自分で装具交換を行うが，妻がいるときには自ら積極的に交換をすることはない．特に有害事象の手のしびれが出現してからは妻に全面的に任せている．4回目の治療時にストーマ周囲に搔痒感をともなうざ瘡様の発疹がみられたが，定期的にストーマ外来を受診しているなかでケアについての皮膚・排泄ケア認定看護師から説明を受け，ステロイドローションの処方でざ瘡は改善した．治療以外のときの便は，やや軟らかめであるが，治療が始まると3日くらい便が固形のコロコロ便になる．

3）評　価

　看護問題の優先順位としては，治療を優先に考え，治療にともなう看護の優先順位を高くしている．＃1の治療にともなうセルフケア不足としては，妻の協力が受けられ，妻が積極的にかかわっていることが強みであり，Aさん自身が行えていなくても医療的なサポートは必要ないことがセルフケア能力となっている．ただし，化学療法後の抜針では，清潔操作と妻への抗がん薬の曝露についての指導が必要となり，妻への指導を含めてセルフケア不足としている．外来化学療法で，がん看護専門看護師とかかわることで確認をしたり不明点を明確にでき，セルフケア能力を向上させている．看護活動としては，支持的態度で見守り，不明な部分については教えるという方法でかかわっている．必要時には主治医と連絡を取ることが可能な状態になっている．ストーマケアについても定期的にストーマ外来を受診することで装具交換やストーマ周囲皮膚の状態を確認でき，ストーマケアを支持し，適宜指導するというかかわりをしている．

　現在，健康状態ではがんを発病したことで変化しているが，普遍的セルフケア要件および健康逸脱に対するセルフケアニードとセルフケア能力のバランスは取れている状態である．しかし今後，化学療法の有害事象の重篤化や病状が進行することで変化する可能性がある．

4 まとめ

　大腸がんでストーマを造設し，在宅化学療法を施行している事例について，特に優先順位の高い治療にともなうセルフケア不足について看護展開を示した．ストーマケアのみならず化学療法の有害事象のあるなか妻のサポートを受けて生活している事例であるが，患者本人だけを対象とするのではなく，家族の協力（この事例では妻）を含めてセルフケア能力の評価をしていく必要がある．事例では，がん看護専門看護師や皮膚・排泄ケア認定看護師のサポート体制や医師との密な連絡が取れる状況を整えているが，在宅患者の場合は入院状況と異なり，家庭での問題も個別性があるため，多職種医療チームとしてかかわることが大切である．

[参考文献]
1. スティーブン・J. カバナ著，数間恵子，雄西智恵美訳（1993）オレムのセルフケア・モデル，看護モデルを使う①，医学書院．
2. 金子史代（2004）ドロセア・E. オレムにおける看護のセルフケア不足理論の基礎的研究，看護の科学社．
3. 大腸癌研究会編（2016）患者さんのための大腸癌治療ガイドライン：医師用　2016年版，金原出版．

3　オレム看護論の活用　悪性リンパ腫・R-CHOP療法でのセルフケアデマンド

1　事例紹介

（1）患者の状況

　Tさんは57歳の女性で，夫（59歳），長男（27歳），長女（25歳）の4人暮らしである．夫は会社役員をしており多忙．長男は一般企業に勤めており，休日も留守にしていることが多い．長女は銀行に勤めており，半年後に結婚する予定である．両親は他府県に在住しており健在．Tさんはコンピューター関連技能の資格をもっており，事務職のパートをしている．既往歴は，15歳で虫垂炎の手術を受けた以外は特記すべき疾病罹患はない．現在は，毎年1回，人間ドックを受けており，特に健康上の問題を指摘されてはいなかった．

　Tさんは几帳面で心配性なところがあり，何事も先々と調べて準備しないと不安になる傾向が

ある．

(2) 現病歴・経過

　3カ月ぐらい前に頸部のしこりに気づいた．痛みや発赤はなく，今年の人間ドックまで待とうと思っていたが，しこりが明らかに大きくなってきており，そのことばかりが気になるので，かかりつけ医に診てもらった．リンパ腫の可能性があると言われ，自宅から電車で約30分の場所にある県内のがんセンターを紹介してもらった．早々に受診し，さまざまな検査を受け，3週間後にB細胞リンパ腫ステージⅡ（CD20抗体陽性）と診断され，R-CHOP療法（以下，R-CHOP）6クールが提案された．初回治療時は入院し，問題なければ2回目以降は外来治療になる予定と説明された．

　Tさんは近医でリンパ腫の可能性があると言われたときから不安に対処しようとインターネットを見て情報を得ているが，むしろ不安が強くなった．特に脱毛のことを考えると，悲しくて仕方がない．だが，治療を受けなければ死ぬのだから，するしかないと思う．インターネットを見るのはやめようと思いつつ，やはり気になって見てしまう状況だった．リンパ腫の確定診断を受け，病気や治療のことがわかりはじめると不安は具体的になってきた．長女の結婚式の準備もこれからが大変なときであるし，治療が結婚式にかかる可能性や，夫や長男の食事，洗濯など含め，家事ができなくなる可能性を考えると，家族にとても申し訳ない気がした．家族も心配してくれ，自分たちのことは気にしなくていいから，とにかく治療に専念するようにと言ってくれた．

　Tさんは入院中，仕事は病休をとったが，その後の復職には迷っている．治療をしながらの仕事は体にも負担であるが，入院前は仕事と家事とのバランスはとれており，できれば続けたいと思う．Tさんはリンパ腫の診断を受けてから夜中に目が覚めて眠れないことが多くあった．また，病気のせいか倦怠感を自覚するようになったが，幸い，それ以外の症状はなかった．Tさんは会社の同僚や近所の人との関係性もよく，仲のよい友人もいるが，リンパ腫で入院することは家族以外には話していなかった．

　入院当日に，夫，長女が同席し，医師から治療について詳しい説明を受けた．Tさんが思っていた以上のさまざまな副作用が説明された（表15-5）．入院中は医師も看護師もそばにいるが，2回目からは2日間連続でひとりで半年間も通院できるのだろうかと不安になった．だが家族に負担はかけたくないので，できるだけがんばってひとりで通院したいと考えている．

　医師から「自分で気をつけて体の管理をしてくれれば大丈夫です．詳しいことは看護師が説明しますよ」と言われ，早く看護師からの説明を聞きたいと思った．

表15-5　R-CHOPの投与方法と副作用

	薬品名	投与日	副作用
点滴	R：リツキシマブ	1日目	インフュージョンリアクション（投与反応），発熱，発疹など
	C：シクロホスファミド	2日目	悪心，嘔吐，神経障害，脱毛，血液毒性，粘膜炎，肝機能障害，心血管障害，腎障害，肺障害
	H：塩酸ドキソルビシン		
	O：硫酸ビンクリスチン		
内服	P：プレドニゾロン	1～5日目	不眠，胃部不快感・胃痛，（糖尿病では高血糖），食欲亢進

※ RとCHOPの順序の規定はなく，1日で実施することもある．これを1クールとして21日ごとにくり返す．
※ いずれも投与前に副作用予防のための前投薬の投与がある．
※ 所要時間：Rは初回5時間，2回目以降は4時間程度．CHOPは3時間程度．

2 アセスメント

1）理論活用の背景

化学療法看護では副作用を最小限にして効果的な治療スケジュールを維持するために患者のセルフケアが重視される．特に外来で治療を継続する患者は，治療のための受診行動や内服管理，そして副作用症状のモニタリングからマネジメントといったすべてのことについてセルフケアが求められる．R-CHOP療法は使用する抗がん薬も多く，副作用も複雑であることから，必要とされるセルフケアも多い．セルフケアとは，人が自分の生命や健康，そして幸福（安寧）を維持するために意識的・意図的に行われるケア活動のことである．専門家は，個人が適切なセルフケア

表15-6 セルフケア要件にそったアセスメント

セルフケア要件	アセスメント
普遍的セルフケア要件	疾患に罹患する前のTさんは基本的セルフケア要件を充足した健康な生活を送ることができていた．Tさんは健康問題にも関心があり，頸部のしこりを自覚した時点で受診行動をとるなど，危険回避のセルフケア能力は十分にある． 食事習慣や清潔習慣などの生活習慣による健康逸脱はない． 現在Tさんが自覚している不眠は，時期的にも本人の認識でもリンパ腫診断による精神的な症状と判断できる．ただし，治療にプレドニゾロンを含むことから不眠が増強する可能性が高い． 倦怠感の原因が不眠か原疾患かは判断できないが，倦怠感への影響を考慮し，いま以上に不眠が増強する場合は対処が必要である． 化学療法により，普遍的セルフケア要件（食物摂取や感染症など）が充足できなくなるリスクがあることから，重篤化予防のためのセルフケア（治療的セルフケアデマンドの充足）が不可欠である． 病気のことを家族以外に話していないことはTさんの価値観であり尊重するべきである．治療を受けながら，地域で生活するTさんには公にしない状況に応じたセルフケア行動が必要になる（娘の結婚式の準備や仕事のことなど）． 治療中，家庭内での役割が果たせないことに対しては，休息と活動のバランスをもとに家事労働の軽減と折り合うセルフケアが必要になる．
発達的セルフケア要件	Tさんの社会生活や医療者とのコミュニケーション，病状理解より考えて，発達的セルフケアの問題はない．リンパ腫罹患という点では生命をおびやかすできごとである．一方，根治治療を受けることが発達的セルフケア要件を充足するための行動となっている．仕事のことは悩んではいるが，やめても経済的な問題はないことより，発達的セルフケア要件を充足できなくなる要因とはならない．
健康逸脱に対するセルフケア要件	今回の受診行動により，Tさんは健康逸脱に対するセルフケア要件を充足するために可能なセルフケア行動をとっていると評価できる．一方で，現在は病気がおよぼす影響については想像できず，また治療と向き合い，効果的に受けるための方法もわかっていない．そのことを何とかしようとして結果的に不安になっている．したがって，Tさんが治療に必要なセルフケアを理解し，実施できると思えることを意図して，化学療法のオリエンテーションを行う（セルフケアは自分に向けられた行為であり，Tさんが必要と思わない限り，効果的な実施は期待できない）． 約半年間，侵襲性の高い治療を受けることから，支援は，化学療法開始前から行い化学療法中も継続し，セルフケア行動の修正や追加を含め支持・教育的なかかわりをする（看護システム理論）． CHOPは血液毒性のリスクが程度・頻度ともに高いため，感染予防のセルフケアは必須である．Tさんが免疫力が低下する時期を知り，外出日などの生活調整ができるような支援が必要である． 治療を継続するうえで，至急に医療機関を受診すべき症状（がん緊急症）においては，Tさんが対処しなければならないが，セルフケア能力，家族の支援状況に問題はない．セルフケアについて，くり返し指導し，退院までに確実に習得してもらう．

を判断し，実行するのを手助けするという役割を担う．オレムの理論に基づけば，看護師は，自分の生命を維持するため治療を受けようと決め，副作用を何とかしたいと思っている患者Tさんを手助けする役割にあること（看護エージェンシー）が説明できる．

2）理論を用いたアセスメント
(1) セルフケア要件にそったアセスメント
　Tさんはリンパ腫に罹患したことで，あらたに健康逸脱に対するセルフケア要件を充足することが必要になっている（表15-6）.

(2) セルフケアエージェンシー（セルフケアのための能力）
　Tさんの健康問題への関心や受診行動，自分で情報を得る行動により，また医療者とのコミュニケーション能力により，セルフケア能力は高いようである．一方，不安になるような情報の取り方や家族に気遣いしすぎる点などはセルフケアを阻害する要因として注意すべき点である．

(3) 治療的セルフケアデマンド
　生活とのバランスをとりながらR-CHOP療法を完遂するために自分に向けて行うセルフケア行動が，Tさんに必要な治療的セルフケアデマンドである．R-CHOPを受けるための行動と副作用マネジメントが中心になる．看護師が行う支援（手助け）を導くために，これらのセルフケアをTさんが行ううえで力になることや問題をアセスメントする．

3）アセスメントのポイント
　Tさんが受けるR-CHOPはがん緊急症を含む多くの副作用をもつために健康逸脱に対するセルフケア要件が充足されなければ普遍的セルフケア要件にも影響がおよぶ．例えば，長期間におよぶ食欲不振や便秘などである．したがって，治療的セルフケアデマンドの基本となるR-CHOPの副作用管理のポイントと普遍的セルフケアの関係についてアセスメントする．また，セルフケアに着眼した看護過程展開のためにはTさんのセルフケアエージェンシー，治療と生活のバランスのとらえ方，具体的な不安もアセスメントのポイントとなる．
　健康な状態での栄養管理，感染予防行動など，Tさんがこれまで普遍的セルフケア要件として実施していることは，その方法や行為（やり方）を治療中のセルフケアに取り入れるというアプローチがよい．そのためにはTさんの考え方や方法が正しいかどうかについてアセスメントする必要がある．

4）看護過程の展開
(1) 看護問題
①副作用に関する不安
②セルフケアの不足

(2) 看護目標
　Tさんが治療に必要なセルフケアを習得することで，治療に関する不安が緩和される．
　Tさんの副作用が重篤化することなく，治療を完遂できる．

3 看護の実際
1）看護実践および経過
①副作用に関する不安

　Tさんは看護師に「脱毛が一番の心配で，ウィッグを準備しようとしたが，店頭で病気のことを話せなくて，結局，準備しないまま治療を受けることになった」と話す．娘の結婚式の準備で先方さんに会うときはウィッグをつけることになるので，いまの髪型と似たものを準備したかったが，できなかった．おそらく脱毛が始まるまでに退院できるが，Tさんは退院できない場合にも備えたいらしい．娘の結婚式の話からはじまって，近所や職場の人に会うときにもウィッグとわかってしまうのは嫌だと話すなど，脱毛の訴えが続いた．看護師は，治療中の感染予防行動をはじめとする重篤な症状に移行する可能性のある問題についてセルフケア指導をしたかったが，まず脱毛への対処を優先すべきと判断した．院内の患者相談支援センターがウィッグ展示を行っており，購入についてもアドバイスしているため，看護師から状況を説明し，Tさんに訪ねてもらった．1時間後にTさんが戻ってきて，「ウィッグを実際に手にしたけど，最近のウィッグって本当によくできているのね」と話し，入院後初めて笑顔になった．現在の髪型のウィッグを作るための写真も撮ってもらい，安心した様子だった．

　脱毛以外の不安は，自宅で副作用が起こったときにどうすればいいのかということであった．「自分にできることは，がんばって，治療をきちんと受けたい」と話した．いまはその方法がわからずセルフケア不足の状態にある．看護師は，入院中に退院後の生活に取り込めるようなセルフケアについてTさんと考え，習得してもらうために，Tさんの関心が高いと思われる順にそって，化学療法の説明を行った．

②セルフケアの不足

　オリエンテーションはR-CHOPの説明パンフレットを用いて行った．Tさんが脱毛の次に気になっていることは免疫力の低下だった．医師からも治療中の感染症について詳しく説明を聞いていたこと，同じ病棟に入院している患者たちや面会人がマスクをしているのを見たことが影響している様子である．Tさんは食品選択，マスク，手洗い，自己検温，病院への連絡のタイミング等，必要な事柄の理解やセルフケアの意欲にも問題なかったが，長女の結婚式の準備のための外出のタイミングについて悩んでいた．看護師は，免疫力低下だけではなく，治療直後の症状の程度によっては外出の予定は入れない方がよいことを説明して，症状の自己記載シートを提供した（図15-2）．

　通常，副作用は同じようなパターンで出現するため，自己記載した症状が2クール以降の参考になると説明したところ，「自分で症状を知ることが必要ですね．記入します」と笑顔で言ってくれた．復職についてはTさんと話し合った結果，1クール目の副作用をみてから考えることになった．

　Tさんはオリエンテーションの翌日にリツキシマブ，その翌日にCHOPを受けた．リツキシマブのインフュージョンリアクションはみとめられず，スムーズに速度アップできた*．初回投与のため時間を要したが問題なく終了できたので，外来での点滴時間は3.5～4時間になるが，症状が出現すれば延長することを説明した．Tさんは「外来日は他の予定を入れないので，大丈夫」と答えた．

　CHOPではビンクリスチン副作用の便秘に対して予防的に緩下剤を内服するが，Tさんは様

＊　リツキシマブの投与速度は，インフュージョンリアクションがないことを確認しながら（発熱，血圧，酸素飽和度，自覚症状で評価），段階的にアップする（添付文書に記載）．初回投与時は25mL／時の速度から開始し，200mL／時までアップできる．初回投与で問題なければ，2回目以降は100mL／時から開始可能になる．

お名前　T　様

レジメン　R-CHOP　（1クール21日間，__6__クール予定）

略	商品名（一般名）	曜日	1クール	2クール	3クール	4クール	5クール	6クール
R	リツキサン（リツキシマブ）	（木）	3月10日	3月31日	月　日	月　日	月　日	月　日
C H O	エンドキサン（シクロホスファミド） ドキソルビシン オンコビン（ビンクリスチン）	（金）	3月11日	4月1日	月　日	月　日	月　日	月　日
P	プレドニン（プレドニゾロン）	（金）～ （火）	3月11日 ～15日	4月1日 ～5日	月　日 ～　日	月　日 ～　日	月　日 ～　日	月　日 ～　日

自覚症状を記載してください（1クール目）　●1週目の終わり頃から2週目は感染に注意してください

クール日数		1日目	2日目	3日目	4日目	5日目	6日目	7日目	【自由記載欄】気になることなど
日付		3/10	3/11	3/12	3/13	3/14	3/15	3/16	リツキサン投与中に38度の熱が出て、点滴を
投与薬剤		リツキサン	CHOP	プレドニン	プレドニン	プレドニン	プレドニン		ゆっくりにしたため、6時間ぐらいかかった。
体温	朝	36.5	36.8	36.5	36.4				下剤は言われたとおりに飲んだが、便秘気味
	夕	36.7	36.8	36.7					で追加で飲んだ。
副作用症状	倦怠感	少し	強い	強い	まし				CHOPの翌日は、仕事にいけるような状態では
	血管痛等		少し	→	↓				なく、ほとんど寝ていた。
	食欲	10	7	8	10				12日に眠剤をもらって飲んだら眠れた。
	吐き気		少し (3)	なし (0)	0				
	嘔吐（回数）	0	0	0					
	指先のしびれ			(0)	わずか (1)	1			
	排便回数	1	1	0					
	他の症状	不眠	不眠	不眠 顔のほてり	眠れた 顔のほてり				

※看護師の提案で記載方法を変更した部分は太字，日数と日付のマーカーは白血球（好中球）減少に注意が必要な時期，7～14日目が該当．

図15-2　Tさんの症状の自己記録の1ページ（1～7日）

子を見ることを希望した．再度，必要性を説明したところ，「聞いていました．いろいろあって，忘れていました」とのことであった．また，点滴中は点滴刺入部の安静を保つことが必要だが，壊死性抗がん薬であるビンクリスチン，ドキソルビシン投与中は特に安静を保つよう指導した．Tさんは点滴開始前にトイレをすませ，投与中は「特に安静」を守り，「心配だったけど，そんなに大変でなかったです．次からも同じようにできます」と話してくれた．悪心はプレドニゾロンを内服していることもあり軽度だったが，やはり不眠が続くため，ブロチゾラム錠が処方され，効果をみとめた．

　自己記載シートは看護師と一緒に記載し，4日目に症状の数値的な評価を提案した．吐き気は健康時にも体験している症状のため，CHOP投与日の症状の強さを10段階で3と評価，また，しびれは健康時にいつも体験する症状ではないため，3日目の症状を1とし，今後はそれを基準に数値を記載することにした．倦怠感と血管痛の数値化はむずかしいとのことだったので，変更はしなかった．感染予防行動もきちんとできていたため見守った．

　8日目の採血データ（白血球1,600個／dL，好中球40%）がナディア（nadir：底値）だった．Tさんが心配な様子だったので，外来治療となる2回目以降で発熱性好中球減少症を併発した場合は，フィルグラスチムの投与を予定していることを医師から説明した．

　6クールが終わるまでは副作用が重篤化することを回避するための緊急入院もあり得ると聞き，Tさんは「家族は連絡し合って誰かが病院にくると言っています．ですが，入院に必要なものをそろえてくれるところまでは無理だから…」と言い，黙ってしまった．看護師は「患者さんのなかには，いつ入院になってもいいように準備して家族がわかるところに置いている人もいますよ」と紹介し，Tさんもそのようにしておくことになった．

　入院中，薬剤師による指導もセルフケア支援になっていた．

2）評 価

　Tさんにとってのセルフケアデマンドの優先順位を考慮し，脱毛の問題を解決したことで，その後の副作用のセルフケアにもTさんがスムーズに取り組めたと考える．Tさんは自分で対処できないと思うことにぶつかると不安が増すが，そのことを看護師に伝える力（医療者とのコミュニケーション能力）をもっており，Tさんが実施できるセルフケア方法を提案すると，不安が緩和するパターンが多かった．

　外来でTさんがセルフケアを継続するためには，この点を外来看護師に申し送ることで，外来でも効果的に支持・教育を継続できると考える．また，感染のリスクを低減するために外出を控えすぎたり，身体状況がよくないのに家事労働を精一杯にこなすなど，がんばりすぎている場合は，Tさんと話して，治療完遂という目標達成のために大切な行動ができるような支援も行う．

　看護目標の達成期間はTさんの治療が終了するまでを想定しているが，Tさんのセルフケアの特徴がわかり，アプローチ方法も外来の看護師に提案できるという点で入院中の看護は一定の成果を得たと評価できる．

　入院中に今後の仕事の継続についてはTさんと十分に話すことができなかった．Tさんにとって仕事は経済的な観点以外の価値を感じているようだが，あらためて看護師と話し合う機会を設けた方がよい．復職する場合は，さらにセルフケアを強化する必要がある．

4　まとめ

　R-CHOPは効果の高い治療であるが，重篤化する可能性のある副作用も多く，2日間，続けて外来で治療を受けなければならないなど，患者にとっては過酷な治療である．Tさんのようにいろいろなことが気になる患者は多いが，セルフケア理論を適用すれば，このような気がかりは自己の脆弱性をとらえ，セルフケアの動機づけとなることが説明できる．外来患者の場合は，医療者がそばにいるのは治療中のわずかな時間だけであり，患者と家族が治療や症状に対処できること，つまりセルフケアが大切である．患者が短期間に効率的に効果的なセルフケアを獲得するためには入院病棟と外来の看護師が連携して個々の患者のセルフケアデマンドやセルフケアエージェンシーに関する情報を共有し，継続的なセルフケア支援を行うことがポイントになる．理論の活用は短期間の入院において看護活動を効果的に展開するための多くのヒントを与えてくれる．

[参考文献]
1. 佐藤栄子編著（2009）中範囲理論入門：事例を通してやさしく学ぶ　第2版，日総研出版．
2. 荒尾晴恵，田墨惠子編（2010）スキルアップがん化学療法看護：事例から学ぶセルフケア支援の実際，日本看護協会出版会．
3. 国立がん研究センター内科レジデント編（2016）がん診療レジデントマニュアル　第7版，医学書院．
4. ドロセア・E. オレム著，小野寺杜紀訳（2005）オレム看護論：看護実践における基本概念　第4版，医学書院．

4　危機理論の活用　子宮がん患者の情動中心型対処と危機回避

1　事例紹介

（1）患者の状況

　Sさんは50歳代の女性であり，子宮頸がん（Ⅲb，T3bN1M0）で出血を主訴としている．PS2*．性格は，気が小さく神経質，心配性である．入院まもなくの膀胱鏡検査を拒否し無断で

逃げ出すというエピソードをもつが，その後，納得して同時化学放射線療法（以下，化学放射線療法）を実施している．放射線の外照射により出血が少量になり効果を感じていたが，化学療法による悪心が強く，照射が3週目になると下痢や頻尿が出現し，次々と襲いかかる有害事象により新たな内部照射治療への不安が強度になり，危機におちいる可能性がある．

(2) 現病歴・経過

2年前に性器出血・腹痛にて受診し，細胞診で上皮内がんと診断された．不安な表情の患者を見て家族が診断結果を本人に伝えることを希望せず，治療もせずに経過観察していた．その間，自宅にて代替療法（「ルルドの水」など）を施行．出血は持続し，2年後の今年に入って家族から治療希望があり，今月15日に病状が説明され，化学放射線療法のため入院となった．

入院2日目の膀胱鏡検査を拒否し，無断離院する．検査や処置でさらに出血がひどくなる恐怖があり，「私のつらい気持ちはわかってくれない」と言う．話を聴くうちに医療不信があることがわかる．そのため，医療者との信頼関係の構築，Sさんが納得できる説明や支援を行いながら検査や治療を重ねていった．2週目に「（出血が）少しよくなっているみたい」と照射の効果を感じている発言がある．夫や姉，同室者の支えがあり，入院当初より表情も明るくなり会話も多くなってきている．しかし，第3週12日目に外照射による下痢，頻尿による陰部の皮膚障害と化学療法の吐き気が強く，「いまはいい薬があるから吐き気は大丈夫と言われたのに，陰部もただれて，新しい治療（腔内照射）なんかできない．やめたい」と混乱気味であり，不安やストレスが強い．

(3) 医師からの説明と患者の受け止め方

医師から「子宮がんで出血があるので治療をします．Sさんのがんは少し進行しており骨盤壁に達しているので化学療法を組み合わせた放射線治療が最もよい治療です」と説明される．Sさんは「私はがんじゃないかとわかっていました．内診とかいやで受診しなかった．出血は怖い．放射線治療もしたくないけれど，出血が止まるなら，治療をします」と治療を決断した．

治療のレジメンを図15-3に示す．治療は2カ月半ほどかかり，途中で中止すると副作用ばか

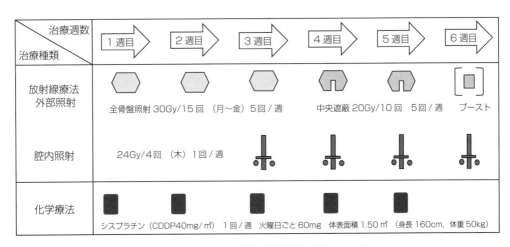

図15-3　Sさんの同時化学放射線療法のレジメン

---

* PS2は"歩行可能で自分の身のまわりのことはできるが，作業はできない．日中の50％以上はベッド外で過ごす"程度の状態をいう．

りが強く出て治療効果があがらないので一緒に乗り越えましょうと医療者側が伝える．Ｓさんは「吐き気や痛みなど大丈夫ですか．妹も同じようながんで，手術や化学療法をしたけど，死んじゃった．治らないなら，したくない」と話し，「痛くない治療をしてください」と他人事のように受け止めている．

2 アセスメント

1）理論活用の背景

　Ｓさんは膀胱鏡検査を拒否し，無断離院した経験がある．放射線や抗がん薬に対して不適切で負のイメージをもつが，「出血が止まるなら」と覚悟を決めて治療に臨んだ．しかし，次々と襲ってくる有害事象に対処できず，今後の不幸を予期し，新たな腔内照射への不安を抱く．不十分な知識や対処により治療拒否，不必要な不安により強いストレスがあると考え，危機に至らないようアギュレラの危機問題解決モデルを活用していく．

2）理論を用いたアセスメント

　アギュレラの理論によれば，①出来事に対する現実的な知覚，②適切な社会的支持，③適切な対処機制，の３つのバランス保持要因が存在していれば不均衡から回復し，危機が回避される．１つでも欠けている場合，危機状態が持続し，危機におちいる．そのため，Ｓさんの３つのバランス保持要因をアセスメントする．

(1) 出来事に対する現実的な知覚

　治療に対しては２週目までは適応できている．３週目に入り，次から次につらい症状が出て腔内照射は無理だとストレスを感じている．その背景には卵巣がんで亡くなった妹のことがあり，妹と自分を重ね合わせて今後の不幸を予期している．「がん＝死」という，がんは治療しても助からないものと抗がん薬や放射線治療に負のイメージをもっている．外照射は出血量が減少し効果を感じるが，有害事象である下痢，頻尿の苦痛とその影響により陰部のただれが強く，新しい治療は無理という結論に至っている．

(2) 適切な社会的支持

　夫と姉はよき相談相手であり支援者であるが，Ｓさんの気持ちを慮るあまり本人にがんと伝えず治療が遅れたことがある．同じ治療を受けている同室者には，入院時は「私の方が悪いのだから」と敵対視していたが，放射線治療などの助言を受けるなかで「私も治療を乗り越えられるかも．一人じゃないと感じる」と同室者は頼りになる存在に変化している．

　医療者に対しては，20代後半のとき造影剤検査でショックを起こし「生死の淵をさまよう」経験をしたこと，妹が卵巣がんで死亡したこと，前医で「人間ではない扱いを受けた」という経験から，不信感を抱いていた．その後，ていねいな説明や対応を受けて心を開き始めていたが，抗がん薬による吐き気が薬でとれず，「説明された内容と違う」ことから，再び不信感を抱いている．

(3) 適切な対処機制

　Ｓさんは新しいこと（治療）をストレスととらえる．これまでは姉に話すことで発散していた．がんやがん治療について妹のことと自身を重ねて恐怖心を抱き，がんという言葉を使うことを避けている．受診のきっかけである出血については代替療法をしていた．膀胱鏡検査を拒否し無断離院するなど，苦痛な出来事に対して逃避をはかる．さらに悪心など有害事象の緩和方法は他者

任せであり，情動中心型対処（コーピング）である．

3）アセスメントのポイント
(1) 出来事に対する現実的な知覚
　不安や緊張を増加させているのは何か．出来事にどんな意味があるか，将来への影響やその出来事のとらえ方にゆがみがあるかをアセスメントする．
　Sさんはがんとがんの治療（放射線療法，化学療法）に関してゆがんだ知覚をもっており，そのことが恐怖や不安を増幅させている．また，次から次へと出現する有害事象について苦悩が強く，新しい治療に自分は耐えられないという認識へとつながっている．現実的な知覚は不足している．

(2) 適切な社会的支持
　家族，友人，知人との関係性や物理的距離，医療者の活用法をアセスメントする．
　夫・姉は支持者であるが，客観的な判断に欠けるところがあるため，本人とともに適切な教育をすることで強みに変えることができる．同室者はモデルとなり，よき支援者である．症状マネジメントをしてくれない医療者に対する不信感が再燃している．社会的支持はやや不足している．

(3) 適切な対処機制
　ふだん問題に直面したときの対処法，不安や緊張を緩和する方法についてアセスメントする．
　ふだんは姉に話すなどの対処を行い，ストレスを解消していた．「いつか，何とかなる」などとあきらめ，入院してからも逃げ出すなど情動中心型コーピングである．治療や検査については逃避することが予測され，適切な対処機制も不足している．

4）看護過程の展開
　Sさんの看護問題としては，不安，皮膚統合性障害，家族機能障害があげられるが，本項では危機理論と関係がある「不安」について取り上げる．本事例で注目すべきことは，Sさんはもともと新しいことにストレスを抱きやすい性格であること，妹のがん死を含めた過去の体験によりがんに恐怖をもっていることである．そのことに加え，外照射での粘膜炎症による下痢・頻尿か

表15-7　Sさんの看護過程の展開

看護方針：放射線療法による皮膚障害，化学療法による悪心などを緩和し，精神的に安定し危機を乗り越えられる支援をする．

看護問題
#1　不安 ＜原　因＞ ・がんに脅威を抱いている． ・放射線療法と化学療法に関する知識が少なく，強い負のイメージを有している． ・がんで亡くなった妹と自分を同一視している． ＜徴　候＞ ・そわそわして落ち着きがない ・「抗がん薬治療で妹は何回も吐いて苦しそうにしていた．考えるだけで気持ち悪くなる」 ・「放射線治療は何も副作用がないと思っていた．でも下痢や尿の回数にまで影響するなんて，放射線って怖い」 ・「私も妹みたいに死ぬんだわ」 ・「あまり眠れていないんです」

表15-7　つづき

期待される結果

＜長期目標＞
患者が心理的安楽が増大したことを述べる.
＜短期目標＞
1. 不安な思いを表出することができる（医療者や家族に）.
2. 妹のがんとは違うということを表現できる.
3. 放射線治療に関する基本的知識を2つ以上述べることができる（照射部位の有害事象とその対応法など）.
4. 化学療法に関する悪心対策を2つ以上述べることができる（薬剤の種類によって生じる副作用は異なり，また個人差もあり，悪心には不安も関係すること）.
5. 自分の対処法について述べることができる.

援助方法

＜OP＞
1. 生理的反応（心拍数・呼吸数増加，不眠，発汗，落ち着きのなさ，声のふるえ，食欲など）
2. 情動的反応（緊張した様子，無力感，自信の欠如，悲観的な訴えなど）
3. 認知的反応（集中力・学習能力の低下，物忘れ，治療に関する理解度など）
4. 症状の出現状況（特に不正性器出血，悪心，下痢，陰部の痛み）
5. 不安の程度（軽度・中等度・強度・パニック）

＜CP＞
1. 不安内容のみならず，広く患者の訴えについて傾聴する.
2. 夜間など不安が増強する際は，必要に応じて，そばにいて安心感を提供する.
3. 睡眠への援助として鎮痛薬や抗不安薬の使用をうながす.
4. 「がん＝死」ではないこと，妹とは違うことを医師から説明が受けられるように調整する. 疑問や不安な点は適切かつ早めに対応する.
5. 治療の知識を提供する際，不安の程度を把握し，不安が強い場合には機会を改める.
6. 治療の知識提供は，患者にわかりやすい表現で，患者の理解度を確認しながら見通しや自分でもコントロールできるように話す.
7. 新しい検査や治療では必ず看護師が同行し，そのときの反応をとらえる. 他職種にも患者は新しい取り組みにストレス反応が強いことを説明し，ていねいな対応がとれるようにする.
8. 遠慮なく看護師を呼んでよいことを伝える.
9. 不安を緩和する介入を探す（マッサージ，アロマセラピー，深呼吸など）.

＜EP＞
1. 放射線に関する正しい知識を提供する（外照射時は痛くないこと，照射をした部位への影響とその時期の出現など）.
2. 放射線治療の副作用と副作用予防方法について知識を提供する. 患者が理解しやすいようパンフレットを活用する（皮膚炎，頻尿，下痢など. 腔内照射の説明は外照射が開始され不安が緩和した時点で行う）.
3. 化学療法による悪心に関する知識を提供する. 患者が理解しやすいようパンフレットを活用する（悪心の出現時期や対処法など. 副作用は一過性であることなど）.
4. 不安は特別な感情でないことを伝え，他者に援助を求めてもいいことを伝える.
5. 治療に対して疑問なことなどがあれば，早めに解決することが大切であることを伝える.
6. 自分のストレス対処法を知り，深呼吸法を習得できるように図を入れながら説明し，一緒に実演する.
7. 家族にも現状を説明し，よき理解者，支援者としてどうかかわればよいか説明する.

らくる肛門部・陰部の発赤，そしてシスプラチン治療による予期性悪心など症状マネジメントができない身体的苦痛がストレスを増強させ，新たな治療を受け止められない恐怖へと向かわせている.

3 看護の実際
1）看護実践および経過
　3つのバランス保持要因を強化し，危機を回避できるように支援した．

（1）出来事に対する現実的な知覚に対する援助

　まずは有害事象について「つらい気持ち」を共感し，Sさんの思いを遮ることなく語ってもらうよう感情表出をうながす．そのなかで「自分は転移があり，すぐに死んでしまう」というとらえ方をしていることがわかる．そこで医師より，Sさんの放射線化学療法での5年相対生存率が約60％であること，妹のがんとはまったく違う病気であることを告げられ，腔内照射は「眠っている状態で，腟の中に小さな線源を挿入し，線源から照射される放射線です．症状をよくしてから治療しましょう」と説明され，少し安心した様子である．

　また，それぞれの治療に関する知識についてポイントを押さえながら説明をする．転移はしていないと認識できたことから，自分がいますぐに死ぬことはないと理解できていると考えられる．

（2）適切な社会支持に対する援助

　家族のサポートは良好だが，夫や姉も精神的に余裕がない．初回診断で治療をさせず後悔している不安を傾聴し，思いを受け入れた．そして「今回，治療ができる状態になったのは家族がいたからであること」を認め，後悔や，がんで死んでしまうという認知の修正を行った．Sさんは有害事象が多く不安や恐怖心があることは当然であり，何よりも家族が大きな支えであることを伝える．患者の頑張りを認め，寄り添いながら，治療を継続できるよう医療者と協力し合いましょうと家族に話す．また，医療者はどんなときにもSさんや家族の支援者であり，はじめてのことや予測される有害事象については見通しがつく説明をわかりやすくするので，いつでも相談してよいと伝えた．

（3）適切な対処機制に対する援助

　患者のこれまでの対処方法を理解し，医師，他職種と情報を共有し寄り添うかかわりをする．Sさんは危機状況になると情動的になるため，巻き込まれないように対応する．新たな検査や治療時および予期性悪心には，緊張やストレスの緩和のため呼吸法をうながす．図で示した説明と技術練習を実施する．肩コリも強く，コリにもよいと話すと，「自分によいこと」と判断し，受け入れる．さらに下痢2～3回／日，肛門，会陰部に発赤，びらんに，ミヤBM®の内服開始やロキソニン®の定期内服，リンデロン®VG軟膏塗布を行う処置も同時に開始する．シスプラチンに対する予期性悪心には抗不安薬を追加するほか，マッサージを取り入れるなど身体症状の緩和にも努めた．

2）評　価
　Sさんとその家族は現在の治療の目的と身体症状の回復を待ちながら腔内照射に臨めることを理解し，治療に対する不安は少しやわらいでいる．がんに対する認知が修正され，3つのバランス保持要因はそれぞれ強化された．他職種と，患者の性格や予測できない身体症状は不安・恐怖に感じているという情報を共有してかかわることで，治療をスムーズに行えるようになっている．また，呼吸法の習得によりストレスに自分で対処するマネジメント力も高まっている．しかし対処機制がまだ弱いため継続しての支援が必要であるが，今回の危機は回避できたと考える．

4 まとめ

　子宮頸がんで同時化学放射線療法による次々と襲いかかる有害事象により新たな内部照射治療への不安が強度になり危機におちいる可能性があり，アギュレラの危機理論を活用して支援した．その結果，3つのバランス保持要因はそれぞれ強化され，危機を回避することができ，理論の有効性が支持された．

[参考文献]
1. 小島操子（2013）看護における危機理論・危機介入　改訂3版，pp. 46-77, 金芳堂．
2. 久米恵江，祖父江由紀子ほか編（2013）がん放射線療法ケアガイド新訂版，pp. 192-203, 中山書店．
3. リンダ・J. カルペニート著，新道幸恵監訳，竹花富子訳（2014）看護診断ハンドブック　第10版，pp. 486-494, 医学書院．

5　危機理論の活用　喉頭全摘での悲嘆とリハビリテーション

1　事例紹介

(1) 患者の状況

　Kさん，64歳，男性，職業は農業．妻（60歳）と2人暮らし．娘は結婚して近くに住んでおり，間もなく初孫が生まれる予定である．寡黙で仕事一筋，几帳面な性格である．

(2) 現病歴・経過

　3カ月前から声のかすれ（嗄声）を自覚していたが，収穫期で忙しく，風邪症状が長引いていると思い，放置していた．しかし徐々に嗄声が強くなり，会話に支障をきたしてきたため近医を受診すると，すぐに総合病院の耳鼻科を受診するよう勧められ，精密検査の結果，喉頭がんと診断された．遠隔転移や所属リンパ節の転移はなかったが隣接組織への浸潤をみとめ，喉頭全摘出術が必要であることが医師からKさんと妻に説明された．Kさんの身近な親族にがん患者はおらず，手術に関して具体的な説明を受けるが，ただ茫然と説明を聞くといった状況であった．しかし，「いろいろと考えても，がんだからなるようにしかならない，手術をしてもらうしかない」と手術に同意した．術前の準備が滞りなく進められ入院となった．

　妻はKさんの入院にともない農業を一手に引き受けることになり，面会に来てもKさんから指示を受けてあわただしく帰っていくことが多かった．

　予定通り手術が終わり，腫瘍とともに喉頭を摘出し再建，前頸部に気管断端を縫合して永久気管孔が造られた．術後の経過は良好で，日常生活のリハビリテーションが日々のケアを通して開始されていた．看護師の促しがあれば，鏡で気管孔を見たり，痰を喀出したりすることはできていたが，自ら取り組むという姿勢はなく，看護師の介助が必要であった．また，筆談するのに時間を要し，途中で口の動きで意思を伝えようとするがうまく伝わらず，イライラした態度をとることがあった．代替コミュニケーション手段の獲得に向けたリハビリテーションを開始していく時期でもあったが，「まだ，いい」と消極的な様子であった．他患者との交流もなく，ひとりでぼんやりと過ごしていることが多かった．

2　アセスメント

1) 理論活用の背景

　Kさんは喉頭がんの告知を受け，その治療方針の選択として，生きるためには術後の機能障害

は仕方がないと受け入れ，覚悟をもって手術に臨んだ．しかしKさんは術後，失声と永久気管孔造設というこれまでには体験したことのない大きな困難に直面し，改めてどうすることもできない現実の厳しさを突きつけられ，危機的な状況にあった．

　人が直面する問題の大きさと，その問題を解決する能力のバランスがくずれると，自我の状態は不安定となり，危機が促進される．アギュレラとメズィックは，このような危機にいたる過程に焦点をあて，危機への問題解決アプローチをモデル化した．ストレスの多い出来事に遭遇した人が，危機を回避するか，危機におちいるかを決定づける問題解決過程に影響をおよぼす要因として，出来事の知覚，社会的支持，対処機制という3つのバランス保持要因をあげ，そこから危機を回避する介入方法を説明した．つまり，欠如しているバランス保持要因を提供・強化するということが，必要とされている看護介入の根拠となる．

　喉頭全摘出術という永続的な障害に直面しているKさんが危機におちいらず，目の前の問題に立ち向かっていけるよう支援していくために危機理論を活用した．それは，Kさん自身が外観や機能の変化に向き合い，日常生活上の困難さを克服し，危機的状況を乗り越えて，この体験を成長の機会としていくための支援であるとともに，日常生活の再構築に向けたリハビリテーションの第一歩をどう踏み出していけるかにも直結する重要なかかわりであると考えたからである．

2）理論を用いたアセスメント

　Kさんの危機を促進しているストレスの多い出来事として，喉頭全摘出術による形態・機能の変化と日常生活への影響があげられた．

　Kさんは命と引き換えに声を失うことの覚悟をもって手術を選んだが，術前に頭で理解していたことと，術後，実際に喉頭機能の喪失や永久気管孔造設による外観の変化や不自由さに直面し，現実をどう受け入れたらよいのかわからず，漠然とした脅威や不安感から，イライラや無気力がみとめられ，不均衡状態におちいっていると考えられた．

(1) 出来事に対する現実的な知覚

　Kさんは手術を受けることを自分自身で決定してきた．最初は茫然としながらも「がんだから，生きていくためには仕方ない」と自分で決めたことに揺らぎが生じないよう，不安な気持ちに自らふたをしてきたことも推測できた．さらに，仕事の段取りを優先し，妻や娘に心配をかけないようふるまうことで，がん告知や手術に対する感情を抑え込んできた．そして，手術を選択することが，すべての解決につながると知覚していたとも思われる．

　術後は合併症もなく順調に経過したが，手術によって生じた形態，機能の変化を現実として体感し，Kさんの不安な気持ちは増大するばかりであった．自分自身に起こっていることを現実的に知覚したことで，わき上がってくる感情を表出することもできず，いまになって手術を選んだ意味を見失い，悲嘆反応を引き起こしていると考えられた．

(2) 適切な社会的支持

　Kさんのキーパーソンは妻であった．しかし，今回の入院を機に一緒に行ってきた農業をしばらく妻がひとりで担っていくことになったことや，出産を控えた娘に心配をかけたくないといった配慮から，入院中も家族とともに過ごす時間は少ない状況であった．医療者や家族とは筆談や読唇でコミュニケーションを取っていたが，親戚や友人の面会は理由をつけて断ることが多く，同室者ともほとんど交流はなかった．Kさんは自身の外観の変化やコミュニケーションの問題から他者との接触を避け，孤立した状況にあった．術前には患者会に1度は参加したが，「いまは無理」と拒んでおり，医療者以外にもサポートしてくれる人は周囲にいたが，Kさん自身が交流

を閉ざした状況であった．

(3) 適切な対処機制
　Kさんはこれまで病気で入院した経験はなく，順風満帆に過ごしてきた．仕事熱心でコツコツと農作物の品種改良などにも取り組み，趣味は仕事（野菜や果物を育てること）と記すほどであった．入院にともない，それらを中断することを強いられ，治る方法があるのなら早く治療を受けて社会復帰したいという気持ちから，手術を受けるという対処にいたったという経緯もあった．しかし，Kさんは厳しい現実に直面し，悲観的な感情を抱え，喪失感や孤独感から，他者との交流を回避したりリハビリテーションを拒否したりするなど現実逃避という対処機制をとり，かろうじて自分自身を保っている状況であると考えられた．

3）アセスメントのポイント
　Kさんの危機を促進している出来事と，Kさんの不均衡状態に影響を与えているバランス保持要因を明らかにした．
　現実的な知覚においては，喉頭がんで手術が必要であり，喉頭全摘出術を受けたという事実とともに，その選択にいたったつらさや不安な気持ち，悲観的な感情をKさん自身が認めることがまず必要であると考えられた．それにはコミュニケーション障害の壁を越えて，Kさんが気持ちを表出できるような看護介入が優先されると考えられた．そのうえで社会的支持として周囲の人から適切なサポートが得られるよう環境を整えたり，本来Kさんがもっている力を引き出し，Kさんらしい対処機制を見出せるよう支援したりすることが，Kさんの不均衡状態からの回復を導き，危機回避につながるとアセスメントした．
　つまり，危機を促進しているストレスの多い出来事は何かを明らかにし，①出来事に対してその人がどのように知覚しているか，②その人が活用できる社会的支持があるか，③その人が問題に直面したとき，通常どのような対処をしているか，という3つのバランス保持要因の観点から情報を収集し，アセスメントを行い，必要な看護介入を導いていくのである．

4）看護過程の展開
(1) 看護問題
　#1　喪失にともなうボディイメージの変化に関連した悲嘆
　#2　失声によるコミュニケーション障害に関連した非効果的個人コーピング

(2) 看護目標
　#1　現実に対する認識や感情を表出することができる．
　#2　ストレスが軽減でき，主体的にリハビリテーションに取り組める．

(3) 関連図
　関連図を図15-4に示す．

3　看護の実際
1）看護実践および経過
(1) 喪失にともなうボディイメージの変化に関連した悲嘆
　感情の表出をはかるためには，この人になら自分の気持ちを話したいと思える信頼関係の構築が前提となる．喉頭全摘出術により生じた機能障害にとまどい，不自由な生活を強いられている

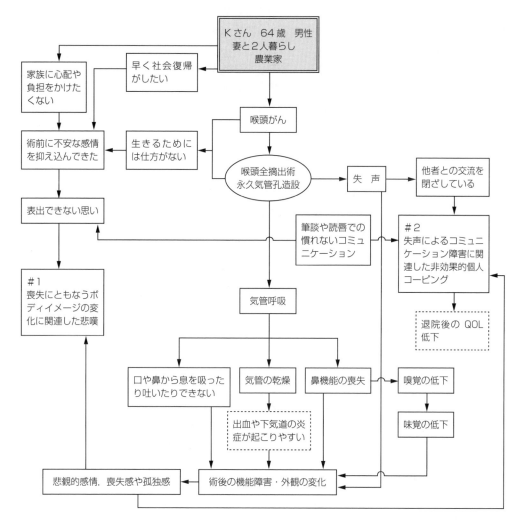

図15-4　喉頭全摘出術・永久気管孔造設となった患者

　Kさんにとって，まずは身体的なケアが安心して受けられるよう細やかに配慮し，ニーズの充足をはかっていった．

　看護師はKさんがときにイライラしたり，無気力で依存的な態度をとったりすることの背景にはどのような原因や意味があるのかをカンファレンスで話し合い，Kさんの苦しみを看護師間で共有した．永久気管孔の管理をはじめ，日常生活訓練のスケジュールの進行や指導をすることばかりに重点をおかず，Kさんのペースでできていることから肯定的にフィードバックし，静かに見守る，余裕をもって少し待つという姿勢で介入を続けた．Kさんの筆談や読唇においては焦らず対応し，感情に焦点をあて気持ちの表出をうながしていった．悲観的な感情に対しては，「そのように感じるのは当然のことだと思います」などのように理解を示し，共感の態度で接してKさん自身が自分の感情に気づくことができるようにかかわった．さらに，少しずつではあるが，食事や気管孔の管理，シャワー浴ができるようになるなど，自分に起こっている肯定的な変化を感じとれるようにかかわった（出来事に対する現実的な知覚）．

　また，家族の思いを傾聴し，Kさんの状況を説明して無理のない範囲で協力体制を整えていっ

た．妻は親戚や友人の協力を得て，ゆっくりKさんと面会できる時間を確保できるようにした．まずはKさんが安心してサポートが得られるように環境を整えた（社会的支持）．

(2) 失声によるコミュニケーション障害に関連した非効果的個人コーピング

Kさんがコミュニケーションの不便さや困難さに直面し，自己防衛するために他者との交流を避けたり，ひとりでぼんやりと過ごしたり，現実逃避して閉じこもるという対処にいたっているのではないかと考え，その考えを看護師間で共有した．#1のケアを優先しながら，看護師はKさんと信頼関係を築いていき，精神的な支えとなれるように努めた．

Kさんが用いるコミュニケーション手段は筆談と読唇のみであったが，うまく伝わらないこともあり，他者との交流や，新たなコミュニケーション手段の獲得に対して消極的になっていた．その点については焦らずにKさんの準備状況から適時を待って，まずは，いま用いているコミュニケーション手段をよりスムーズに使えるよう実用性を高めていくことから取り組んだ．例えば文字を書いたり消したりが簡単にできるボードを使用したり，ジェスチャーをサイン化したりするなど，Kさんとともに工夫を重ねていった（適切な対処機制）．

2）評　価

Kさんは喉頭全摘出術による外観の変化と失声というストレスフルな状況にあり，そのことに対する感情の表出が術前術後を通して十分に行えていなかったため，重点的にかかわった．イライラや拒否的な反応をみとめたときには，その感情に焦点をあて，Kさんのもとから離れずそばにい続けられたのは，バランス保持要因を強化するケアの意味を看護師間で共有し，意図的にかかわることができたからである．Kさんは少しずつ自分自身の感情と向き合い，「弱い自分，情けない自分も，自分なんだ」といまの自分自身を認めていくことができた．

また，看護師と関係性を築きながら，日常生活のリハビリテーションにおいても少しずつ前向きに取り組む姿勢を取り戻し，例えば，嗅覚の低下に対して味や香りがわかりにくいなどの否定的な訴えから，糖度計を使ってみる，味覚は妻の方がもともといいから任せるなどの肯定的な発言へと変化をみとめた．このように日常生活のリハビリテーションやコミュニケーション手段においても，Kさんらしさを発揮するというところまで精神的な回復がみとめられた．バランス保持要因を提供・強化するという観点から援助を行ったことで危機的状況から危機を回避することができた．

4　まとめ

Kさんが術後，喉頭摘出にともなう外観の変化や失声という現実に直面し，危機理論を活用して看護展開を行った．術後，入院中に行われるリハビリテーションは，気管孔のケアなど日常生活指導が中心となるが，この時期，身体的な回復だけでなく，心理的な回復状況を見極めていくことが重要となる．

リハビリテーション看護を進めていく際の患者の準備状況として，①障害や困難によって生じる悲観的な感情を認めることができているか，②喉頭摘出を意思決定したことの葛藤に対し，意味づけや折り合いをつけることができているか，③日常生活に支障をきたさないレベルのコミュニケーション方法が確立されてきているか，④必要時サポートを求めることができるよう医療者との関係性を構築できているか，という点について，ていねいにアセスメントすることが必要である．Kさんは危機を回避できたことで，今後も継続するリハビリテーションに主体的に取り組めるようになった．

[参考文献]
1. 大西和子監修（2014）事例で学ぶ看護過程 PART1 第2版，学研メディカル秀潤社．
2. 山内栄子（2013）喉頭がんで喉頭全摘術を受けた患者の看護，がん看護，18（2），pp. 240-242．
3. 辻哲也ほか編（2006）癌のリハビリテーション，金原出版．
4. ドナ・C.アギュララ著，小松源助，荒川義子訳（1997）危機介入の理論と実際：医療・看護・福祉のために，川島書店．

6 ボディイメージ理論の活用　乳房切除による混乱と不安

1 事例紹介

（1）患者の状況

Yさん，女性，38歳，保育士（週5日勤務）．未婚だが結婚を考えているパートナーがいる．趣味はフラダンス．

家族構成：両親と同居，妹は結婚して独立．

身長：158cm，体重：53kg，BMI：21.2．

既往歴：特になし，ADL：自立，アレルギー：なし，月経歴：初潮12歳，月経周期28日型．

（2）現病歴・経過

会社の健康診断で受けたマンモグラフィーで左乳房のB領域に異常陰影を指摘され，大学病院の乳腺外科を受診した．乳房超音波検査の結果では左乳房に3cmの低エコー域の腫瘤がみとめられ，乳がんが疑われる．針生検による組織検査の結果は浸潤性乳管がん（乳頭腺管がん），エストロゲン感受性（ER）80％，プロゲステロン感受性（PgR）70％，HER2スコア1（IHC法），Ki67：10〜20％，核グレード（NG）2で，左乳がんと診断される．腋窩リンパ節への転移は画像上ではみとめられない．MRI画像上は，腫瘍径は3.5cm×2.4cmで，乳頭直下まで乳管内進展がみとめられている．診断時はcT2N0M0，ステージⅡAであった．

①医師からの説明

「組織検査の結果は悪性の腫瘍でした．腫瘍の大きさが3cmを超えており，さらに乳頭の近くまで浸潤している可能性があるため，乳房を全摘することが第一選択になると思います．腫瘍を取り除く手術と同時に，乳房再建術を受けることもできます．腋の下のリンパ節はまず手術中にセンチネルリンパ節への転移の有無を確認して，転移があるようであれば，腋窩のリンパ節を郭清します．術後の病理結果をみて，術後の治療方針を決めましょう」

②治療方針に関する本人の受けとめ

「乳がんになってしまったことは仕方ないと思っていますが，温存できると思ったのに，どうしても全摘しなければならないのでしょうか．この年で胸がなくなるなんて想像ができません．仕事も子ども相手なので，胸がなくなると子どもたちがどんな反応をするか心配です．乳房再建術を同時に受けることもできると医師から説明されましたが，再建術を受ければ胸はもと通りになるのでしょうか」

③術式決定までの経過

形成外科の医師より，人工物を用いた乳房再建術の流れ，術後の疼痛・感染症・出血などの説明を受けた．Yさんは，「術後合併症のリスクがあっても，術後に少しでもふくらみを感じることができて喪失感が少なくてすむなら再建術を受けたいと思います」と話し，胸筋温存乳房切除術（オーチンクロス（Auchincloss）法）およびセンチネルリンパ節生検，人工物による同時再

建術（ティッシュエキスパンダー挿入術）を受けることを選択した．
　術後の経過が良好であれば，術後半年から1年後にシリコンバッグへの入れ替え手術と，その後の乳頭乳輪形成術が予定されている．
④術後の経過
　胸筋温存乳房切除術およびティッシュエキスパンダー挿入術が施行された．センチネルリンパ節生検の術中迅速診断結果は陰性であったため，腋窩リンパ節郭清は省略された．乳房摘出後に挿入されたティッシュエキスパンダー内には150ccの生理食塩水が注入された．術後1日目は創部の疼痛が強くNSAIDsの内服とロピオン®静脈投与にて疼痛コントロールをはかりながら離床を進めた．術後出血や感染の徴候はみられず，皮下と大胸筋下に挿入されたドレーンからの排液も漿液性で少量となったため，6POD（術後6日目）に抜去された．
　術後は創部を見ることを怖がっており，看護師に対して「創はきれい？」と1日に何度も聞いてきたが自分から見ることはなかった．見舞いに来る家族やパートナーには手術に関する話題を強く拒否していた．
　2PODより手指の運動を開始し，ドレーンが挿入されている間は，肩回し運動と肘関節の屈曲・伸展運動を行った．Yさんは創部が圧迫されることを恐れて，術後は常に患側の腕をかかえるように歩行していた．6PODにドレーンが抜去され，肩関節の挙上制限が解除されたが，肩関節の可動域は約140度に制限されていた．Yさんも「腕がうまく上がらなくなると仕事ができるか不安です」と話している．
　退院が2日後に計画されたため，今後の乳房の観察の必要性について看護師が説明をしたところ，Yさんは「他の人に見てもらうわけにもいかないから」と言って，看護師とともに術後初めて創部を直視した．Yさんの表情は一瞬でこわばり，「乳房再建術といっても前のような胸ができるわけではないのですね．思ったより創が目立ちますね．ふくらみは少しあっても，乳首がないと自分の胸という感じがしません．これでは趣味のフラダンスも衣装を着ることができないので続けられないと思っています」と涙を流しながら話した．
　退院1週間後の初めての外来はパートナーが同行していたが，診察室には一緒に入ることはなかった．創の観察について問うと，「一応，お風呂に入る前には鏡の前で見るようにしています．それが精一杯です．見るたびにもう女性ではないような気がして涙が出てきて，何事にもやる気が起きなくなります．パートナーは病気のことを支えてくれるのですが，手術後の胸を見られたり，触れられるのが怖くて昔のようにはいかないですね．保育園の仕事も子どもが胸にぶつかってくることや周りの反応が怖くて復帰できていません」と話した．

2　アセスメント
1）理論活用の背景
　藤崎[1]はボディイメージを「自分のもつ"ありうべき姿"に照らし合わせた結果，身体に対して下される判断であり，現実の身体に対する知覚と評価のプロセスをへた観念である」と定義し，「身体知覚」「身体期待」「身体評価」の3つの構成概念の相互作用で形成されると規定している．身体知覚（body-perception）とは現実の身体に対する知覚像であり，身体期待（body-expectation）とは身体に対する理想と経験の統合体，身体評価（body-appraisal）とは身体に対する自己の評価の結果であると定義している．これらの構成概念がそれぞれ相互的に作用し，不調和が生じたときにボディイメージの障害が起こると述べている．
　ボディイメージは，看護診断NANDA-Iでは「自己知覚」のなかにある「ボディイメージ」に分類され，「自分の身体についての心的イメージ」と定義されている．ボディイメージとは自己概念の一つであり，身体に対するさまざまな経験と知覚の変化のなかで絶えず修正・変化してい

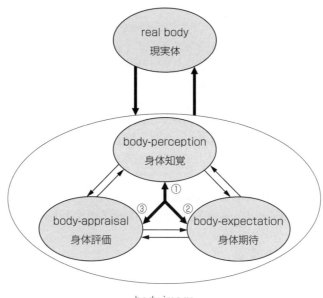

図 15-5　ボディイメージの構成的概念モデル
(藤崎郁(1996)ボディ・イメージ・アセスメント・ツールの開発,日本保健医療行動科学会年報,11, p.187より転載)

くものである[2,3]．変化したボディイメージを経験や看護介入により新たなボディイメージとして自己の身体評価がともなっているならば看護上の問題とはならない．つまり，乳房切除術を受けることがボディイメージの混乱を生じさせるのではなく，手術によって変化したボディイメージを受け入れることができず，心理的に苦悩したり，認めることができない言動をとったり，社会とのかかわりの変化が生じているような場合に看護診断＜ボディイメージ混乱＞を取り扱う必要性が生じる．

2) 理論を用いたアセスメント

Yさんは術式選択時に乳房切除術を受けることに大きな衝撃を受けている．乳房再建術について術後の乳房のイメージを十分にもつことができないまま手術をむかえており，身体コントロールが混乱したままの術式決定となった可能性がある．術後初めて自分の乳房を見たときに，思っていたような乳房を取り戻すことができていない，自分の乳房ではないといった感覚を感じていることから身体知覚である身体境界の混乱が生じている．

さらに，看護師への言動から術後は創の状態に強い執着をみせる一方で，自分自身では直視す

ることができなかったり，他者との話題のなかで手術の話を避けるといった状況から身体カセクシスの混乱が生じていると考えられる．しかし，術後早期までのYさんの状況は，乳房切除術を受ける女性の心的反応としては当然の反応であり，この時点で看護上の問題としてあげるまでには至らないと考えられる．

ところが，術後初めての外来（14POD）において，Yさんは鏡に映る自分の乳房に女性でないような気がすると涙を流しており，身体尊重がいちじるしく欠如している．これは，再建術後の乳房に対する身体期待と身体知覚のアンバランスが生じているとみられる．また，その心的苦悩が，パートナーが自分の身体的変化を受け入れることができないのではないかといった恐怖心にもつながっている．これはNANDA-Iの看護診断指標にもあげられている「他者の反応に対するおそれ」にあてはまる．さらに，パートナーや周囲の人から肯定される経験がなく，自己に対する身体評価は低下している．これらの認識から，趣味であるフラダンスをすることができない，仕事に復帰することができないといった社会とのかかわりの変化が生じていると考えられる．

3）アセスメントのポイント

がん患者のボディイメージのゆがみに影響を与える因子は，単に治療にともなう身体的変化とその認知だけではなく，心理・社会的因子が複雑に影響する（表15-8）．個々の患者への看護介入を考える際には，根底にある因子についてアセスメントをすることが重要である．

日本乳房オンコプラスティックサージャリー学会の2016年度乳房再建用エキスパンダー／インプラント年次報告によると，一次再建エキスパンダー挿入術後の合併症は10.6％（570/5,396件）であり，一次と二次を合わせた合併症の主な内訳は，感染：22％，皮膚壊死・創離開：34％，出血・血腫・体液貯留：17％であったことが報告されている[4]．Yさんの場合はすでに出血や創離開といった合併症の出現リスクは低い．感染については，人工物であるエキスパンダーを挿入中であ

表15-8　がん患者のボディイメージに影響を与える因子

患者要因		・年齢 ・性別 ・発達課題
疾患・治療要因		・腫瘍の部位 ・腫瘍の進行度 ・治療にともなう形態機能的変化 ・治療からの回復度 ・併存疾患の有無
心的要因		・疾患や治療に対する受け止め度 ・治療方針への決定に対する満足度 ・自分の外見上の魅力に対するイメージ・価値 ・苦悩・抑うつ・不安の程度 ・精神的脆弱さや攻撃性 ・対処スタイル
患者を取り巻く環境因子	社会的因子	・社会的地位 ・仕事の内容 ・経済状況
	人的因子	・配偶者・パートナーとの関係性 ・家族との関係 ・周囲の人の受け止め方・理解度

ること，術後のボディイメージの受け止めがうまくいっていないことから乳房の観察や清潔行動が不十分になる可能性があることから引き続き看護上の問題として介入することが必要であると判断した．

乳房切除後の肩関節運動障害の原因には，皮膚切開などによる術後疼痛，皮弁間張力によるつっぱり感，肋間上腕神経損傷によるしびれ，つっぱり，リンパ節郭清による腋窩のひきつれ，瘢痕収縮，静脈炎などがあげられる．さらに，エキスパンダーに触れられることへの不安から過度に肩を動かさない状態が続いたり，胸部をかばうような姿勢を保持していることの影響などが考えられる．

Yさんは退院時に肩関節の可動域制限が生じていたこと，今後も可動域障害が継続した場合には癒着性関節包炎などの二次障害が生じるリスクがあり，仕事への復帰の障害ともなり得ることから継続した看護介入が必要である．

4）看護過程の展開

上記アセスメントより，Yさんの術後初めての外来時（14POD）における看護上の問題として以下の3項目と，それぞれの看護目標をあげる．

(1) 看護問題
①ボディイメージ混乱
②感染リスク状態
③術後肩関節可動域障害が生じる可能性

(2) 看護目標
①ボディイメージの変化に対する苦悩を医療者や家族，パートナーに対して安心して表出することができる．
②自ら感染徴候を観察することができ，異常をみとめた場合には，病院に連絡することができる．
③肩関節の運動を継続して行い，肩関節可動域が180度まで拡大する．

3　看護の実際

看護の実際については，周手術期から回復期にかけての看護実践もふまえて記す．

1）ボディイメージ混乱
(1) 看護実践

術後，Yさんは自分で観察することは困難であったが，創部の治癒過程を強く気にしている発言があるため，看護師は，創部は順調に治癒にむけて回復していることを伝えるとともに，サージカルテープを創部に貼りケロイド予防を行うことや，胸部の圧迫や適切なドレナージを行い，術後合併症が生じないように術後管理に努めた．術後離床が進み，術後の疼痛も軽減されるにともなって，Yさんから手術によるボディイメージの変化に自己の認識がともなわない発言がみられたため，看護師はその思いに共感的態度を示しながら，術後の乳房の形態は変化していくこと，皮下血腫や創部の色調も時間の経過とともに徐々に目立たなくなることを説明し，現在の乳房が完成形ではないことを強調した．無理に直視する必要はないことも説明し，受け止めに関する言動を判断しながら，創部の観察をともに行うタイミングを見はからった．

退院後の生活のなかでYさんのライフスタイルの情報収集をしながら，下着や服装について話し合った．退院時は肩関節の可動域制限が生じていたため，前開きタイプやワイヤーが入って

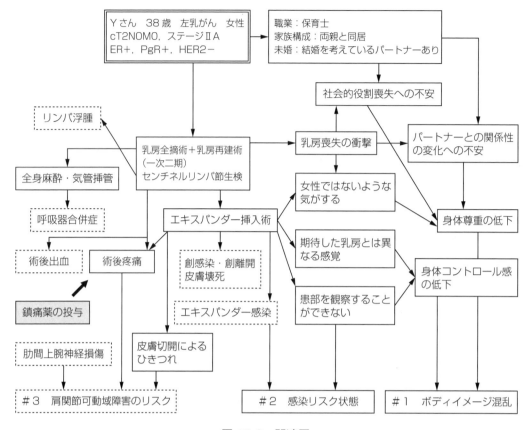

図 15-6　関連図

いないスポーツタイプのブラジャーを健側から手を通す工夫やキャミソールタイプの下着は下から着脱する工夫などについて説明した．

　生理食塩水をエキスパンダー内に注入している間は健側とつり合いが取れないことがあるため，再建中であってもビーズジェルやガーゼハンカチなど柔らかい素材のパッドを使用すると安定すること，仕事で子どもと接触する際にエキスパンダーが圧迫される恐怖感を軽減するためにも有効であることを伝えた．水着やフラダンスの衣装など肌に密着した服装の場合には，シリコンタイプを使用したり，衣装に貼りつけて安定させることなども提案した．Yさんから「乳首がないと自分の胸という感じがしません」という発言が聞かれたため，一時的に貼りつける形態の人工乳頭についても情報提供した．

　Yさんには結婚を考えているパートナーがおり，入院中の面会や術後外来へ同行する姿が見られたため，Yさんにとって大きな支えになっていることがうかがわれた．その一方で，Yさんが術後は自己の身体評価が低下していることからパートナーへの遠慮が生じており，関係性の変化が感じられた．Yさんにパートナーとの関係について確認したところ，乳房を全摘しなければならないことと同時に乳房再建術を受けることまでは伝えることができたが，術後の経過や現在の乳房に対するネガティブな気持ち，またパートナーへの遠慮の気持ちは伝えることができていないと語った．

　看護師はYさんにとってパートナーが精神的な支えになっていることをYさんと再確認したうえで，まずは自分のパートナーに対する思いを伝えてみることから始めてはどうかと話し合っ

た．病気になる前のパートナーとの性生活や関係性にこだわらず，新たな関係性を二人で話し合っていくことが大切であること，男性にとってもパートナーの術後の変化を受け入れることには時間がかかる可能性もあることを伝えた．さらに看護師は，Yさんの中身は何も変わっていないことを伝えて，いつでも継続的に支援していくことを保証した．

(2) 経過・評価

　術後2回目の外来で，Yさんに再び話を聞いたところ，パートナーに対してまだ創を見せることはできないけれど，自分が再建した乳房に対してまだ自信がもてないことを伝えることはできたと語った．ボディイメージの変化に対する心的苦悩を医療者だけではなく，パートナーに対しても開示することができたのは第一歩であり，今後も変化するYさんの身体知覚と身体評価のゆがみに対して，看護師が継続的に支援することが重要である．

2) 感染リスク状態
(1) 看護実践

　術後より，創部だけでなくエキスパンダーが挿入された乳房全体に発赤や腫脹，熱感，皮膚の色調の変化や局所的な薄さ（エキスパンダーが透けるような）の有無，疼痛の増強などの局所症状について注意深く観察を行った．また，皮下血腫の増悪やドレーン抜去後はエキスパンダー周囲への浸出液の貯留がみとめられないか観察を行った．

　退院に向けて，Yさんが自ら感染徴候を観察することができ，異常をみとめた場合には，病院に連絡することができることを目標とした．まず，なぜエキスパンダー挿入中に感染のリスクがあるのかということ，ドレーン抜去後にエキスパンダー周囲に浸出液が貯留すると感染のリスクが高まること，エキスパンダーを挿入した乳房の皮膚は皮膚感覚が鈍麻しているため異常を感じにくいことなどを説明し，Yさんと患部の観察の必要性を共有した．

　Yさんは患部を直視することができていなかったため，自分で観察できなければ，家族のサポートを受けてはどうかと提案したが，Yさんは「家族に見られるのは嫌だから，自分で観察します」と同意したため，退院日に看護師とともに観察を行った．さらに，創部の周囲は石鹸をしっかり泡立ててやさしく洗うことや，汗をかいたり蒸れていることに気づきにくいため，清潔保持に注意することを説明した．

(2) 経過・評価

　現在，感染徴候はみられず，自宅にて入浴前に鏡の前で1日1回は観察することと，患部の清潔を保持することはできている．

3) 術後の肩関節可動域障害が生じる可能性
(1) 看護実践

　術後1日目より手指と手関節の屈伸運動をうながした．ドレーン挿入中には，肩関節屈曲90度，外転45度の範囲で疼痛が出現するまで自動ROM訓練を行うように推奨した．創部痛が強い場合にはNSAIDsの効果が現れてきた時間帯に行うように説明を行った．普段の生活のなかで患部に軽くぶつかるようなことがあってもエキスパンダーが破損することはないことを説明し，胸部をかばうような姿勢はしなくても大丈夫であることを伝えた．深呼吸を習慣づけることで，姿勢を整えながら全身運動も取り入れていくことを提案した．

　ドレーン抜去後は，①腕の挙上運動，②壁のぼり運動，③肩関節運動を積極的に行っていった．退院後は前述した運動を継続することと，洗濯物を干す際などに少しずつ高い位置まで腕が上が

るように家事のなかでも工夫することを退院教育として話し合った．退院後の運動は，エキスパンダーの挿入位置がずれるような上下運動の激しい運動や胸部を強打する危険性のあるような運動は避けることを伝え，趣味であるフラダンスのようなゆったりと腕を広げるような運動は有効であることを話し合った．

(2) 経過・評価

退院後も積極的にリハビリテーションを進めることができ，ドレーン抜去時には肩関節の可動域は140度に制限されていたが，術後初回外来（14POD）時には180度近くまで挙上することができるようになった．挙上時に左上肢につっぱり感を感じると訴えており，静脈炎が生じている可能性が示唆された．時間の経過とともに軽快することを伝え，運動や家事のなかで急に挙上するのではなく，ゆっくり挙上するように工夫することを伝えた．Yさんも「はじめは腕を上げることが怖かったけれども，徐々に上がるようになってきたので日常生活上での支障は感じない」と話している．

このように積極的なリハビリテーションを継続することができていること，関節可動域障害による生活への支障がみとめられないことから，看護上の問題として目標は達成できたと評価できる．

4 まとめ

2013年に人工物による乳房再建術が保険収載されたことにより，乳房再建術を受ける女性乳がん患者数は増加傾向にある．治療方針の決定において納得した術式選択が行われることからボディイメージに対する介入は始まる．乳房再建術を受ければボディイメージの障害が起こらないわけではないことを看護師は十分理解したうえで，個々の患者のボディイメージに影響を与える因子についてアセスメントしたうえで，必要な介入を考えていくことが重要である．

乳がんの治療は手術療法のみでなく，化学療法，放射線療法，ホルモン療法等と組み合わせて行われ，いずれの治療もボディイメージと深く関連する．看護師は長期的な視点に立ち，継続的な支援を行うことが求められる．

[引用文献]

1) 藤崎郁（1996）ボディ・イメージ・アセスメント・ツールの開発，日本保健医療行動科学会年報，11，pp. 178-199．
2) 黒田裕子監修，衛藤裕司（2015）看護診断のためのよくわかる中範囲理論　第2版，pp. 212-220，学研メディカル秀潤社．
3) 原田美穂子（2014）中範囲理論を実践に活用する（第11回）看護診断の「ボディイメージ」をめぐる理論，看護技術，60（13），pp. 1370-1377．
4) 日本乳房オンコプラスティックサージャリー学会ホームページ，2016年度乳房再建用エキスパンダー／インプラント年次報告と合併症について．

[参考文献]

T. ヘザー・ハードマン，上鶴重美原書編集，日本看護診断学会監訳，上鶴重美訳（2015）NANDA-I看護診断：定義と分類　2015-2017　原書第10版，医学書院．

7 ストレングス理論の活用　余命わずかで人生を立て直した高齢患者

1 事例紹介

　本項では在宅療養中の肺がん高齢者の事例を紹介し，患者がもつ**強みを活かした支援**のあり方について検討する．患者が抱える看護問題とその解決に向けた援助という問題指向型の視点からは少し距離をおき，高齢がん患者が自分らしさを保ちながら，毎日をよりよく生き，やがて終焉を迎える人生を統合するための一助となるような援助について考えていく．

(1) 患者の状況

　Fさん，75歳男性．現在は妻と2人暮らしで，車で15分ほどの市内に長女家族が住んでいる．現役時代は妻とともに駄菓子の卸業を営んでいたが，売り上げの低迷や後継者問題から68歳で廃業した．若い頃はPTA会長や商店街の役員などを務め，仕事をやめてからも町内会長を引き受けて忙しい毎日を過ごしてきたが，節目と思って70歳のときにがん検診を受けた．

(2) 現病歴・経過

　検診でⅡA期の肺がんが発見され，左肺1/4切除と4クールの化学療法を行った．もともと社交的で活動的なFさんは，肺がんの治療中から院内のがん患者会に参加し，自身の得意分野を活かして患者会だよりに写真や闘病体験，行事の参加報告などを寄稿した．治療終了後も毎月開催される患者会に参加し，肺がん手術後5年目を迎える今年は，県内のがん患者団体と共同で秋に開催する予定のチャリティーイベントの実行委員として活発に活動していた．

　イベントまで半年余りとなった頃，脊椎への転移が発見され，放射線治療と疼痛コントロールのため，1カ月間の入院となった．放射線治療と麻薬性鎮痛薬により転移部の痛みは概ねコントロールでき，コルセットの装着方法にも慣れてきたため，介護用ベッドや手すりの設置工事などの準備を整えて自宅退院となった．

(3) 退院後の様子

　退院1週間後，Fさんは妻に付き添われて外来を受診した．疼痛コントロールも排便コントロールも比較的良好で食事もとれているとのことであったが，Fさんの表情はけわしく，妻も疲れた表情をしていた．自宅での様子をたずねたところ，朝食後に家のまわりを散歩するほかは特に出かけることもなく，ベッドで新聞や本を読んで過ごしているとのことだった．Fさんの妻は「いままで家でじっとしていることなんかなかった人だから，このままでは気持ちの方が参ってしまうんじゃないかと心配です…」と言ってうつむき，Fさんも黙ったまま下を向いていた．Fさんと妻には，体調のよいときに買い物やドライブに出かけてみてはどうかと提案した．

　2週間後に外来を受診した際には，骨転移部の痛みが少し気になるとのことだったが，Fさんは鎮痛薬を増量せずに様子を見たいとのことだった．相変わらず夫婦ともに表情が硬いため自宅での様子をたずねたところ，ほとんど自宅にこもったままで，自宅周辺以外の外出は前回受診時以来，今日が初めてであるとのことだった．「体はそんなにつらくないのだけれど，気持ちがね．このままじゃ，僕はダメ人間になっちゃいそうだよ」と言ってFさんは肩を落とした．

　その後，「そういえば，さっき売店の前で患者会のBさんに会ったよ．僕なんかより年上で，去年食道がんの治療をしてからだいぶ瘦せたけど，ずいぶん元気だったよ．Fさんもたまには患者会に出ておいで，と言われちゃったよ．あの人は元校長先生で，背筋もシャンとしていて，すごいよね」と話し，少し笑顔が見られた．Fさんから患者会の話題が出たので，他のメンバーも

Fさんの参加を待っている様子であることを伝え，体調をみながら，無理のない範囲で患者会メンバーが集まる次回の実行委員会に参加してみてはどうかと勧めた．

2 アセスメント
1）理論活用の背景
　現役時代は事業を営み，PTA会長や商店街役員，町内会長などの役職を務め，肺がんとなってからは患者会メンバーや患者会イベントの中心的な実行委員として活躍してきたFさんにとって，骨転移による入院治療や在宅療養は社会とのつながりを断たれる危機的な状況を招いた．
　疼痛コントロールは比較的良好であったが，Fさんの病状を考えれば外出や社会との交流が可能な時期はそれほど長くは期待できない状況であった．このため，Fさんと交流が深い患者会担当の看護師や師長などが集まって，体の自由がきくうちにもう一度Fさんらしい時間を過ごしてほしい，と支援策を検討した．
　Fさんは骨転移による入院治療や在宅療養により患者会活動をはじめとする社会とのつながりを縮小していたが，もともとは社交的で，皆の先頭に立ってさまざまな役割を引き受ける活動的な人だった．そこで，現在Fさんがおかれている状況を詳しく分析し，Fさんがもっている強みが十分に活かせるように環境を整え，社交的で活動的なFさんらしさを取り戻せるよう支援したいと考えた．Fさんに残された貴重な時間に意義と目的を与え，自尊感情を高め，生活の質（QOL）を改善するための方策を検討することとなった．
　ストレングスモデルを活用してQOLに着目し，居場所や役割などの「生活の場」，Fさんがもっている「個人のストレングス（強み）」とFさんを取り巻く「環境のストレングス」などを図式化して整理する．

2）ストレングス理論とは
　ストレングス理論はラップ（Rapp, C.）らにより1970年代の米国で開発された理論モデルで，精神保健福祉分野やケースマネジメント領域で普及した後，近年は老年看護学領域でも注目されている．ストレングスは，強みや長所，能力，知力，資力，支え，などと訳すことができる．ストレングスモデルでは，従来の問題指向型のモデルからは距離をおき，問題よりも可能性を，強制ではなく選択を，病気よりもむしろ健康を見るようにする[1]．ストレングスモデル実践の目的は，当事者が設定した目標を達成すること，彼らが自分の人生を立て直し，リカバリーすることを支援すること[2]であり，リカバリーとは「絶望の後の希望の目覚め」[3]「地域の中で暮らし，働き，愛し，そこで自分が意味のある貢献をすること」[2]などとされる．

3）理論を用いたアセスメント
　援助前のFさん個人のストレングスとFさんを取り巻く環境のストレングス，抑圧されたFさんの状況を図15-7に示した．
　まず，個人のストレングスをみると，もともとさまざまな強みをもちながらも，援助前は熱望や能力，自信のいずれもが低下している状況がみられた．Fさんはこれまで今年初開催のチャリティーイベントに向けて実行委員会で中心的な役割を果たすなどの活躍をしていたが，入院治療後は気力も体力も低下し，朝の散歩以外は自宅にこもりがちの生活となっていた．身のまわりの生活動作は自立し，疼痛コントロールも良好で，患者会活動などの社会との交流も可能な状況と思われたが，気力や体力の低下にともない意欲や自信が低下している状況だった．
　次に，環境のストレングスをみると，経済的には比較的安定しており，活用が期待できそうな社会関係や参加の機会にも恵まれている状況であった．ただし，Fさんが社会的交流を縮小した

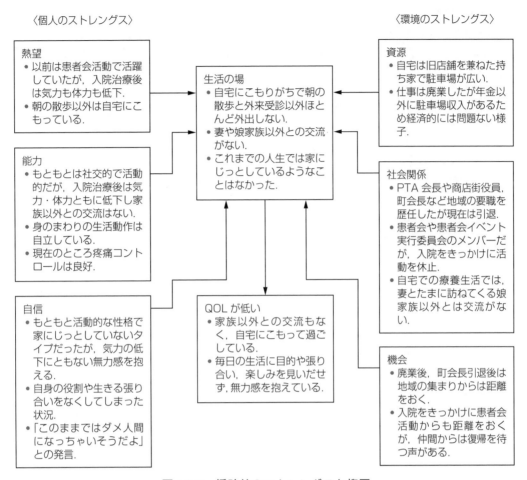

図15-7 援助前のストレングスと抑圧

ままでは自宅にこもりがちという生活の場から抜け出すことはできず，毎日の生活に目的や張り合い，楽しみなどを見いだすことは困難な状況と考えられた．

4) アセスメントのポイント

前述したとおり，ストレングスモデルでは「問題よりも可能性を，強制ではなく選択を，病気よりもむしろ健康を見る」ようにする．また，ストレングスモデル実践の目的は，「当事者が設定した目標を達成すること，彼らが自分の人生を立て直し，リカバリーすることを支援すること」である．

ストレングスモデルでは当事者による目標設定やストレングスの気づきが重視され，アセスメントツールも用意されている．しかし，このアセスメントツールや目標設定方法を，がん患者，特にFさんのように骨転移を抱えた高齢のがん患者に対して，そのまま適用するのは困難であり，また適切ではない．

今回の事例では，「このままじゃ，僕はダメ人間になっちゃいそうだよ」と言うFさんの言葉などから，現在Fさんがおかれている状況をアセスメントし，Fさんが希望の感覚を取り戻して自己肯定感を改善し，孤独な状況から抜け出すことを目標に設定した．

5）看護過程の展開
(1) 看護問題

引きこもりがちの生活に関連した気力・体力や社会的交流の減少および自尊感情の低下．

(2) 看護目標

患者会などの活動に復帰して役割を発揮し，表情や言動等により，希望の感覚や自己肯定感の再獲得を示す．

3 看護の実際
1）経　過
(1) 退院後初めての実行委員会への参加

退院後2回目の外来受診時に，患者会のBさんや外来看護師に次回の実行委員会への参加を勧められ，後日，Fさんは妻に付き添われて実行委員会に参加した．

3カ月ぶりに参加したFさんを皆が大きな拍手で迎え，Fさんも笑顔で応えた．

午前中から始まった実行委員会だったが，イベント当日の企画内容などについて各患者会からさまざまな意見が出されたため，なかなか意見がまとまらず，議論はしばしば紛糾した．時間の経過とともにFさんの表情は徐々にけわしくなっていった．

「あと3カ月しかないというのに，いままだそんな話ですか．時間がない．時間がないんですよ！」とFさんが声をあらげる場面もみられた．Fさんが居場所と役割を取り戻せるようにと復帰をうながしたものの，肝心の実行委員会は重苦しい雰囲気となってしまった．

昼食の時間となり，皆で弁当を食べ始めると，ようやくなごやかな雰囲気が戻ってきた．Fさんは仲のよいBさんと同じテーブルで弁当を食べ始めた．Bさんが用意された弁当には手をつけず，持参した小さな弁当箱に入ったフルーツを食べ始めたので，「あれ，Bさん，お弁当は食べないんですか．フルーツだけで足りますか？」とFさんはたずねた．Bさんは「これにて，今日のお昼はおしまい．足りるも足らないも，いま喉を通るのはこれだけだから，体の方を合わせるしかないの．やらなくていいことはやらないし，考えなくていいことはクヨクヨ考えない」と笑顔で答えた．「いやぁ，そうでしたか…」とFさんは一度大きくうなずき，その後唇をかみしめて，何度もうなずいた．

妻が迎えに来る都合で，Fさんは閉会の少し前に実行委員会を退席した．その後，世話役の看護師と各患者会の責任者が集まり，今後の実行委員会の進め方について話し合いが行われた．若手の女性実行委員から，「みんながそれぞれ強い想いをもったイベントだから，なかなか意見がまとまらないけれど，Fさんをがっかりさせないように，これからはもっと協力して進めていきましょう」との意見が出された．また，次週の実行委員会では各患者会の代表が会議の前に集まって事前調整を行うこととし，ご意見番として年長者のFさんとBさんにも参加してもらうこととなった．

(2) 退院後2回目の実行委員会参加

実行委員会開始前の事前調整会議に「ご意見番」として参加を求められたFさんは，「実行委員の皆さんはそれぞれいろんな意見をおもちだと思いますが，全部聞いているとまとまりません．まずは，この調整会議で方針を決めて，その方針には従ってもらいましょう」との考えを述べた．隣にすわっていたBさんは「僕はもう，自分じゃ，あれこれ動けないけれど，みんなで，和気あいあいと，やっていきましょう」と，細かく息を継ぎながら笑顔で話した．Bさんは実行委員会の開始前に皆に手を振りながら退席し，これが最後の参加となった．

その日の実行委員会は全体的にスムーズに進み，イベント当日の企画が概ね決まっていった．会議の途中で議論を蒸し返すような発言も出てきたが，「その話はもう先ほど終わりましたから，先に進みませんか」とFさんが笑顔で語りかけ，軌道修正がはかられた．また，イベントのPR不足や資金不足，当日のボランティア確保など，問題点が明らかになると，Fさんは知り合いの地元新聞社記者への連絡と知り合いの大学教員を通じた学生ボランティアの協力要請を引き受けた．

(3) その後のFさんの経過

退院後2回目の実行委員会に参加した後，外来を受診したFさんから，「いままで，なるべく薬は増やしたくないと思って我慢していたけど，痛くて動けないのじゃ意味がない．動けるうちはじっとしていたくない」と，鎮痛薬増量の申し出があった．

イベント実行委員の世話役を務める看護師を含む実行委員会のメーリングリスト宛てに，Fさんや他の実行委員から，募金集めやボランティア確保に向けた大学訪問などの報告が連日送信され，開催2カ月前には大きな盛り上がりをみせた．退院後3回目の実行委員会にはFさんが声をかけた地元新聞社の記者が取材に訪れ，翌日の新聞に写真入りで大きく紹介された．

チャリティーイベントが1カ月後に迫る頃，骨転移の拡大による疼痛や神経圧迫症状により，Fさんは立位や歩行が困難となった．このため，症状のコントロールと妻の負担軽減を目的に，緩和ケア病棟に入院することになった．Fさんからは「少々頑張りすぎたので，少し休んで体調を整えます」という短いメッセージが実行委員会のメーリングリスト宛てに送信された．

緩和ケア病棟にFさんをたずねると病室で車椅子にすわっており，「イベント直前に迷惑をかけちゃってすみませんね．当日は皆さんに元気な顔を見せられるように，先生にもいろいろお願いして，自分でもこうやって車椅子の練習をしています」と，笑顔で応対してくれた．

「もう少し，病気の進みがゆっくりだとよかったのですが，こればっかりはしょうがないね．この前退院して家に帰ったときは何もする気力がなくなっていたけど，実行委員の皆さんに励まされて，少しばかりお役に立つことができた．実行委員会で，お昼にBさんがやっとの様子でフルーツを何口か食べて，"これにておしまい，体の方を食べる量に合わせるんだ"と言うのを聞いて目が覚める思いでした．クヨクヨしていてはもったいない，動けるうちは誰かの役に立つことをしたいと思いました．Bさんが僕を励ましてくれたように，僕も誰かを励ませるように，まだもう少し頑張ります」と語ってくれた．

1カ月後のイベント当日，快晴の空のもと，緩和ケア病棟からFさんが妻と長女とともに車椅子でサプライズ参加してくれた．実行委員やボランティアメンバーからは大きな拍手と歓声が上がり，次々にFさんと一緒に写真を撮った．

このイベントへの参加がFさんにとっては最後の外出となり，ひと月後には家族に見守られながら亡くなった．イベント当日に長女が撮影したさわやかな笑顔の写真がFさんの遺影となった．

2) 評 価

放射線治療後の在宅療養をきっかけに社会との交流が途絶えて自宅にこもり，意欲や希望の感覚を失ったFさんに対し，担当看護師が行った援助はチャリティーイベントの実行委員会への復帰をうながす声がけと，世話役として参加している実行委員会での見守りのみであった．「このままではダメ人間になってしまう」との危機的な状況にあったFさんを救ったのは，看護師による直接的な援助ではなく，Fさん自身がもつ個人のストレングスと環境のストレングスだった．

実行委員会復帰後のFさんのストレングスとエンパワメントの状況を図15-8に示した.

Fさんは久しぶりに実行委員会に参加したが,思うように準備が進んでいない状況に怒りやいらだちを示した. そんなとき,「いま喉を通るのはこれだけだから,体の方を合わせるしかないの.やらなくていいことはやらないし,考えなくていいことはクヨクヨ考えない」とのBさんの言葉をきっかけに,イベントの成功や,自分もBさんのように誰かを励ませる存在になりたい,という希望を取り戻した. 社交的で活動的な性格や,町内会や患者会で中心的な役割を務めてきた経験,電子メールを使いこなす能力,これまで築いてきた人脈などを存分に活用して,イベント成功に向けて実行委員会をとりまとめ,準備を牽引した. この過程を通して,Fさんの生活の場は自宅のベッドから地域社会へと拡大し,毎日の生活に目的や張り合いを取り戻すことができた.

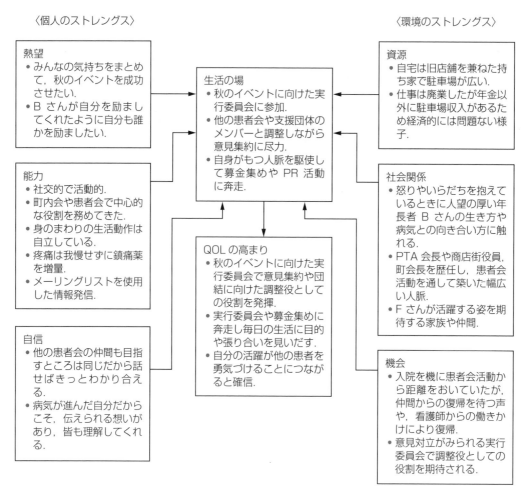

図15-8 実行委員会復帰後のストレングスとエンパワメント

4 まとめ

残されたわずかな時間を在宅で過ごすチャンスを得られた患者や家族に対し,問題指向型のアプローチだけでは,希望の感覚や自己肯定感を取り戻すことは困難である. 一方,精神保健福祉

分野で活用されているストレングス理論を援用し，患者がもつ問題よりも可能性を，病気よりも健康を見るようにすることで，残された貴重な時間を自分らしくよりよく生きることにつながり，希望の感覚や自己肯定感を取り戻し，人生の統合に向けた一助とすることができる．

　この事例で看護師が行ったことは，Fさんの想いを察し，彼がもつ力を信じ，患者会活動の復帰に向けて，少し背中を押して見守っただけである．患者は自身のストレングスを最大限に活用してリカバリーを果たし，皆に希望を与えて余命を生きた．

［引用文献］
1) チャールズ・A. ラップ，リチャード・J. ゴスチャ著，田中英樹監訳（2014）ストレングスモデル：リカバリー志向の精神保健福祉サービス　第3版，金剛出版.
2) チャールズ・A. ラップ著，久永文恵訳（2010）ストレングスモデルケースマネジメント：その思想と科学，特集　リカバリー志向の実践とプログラム，精神障害とリハビリテーション，14（1），pp. 6-16.
3) Ridgway, P.（2001）Restorying psychiatric disability: learning from first person recovery narratives. Psychiatr Rehabil J, 24（4），pp. 335-343.

第16章
高齢がん患者の看護

日本では，1940年代後半の「第一次ベビーブーム」に生まれた「団塊の世代」が75歳以上の後期高齢者となる「2025年問題」を迎える．がん患者に占める65歳以上の割合は，罹患者数でみると69.8%であり，死亡者数でみると84.7%[1]であることから，がん患者における高齢者の罹患率・死亡率は高いといえる．今後はさらに後期高齢がん患者の急激な増加が予測されているため，高齢がん患者に対する看護の取り組みもいっそう重要になってきている．

昨今は，低侵襲のさまざまな治療技術が開発されて普及してきており，治療前・中・後における全身管理の技術も向上してきている．そのため，高齢者も成人と同等の治療を受ける機会が増えている．40歳以上の成人・高齢者の年齢階級別のがん臨床病期や治療法別の登録者数*の分布をみると，胃がん・大腸がん・肺がんに関しては，40歳から79歳ないし84歳まで，ほぼ同様の分布状況にある．胃がんは約80%，大腸がんは約90%，肺がんは約40%の患者が成人期・老年期にかかわらず手術療法を受けており，80歳ないし85歳を超えると，「治療なし」の割合が多くなる[1]．

しかし高齢者は，加齢による生理学的変化があることに加え，多様な疾患を併せもつことを考慮する必要がある．特に，老年症候群とそれにともなう生活機能障害のアセスメントは大変重要である．その一方で，「高齢者」の年齢幅は65歳から100歳以上までと幅広く，身体的にも心理社会的にも個別性が非常に高いのが特徴である．そのため，高齢者のアセスメントは，暦年齢以外の多様な要素をふまえる必要がある[2,3]．さらに高齢者の社会的課題として，独居が多いことや，同居家族や介護者も過半数は高齢者である点をふまえた看護も重要である．

本章では，後期高齢者が急増する日本で，「がん看護学」と「老年看護学」の視点を統合できるよう，高齢がん患者の看護の基本事項と，高齢がん患者の看護に求められる視点を学ぶ．

1 がん治療を受ける高齢者のアセスメントの視点

以下に，高齢者の総合的な評価に必要な視点として，加齢による生理的変化と老年症候群を述べ，それらががんの治療や看護におよぼしうる影響をアセスメントするための視点を述べる．

1 総合的な機能評価

高齢者の生活面，精神面，社会面は，疾患の悪化または回復に大きく影響する要因である．そのため，高齢者を多角的・総合的に評価することが必要である．**高齢者総合的機能評価**（Comprehensive Geriatric Assessment：**CGA**）[2]は，疾患そのものに加え，広く日常生活面から心理社会面や家庭環境を一定の手法で総合的に測定・評価するものである．在宅高齢者のリハビリテーションや非がんの高齢者を中心に，臨床や研究で広く使用されてきている．

国際老年腫瘍学会（SIOG）は，**腫瘍学における高齢者機能評価**（Geriatric Assessment：**GA**）を推奨している．具体的な内容として，機能低下（日常生活動作：ADLや手段的日常生活動作：IADL），併存症，認知機能，抑うつ，周囲の環境・支援体制，栄養，老年症候群などが含まれる[3]．日本臨床腫瘍研究グループ（JCOG）では，食欲や体重，歩行，精神状態，処方薬，年齢

---

* がん診療連携拠点病院等における年齢階級別治療方法（2013年診断例）における，「年齢階級別臨床病期分布（40歳以上）」「年齢階級別治療法分布（40歳以上）」に基づく．

など8項目からなる簡易スクリーニング（G8）を行い，問題があった場合に，ADL，併存症，認知機能評価，居住状態などを詳細に評価するツールを紹介している[4]．

2 加齢による身体諸機能の変化

　高齢者には，呼吸・循環，吸収・代謝・排泄，運動，認知・感覚などといった，全身の機能に加齢による生理的な変化が生じる．そのアセスメントのポイント[5-8]を表16-1にあげた．

　アセスメントのなかでも，薬物療法を受ける高齢がん患者においては，薬物の「吸収・分布・代謝・排泄」に関する加齢と疾患の影響をふまえたアセスメントが重要である．薬物療法を受ける高齢患者は一般的に5～6種以上の**多剤併用（ポリファーマシー）**があると有害事象の発生が高まり，転倒のリスクも高まる[9]．エビデンスに基づき，日本老年医学会は「特に慎重な投与を要する薬物のリスト」（表16-2）をまとめている[9]．

表16-1　加齢による生理的な身体諸機能の変化のアセスメントとケア

身体諸機能	アセスメントとケアのポイント	
呼吸機能	・胸郭や横隔膜の弾力性・収縮力が低下し肺の繊維化が進む． ・肺活量が低下し，残気量（肺の死腔）が増加する． ・肺胞の肺毛細血管の減少により，ガス交換率が低下する． ・無気肺や低酸素血症のリスクをふまえて呼吸理学療法やケアを提供する．	
嚥下機能	・喉頭の下降，嚥下反射の鈍化，咽頭の収縮力低下により，嚥下のタイミングが遅れる． ・喉頭や梨状窩に食塊が貯留しやすくなり，誤嚥リスクが高まる． ・咳嗽反射の低下による「むせ」のない不顕性誤嚥が増える． ・誤嚥性肺炎のリスクが非常に高い前提で嚥下機能をアセスメントし，う歯や歯周病の治療，義歯・舌苔のケアを含めた口腔ケアを提供する．	
水分保持能	・加齢とともに骨格筋量が減り，「細胞内水分」の保持能が低下し，脱水のリスクが高まる． ・渇中枢の機能低下により，若年者以上に脱水を起こしやすくなる． ・飲みやすく定期的に水分補給できる具体的な方法を本人と考える． ・気温・湿度，水分摂取・排泄量・発汗状況のほか，気分・意識等の観察も行う．	
消化・吸収機能	・消化管の蠕動運動，血流量が減少する． ・胃の酸分泌が減少し，pHが上昇しやすい． ・消化管の吸収表面積が減少する．	・消化吸収と肝・腎代謝の変化のため，若年者より薬物血中濃度の上昇に時間を要する．一方，血中濃度が高まると低下しにくく半減期が延長する． ・薬剤の効果発現と持続時間が成人の標準的時間と異なるため，処方や服薬管理について本人・家族・医師・薬剤師と検討する．
肝代謝機能	・肝重量，肝血流量，薬物代謝の酵素活性が低下する． ・薬剤の肝代謝も低下しやすい．	
腎排泄機能	・糸球体濾過機能や尿細管の再吸収機能が低下する． ・服用した薬物の腎代謝，腎排泄機能が低下する．	
排尿機能	・尿道括約筋の働きを含む下部尿路機能が低下する．排尿中枢を含む神経心理的な要因と環境的要因が絡み合い，機能性尿失禁を起こしやすくなる． ・抗がん薬治療を受けている患者の排尿処理は，抗がん薬に対する曝露予防・対策に準じて留意する．	
栄養摂取機能	・加齢にともなう痩せや低栄養状態に加え，治療を受けている高齢がん患者は，抗がん薬の治療による味覚の変化や悪心の影響を受けやすい． ・食事の摂取量が低下し，必要な栄養状態を保ちにくくなる． ・高齢者の栄養状態を系統的にアセスメントし，治療前・治療中・治療後にわたり必要な水分・栄養の摂取ができるようにケアを提供する．	

表 16-1 つづき

身体諸機能	アセスメントとケアのポイント
筋骨格・運動機能	・手指の知覚や巧緻性が低下し，薬剤包装を開けにくくなる．カプセル内の抗がん薬が，散らばらないようにする工夫を本人と考え指導する． ・筋肉量・筋力の低下を特徴とするサルコペニア，さらにフレイルといった状態になりやすく，がんの治療選択や QOL に影響しうる．
皮膚機能	・加齢により皮膚の菲薄化，弾力性の低下，血管内皮の弾力性や伸展性の低下がみられる． ・血管の穿刺や静脈路確保が困難になりやすく，血管外漏出のリスクも高まる． （栄養不良や糖尿病，皮膚疾患，化学療法の反復投与もリスクである） ・知覚・認知機能の低下がある場合は，末梢静脈の密な観察が必要であり，可能ならば中心静脈ポートなどを活用する．
認知機能	・短期記憶・ワーキングメモリーの機能が低下し，新しい知識の学習は時間を要する傾向がある． ・長年の人生経験で培った知恵は衰えにくく，高齢になっても成長し続ける傾向がある． ・長年のライフスタイルや性格により，自分のペースで自立して学習する傾向が強い．本人の学習ペースと学習スタイルをアセスメントする． ・加齢によるもの忘れ以外に，認知症・うつ・せん妄の可能性をアセスメントする．
感覚機能	・視覚・聴覚・触覚・味覚・嗅覚の変化が，学習面・理解面におよぼす影響をアセスメントする．（例：寒色系よりも暖色系が見えやすい，高音より低音が聞き取りやすい） ・抗がん薬の白金製剤で治療した者は，有害事象の難聴がある場合も多い． ・視聴覚教材のパンフレットや動画などの文字の色・形・大きさ，行間・レイアウト，話す音の高さや速さについて「わかりやすさ」を工夫する． ・痛覚が鈍麻している場合，血管外漏出や皮膚の損傷などに気づきにくい．

3 老年症候群

老年症候群とは，「高齢者に多くみられ，医療だけでなく介護・看護が必要な症状や徴候の総称」と定義されている[10]．具体的な症状・徴候としては，①生理的な老化現象にかかわりの深い，感音性難聴，視力低下，夜間頻尿，もの忘れ，息切れ，便秘などと，②疾患や外傷にともなう病的老化にかかわりの深い，意識障害，認知症，せん妄，転倒・骨折，低栄養や褥瘡などがある．そして，高齢者においてはこれら両者が重複し重なっている[10]．

高齢がん患者は，がんの既往がない患者に比べて老年症候群を併せもつことが多い．米国のメディケア（高齢者向け保険）加入者の調査データから，がんの既往がある場合，老年症候群のうち特に，うつ，転倒，骨粗鬆症，聴覚障害，尿失禁の症状をもつことが多いことが示された[11]．高齢がん患者のアセスメントとケアにおいて，老年症候群に対する知識と技術が不可欠である．

がんの三大治療を受ける高齢患者に対しては，特に加齢による生理的な身体諸機能の変化（前述，表 16-1）とともに，老年症候群の影響をふまえることが重要である．例として，以下に「フレイルとサルコペニア」「せん妄」をあげる．

1 フレイルとサルコペニア

フレイル（frailty）とは，「高齢期に生理的予備能が低下することでストレスに対する脆弱性が亢進し，生活機能障害，要介護状態，死亡などの転帰におちいりやすい状態で，筋力の低下により動作の俊敏性が失われて転倒しやすくなるような身体的問題のみならず，認知機能障害やうつなどの精神・心理的問題，独居や経済的困窮などの社会的問題を含む概念」[12]である．具体

表 16-2 高齢者に特に慎重な投与を要する薬物リスト（抜粋）

分類	薬物（クラスまたは一般名）	代表的な一般名（すべて該当の場合は無記載）	対象となる患者群（すべて対象となる場合は無記載）	主な副作用・理由	推奨される使用法	エビデンスの質と推奨度
抗精神病薬	抗精神病薬全般	定型抗精神病薬（ハロペリドール，クロルプロマジン，レボメプロマジンなど）非定型抗精神病薬（リスペリドン，オランザピン，アリピプラゾール，クエチアピン，ペロスピロンなど）	認知症患者全般	錐体外路症状，過鎮静，認知機能低下，脳血管障害と死亡率の上昇．非定型抗精神病薬には血糖値上昇のリスク	定型抗精神病薬の使用はできるだけ控える．非定型抗精神病薬は必要最小限の使用にとどめる．ブチロフェノン系（ハロペリドールなど）はパーキンソン病に禁忌．オランザピン，クエチアピンは糖尿病に禁忌	エビデンスの質：中 推奨度：強
睡眠薬	ベンゾジアゼピン系睡眠薬・抗不安薬	フルラゼパム，ハロキサゾラム，ジアゼパム，トリアゾラム，エチゾラムなどすべてのベンゾジアゼピン系睡眠薬・抗不安薬		過鎮静，認知機能低下，せん妄，転倒・骨折，運動機能低下	長時間作用型は使用するべきでない．トリアゾラムは健忘のリスクがあり使用するべきでない．ほかのベンゾジアゼピン系も可能な限り使用を控える．使用する場合最低必要量をできるだけ短期間の使用に限る	エビデンスの質：高 推奨度：強
	非ベンゾジアゼピン系睡眠薬	ゾピクロン，ゾルピデム，エスゾピクロン		転倒・骨折．その他ベンゾジアゼピン系と類似の有害作用の可能性あり	漫然と長期投与せず，減量，中止を検討する．少量の使用にとどめる	エビデンスの質：中 推奨度：強
抗うつ薬	三環系抗うつ薬	アミトリプチリン，クロミプラミン，イミプラミンなど，すべての三環系抗うつ薬		認知機能低下，せん妄，便秘，口腔乾燥，起立性低血圧，排尿症状悪化，尿閉	可能な限り使用を控える	エビデンスの質：高 推奨度：強
	SSRI	パロキセチン，セルトラリン，フルボキサミン，エスシタロプラム	消化管出血	消化管出血リスクの悪化	SSRI は慎重投与	エビデンスの質：中 推奨度：強
抗パーキンソン薬	パーキンソン病治療薬（抗コリン薬）	トリヘキシフェニジル，ビペリデン		認知機能低下，せん妄，過鎮静，口腔乾燥，便秘，排尿症状悪化，尿閉	可能な限り使用を控える．代替薬：L-ドパ	エビデンスの質：中 推奨度：強
抗血栓薬（抗血小板薬，抗凝固薬）	抗血小板薬	アスピリン，クロピドグレル，シロスタゾール	心房細動患者	抗凝固薬のほうが有効性が高い．出血リスクは同等	原則として使用せず，抗凝固薬の投与を考慮するべき	エビデンスの質：高 推奨度：強
	アスピリン	アスピリン	上部消化管出血の既往のある患者	潰瘍，上部消化管出血の危険性を高める	可能な限り使用を控える．代替薬として他の抗血小板薬（クロピドグレルなど）使用する場合は，プロトンポンプ阻害薬やミソプロストールなどの胃保護薬を併用（適応症に注意）	エビデンスの質：高 推奨度：強
	複数の抗血栓薬（抗血小板薬，抗凝固薬）の併用療法			出血リスクが高まる	長期間（12 カ月以上）の使用は原則として行わず，単独投与とする	エビデンスの質：中 推奨度：強
利尿薬	ループ利尿薬	フロセミドなど		腎機能低下，起立性低血圧，転倒，電解質異常	必要最小限の使用にとどめ，循環血漿量の減少が疑われる場合，中止または減量を考慮する．適宜電解質・腎機能のモニタリングを行う	エビデンスの質：中 推奨度：強
	アルドステロン拮抗薬	スピロノラクトン，エプレレノン		高 K 血症	適宜電解質・腎機能のモニタリングを行う．特に K 高値，腎機能低下の症例では少量の使用にとどめる	エビデンスの質：中 推奨度：強
β遮断薬	非選択的β遮断薬	プロプラノロール，カルテオロール	気管支喘息，COPD	呼吸器疾患の悪化や喘息発作誘発	気管支喘息や COPD では$β_1$選択的β遮断薬に限るが，その場合でも適応自体を慎重に検討する．カルベジロールは，心不全合併 COPD 例で使用可（COPD の増悪の報告が少なく心不全への有用性が上回る．気管支喘息では禁忌）	エビデンスの質：高 推奨度：強
緩下剤	酸化マグネシウム	酸化マグネシウム	腎機能低下	高 Mg 血症	高用量の使用は避ける．低用量から開始し，血清 Mg 値をモニターする．血清 Mg 値上昇時は使用を中止する．代替薬：他の作用機序の緩下薬	エビデンスの質：低 推奨度：強

（日本老年医学会，日本医療研究開発機構研究費・高齢者の薬物治療の安全性に関する研究研究班編（2015）高齢者の安全な薬物療法ガイドライン 2015, pp. 26-31, メジカルビュー社より抜粋して転載）

的には，①体重減少，②筋力低下，③活動耐性低下・疲労困憊，④歩行速度低下，⑤身体活動量低下のうち，1つか2つ当てはまると「プレフレイル」，3つ以上で「フレイル」とされる[13]．

約3千人のデータ分析によると，高齢がん患者の半数以上がフレイルまたはプレフレイルにあること，それにより死亡率や術後合併症のリスク，がん治療にともなう有害事象や合併症の発生率が高くなることが示された[14]．高齢がん患者の治療継続を支援するため，看護職は多職種で連携し，フレイルを定期的にアセスメントし，その結果を治療選択の判断やQOLの維持・向上に活用することが重要である．

サルコペニア（sarcopenia）は，「身体的な障害や生活の質の低下，および死などの有害な転帰のリスクをともなうものであり，進行性および全身性の骨格筋量および骨格筋力の低下を特徴とする症候群」である．「筋肉量の低下」に加えて，「筋力の低下」または「身体能力の低下」のいずれかを併せて，サルコペニアの診断に用いることが推奨されている[15]．

メカニズムとしては，加齢によるもののほか，内分泌やカヘキシア（悪液質），栄養・吸収不良，廃用（身体不活発など）などがあげられている[15]．歩行速度や握力，筋肉量の測定などでスクリーニングを行う方法が提唱されているため，看護職は患者の日常生活の状況から，具体的な数値としてこれらを把握しておくことが重要である．

2 せん妄・認知機能障害

がん高齢患者の呈する老年症候群のなかでも，特にせん妄は頻繁にみられる．既往歴に認知症や多くの疾患をもつ高齢者が，入院や治療を機に急激に意識・注意力や認知機能が変化する場合，せん妄を発症している可能性が高い[16]．認知機能障害のなかで，認知症は数週間・数カ月単位で緩徐に発症するが，せん妄は数時間単位で症状が急激に悪化したり改善したりする．

せん妄には，興奮や過覚醒により活動量が増える「過活動型」と，意識や反応が鈍くなり活動量や発言が減る「低活動型」がある．また，低活動型と過活動型の症状が1日のうちで変動する「混合型」もある．特に低活動型，80歳以上の高齢，視覚障害，認知症の既往のいずれかがあると，せん妄が見逃されることが多い[17]．そのため，せん妄の症状を系統的に評価する尺度など（表16-3）を用い，症状を経時的に正確に評価することが推奨されている．

せん妄の原因は多様であるが，重篤な疾患や感染，侵襲度の高い手術などによる炎症反応，電解質や血糖の代謝異常，投与される薬剤の影響など，「生理学的な異常」が直接的な引き金となり得る．また，急な入院による環境の変化の影響で，睡眠・覚醒リズムや生活パターンが乱れることも原因として重なり合う．そして，もともとの高齢や認知機能の低下などによる脳の脆弱性，あるいは生理学的にも心理的にも環境の変化に対する適応幅の低下により，適応しづらい状況も重なるため，せん妄になりやすくなる[18]．

これらの状況を総合的にアセスメントし，看護師が患者を観察・評価した情報は多職種医療チームで共有して連携につなげる．まずは原因疾患や生理学的異常の治療が円滑に進むよう，医師・薬剤師との連携が重要である．そのうえで，疼痛や不快な症状を緩和・軽減するための適切な薬物療法・非薬物療法（支持療法）を医療チームで連携して提供する[18]．さらに，日常生活を心地よく過ごし気分転換できるための工夫，患者と家族の不安・疑問・心配事にひとつずつ向き合い丁寧に解決していく工夫が求められる．これらの積み重ねが，せん妄のある高齢がん患者の早期治癒と回復をもたらす．

表 16-3 せん妄の症状を系統的に評価する尺度（日本語版）

尺　度	特　徴
日本語版ニーチャム NEECHAM 混乱・錯乱スケール[*1]	通常のケアにおける観察から、①情報処理（注意力・認知・見当識）3項目、②行動（外観・動作・話し方）3項目、③生理学的コントロール（バイタルサインの安定性・酸素飽和度の安定性・排尿コントロール）3項目を評価する．得点により、発症早期や軽度、または中程度から重度の混乱・錯乱状態を判定する．
せん妄スクリーニングツール（DST: Delirium Screening Tool）[*2]	A. 意識・覚醒・環境認識のレベル7項目、B. 認知の変化2項目、C. 症状の変動2項目を評価し、それぞれ1項目以上当てはまれば「せん妄の可能性あり」と判断する．
日本語版 ICDSC (Intensive Care Delirium Screening Checklist)[*3]	過去8時間または24時間の記録等から、①意識レベルの変化、②注意力欠如、③失見当識、④幻覚・妄想・精神障害、⑤精神運動的な興奮または遅滞、⑥不適切な会話あるいは情緒、⑦睡眠／覚醒サイクルの障害、⑧症状の変動の8項目を評価する．各項目で「あり」の場合を1点として加算．4点以上で「せん妄」と判定する．
日本語版 ICU のためのせん妄評価法（CAM-ICU）[*4]	①精神状態の急激な変化または変動の経過、②注意力の欠如（注意力スクリーニングテスト）、③意識レベルの変化または④無秩序な思考（思考と指示反応性を問う質問）、の4項目を評価する．①および②が必ず陽性、③または④のいずれか1つが陽性で、「せん妄」と判定する．

[*1]：綿貫成明ほか，日本語版ニーチャム混乱・錯乱スケール：一瀬邦弘ほか監修(2002)せん妄：すぐに見つけて！すぐに対応！, pp. 26-39, 照林社．
[*2]：町田いづみほか(2003)せん妄スクリーニング・ツール(DST)の作成，総合病院精神医学，15(2), pp. 150-155.
[*3]：卯野木健ほか(2011)せん妄の評価3 ICDSCを使用したせん妄の評価，看護技術，57(2), pp. 133-137.
　　古賀雄二ほか(2014)日本語版ICDSCの妥当性と信頼性の検証，山口医学，63(2), pp. 103-111. http://doi.org/10.2342/ymj.63.103
[*4]：Inoue, S., Tsuruta, R., Ely, E.W.(2002/2014)ICUにおけるせん妄評価法(CAM-ICU)トレーニング・マニュアル　改訂版．http://www.icudelirium.org/docs/CAM_ICU2014_Japanese_version.pdf
　　古賀雄二ほか(2014)日本語版CAM-ICUフローシートの妥当性と信頼性の検証，山口医学，63(2), pp. 93-101. http://www.lib.yamaguchi-u.ac.jp/yunoca/handle/B030063000203

2 高齢がん患者のセルフケア支援

　高齢がん患者が手術療法，化学療法，放射線療法のいずれを受ける場合であっても，入院中から退院後にかけて，切れ目のない医療・ケアが提供されることが不可欠である．医療者との密なかかわりから離れる自宅療養時は，安全・確実に，しかも安楽に治療が継続できるための支援の体制づくりが求められる．

1 自己観察，セルフモニタリングを支える

　がんに罹患し治療を受ける高齢がん患者は，生活機能の多様な面で影響を受ける．日々の症状や徴候を自己観察（セルフモニタリング）し，それを日記に記録することは，「自分で自分の体調がわかる」点で重要である．例えば，さまざまな症状・徴候，食事の摂取や排泄，身体活動の状況，体重を記録することで，どのような療養行動がどのタイミングで自分の症状・徴候に影響するのか把握しやすくなる．そのため，患者の療養上の問題を医療者にも具体的に相談しやすくなる[19]．

　高齢者と一口に言っても，細かく日記をつけることに前向きな人とそうでない人，家族に任せ

る人などさまざまである．本人と家族の思いを見極め，効果的な療養のために，どのような手段がよりよいかを一緒に考えることが重要である．

2 自己管理，セルフマネジメントを支える

　がんの治療で特に長期的な療養が必要になる場合，あるいは長期的に有害事象を有する場合に重要なのは，高齢がん患者とその家族が，日常生活の療養行動，自己管理・セルフマネジメントに主体的に取り組めることである．例えば抗がん薬の複雑な服薬方法や扱い方法がある場合，飲み忘れや面倒に思って服薬しなくなるなど，アドヒアランスが低下するリスクがある．高齢がん患者とその家族の身体状況，認知機能，心理状況，同居家族，経済状況を総合的にアセスメントし，高齢者のセルフケア，セルフマネジメントを促進できるような患者・家族教育を行う．

　高齢がん患者の自己観察や自己管理は，高齢者本人だけでなく，その家族，キーパーソン，意思決定代理人など，それぞれの役割や状況をアセスメントし，一緒に取り組むようにする．高齢がん患者の食事を調理する配偶者や子ども，生活全般を支える家族や友人を巻き込み，高齢がん患者を支えていくことが不可欠となる．もし独居であったり，同居家族が高齢で家族を含めた支援が難しい場合は，早期に医療福祉サービス等の社会資源の導入を検討できるよう，患者・家族，地域の医療福祉職と連携する．

3 患者・家族の情報理解と生活を支える

　がんの治療に関する情報は難解な用語が多いため，成人・高齢を問わず，患者・家族が誤解していることがある．がんの治療目的や方法，どのような有害事象がいつ起こりうるか，セルフケアで注意すべき点は何かなど，多くの内容を患者・家族に正確に理解してもらう必要がある．
　そのため，高齢がん患者と家族に対する教育的支援の際は，次の点に配慮する．
　①患者と家族の認知・感覚機能：加齢によるもの忘れのほか，認知症やせん妄，抗がん薬の有害事象による認知機能の低下，セルフケア能力の低下が起こりうる．また認知機能・感覚機能の低下が原因で，抗がん薬の有害事象自体に気づきにくいこともある．そのため，眼鏡は必要か，照明や文字の大きさ，教材の色使いはわかりやすいか，補聴器が機能しているか，話し手の声の大きさや速度は適切か，などを確認する．
　②学習スタイルとペース：高齢者の特徴をふまえた学習理論「ジェラゴジー（geragogy）」[20]に基づいて，がん治療を受ける高齢患者への教育的取り組み[21,22]が行われている．高齢がん患者には，次のような配慮や工夫が求められる．

　高齢がん患者の教育にあたっては，学習が必須の項目と，学習しておくとよりよいという推奨の項目がある．優先度の高い項目を選定し，それらから情報を提供する必要がある．そして，患者の関心が向いて質問があった場合に推奨項目を伝えるようにする．高齢者の多くが，より短時間の教育プログラムを求めている．最初に学習したことの記憶がよく残るため，重要なことから順序立てた説明をする．高齢者の学習環境としては，静かで集中できる場所，普通の声の高さでゆっくり話すことが求められる．

　高齢者は，自分のペースで主体的に学ぶ傾向が若年者よりも強い．教材には，わかりやすい説明文と，それを強化または補完するシンプルな図・表・写真が備えられていることが望ましい．説明の後，再度自分のペースで読み返したり見返したりすることができる資料が適している．

③**高齢者の遠慮**：高齢者は，周囲の状況や人間関係に非常に気を使うことが多い．「治療を受けているから仕方ない」，「お世話になっている医療者には申し訳ない」といった気持ちから，医療者に遠慮して質問してこない場合もある．そのようなことがあると場合によっては，適切で効果的な治療の障害となるため，本音を引き出せるかかわり方，コミュニケーションが求められる．

④**それまでの経験**：高齢がん患者は，過去に複数の治療を経験していることも多い．その経験から，特有のイメージや固定観念，誤解をもっていることもある．それらを明らかにしたうえで，誤解を解けるようなかかわりが求められる．

⑤**キーパーソン**：高齢がん患者をとりまく家族，介護者，意思決定代理人などの状況，それぞれの役割や人間関係を把握しておくことは重要である．がん治療に関する情報提供の際は，重要な役割をもつ家族にも同席を依頼し，一緒に確認したり自宅療養における工夫を話し合ったりすることが求められる．高齢がん患者とその家族の状況を総合的にアセスメントしたうえでケアにかかわることで，より効果的な看護を提供することができる．

⑥**経済状況**：がん治療は高額になることもまれではない．年金とその他の収入と，医療の出費のなかで，医療保険，高額医療費，介護保険，生命保険，がん保険等がどのように活用できるのか，高齢がん患者とその家族の理解を支えること，そして本人が望む治療と家族・療養生活の状況をアセスメントしながら意思決定を支えることが求められる．

3 治療にかかわる意思決定を支える

高齢がん患者の治療にかかわる意思決定を支援する際は，多様な側面を考慮する必要がある．

1 患者・家族とともに歩む

高齢がん患者の治療にかかわる意思決定の際は，医療・介護を受ける側と提供する側との意識に違いが生じ得ることにも配慮することが重要である．「患者の求める高齢者医療の優先順位」の意識調査[8]で，優先すべき12項目を調査したところ，地域の高齢者，通院中の高齢者，デイケアの利用者，認知症患者の家族は，「病気の効果的治療」や「身体機能の回復」の優先度を第1位または第2位として求めていた．その一方で，医師や介護職員は「生活の質（QOL）の改善」や「利用者の満足」の優先度を高く考えていた．

このように，医療者と患者・家族との認識が，さまざまな点において異なる可能性が高いことを常に念頭においておく必要がある．高齢がん患者の意思決定にかかわる看護師は，患者・家族の認識に誤解がないか，また正しく理解したうえでの本音は何かなどを十分に傾聴して理解する．そして，その意思が尊重された決定がなされるよう，医療チーム・メンバーの一員とし積極的にかかわっていくことが求められる．

2 標準治療の検討

がんの標準治療のガイドラインは，体力や予備力が比較的あり，併存疾患や合併症が少ない成人や前期高齢者を対象とした研究のエビデンスに基づいていることが多い．そのため，標準治療

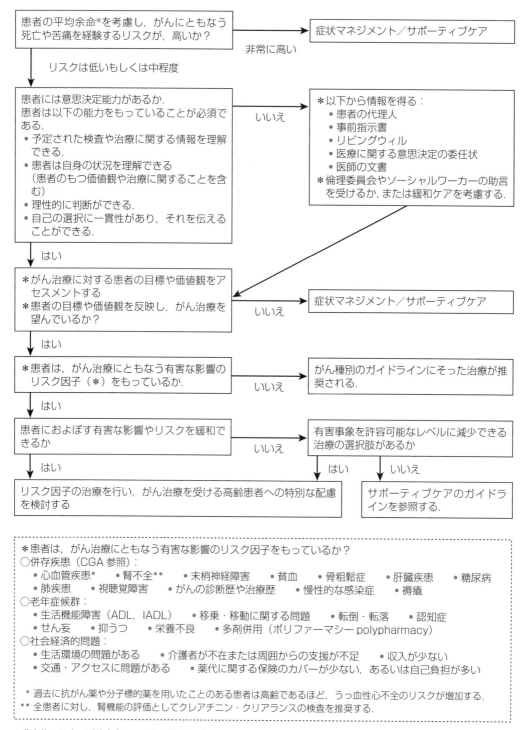

図 16-1　NCCN ガイドライン：高齢がん患者の意思決定へのアプローチ

(NCCN (2017) NCCN Guidelines Older Adult Oncology, pp. OAO1-OAO2 [4] より転載，著者ら訳)

の想定対象として，後期高齢者や超高齢者は含まれていない場合が多い．

　高齢がん患者の治療の意思決定の際は，標準治療を行うメリットとデメリットを十分に考慮し，場合によっては症状管理・緩和（symptom management）やサポーティブケア（supportive care：支持療法）を選択することもある．その判断の際に，**NCCNガイドライン**（図16-1）が参考になる．これは，平均余命[23]とがんによる死亡・苦痛との関連，患者自身の状況理解力や意思決定能力，意思決定代理人の状況，患者の目標や価値観をふまえた判断を行うものである．

　標準治療を行う場合，治療開始前の併存疾患，老年症候群の状況，社会経済的な要因を総合的に勘案する．それらに問題がなければ，がん種別のガイドラインにそった治療が推奨される．もし問題がある場合は，患者におよぼす有害な影響やリスクを緩和できるか検討し，必要ならば各種治療の「高齢者への特別な配慮・措置」を行うことが推奨されている[4]．このような判断の方法は，高齢がん患者の意思決定能力，価値観をふまえた適切な治療選択に役立つであろう．

3 適切な医療提供

　成人を主な対象とした診療ガイドラインを高齢者に適用しても，必ずしも良好な結果が得られるとは限らない．高齢がん患者を対象とした診療ガイドラインの歴史は浅く，十分に確立されていない部分が多い．

　そのような課題への取り組みとして，日本老年学会・全国老人保健施設協会・日本慢性期医療協会が「**高齢者に対する適切な医療提供の指針**」を示した[24]．これは，高齢者に対して本当に適切な医療が提供されているか，「高齢者」という理由だけで過剰もしくは過少な医療になっていないか，患者・家族・多職種で評価する際の指標となる．主な内容として，高齢者の特徴をふまえて，生活機能の保持や症状緩和によりQOLを維持・向上させること，生活の場に即した意思決定にチームでかかわることが示されている（表16-4）．

表16-4　「高齢者に対する適切な医療提供の指針」の概要

1. 「高齢者の多病と多様性」
   高齢者の病態と生活機能，生活環境をすべて把握する．
2. 「QOL維持・向上を目指したケア」
   生活機能の保持，症状緩和などによりQOLの維持・向上を目指す．
3. 「生活の場に則した医療提供」
   患者のQOL維持に生活の場の問題は重要であり，適切な医療提供の場を選択する．
   医療提供の場を変更する際に生じる問題を理解し，予防に努める．
4. 「高齢者に対する薬物療法の基本的な考え方」
   有害事象や服薬管理，優先順位に配慮した薬物療法を理解し，実践する．
5. 「患者の意思決定を支援」
   意思決定支援の重要性を理解し，医療提供の方針に関して合意形成に努める．
6. 「家族などの介護者もケアの対象に」
   家族をはじめとした介護者の負担を理解し，早期に適切な介入を行う．
7. 「患者本人の視点に立ったチーム医療」
   患者もチームの一員であることを理解し，患者本人の視点に立った多職種協働によるチーム医療を行う．

（秋下雅弘ほか（2011）厚生労働科学研究費補助金（長寿科学総合研究事業）高齢者に対する適切な医療提供に関する研究（H22-長寿・指定-0090）研究班報告書，「高齢者に対する適切な医療提供の指針」より転載）

4 エンドオブライフケア（end-of-life care）

　高齢がん患者のケアで，必ず考えるべき重要な点の一つに，「死をどう迎えるか」がある．高齢者に最善の医療を提供し，家族の心の平安を保障し，医療・福祉の現場で多様な困難に直面している専門職に対する指針として，日本老年医学会は「高齢者の終末期の医療およびケア」に関する「立場表明」を 2012（平成 24）年に提示した．これは，要介護や認知症の状態になっても「最良の医療」を受ける権利があること，年齢による差別（**エイジズム**）に反対すること，わが国特有の家族観や倫理観に十分配慮し，個と文化を尊重する医療とケアを提供することが記されている[25]．

　高齢者個人の価値観や思い，権利を十分に尊重し，高齢者の生活に根ざしたアセスメントとケアをチームで展開することが重要である．看護者は，特にエンドオブライフに関して高齢がん患者に生じうる倫理的課題に敏感であり続けること，そして高齢がん患者と家族に役立つ専門的なケアの方法を開発し普及することも重要な役割である．

5 多職種・多領域チームで取り組む

　超高齢社会を歩む日本のがん看護に関しては，多くの課題がある．それらの解決のため，多職種・多領域でチームを形成し，連携・協働することが欠かせない．例えば，高齢者の栄養管理では，疾患の治療は医師の力が，義歯や口腔の課題は歯科医師と歯科衛生士の力が求められる．嚥下障害については，摂食・嚥下障害看護認定看護師や言語療法士，栄養士の力が，味覚異常や低栄養，身体活動低下などは栄養サポートチーム，リハビリテーションの職種の力が必要になる．患者・家族の全体像をアセスメントし，適切な人的資源，社会資源，治療とケアの調整を行う役割は，看護師の責任でもある．

　看護師は，高齢がん患者の個別性の高さを認識し，長年の人生を歩んでこられたことへの理解と畏敬の念をまずもつ必要がある．独居や高齢介護家族などの課題に対し，地域連携，地域包括ケア，社会資源やサポートネットワークを活用できるようにする支援が大切である．看護師は常に高齢がん患者と家族のかたわらに立ち，代弁者であり擁護者であることを忘れてはならない．

　集学的治療を受ける高齢がん患者にかかわる看護師は，「成人看護学」「がん看護学」の知識・技術とともに，老年症候群や生活機能障害をはじめとする「老年看護学」の視点や，知識・ケアの技術を効果的に織り交ぜることが重要である．看護師のかかわりによって，がんの治療効果とQOL をさらに高められるよう，実践に取り組むなかで専門性を深めるとともに，エビデンスを明らかにするための研究にも取り組んでいくことが求められる．

［引用文献・資料］

1) 「がんの統計」編集委員会（2017）がんの統計 '16 年版，pp. 68-69, 82-83, 129-130.
2) 鳥羽研二監修，長寿科学総合研究 CGA ガイドライン研究班（2003）高齢者総合的機能評価ガイドライン，厚生科学研究所．
3) Wildiers, H., Heeren, P., Puts, M., et al.（2014）International Society of Geriatric Oncology consensus on geriatric assessment in older patients with cancer. J Clin Oncol, 32（24），pp. 2595-2603.
4) 日本臨床腫瘍研究グループ（JCOG）ホームページ，JCOG 高齢者研究ポリシー・推奨 CGA ツール．http://www.jcog.jp/basic/org/committee/gsc.html

5) National Comprehensive Cancer Network（NCCN）(2017) NCCN Clinical Practice Guidelines in Oncology: Older Adult Oncology.Ver.2.
   https://www.nccn.org/professionals/physician_gls/pdf/senior.pdf
6) 綿貫成明，飯野京子（2016）加齢に伴う身体的・心理的・社会的変化とヘルスアセスメントのポイント，がん看護，21（2），pp. 116-119.
7) 宮内眞弓（2016）栄養学からみた高齢がん患者の特徴とケアのポイント，がん看護，21（2），pp. 133-139.
8) 阿南節子（2016）薬物動態からみた高齢がん患者の特徴，がん看護，21（2），pp. 125-132.
9) 日本老年医学会：日本医療研究開発機構研究費・高齢者の薬物治療の安全性に関する研究 研究班編（2015）高齢者の安全な薬物療法ガイドライン2015，総論，メジカルビュー社．http://www.jpn-geriat-soc.or.jp/info/topics/pdf/20170808_01.pdf
10) 鳥羽研二，老年症候群とは：日本老年医学会編（2013）老年医学系統講義テキスト，p. 92，西村書店．
11) Mohile, S. G., Fan, L., Reeve, E., et al.（2011）Association of cancer with geriatric syndromes in older Medicare beneficiaries. J Clin Oncol, 29（11），pp. 1458-1464.
12) 日本老年医学会（2014）フレイルに関する日本老年医学会からのステートメント．https://www.jpn-geriat-soc.or.jp/info/topics/pdf/20140513_01_01.pdf
13) Fried, L. P., et al.（2001）Frailty in older adults: evidence for a phenotype. J Gerontol A Biol Sci Med Sci, 56（3），M146-156.
14) Handforth, C., Clegg, A., Young, C., et al.（2015）The prevalence and outcomes of frailty in older cancer patients: a systematic review. Ann Oncol, 26（6），pp. 1091-1101.
15) 原田敦ほか（2012）サルコペニア：定義と診断に関する欧州関連学会のコンセンサスの監訳とQ&A，厚生労働科学研究補助金（長寿科学総合事業）高齢者における加齢性筋肉減弱現象（サルコペニア）に関する予防対策確立のための包括的研究 研究班．
   http://www.jpn-geriat-soc.or.jp/info/topics/pdf/sarcopenia_EWGSOP_jpn-j-geriat2012.pdf
16) Breitbart ,W., Alici, Y.（2012）Evidence-based treatment of delirium in patients with cancer.J Clin Oncol, 30（11），pp. 1206–1214.
   http://ascopubs.org/doi/10.1200/JCO.2011.39.8784
17) Inouye, S. K., Foreman, M. D., Mion, L.C., et al.（2001）Nurses' recognition of delirium and its symptoms: comparison of nurse and researcher ratings. Arch Intern Med, 161（20），pp. 2467-2473.
18) 粟生田友子（2014）高齢者せん妄のケア，日本老年医学会雑誌，51（5），pp. 436-444.
   http://www.jpn-geriat-soc.or.jp/publications/other/pdf/clinical_practice_51_5_436.pdf
19) 栗原美穂，上杉英生，綿貫成明（2016）手術を受ける高齢がん患者のリハビリテーションの特徴とケア：がん専門病院における周術期リハビリテーションおよび術後回復促進プログラムの実際，がん看護，21（2），pp. 231-236.
20) John, M. T.（1988）Geragogy: A theory for teaching the elderly. The Haworth Press.
21) Zurakowski, T., Taylor, M., Bradway, C.（2006）Effective teaching strategies for the older adult with urologic concerns. Urol Nurs, 26（5），pp. 355-360.
22) Rigdon, A. S.（2010）Development of patient education for older adults receiving chemotherapy. Clin J Oncol Nurs, 14（4），pp. 433-441.
23) 厚生労働省ホームページ，平成28年簡易生命表の概況：結果の概要 1．主な年齢の平均余命．
24) 秋下雅弘ほか（2011）厚生労働科学研究費補助金（長寿科学総合研究事業）高齢者に対する適切な医療提供に関する研究（H22-長寿・指定-0090）研究班報告書，「高齢者に対する適切な医療提供の

指針」.
http://www.jpn-geriat-soc.or.jp/proposal/pdf/geriatric_care_GL.pdf
25) 日本老年医学会（2012）「高齢者の終末期の医療およびケア」に関する日本老年医学会の「立場表明」2012.
http://www.jpn-geriat-soc.or.jp/proposal/pdf/jgs-tachiba2012.pdf

[参考文献]

飯野京子，綿貫成明編（2016）特集：老いを理解し，実践に活かす　高齢がん患者のトータルケア：2025年問題を見据えて，がん看護，21（2）.

第17章
がん看護実践に重要なスキル

1 高度看護実践の概念

1 リーダーシップ

1 高度実践看護師

高度実践看護師について日本看護系大学協議会では,「看護系大学院の教育を受け,個人,家族および集団に対して,ケア（care）とキュア（cure）の融合による高度な看護学の知識,技術を駆使して,疾病の予防および治療・療養過程の全般を管理・実践できる者」[1]と定義している.その役割機能としては,実践,相談,調整,倫理調整,教育,研究の役割と同時に,それらの役割を遂行するためのリーダーシップが求められている.

2 専門看護師（CNS）

わが国の高度実践看護師は,専門看護師（certified nurse specialist：CNS）とナースプラクティショナーの2種類とされているが,ここでは,CNSに求められるリーダーシップについて述べる.

中村は,さまざまなリーダーシップ研究から「リーダーシップとは,これからの展望や方向性を示し,その実現に向けて人々に影響力を発揮すること」[2]と定義している."これからの展望や方向性の実現"ということは,現状を変えるということ,つまり変化をもたらすために影響力を発揮することを意味している.また,林田らは,がん看護CNSコース担当教員とがん看護CNSを対象とした研究で,「CNSは組織において役割を実践することを通して組織に変革をもたらすチェンジエージェントとして期待されている存在である」[3]と述べている.このようにCNSには組織に変革をもたらすリーダーシップが求められている.

3 リーダーシップを発揮する場

CNSがリーダーシップを発揮する場面を筆者の経験からいくつか例として下記にあげた.しかし,これはあくまでも一部であり,実践,相談,調整,倫理調整,教育,研究という6つの役割を遂行するためには,CNSは必ず何らかのかたちでリーダーシップを発揮している.

1）緩和ケアチームでのリーダーシップ

がんの領域では,多職種メンバーで構成される緩和ケアチームに所属しているCNSも多い.緩和ケアチームの目標は患者・家族へのより質の高い緩和ケアの提供である.その目標に向かって,多職種メンバーの専門性をどのように活用し,チームとしていかに動くことが目標達成につながるのかを考え,リーダーシップを発揮することがCNSに求められる.

例えば,あるメンバーの専門性を適切に活用して成果をもたらすことができれば,そのメンバーはチームのなかで自身の存在価値を見出し,さらにチーム活動に積極的に貢献しようとする意欲につながる.そのことは,ひいては患者・家族へのより質の高い緩和ケアの提供というチームの目標に近づくこととなる.

"変革をもたらす"というと,とてつもなく大きなことをイメージしがちであるが,チームがこれまで経験したことがないことを実現して成果をもたらすことも,変革の一つといえる.例えば,患者の退院前カンファレンスなどは,いまでは当たり前になっているが,緩和ケアチームの

方略として取り入れる最初の場面では，メンバーにとまどいもあり，必要性を疑問視する意見もあった．しかし実現してみると，患者・家族への利益を実感でき，チームとしての成功体験となった．

「リーダーシップとは，これからの展望や方向性を示し，その実現に向けて人々に影響力を発揮すること」という定義から，CNS がメンバーの意欲向上を導き，新しい方略をとり入れて，患者・家族への質の高い緩和ケアの提供という目標達成につなげることは，CNS の発揮するリーダーシップといえる．

2）新システム導入におけるリーダーシップ

近年，がん診療連携拠点病院を中心に，がん患者の苦痛を早期に把握し対応するために「苦痛のスクリーニング」の導入が求められている．これを例に新システム構築における CNS のリーダーシップについて考える．

どのような状況にも推進力と抑止力が働いており，これらの力が起ころうとする変化に影響を与える[4]と考えられており，新システム構築の前に，丁寧な組織アセスメントが必要である．そして，推進力と抑止力を見極め，よりスムーズに変化を起こせるようにするためには，誰にどのようにアプローチすればよいかを考えることが重要である．

例えば，外来にこのスクリーニングを導入するとしたら，どのようなことが起こるかを考えてみる．外来看護師にとって，看護の対象はがん患者だけではなく，患者の疾患は幅広い．また，多忙で煩雑な外来業務のなかで，さらにスクリーニングシートの説明と手渡し，回収という業務が増えることに負担感を唱える看護師はいると予測はつく．その一方で，緩和ケアに関心をもち，もっとよいケアをしたいと考えている看護師もいる．また，がん看護関連の認定看護師がいることも強みである．

変化はひとりでは起こせない．組織レベルでは，病院や看護部の意思決定者に理解と協力を求めることが必要である．個人レベルでは，緩和ケアに関心をもつ看護師やがん看護関連の認定看護師を仲間にして推進力を強化することは大切なアプローチである．抑止力や反発に対しては，変化のメリットを説くだけでなく，反発の大きな部分を占める"業務の負担感"について理解を示そうという姿勢でかかわり，負担を少しでも軽減できる工夫をともに考えていけば，反発を弱めることにつながると思われる．

このように，まず丁寧な組織アセスメントから得られた現状，推進力や抑止力を見極めたうえで，誰にどのようにアプローチすることがよりスムーズな変化につながるかを考えることが，変化を起こそうとする際の CNS のリーダーシップに必要である．

3）がん看護教育におけるリーダーシップ

がん看護 CNS は，病棟の師長から「この病棟のがん看護のレベルを上げてほしい」と依頼を受けることがある．部署のがん看護のレベルを向上させるという目標の達成に向けた CNS のリーダーシップについて筆者の経験をもとに考えてみる．

状況対応型リーダーシップは，「どのリーダーシップスタイルを使うにしても，影響の対象となる個人，または集団のレディネスに合わせるべき」という考え方に基づいている．この場合の集団のレディネスとは，「特定課題の達成に対するフォロワーの能力と意欲の程度」と定義されている[5]．つまり，この病棟のがん看護における看護師の能力と意欲の程度に応じて，どのようにリーダーシップを発揮するかを考えていくことが求められる．

この病棟のがん看護は，組織全体のなかでも高いレベルとはいえず，師長のレベル向上を望む考えは当然と思われた．次に，看護師は自分たちのがん看護をどう考えているかを把握すること

とした．聞いてみると，「十分できているとは思っていない」「がん患者にもっと深くかかわりたいが，何をどうしたらよいのかわからない」という意見が多く，現在の自分たちのがん看護に満足はしておらず，もっと力をつけたいという意欲がうかがえた．また，なかには「がん性疼痛について勉強をしたことがあるが，もう一度教えてほしい」など，より深めたい具体的な内容について希望する者もいた．これらから，病棟全体のがん看護における能力は高くないが，意欲と関心はあり，少数ではあるが比較的能力の高い者もいると現状をアセスメントした．

そこでCNSは，比較的能力の高い少数看護師に病棟のなかでの中心的役割を担ってもらうこととした．また，がん看護全般の基本的知識についての学習会を開催し，看護師からの疑問や質問にそのつど応じて，まずは個人が知識・技術を習得することを目標とした．次の目標として，知識に基づいた個人の態度や行動の変化，さらに病棟全体の変化を目指していくこととした．

この病棟のがん看護についての現状アセスメントから，学習会の内容と形式をCNSが決めて実行するというリーダーシップを発揮していった．看護師は意欲を失うことなく学習を積み，中心的役割を任せた看護師は役割を果たすという意味でも成長することができた．対象のレディネスに応じたかたちのリーダーシップは病棟全体の変化を導くには時間がかかるが，がん看護のレベル向上という目標に少しずつ向かっていると考えられる．

CNSはリーダーシップを発揮する際，先頭に立ってメンバーを牽引する役割のときもあれば，後方支援になることもある．状況に応じてその立ち位置やかたちを変えてはいるが，常に全体を俯瞰し，かじ取り役としてリーダーシップを発揮している．しかし，かじ取り役であるためには，メンバーから認められる存在でなければならない．そのために，日々の活動を通してメンバーからの信頼を積み重ねていく努力が必須である．

[引用文献]
1) 田中美恵子（2014）高度実践看護師の役割拡大のための修士課程教育のあり方について，特集　実践を変革する高度実践看護師の発展をめざして，学術の動向，19（9），pp. 66-71．
2) 井部俊子編著，中村綾子（2009）実践家のリーダーシップ　現場を変える，看護が変わる，pp. 187-201，ライフサポート社．
3) 林田裕美ほか（2013）がん看護専門看護師が実践を行う際に必要な能力：がん看護専門看護師教育課程担当教員とがん看護専門看護師の立場から，大阪府立大学看護学部紀要，19（1），pp. 41-51．
4) 前掲書2），pp. 142-144．
5) 前掲書2），pp. 193-196．

[参考文献]
1. ポール・ハーシィほか著，山本成二ほか訳（2000）行動科学の展開：入門から応用へ：人的資源の活用　新版，生産性出版．
2. ロバート・K．グリーンリーフ著，金井壽宏監訳，金井真弓訳（2008）サーバントリーダーシップ，英治出版．
3. 福井トシ子ほか（2014）特集　ドラッカーに学ぶ「変革の」リーダーシップ論：2025年に向けて，ナーシングビジネス，9（1）．

2 コンサルテーション

高度看護実践のコンサルテーションは，専門看護師の相談役割に相当するものである．日本看

護協会の定義によると，相談役割とは「専門看護分野において，看護者を含むケア提供者に対しコンサルテーションを行う」とある．これは，高度看護実践者（専門看護師）は，自らの専門領域において，複雑で解決困難な患者，家族，地域等の対象者に関する問題，課題について看護者および医師，薬剤師，理学療法士，作業療法士，栄養士等の医療提供者を対象にコンサルテーションを行うことが役割としてあるという意味である．

次に，コンサルテーションとはリピットら（Lippitt, G., Lippitt, R.）によると，二方向の相互作用であり，援助を探求し，与え，受け取るといったプロセスであり，内外の資源を用いて問題を解決したり変化を起こすことができるように，その当事者やグループを手助けしていくプロセスと定義されている[1]．これは，複雑で解決困難な問題に対して一方向に正しい回答を提示するだけでなく，相談者が問題解決できるよう回答，支援すること，ひいては問題が生じたシステムの変化も視野に入れてかかわることも含まれている．

コンサルテーションを理解するために，構造モデル，タイプ，プロセス，実践モデルについて以下に述べる．

1 コンサルテーションの構造モデル

コンサルテーションの構造モデルは大きくは4分割され，ケース中心のコンサルテーションと管理中心のコンサルテーションに対して，クライエント中心とコンサルティ中心のコンサルテーションがある*（表17-1）．

クライエント中心のケースコンサルテーションは問題をもっている患者にコンサルタントが直接かかわり，患者の問題を解決するものである．これに対して，コンサルティ中心のケースコンサルテーションは患者の問題解決を目標としながらも相談依頼者の成長を視野において相談依頼者が主に問題解決できるようにコンサルタントがかかわるものである．

また，プログラム中心の管理コンサルテーションは達成されるべき管理プログラムに対してコンサルタントがかかわるものであり，コンサルティ中心の管理コンサルテーションはいわゆる管理者の成長を視野において管理者が問題解決できるようコンサルタントがかかわるものである．高度看護実践者の場合，実践者の専門領域が何かによって実際に扱うものは多少割合が異なってくるであろう．多くの臨床領域の高度看護実践者の場合は，（クライエント中心とコンサルティ中心の）ケースコンサルテーションと，プログラム中心の管理コンサルテーションを行う場合が多いと考えられる．

ケースコンサルテーションにおいては，クライエントの存在やコンサルティの存在は同じであっても，いずれに焦点や重みを置いて介入するかの違いであり，成果として期待されるものがそのため異なってくると理解すればよい．これは，管理コンサルテーションにおいても同様である．

表17-1 コンサルテーションの構造モデル

	ケースコンサルテーション	管理コンサルテーション
クライエント中心	クライエント中心のケースコンサルテーション	プログラム中心の管理コンサルテーション
コンサルティ中心	コンサルティ中心のケースコンサルテーション	コンサルティ中心の管理コンサルテーション

* **クライエント**：援助などを直接的に必要としている人．例えば患者やその家族など．**コンサルティ**：クライエントに関する課題の解決について相談，支援を求める専門家．例えばケア提供者である看護師など．**コンサルタント**：コンサルティの相談依頼を受けて支援する者．例えば専門看護師，臨床心理士，外部の専門家など．

2 コンサルテーションのタイプ

コンサルテーションのタイプは，課題適応型とプロセス適応型に大別される（表17-2）．課題適応型は，いわゆる解決すべき問題が明らかな場合である．プロセス適応型は，解決すべき問題の焦点が絞られていない，それほど明らかでない場合である．課題適応型の場合は問題解決に焦点があてられるが，プロセス適応型の場合は問題を明らかにする過程に焦点があてられる．いずれもコンサルタントの専門的な知識・技術が要求されるが，プロセス適応型の場合は，さらに問題を明らかにするための情報収集等のプロセスが重要となるため人間関係能力やコミュニケーション能力も必要となってくる．

表17-2 コンサルテーションのタイプ

タイプ	内　容
課題適応型	問題が何かはわかっているが，解決方法がわからない場合
プロセス適応型	問題が不明確な場合

3 プロセス

コンサルテーションのプロセスは，いわゆる問題解決過程である（図17-1）．これは看護における看護過程と同様でもあり，アセスメント，介入，評価，再アセスメントといった一連の過程である．

コンサルテーションにおいて大切と思われるのは，アセスメントに含まれる「問題の明確化」である．コンサルテーションと類似する活動として，リファーラル，共同管理などがあるが，これらとの違いを見極める判断が必要となるからである*．

その後，計画，介入，評価という段階を踏むことで，コンサルテーションが意図的に行われる．計画段階ではアセスメントに基づいて目標を定める．そこでは，ケース中心かプログラム中心か，さらには，クライエント中心かコンサルティ中心かといった働きかけ焦点を決める．その後は目標にそった計画を立案し，介入することになる．

最終的には目標にそった成果が得られたのかを評価し，再アセスメントによって介入の継続を考慮する．この際，成果を得るために要した経済性の評価も今後は必要となってくると思われる．

4 実践のモデル

コンサルテーションの実践モデルを図17-2に示した．コンサルテーションは目的（結果）に向かって過程と段階を踏んで進んでいくが，それらに影響する環境領域がある（表17-3）．コンサルテーション自体は動的なものであり，コンサルテーション依頼を受けたときに，このモデルで示されている環境領域をアセスメント項目として用いることが可能と考える．過程と段階については，図17-1に示しているため，目的と結果，環境領域について，以下に概説する．

---

* コンサルテーションにおいては，患者ケアの向上やコンサルティの技能向上，またはコンサルティの患者へのかかわりの程度は，コンサルタントとの話し合いで決まる．コンサルティはコンサルタントのアドバイスを受け入れても拒否してもよく，したがってケアの責任はコンサルティにある．一方，リファーラル（referral．委託，紹介・推薦などの意）は，より専門的な技能をもつ別の専門家に任せることでケアの質を高めるものであり，責任はリファーラルを受けた者が請け負う．また，共同管理は2人（以上）の専門家が最適な成果をあげるためにともに働くことである．両専門家は直接それぞれに患者にかかわり，互いの実践を互いに調整する．責任は共有される．

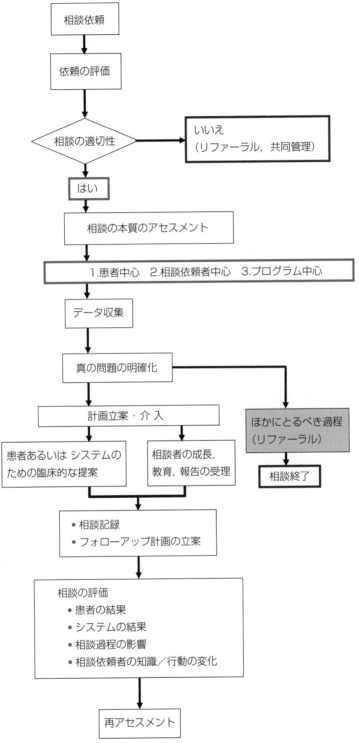

図 17-1　コンサルテーション過程の流れ

(Hamric, A. B., Hanson, C. M., Tracy, M. F., O'Grady, E. T. (2014) Advanced practice nursing : an integrative approach 5th ed., Elsevier saundersより作成)

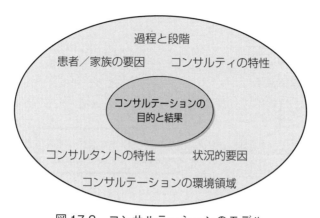

図17-2　コンサルテーションのモデル

(Hamric, A. B., Hanson, C. M., Tracy, M. F., O'Grady, E. T. (2014) Advanced practice nursing : an integrative approach 5th ed., Elsevier saundersより作成)

表17-3　コンサルテーション過程における環境領域

変動因子	内　容
患者／家族の要因	臨床問題の鋭敏さ（acuity） 医療歴 社会歴 社会的支援（ソーシャルサポート） 個々の苦痛の程度
コンサルティの特性	経験 教育 関心の程度／問題に関連する苦痛 時間的拘束 コンサルタントのアドバイスを受け入れたり拒否したりする自由さ
コンサルタントの特性	経験 専門性 人間関係技術 コンサルテーション過程における能力 システム，関係，変化についての知識
状況的要因	スタッフ−患者の相互関係 スタッフ−スタッフの相互関係 組織的な因子 政策的な因子 利用可能な資源 コンサルテーション依頼の鋭敏さ

1）目的と結果

　コンサルテーションモデルにおける目的と結果（goal and outcome）は，①患者結果の向上，②システムの向上，③問題解決視点の増幅，④教育，⑤相談依頼者の成長——などである．これらはコンサルテーションのゴールであり，成果として求められる指標ともなる．

2) 患者／家族の要因

コンサルテーションモデルにおける患者／家族の特性は，表17-3に示すとおりである．臨床問題の程度，医療歴，社会歴，ソーシャルサポート，苦痛の程度などが含まれる．いわゆる，クライエントの状況である．

3) コンサルティの特性

コンサルティの特性は，経験，教育，関心の程度や問題に関連する苦痛，時間的拘束，アドバイスを受け入れる自由さなどが含まれる．これは相談依頼者の要因でもあり，コンサルティ中心のケースコンサルテーションを実施する場合に特に大切となる．

4) コンサルタントの特性

コンサルタントの特性は，経験，専門性，人間関係技術，コンサルテーションの過程における能力，システム・関係・変化についての知識などが含まれる．コンサルタントも成長発達する人間であるため，それぞれの側面における能力の程度がコンサルテーション過程や結果に影響するのは当然である．

5) 状況的要因

状況因子は，スタッフ－患者の相互関係，スタッフ間の相互関係，組織的因子，政策的因子，利用可能な資源，コンサルテーション依頼に対する期待などが含まれる．コンサルテーションの前提にも含まれ，相談依頼の文脈を理解する際にすでに判断されている場合もあるが，コンサルテーションを進めていく際に常に見定めておかなければならない因子である．

6) コンサルタントの役割

コンサルタントの役割は，コンサルテーションのタイプやその過程，段階に応じて多様に変化する．「エキスパート」，「事実を発見する役割」，「客観的な観察者」，「何を選択するのかを明らかにする役割」，「問題の共同解決者」，「教育者」などの役割を担うことになる（表17-4）．

コンサルテーションは，複雑な臨床場面において対象および目標を見定め，プロセスを遂行するために多様な能力が求められるが，適切に遂行されることで効果的に高度な看護実践が提供でき得る役割の一つでもある．コンサルテーションをよりよく進めるためにもハムリック（Hamric, A. B.）らが述べているモデルの前提（表17-5）となる事柄を理解し取り組むことが期待される．

表17-4 コンサルタントの役割

エキスパートとしての役割
事実を発見する役割
客観的な観察者としての役割
何を選択するのかを明らかにする役割
問題の共同解決者としての役割
教育者としての役割

表 17-5　モデルの前提

相談は通常，相談依頼者から開始される．
コンサルタントと相談依頼者の関係は，上下や協働関係でない．
相談依頼に応じる際，コンサルタントはいつも文脈的な要因を考える．
コンサルタントは患者ケア管理の直接的な権威者でない．
コンサルタントは相談に関する処方はせず，提案を行う．
相談依頼者は，コンサルタントの提案の受け入れや拒否に対して自由である．
相談は記録すべきである．

3　調　整

　高度看護実践の調整は専門看護師（CNS）の調整役割に相当するものである．日本看護協会の定義によると，調整役割とは専門看護分野において，「必要なケアが円滑に行われるために，保健医療福祉に携わる人々の間のコーディネーションを行う」とある．これは，対象者への質の高いケアが提供されるために，多職種がかかわる医療チーム内において，より効率的，効果的に成果が達成されることを目的に必要な人々に働きかける役割のことである．

　調整の際に大切な要素は，評価指標ともなる構造，過程，結果に大別できる．複数の関係者間の調整を行うためには，活動対象となる組織の理解は重要である．例えば，多職種間の関係性や組織間の情報の流れなどを理論的に理解するためには，組織管理に関する知識や管理的思考が重要となる．すなわち，専門看護師が活動する領域の組織はどのような構成になっているのか，その責任者の価値や信念は何か，対象者のケア遂行に関係する他職種は誰か，その職種が大切にしていることは何か，といった事柄である．

　調整過程をよりよく進めていくためには関係者とのコミュニケーションが大切な要素となる．そして，組織構造を理解したうえでの現状の解決されるべき問題は何かを明らかにし，問題解決に関連する人々の立場や役割を見定めて関係者に行動してもらえるように働きかける能力が必要となる．すなわち，全体をみながら個別に働きかける視野の広さと細やかさ，多様な関係者の価値を理解し受け入れる度量，活動の場や事象における自分自身の立ち位置を常に客観的にみること，解決すべき目標をもち続ける信念など，専門看護師自身に多様な能力が必要となる．

　「必要なケア」を「円滑に遂行する」ことは，近年，診療報酬加算において多職種協働のチーム医療においてなされる傾向にあるため，高度看護実践の調整については，チームビルディングを前提とした能力も期待されると考える．

　参考までに米国の clinical nurse specialist（CNS）との役割比較を行うと，この役割を遂行するうえでの期待が理解できる．日本の調整役割に相当する米国の役割は「協働（collaboration）」である．調整は，調子を整え過不足をなくし，ほどよくすることであり，直接対象者とは原則接することなく全体の流れをよくするが，協働は協力してともに働くことである．調整という，ほどよく整える役割が期待されている日本文化のありようを理解することも，この役割を遂行するうえでは大切であると考える．

4　倫理的判断

　高度看護実践の倫理的判断は，専門看護師の倫理調整役割を遂行する際に必要とされるもので

ある.日本看護協会の定義によると,倫理調整とは「専門看護分野において,個人,家族及び集団の権利を守るために,倫理的な問題や葛藤の解決をはかる」とある.この役割は,認定制度発足時には明記されていなかった役割である.いわゆる,前述の「調整」役割を,臨床の場で,さらに細やかで毅然とした対応が望まれる「倫理的問題」に特化して2002年に専門看護師の役割として追加規定された役割である.

近年,日本にも紹介された臨床倫理学は,臨床現場における倫理的問題を解決することを主目的としている[2].倫理的判断とは,このような倫理的問題を解決する際に求められる判断のことである.がん医療の場では,遺伝子レベルでの診断や治療技術の発展にともない,より専門的な事象が先行しやすくなる.対象者の理解が進みにくいなかで,対象者に多様な選択が迫られたり,対象者の意向が十分に理解されないまま治療内容が決定されるなど,対象者の権利が阻害されたり,医療の提供者と受け手との価値が対立しやすい状況が生じている.このため,看護職が対象者のQOL向上のために働きかける場合,知識や経験のみで処するのではなく,対象者の権利阻害や価値対立の存在を明らかにし,倫理的判断に基づいて明言し,対象者中心にケアが行われるよう調整していくことが大切となってくる.このような働きかけは,すべての看護職に求められる役割であるが,急速な進展を遂げているがん医療の場においては,まずは問題を見逃さず明確にしていくことが重要であろう.そのためにも,高度看護実践家である専門看護師が,倫理的判断能力を養い,医療の場において倫理調整の役割が遂行されることが期待される.倫理的判断を養ううえで,有効な実践方法と考えられるジョンセン(Jonsen, A. R.)らの**症例検討シート**を用いることで,臨床での事象がより明らかになるだろう.そして,チームで取り組む際にも共通理解をうながすことが可能となり,問題解決にも有効に活用できる.

また,近年の臨床の場においては倫理的な課題を解決する組織的な取り組みとして,**倫理コンサルテーション**を行うシステムを確立している組織が増えている.倫理委員会では臨床研究における倫理について審査するが,倫理コンサルテーションではより実践的に問題解決がなされている.組織により倫理コンサルテーションを行う部門の位置づけは異なるが,こうした倫理コンサルテーションの実働員として,専門看護師が積極的に参加,協力することで対象者の権利を守ることへの看護者の参画が容易になるだろう.すなわち,倫理的判断に関する専門看護師の能力を高めると同時に,能力を効果的に発揮できる場の確保も意図的に行うことが必要となる.

さらには,「集団の権利を守るために」倫理的な問題や葛藤の解決をはかる思考過程として,「公衆衛生の名のもとに,いつ,またどのような目的で個人の自由を制限することが許されるのか」[3]など公衆衛生倫理の考え方も大切となってくる.健康増進や健康格差など,地域や国レベルの健康問題も視野に入れて活動することは,施設内外の課題に取り組む日本の高度実践看護師の実践の拡大にとっても重要であり,公衆衛生の倫理的な問題にも関心をもって自らの倫理的な判断を磨いていくことが望まれる.

5 教 育

高度看護実践の教育とは,専門看護師の教育役割に相当するものである.日本看護協会の定義によると,教育役割とは専門看護分野において,「看護者に対しケアを向上させるため教育的役割を果たす」とある.この日本看護協会の定義では,教育の対象を「看護者」に限定しているが,臨床においては「ケア対象者」に教育的に働きかけることも看護本来の重要な働きであり,実践ととらえるのか教育ととらえるのかは役割全体の構成によると思われる.本項では看護者に対する教育という視点で述べていく.

教育とは，教え育てることであり，人を教えて知能をつけること，人間に他から意図をもって働きかけ，望ましい姿に変化させ，価値を実現する活動である[4]．看護者への教育においては，実践事例の場合は看護判断をスタッフとともに行いながら判断基準の解説を行い，現象に対する理解を深めることがある．そして，頻回に起こる看護現象に関連して知識の習得を目的に集合教育を計画し実施する場合もあるだろう．

　ケアの向上のためにこうした働きかけを行うことは，看護専門職の実践レベルの向上への働きかけであり，実践レベルの段階としては，**パトリシア・ベナー**（Benner, P.）の概念が理解しやすい．ベナーは技能習得に関して**ドレイファスモデル**（Dreyfus model）＊を看護に適用し，表17-6に示すように初心者から達人への段階レベルを提示している．看護職への教育を行う場合は，対象となる専門領域における習得レベルを提示することで，学習目標が設定されるだろう．また，あらゆる施設や場における日本の看護職の活用を念頭に2016年に日本看護協会から看護実践能力の標準指標とし『看護師のクリニカルラダー（日本看護協会版）』[5]が提示されており，看護実践能力の教育計画を立てる際には参考になるだろう．そして，さらに学習目標の分類の基本となる認知領域，情緒領域，精神運動領域の各レベルを考慮し，教育計画を立てる．実践後には教育計画の妥当性を評価する作業が含まれる．

　高度看護実践の教育においても目的，対象者を明らかにし，対象者や内容に応じて，教育方法（事例検討，講義，役割モデル，セミナーやシンポジウムなど）を考慮することが望まれる．

　このように，人を育てる（教育の）基本概念に何を用いるかは教育者の信念によるが，学習者の可能性を信じてかかわることは，いずれの方法論においても共通することであろう．また，教育の成果についても，いつ，どのように評価を行うのかという評価基準を事前に策定しておくことも教育を行ううえでは重要なことである．

表17-6　看護の技能習得レベルの例

初心者	状況についての経験がないため，何をどうしたらよいのか，まったくわからない．提示された通りの項目について情報収集するのが精一杯であり，このため，実践を導くための原則，臨床では何を優先させるべきかを状況に合わせて提示されることが必要である．
新　人	あるところまでの状況には対応が可能である．くり返し起こる事象に対して目を向けることができ，手順を示されるとその通りに実践ができる．実践場面では，何が重要であるかが指導されないとわからないため，その場に一緒にいて提示されることが必要である．
一人前	長期目標にもとづいて，対象者に応じたケアをひと通り実践できる．スピードや柔軟性に欠けることもあるが，予測される利益・不利益について自ら考えながら実践することができる．複雑なニーズをもつ患者へのケアが課題となる．
中　堅	状況を全体としてとらえ，自らの経験に根ざした知覚情報をもとに機敏に対処することができる．状況を把握する能力に磨きをかけ，より適切な自己判断・認識ができるよう帰納的な学習（ケーススタディー）がいっそう有効となる．
達　人	豊富な経験にもとづき，事象を直観的に把握し，ケアを実践することができる．その判断は分析的ではなく直観的になされるため，実践者本人も判断根拠を言語化することが難しい場合もあるが，多くの場合，その判断は適切かつ合理的である．看護実践を記述するための解釈的なアプローチや質的評価が有用となる．

＊　1970年代に米国のドレイファス兄弟が提唱した技能習得モデル．人が物事を習得していく過程を，①初心者，②中級者，③上級者，④熟練者，⑤達人という5段階のレベルで表した．

こうした長期的視点をもって行う教育役割を，実践の場のニーズに照らし合わせて，個人にあるいは集団に対して実施する能力が専門看護師には求められているといえる．

6 研　究

　高度看護実践の研究は，専門看護師の研究役割に相当するものである．日本看護協会の定義によると，研究役割は専門看護分野において「専門知識及び技術の向上並びに開発をはかるために実践の場における研究活動を行う」とある．

　近年，高度看護実践への期待は高まり，高度看護実践活動の議論も行われた．このようななか「実践の場における研究活動」が意味する活動内容は，多様な理解が可能と考える．日本看護系大学協議会の示す高度実践看護師教育課程基準のなかで，各看護専門分野の教育目標における研究活動に相当する部分をみてみると表17-7のようである．そのなかでがん看護分野の教育目標としては「がん看護に関する専門的な知識や技術を深めるための研究を積極的に実施することができる」[6]とある．

　研究を実施することは，研究疑問から文献検討を行い，研究計画書を作成し，計画に基づいてデータ収集を行い，データ分析および分析結果や考察の記述から看護実践への提言（公表）を行うという一連の活動の流れがある．高度看護実践者にはこれらを行う能力を磨いていかねばなら

表17-7　研究に関連する専門看護師（38単位）専攻分野別教育目標

分　野	研究に関する教育目標記載
がん看護	がん看護に関する専門的な知識や技術を深めるための研究を積極的に実施することができる
慢性看護	専門知識・技術の向上を図るために，看護活動に関する研究活動に参加し，それを支援できる
母性看護	母性看護領域における研究を推進するとともに，最新の研究成果を実践に役立てることができる
小児看護	小児看護の研究を推進し，その成果を活用できる
老年看護	老年看護の理論や質の高い最新の研究を理解し，実践に活用できる
家族看護	家族看護の領域に関して研究の企画推進者となることができる
感染看護	感染防止の実践に疫学の原理と統計的方法の知識を活用することができる 1）疫学的原理に基づくサーベイランスシステムを展開することができる 2）感染症の報告，発生時の調査及び感染防止に関し，医療施設内及び，医療施設と地域機関との連携について理解し，活動することができる
地域看護	看護知識や技術を開発し，実践の改善や変革のための研究ができる
在宅看護	在宅ケアに関する実践的研究を行い，在宅看護の発展に貢献することができる
遺伝看護	遺伝看護に関連した教育・研究に参加・協力し，遺伝看護の発展に貢献することができる
放射線看護	放射線看護に関する専門的知識や技術の向上に資する看護研究を行うことができる

（高度実践看護師教育課程認定委員会編(2017)高度実践看護師教育課程審査要項　平成29年度版，pp. 17-30，日本看護系大学協議会より抜粋して作成）

ないが，高度看護実践者の教育レベルが，修士修了者に加えて博士課程修了者も増えてくれば，実践の質を向上させるための道具として研究成果を実践に生かす力に焦点がおかれてくることになるだろう．

米国では，高度看護実践を支えるためには「エビデンスに基づいた実践」能力が必須となっている[7]．それは，①各自の高度看護実践においてエビデンスを用いること，②実践を改善するためにエビデンスを用いること，そして，③実践を評価するためにエビデンスを用いることである．

各自の実践において研究成果であるエビデンスを用いることは，現在の日本の専門看護師の実践活動においてもすでに実施されていることであるが，より意図的に，よりエビデンスレベルの高い研究成果を選択，活用していくことが求められる．そのためには臨床疑問を研究疑問に置き換え，キーワードをもとに二次資料を活用して直近の関連文献を検索，選択すること，選択された文献から近年の研究成果の現状から，日常の実践のよりどころとすることが求められる．そして，定期的にがん（看護）関連の学会に参加することも研究実施や研究成果の動向を認識するためにも大切となる．

また，通常に実施している看護ケアへの疑問が生じた際にも，エビデンスを基盤に改善への提案を行うことが有用となる．介入研究，なかでも無作為化比較試験やメタアナリシスの結果を丁寧に読み取り，実践改善の根拠とすることは，がん医療における多職種協働のチーム実践の際には共通言語として活用しやすく，意見交換も行いやすい．

そして，日ごろの実践を評価するために最新のエビデンスから新たな指標を見出し，現状の実践ケアの有用性を判断することもできる．このような判断は，多職種間での実践評価を容易にしたり，新たな手順として組み込むことで活動施設内で実践される同様のケア活動の質を向上させることにもなる．

このように，研究活動を行うスキルを活用して，研究成果であるエビデンスを活用する能力を磨き，がん看護臨床に生かしていくことも日本の高度看護実践者に求められることだと考える．

[引用文献・資料]

1) Lippitt, G., Lippitt, R. (1986) The consulting process in action, 2nd ed. p. 1, Jossey-Bass Pfeiffer.
2) 福井次矢ほか編（2003）臨床倫理学入門，p. 3，医学書院．
3) 赤林朗，児玉聡編，児玉聡（2015）入門・医療倫理Ⅲ：公衆衛生倫理，p. 17，勁草書房．
4) 新村出編（2008）広辞苑　第6版，岩波書店．
5) 日本看護協会ホームページ，看護師のクリニカルラダー（日本看護協会版）活用の推進．
6) 日本看護系大学協議会，平成29年度版高度実践看護師教育課程基準高度実践看護師教育課程審査要項，p. 17．
7) Hamric, A. B., Hanson, C. M., Tracy, M. F., O'Grady, E. T. (2014) Advanced practice nursing : an integrative approach 5th ed., p. 237, Elsevier saunders.

[参考文献・資料]

1. 日本看護協会ホームページ，専門看護師（Certified Nurse Specialist）とは．
2. Hamric, A. B., Hanson, C. M., Tracy, M. F., O'Grady, E. T. (2014) Advanced practice nursing : an integrative approach 5th ed. Elsevier saunders.
3. P. R. アンダーウッド（1995）コンサルテーションの概要：コンサルタントの立場から，インターナショナルナーシングレビュー，18 (5), pp. 4-12.
4. Jonsen, A. R. ほか著，赤林朗ほか監訳（2006）臨床倫理学，p. 221，新興医学出版社．
5. パトリシア・ベナー著，井部俊子監訳（2005）ベナー看護論：初心者から達人へ，医学書院．

2 ストレスマネジメント

　現代社会において医療従事者は多くのストレッサーにさらされている．医学が急速に進歩して複雑で高度な医療が行われるようになり，医療環境は大きく変化してきている．医療従事者は高度な知識・技術が求められ，さらに医療事故がマスコミで取り上げられるようになり，より緊張した状況におかれている．

　がん患者をケアするスタッフの抱えるストレスは非常に大きい．がん医療においては，がんの診断とその告知に始まり，再発，転移，治療の選択など，患者とともに重大な決定の場面に立ち会わなければならない．終末期医療においては患者の死に直面し，患者の死に対する家族の思い，がん医療における倫理的な側面への対応など複雑で困難な場面に遭遇している．がん看護に携わる看護師のストレスとそのマネジメントについて以下に述べる．

1 ストレスとは

　健康心理学のなかでストレス（stress）という言葉が多く使われる．ストレスという言葉を古くから使っているのは物理学，機械工学の分野であったが，この分野ではストレスを「隣り合った物体，あるいは1つの物体の部分間にある力」としている．物体の間に力が存在するということは，その部分に力の不均衡，歪みがあることになり，この力や歪みをストレスとよんでいるのである．しかし，現在ではストレスという言葉は日常的に使われ，「ストレスがたまる」など，誰もが口にするようになった．一般的に，ストレスは不快感やプレッシャー，緊張をもたらす有害な因子と考えられるが，これはストレスの一面しか表現していない．ストレスは一連の心理的なプロセスであって，外部環境でのできごとや生体内部での反応や状態の変化が次第に展開していくにつれて，さまざまな要因が関与して起こる複雑な現象であり，単純な概念ではない[1,2]．

　ストレスという概念を一般的にしたのは，生理学者の**セリエ**（Selye, H.）[3]である．セリエは，生体に歪みを起こす外的因子を**ストレッサー**とよび，ストレッサーによって生じた生体の歪み状態をストレスとした．そしてストレスとは，生体に作用するあらゆる刺激や要求に対する，その生体の非特異的な反応と定義している．この説によれば，生体がストレスの原因となるさまざまな刺激（ストレッサー：暑さ，寒さ，感染，不安，緊張など）にさらされると，ある種の反応を生じるが，これは生体を危機から防御する反応であり，**汎適応症候群**とされる[4]．

　生体はストレッサーの影響を強く受けると，体内ではこれを緩解するために種々の反応が生じる．例えば視床下部はストレッサーを経験すると内分泌系と自律神経系という2つの主要なストレス反応系を賦活するが，このことによって副腎皮質ホルモンやアドレナリンの分泌が促進される．その結果，血糖値の上昇，心拍数・心拍力・基礎代謝量の増加，瞳孔の拡大，精神活動の増大などが生じる[5,6]．このような汎適応症候群による反応によって，人はストレッサーから自分の体を防衛している．

　この概念を基盤として，ストレスを心理側面から定義したのが**ラザルス**（Lazarus, R. S.）ら[7]である．ラザルスらは，心理的ストレスを「外的状況の特性や内的状態ではなく，環境の要求とその認知，およびそれに対する対処能力の認知との複雑な相互作用からもたらされる過程をさす」と定義した．

　個人の資質に重荷を負わせる，個人の資質を超える要求をする，個人の幸福を脅かす，と評価されるものがストレッサーとなるが，その評価は個人の認知の仕方により異なる．つまり個人の

対処能力により，同じストレッサーに対して，ある人には脅威となり，他の人には効果的な目標となりうることがある．

2 看護師の抱えるストレス

　看護師のストレッサーとしてあげられるものは，仕事の負荷，人間関係の問題，役割の不明確さと葛藤，患者からの圧力，仕事と家庭のバランスの難しさ，研修機会や資源の不足などであろう[8]．これらについて筆者が教育師長として勤務した経験をふまえて解説する．

1　仕事の負荷

　医学の進歩にともない，看護業務にも高度な内容と質が要求されている．看護師の勤務体制，勤務時間は不規則で，職場により夜勤の体制や人数は異なるが，三交代・二交代の勤務体制をとっていることが多い．夜勤は身体的な負担が大きい．仮眠時間をとるなど施設ごとに工夫はしているが夜間の仕事量が多く，休憩をとることができずに朝まで働くこともある．看護師不足などにより超過勤務を余儀なくされ，十分な休暇をとることができないことがある．高度な業務を求められ，十分な休みをとれないこと，生活サイクルが不規則であることがストレッサーとなっている．

　さらに，医療事故などのニュースが報じられ，患者は看護師に事故が起きないようにと「看護師さん，間違わないでよね」などと声をかけることが多くなっている．こうしたなか，看護師は常に緊張しながら勤務している．

2　人間関係の問題

　看護師は医師や薬剤師など他職種と協働する立場にあり，そのなかで人間関係がストレッサーになる．医師との関係は専門職同士として対等であると学んではいるが，現場においては権威的な医師もいるのが実情である．患者のケアなどを医師に相談する場合，コミュニケーションがうまくとれないときに看護師は自分の無力さや医学・看護に対する知識や能力のなさを痛感して虚しさや悲しみを感じることがある．

　看護師間の人間関係においても，上司・同僚との関係がストレッサーになる．上司の言動で傷つき，仕事への情熱が失せてしまうことがある．同僚間では，コミュニケーションがとれずに疎外される看護師がいる．新人看護師などでは，看護基礎教育の差に悩む看護師もいる．

3　役割の不明確さ，患者からの圧力

　看護師は毎日の業務のなかで守秘義務や倫理的な配慮に対して葛藤することが多く，そのジレンマがストレッサーになっている．専門職として，相談相手が少なく，誰にどのような相談をするのが適切か，わからないことが多い．

　また，診療補助業務・隙間業務が多すぎ，患者のベッドサイドに行くことができないことがストレスとなっている．隙間業務は看護師のモチベーションを下げることになる．看護助手を雇うことができない病院では，看護師がメッセンジャー業務，掃除などをすることになる．最近はメッセンジャー業務の外注職員などの配置がされてきているが，隙間業務を看護師が担っている病院は少なくないのが現状である．

　さらに，患者は権利を主張し，必要以上に看護師にケアを要求することがある．患者が求めるケアやコミュニケーションをしないと実名で投書をされたり，暴言を浴びせられることがあり，

ストレッサーになっている．看護ケアは，成果がみえにくいことや他者からの評価がされにくいことがあり，ストレスを強めることになる．

4　仕事と家庭のバランスの難しさ

看護師は時間が不規則な勤務構造により，仕事と家庭とのバランスをとることが難しくなっている．近年では，夜勤加算の関係で夜勤回数の制限があるが，それでも仕事中心の生活になっていることが多い．日曜・祭日，盆，年末年始なども交代で勤務するため，家族の協力がなくては働くことができず，ストレスも多くなる．

5　研修機会や資源の不足

看護師は患者や上司から迅速に対応・対処することを求められる．看護教育の課程では多くのことを学んでいるが，臨床で看護業務をすると自分自身の技術・知識不足を感じて自信を失うことが多く，ストレッサーとなる．仕事が忙しく知識や技術を習得する機会や資源の不足がある．これは卒後教育の充実によりストレスの軽減につながると考えられる．

3　がん看護に携わる看護師のストレス

1　がん患者の死

がん看護に携わる看護師には，患者の死という現実から受けるストレッサーがある．患者の死が日常的に訪れる状況では看護師は慢性的なストレッサーにさらされ続けている．患者の死に対する衝撃の大きさだけではなく，その連続性が，がん看護に携わる看護師のストレスの特徴のひとつである．

退職する看護師が，「どんなに看護を学んで努力しても，患者さんはみんな死んでしまう．やりがいがなく，ただ虚しすぎます」と退職理由を語ることがある．筆者が勤務していた病棟では，若い看護師が患者の死を連続的に体験したことでバーンアウトな状況となり，退職したことがあった．がん患者は長期にわたり入退院をくり返し闘病しているなかで看護師と密な人間関係を形成するため，患者の死が看護師にとって喪失体験になることがある．こうした喪失体験が蓄積され，ストレスとなる．また，患者と親密な関係をもっていた看護師は，悲嘆にいたることがある．看護師が患者の死との関係で正常な悲嘆のプロセスがたどれず，職場を変わったり退職したりすることがある．日常的に患者の死を目の当たりにすると，自分の死や身近な人の死を連想せずにはいられないという看護師もいる．そのような看護師は人の死を受容することができず，ストレッサーとなっている．

2　症状緩和の困難な患者

がん患者のニーズや苦痛に対応できないことは，看護師のストレッサーになる．がんが進行し，治療の見込みがなくなった患者は，身体的な苦痛の緩和が十分にはかられなくなると，看護師への要求が多くなる．仕事量の増加と症状緩和の困難なこと，患者によいと思うケアを提供できないことにストレスを感じるようになる．さらに，症状緩和がはかれない患者をみている看護師は，自分に能力がないから患者が痛みで苦しんでいると思い，ストレスが強くなることがある．

3　患者・家族の苦悩

がん患者あるいは家族の苦悩も，看護師にとってストレッサーになる．患者・家族は病状の悪

化にともない看護師を責めたり，つらくあたったりすることがある．くり返される患者・家族の否定的な反応を不快な感情をもたずに受け入れることは困難なことであるが，これは看護師の人間としての未熟さからくるストレスと推測できる．

　がん看護に携わる看護師のストレッサーは，がん患者とその家族への看護ケアの特徴である，終末期がん患者の苦悩，患者の死と向き合うこと，がんの進行にともなう患者・家族の不安，患者の身体機能の喪失などに関連している[9,10]．がん看護に携わる看護師にはストレッサーに強い人間性が必要であり，ストレスに対処する能力を身につけることが求められる．

4 ストレスマネジメントの実際

1 リラクセーション法

　前述のようなストレスがくり返され長引くと，人は疲弊状態となり，集中力や意欲の低下，不眠，否定的な考え，免疫力の低下などを生じやすくなる．人は日常生活のさまざまなストレッサーにより交感神経が緊張すると，安定していた心身のバランスが崩れる．しかし，人間の体はリラクセーションを行うことによって副交感神経を優位な状態にし，心身の状態を整えることができるようになる．

　がん医療に携わる看護師はストレス状態が持続することによって，身体面，精神面への負荷が大きいことが推測される．したがって，一人ひとりが日常生活のなかにリラクセーション法をとり入れて，自律神経のバランスの状態を安定させ，心と体のバランスを整えていくことは，自分自身を守っていくために大切なことである．

　リラクセーション技法には，漸進的筋弛緩法，自律訓練法，呼吸法，瞑想などがあげられるが，そのなかでも漸進的筋弛緩法（progressive muscle relaxation：PMR）は簡単で習得しやすい技法である．

―漸進的筋弛緩法（PMR）―

　PMRとは，全身の骨格筋をターゲットに緊張と弛緩という身体動作をくり返して得られる筋感覚に基づいて系統的かつ漸進的にリラクセーションを行う方法である[11]．この漸進的筋弛緩法は米国の生理学者ジェイコブソン（Jacobson, E.）[12]によって開発されたリラクセーション法で，ストレスマネジメントの方法として今日まで広く用いられている．また，PMRの実施によって心拍数・収縮期血圧の減少，術後の疼痛の軽減，がん患者の疼痛や不眠の軽減，さらに化学療法による嘔気と不安の軽減，免疫力の上昇などの効果が明らかにされている．「リラックスする」「手足が温かくなる」「気持ちが落ち着く」「気持ちが前向きになれる」などの肯定的な意見も報告されている．このように先行研究により多くの効果が明らかにされているため，看護職に対してもPMRの効果は期待できる．

　PMRの種類には基本的な16筋群，簡略化されたPMRなどがあるが，ここでは基本的な16筋群の実施方法について述べる（表17-8）．

　リラクセーション法を実施する際には，静かな環境，楽な姿勢，受動的な態度が必要である．できるだけ静かで落ち着いた環境と体が楽に安定できる背もたれのある椅子やベッドなどを準備すること，あるがままを受け止め受け流すような態度をもつことによって，リラクセーション反応は得られやすくなる．このように環境と心身の準備が整ったら，表に示した順番でPMRを実施していく．

　はじめは，眼を軽く閉じて深呼吸を数回くり返す．PMRは，前腕→上腕→下肢・大腿部，次

表17-8 漸進的筋弛緩法の実施部位（16筋群）

1. 前腕	9. 肩
2. 上腕	10. 首（後頸部）
3. 下腿・大腿部の前面	11. 首（右頸部）
4. 下腿・大腿部の後面	12. 首（左頸部）
5. 殿部（肛門）	13. 首（前頸部）
6. 腰部	14. 顔の上側（前額部）
7. 腹部	15. 顔の中央（眉間と眼の周り）
8. 胸部	16. 顔の下側（下顎・舌・口唇）

に体幹部である殿部→腰部→腹部→胸部→肩→首，最後に顔の部分という順番に進み，各部位の筋肉の緊張と弛緩をくり返していく．最後に深呼吸をくり返すが，体のどこかに緊張が残っているようであれば，吐く息とともに緊張を取り除いていく．PMR終了後は体全体に脱力感を生じやすいため，いきなり立ち上がると危険である．消去動作（手足を伸ばすなど）を行ってから立ち上がるようにする．基本的な方法は表に示した通りであるが，時間のない場合は，肩や顔など，一部分だけ実施してもよい．

　PMR実施時に特に大切なことは，①筋肉に力を入れて緊張させたときと力を緩めたときの感覚の違いに注意を向けること，②最初から完璧にできなくても気にしないこと，③継続して実施していくこと，である．自分のやり方が正しかったのかどうかを気にしすぎてしまうとPMRに集中することができない．PMRは毎日継続することによって，ストレスを軽減させ，心身を整えていくことができる．看護師がリラクセーション法を活用することによって，自分自身の気持ちを整え，感情をコントロールすることができるようになれば，がん患者へのよりよいケアにつながっていく．

　PMR実施方法の詳細については，章末の参考文献や教材を参照されたい．

2　コミュニケーション

　前述したように，死の問題と直面しているがん患者やその家族は耐え難い身体的・精神的・スピリチュアルな苦痛を体験している．そのため，患者や家族は看護師に対して怒り，悲しみ，無力感などの感情をぶつけてくる場面が多い．看護師は患者や家族から感情を直接ぶつけられると，自分自身が攻撃されたと感じ，患者や家族に対して否定的な感情を生じやすい．しかし，看護師はつらくても患者や家族のためと自分の感情を抑制している場合が多い．このように自分の真の感情を押し殺すことがくり返されると，疲弊し，感情が麻痺していくことがあり[13]，その結果，看護師は患者の気持ちに共感することが困難になりやすくなる．

　看護師は同僚や上司，またチームカンファレンスの場において，自分の抱えている苦しみや悲しみなどの感情を表出し，共感してもらうことが大切である．自分の否定的な感情を周囲から非難されずに聴いてもらえることによって，自分自身を冷静に見つめ直すことができるようになる．そして，そのことによって看護師は患者や家族に真摯に向き合うことができるようにもなる．

3　その他のストレスマネジメント

　上記のほかにストレスマネジメントとして音楽療法，アロマセラピー，マッサージ，温泉療法，ストレッチ，談笑などがある．

音楽を聴いていると気持ちがスッキリすることがある．音楽には不思議な力が秘められている．この力を最大限に利用して心身ともに健康に導いていく方法を**音楽療法**[14, 15]という．音楽を聴くことでストレス解消になるが，無理やり音楽を聴くことは逆にストレスを抱えることになる．自分の感情に近い音楽を聴くことがストレス解消になる．

　アロマセラピーは精油の香りとその成分で心を癒すストレス解消法である．香りは心地よさを感じさせ，心を落ち着かせる効果があり，精神的な開放感を得られる．香りが鼻腔から入り自律神経を活性化させる効果があり，ストレスの解消にはアロマセラピーは有効である．アロマキャンドルやアロマ香などを用いたり，アロマ効果のある入浴剤などを使う．

　マッサージは筋肉の緊張をほぐし，ストレス解消効果がある．整体，鍼灸などで行うマッサージから自分でできる手軽な方法まで，さまざまな方法がある．アロマオイルを使って行うアロマセラピーマッサージは精油の香りを鼻から感じるだけではなく，皮膚から吸収させる作用がある．さらにマッサージにより血液，リンパ液の循環を促進して，老廃物を排出したり，精神的な開放感を得る効果があり，ストレス解消に有効である．

　温泉療法の起源として，ローマ時代にヒポクラテスが温泉の入浴と飲泉を用いて疾患の治療にあたっていたともいわれている．バルネオセラピーはヨーロッパでは温泉療法として使用している言葉である．バルネオとはギリシャ語で「入浴」の意味であることから入浴療法になる．入浴は血行をよくし，リラクセーション効果が高くストレス解消に効果がある．近ごろは，入浴をしないでただシャワーを浴び浴槽に浸からない人が多いという．リラックスして浴槽にしっかりと浸かることでストレス解消になる．さらに香りのある入浴剤などを使うことでリラクセーション効果が高まる．

　ストレッチは緊張した筋肉を伸ばすことでストレス解消になる．ストレッチには簡単なものからスポーツクラブなどで行うものまである．まずは，息をゆっくり吐きながら腕を伸ばすだけでも体をほぐすことになる．

　談笑は精神の緊張をほぐし，心の疲れをとる．特に家族や気の合う友人との食事をしながらの語らいは，ストレス軽減に効果がある．

　ストレスへの抵抗を高めるためには十分な休養と睡眠，規則正しい食生活や栄養のバランス，適度な運動など，生活習慣を整えることで身体的機能を高めることが重要である．自分がストレス状況にあるのか否か，ストレスの原因は何か，ストレス反応が出現していないかなど自身のストレスに気づけるように，自分を知ることが大切である．自分のストレスに気づくことで，ストレスの受け止め方や考え方について自己洞察し，自己をフィードバックする．そして，マイナス思考が生じていれば，プラス思考に切りかえるよう心がける．

　がん看護に携わる看護師は，自身のセルフケアとして自分にあったストレス解消法をみつけ，日々発散することが重要である．看護管理者においては，がん看護に携わる看護師のストレスを理解することと，日々ストレスのなかで仕事をしていることへのねぎらいの言葉がけを行うことが望まれる．

[引用文献・資料]

1) 小杉正太郎編著（2002）ストレス心理学：個人差のプロセスとコーピング，pp. 5-11，川島書店．
2) 浅野茂隆，谷憲三朗，大木桃代編（1997）ガン患者ケアのための心理学：実践的サイコオンコロジー，pp. 42-47，真興交易医書出版部．
3) ハンス・セリエ著，杉靖三郎ほか訳（1988）現代社会とストレス，法政大学出版局．
4) 山崎喜比古，朝倉隆司編（2003）新・生き方としての健康科学，pp. 12-20，有信堂高文社．
5) 中野昭一編（2005）図説・クリニカルサインと臨床検査：症候・病態生理・検査，pp. 23-27，医歯薬

出版.
6) ジェロルド・S. グリーンバーグ著, 服部祥子, 山田冨美雄監訳 (2006) 包括的ストレスマネジメント, pp. 17-29, 医学書院.
7) リチャード・S. ラザルス, スーザン・フォルクマン著, 本明寛ほか監訳 (1991) ストレスの心理学：認知的評価と対処の研究, 実務教育出版.
8) 平井啓, 医療従事者のストレスとその対処方法：鈴木志津枝, 内布敦子編 (2011) 緩和・ターミナルケア看護論 第2版, pp. 329-336, ヌーヴェルヒロカワ.
9) 所昭宏, 河原正明, 中井吉英 (2005) がん医療現場でのストレスとその対応, 緩和ケア, 15 (6), pp. 609-613.
10) 近藤まゆみ, 白井教子 (2005) 緩和ケアにおけるスタッフのストレスとマネジメント, 緩和ケア, 15 (6), pp. 630-633.
11) 荒川唱子, 小板橋喜久代編 (2001) 看護にいかすリラクセーション技法：ホリステイックアプローチ, p. 30, 医学書院.
12) ジェイコブソン, E. 著, 渡辺俊男訳 (1963) ビジネスマンのリラックス健康法, pp. 99-134, 有紀書房.
13) 広瀬寛子 (2012) がん医療に携わるスタッフのストレスマネジメント, プロフェッショナルがんナーシング, 2 (4), pp. 478-482.
14) 音楽療法WEBガイドホームページ. http://www.daisakukawahara.net/
15) 日本音楽療法学会ホームページ. http://www.jmta.jp/

[参考文献]
1. 小板橋喜久代監修 (2005) 看護ケアに役立つ, vol. 1, リラクセーション法, 医学映像教育センター.
2. 荒川唱子, 小板橋喜久代編 (2001) 看護にいかすリラクセーション技法：ホリステイックアプローチ, pp. 30-52, 医学書院.
3. 平井和恵, 細川舞 (2006) 全身倦怠感, がん患者の症状緩和ケア：Ⅱがん患者の苦痛症状と緩和ケア, 看護技術, 52 (12), pp. 1134-1140.

日本語索引

ア

アギュレラ 330
悪液質 18, 242
悪性腫瘍 17
悪性リンパ腫 104, 344
アジアがん看護学会 7
アセスメント 222, 238, 244, 248, 252, 257, 270, 274
アセトアミノフェン 228
圧迫療法 265
アドバンスケアプランニング 124
アドバンスディレクティブ 123
アドボケーター 116
アナフィラキシーショック 146
アピアランスケア 297
アポトーシス 37
アレルギー 146, 284
アロディニア 222
アロマセラピー 283, 410
Ann Arbor 分類 107
AYA 世代 4, 104
IDR + Ara-C 療法 109
IVR 治療 193
R-CHOP 療法 109, 344

イ

イーラス 194
胃 X 線検査 76
胃がん 75, 334
胃癌治療ガイドライン 76
胃癌取扱い規約 75
移植前処置 168
移植片対宿主病 165, 172
移植片対腫瘍効果 164
移植片対白血病効果 164
胃全摘術 78
遺族ケア 324
痛み 218
イダルビシン 109

遺伝カウンセリング 47, 50
遺伝学的検査 48
遺伝子異常 37
遺伝子変異 48
遺伝性腫瘍 47
遺伝性乳がん・卵巣がん症候群 47
遺伝性非ポリポーシス大腸がん 49, 82
胃内視鏡検査 43, 76
イピリムマブ 159
イマチニブ 108
医療における遺伝学的検査・診断に関するガイドライン 50
医療保険 67
医療用麻薬 228
イレウス 215
飲酒 38
インターフェロン 158, 160
インターロイキン 160
インフォームドコンセント 115, 180
インフュージョンリアクション 109, 146, 160

ウ・エ

運動 39, 254

英国国立臨床評価機構 58
栄養機能食品 296
栄養療法 294
腋窩リンパ節 91
エネルギー保存療法 254
遠隔転移 75
エンゼルケア 323
エンドオブライフケア 310, 388
塩分 39
ABVD 療法 109
FP 療法 79
MSI 検査 49
NCCN ガイドライン 386
NK 細胞 157
XP 療法 79

オ

嘔気 236
嘔吐 143, 236
オキシコドン 228
悪心 143
オピオイド 228
オピオイドスイッチング 228
オピオイドの副作用 229
オリエンテーション 180
オレム 330
音楽療法 288, 410
オンコロジックエマージェンシー 200
温泉療法 410
OPCARE9 プロジェクト 316
OPTIM プロジェクト 322

カ

介護保険 69
外部照射 178
外来化学療法 149
化学療法 18, 44, 62, 74, 132, 148
　胃がん 78
　喉頭がん 95
　子宮がん 103
　食道がん 81
　前立腺がん 99
　大腸がん 85
　乳がん 92
　肺がん 88
郭清 91
下肢浮腫 268
画像診断 43
家族 20
家族アセスメント 309
家族ケア 122, 308, 320
家族性腫瘍コーディネーター 55
合併症 169
カバジタキセル 99
過敏症 146

がん遺伝子　17
がん医療に携わる看護研修事業　113
肝炎ウイルス　39
がん看護研究　9
がん看護専門看護師　4
がん検診　40
看護記録　141
看護研究　403
看護師特定能力認証制度　8
看護者の倫理綱領　112
看護の技能習得レベル　402
がん細胞　37, 157, 176
がんサバイバー　4, 12, 57
がんサバイバーシップ　4, 12, 57
癌腫　17
がん診療連携拠点病院　45
がん性疼痛　18
感染症　171
感染予防　171
含嗽　249
がん対策加速化プラン　47, 57
がん対策基本法　2, 31
がん対策推進基本計画　2, 47
がん肉腫　17
がんの統計　34
がんの統合医療ガイドライン　297
がんプロフェッショナル養成プラン　4, 293
がん抑制遺伝子　17
がん予防　38
関連痛　221
緩和ケア　302
緩和ケアチーム　304, 392
緩和手術　78
緩和照射　179
緩和的リハビリテーション　64
がんを生き抜く道具箱　16

キ

気管支鏡検査　43
気管支肺胞洗浄法　44
危機理論　330, 350, 356
喫煙　38, 86
気道分泌亢進　318
機能温存手術　190
機能性表示食品　296
キャンサーボード　45
急性期　14
急性骨髄性白血病　105
急性GVHD　172
急性症状　138
急性白血病　105
急性有害事象　182
急性リンパ性白血病　105
キューブラー＝ロス　316, 329
鏡視下手術　192
強度変調放射線治療　178
業務上疾病　68
局所療法　44
緊急入院病床　149

ク

クスマウル徴候　207
グリーソンスコア　97
グリーフケア　325
グレイ　177

ケ

経気管支肺生検　44
軽擦法　285
経尿道的膀胱腫瘍切除術　193
ゲートコントロール　283
劇薬　134
血液検査　108
血管新生　37
血管新生形成阻害薬　154
血行性転移　38
血小板減少　142
結腸がん　84, 340
ゲノム医療　5, 47
ゲフィチニブ　88, 154
研究倫理　127
検査データ　139
倦怠感　250
倦怠感尺度　252

コ

高額医療・高額介護合算療養費制度　68
高額療養費制度　67
高カルシウム血症　212
抗がん薬　18, 92, 136, 245
口腔ケア　240
口腔内保清　261
甲状腺髄様がん　50
酵素阻害薬　154
好中球減少　141, 171
喉頭がん　93, 356
喉頭がん臨床病期分類　95
喉頭全摘　356
口内炎　245
広汎性子宮全摘術　103
抗不安薬　258
抗VEGF　154
高分化がん　41
抗利尿ホルモン不適合分泌症候群　213
高齢患者　378
高齢者総合的機能評価　378
高齢者に対する適切な医療提供の指針　387
呼吸困難　256
呼吸法　260, 286, 288
国際がん看護学会　7
国際対がん連合　41
個人情報保護法　114
骨髄移植　165
骨髄検査　108
骨髄抑制　141
5年生存率　36
コミュニケーション　22, 409
雇用保険　68
コンサルテーション　394
根治照射　179
コンピューター断層撮影　43

サ

臍帯血幹細胞移植　165
最大耐用量　138
在宅療養支援診療所　70
サイトカイン　157, 209
サイトカイン療法　160
再発　48
再発胃がん　79
サイモントン療法　293
殺細胞性薬　132
サバイバーズ・ギルト　55
サプリメント　296
サポートグループ　15
サラ・T. フライ　112
サルコペニア　382
酸素療法　258
三段階除痛ラダー　225

シ

シーベルト 177
ジェイコブソン 408
自家移植 165
子宮がん 99, 350
子宮頸がん 99, 350
子宮頸がん臨床進行期分類 101
子宮体がん 100
子宮腟部円錐切除術 102
子宮内膜がん手術進行期分類 101
自己決定権 115
自己効力感 329
死後処置 323
自己負担限度額 67.
支持的精神療法 292
シシリー・ソンダース 305
シスプラチン 88
死前喘鳴 318
自然治癒力 280
シタラビン 109
失声 360
実測生存率 37
死の受容過程 316
死亡率 34
シモーヌ・ローチ 9
社会資源 66
社会的苦痛 135
社会的認知理論 329, 331
若年発症 48
集学的治療 44, 132
周手術期看護 190
周術期リハビリテーション 61
揉捏法 285
終末期 15, 23, 123, 314
終末期医療に関するガイドライン 124
終末期せん妄 319
縮小手術 192
手術療法 18, 74, 190
　胃がん 77
　喉頭がん 94
　子宮がん 102
　食道がん 81
　前立腺がん 98
　大腸がん 84
　乳がん 91
　肺がん 88

術後合併症 91
術後補助化学療法 79
術中迅速診断 194
ジュディ・ジョンソン 15
守秘義務 114
腫瘍 44
腫瘍学における高齢者機能評価 378
腫瘍崩壊症候群 201
腫瘍マーカー 44, 76
準広汎性子宮全摘術 102
消化管穿孔 214
症状マネジメント 141, 182, 201, 306
小線源治療 179
上大静脈症候群 207
情動中心型対処 333
小児慢性特定疾病 70
静脈血栓塞栓症 203
静脈投与ライン 140
職業的ケアリング 9
食道がん 79
食欲不振 242
除痛ラダー 225
自律訓練法 286, 292
知る権利 115
侵害受容性疼痛 221
神経障害性疼痛 221
進行胃がん 79
人工肛門 85
浸潤 17
身体障害者手帳 69
身体的苦痛 135
心タンポナーデ 206
シンプソン徴候 100
心理療法 291
CDDP＋PEM療法 137
CS療法 79
CT検査 76

ス

睡眠 254
睡眠衛生 275
睡眠時無呼吸症候群 273
睡眠障害 272
スーザン・レイ 14
スキンケア 265
ステージ 42, 75
ストーマ 85
ストーマ造設 340

ストレス 405
ストレス－対処理論 332
ストレスマネジメント 405
ストレッサー 405
ストレッチ 410
ストレングス理論 369
スピリチュアルペイン 20, 136, 219

セ

生活保護 69
生検 76, 91, 192
生殖機能障害 148
精神・心理的苦痛 136
成人T細胞性白血病 104
生存率 36
セカンドオピニオン 117
脊髄圧迫症候群 204
脊椎転移 206
セツキシマブ 96
セルフケア 150, 306, 331, 334, 341, 346, 383
セルフヘルプグループ 16
セルフモニタリング 197, 383
全身化学療法 85
全身性炎症反応症候群 208
漸進的筋弛緩法 286, 292, 408
全人的苦痛 218, 305
全身療法 44
センチネルリンパ節 91, 192
センチネルリンパ節生検 192
せん妄 319, 382
喘鳴 318
専門看護師 392
前立腺がん 96
前立腺がん病期分類 97
前立腺特異抗原 96

ソ

造血幹細胞 164
造血幹細胞移植 164
造血幹細胞移植合併症 169
相対生存率 37
ソーシャルサポート 15

タ

ターミナル期 314
対がん10か年総合戦略 2

体性痛　221
大腸がん　82
大腸癌取扱い規約　82
大腸がん発生リスク　82
多剤併用　379
多臓器不全　210
脱毛　298
単純子宮全摘術　102
ダンピング症候群　336
ダンピング症状　334
WHO がん疼痛治療法　225
WHO 三段階除痛ラダー　225

チ

地域がん診療連携拠点病院　31
地域包括ケアシステム　30
地域包括支援センター　71
チーム医療　5, 11, 25, 45, 50, 134, 310, 388
超音波検査　43, 76
長期合併症　147
腸閉塞　215
直腸がん　84
治療法の適応　77
チルドレス　112
鎮静　125, 233, 320
鎮静に関するガイドライン　320
鎮痛補助薬　229
鎮痛薬　226

ツ

痛覚伝導路　219
爪の変化　298

テ

手足症候群　155
手足皮膚反応　155
定位放射線治療　178
定型手術　78, 190
低侵襲手術　192
低ナトリウム血症　213
低分化がん　41
デキサメタゾン　205
転移　17, 37, 48
TNM 分類　41, 75, 97

ト

同系移植　165
統合医療　280
同種移植　165
疼痛マネジメント　231
投与管理　136
トータルペイン　13, 218, 305
特定保健用食品（トクホ）　295
特別関心活動グループ（日本がん看護学会）　6
毒薬　134
ドセタキセル　99
ドナー　164, 170
トラスツズマブ　76, 92
ドレイファスモデル　402

ナ

内視鏡手術　193
内視鏡診断　43
内視鏡的治療　77
内視鏡的粘膜下層剥離術　77, 81, 83, 193
内視鏡的粘膜切除術　77, 81, 83, 193
内臓痛　221
内分泌療法
　前立腺がん　99
　乳がん　92
内用療法　179
長与又郎　2

ニ

肉腫　17
二次がん　147
ニボルマブ　158
ニボルマブ最適使用推進ガイドライン　160
日本家族性腫瘍学会　55
日本がん看護学会　6
日本がん看護学会誌　9
日本人のためのがん予防法　38
日本版敗血症診療ガイドライン　209
乳がん　89, 361
乳がん手術術式　91
乳房再建法　92
乳房切除術　361

認知機能障害　382
認知行動療法　293
認定看護師　6
妊孕性温存　119, 149

ネ・ノ

粘膜炎　184
年齢階級別治療法　45

脳波　290

ハ

肺がん　86
肺がんの組織型　87
廃棄物処理　140
敗血症　208
肺血栓塞栓症　202
背部痛　206
排便コントロール　261
ハイリスク薬　134
曝露防止対策　150
播種性血管内凝固症候群　210
発がん性　150
発がんリスク　38
白血球減少　141
白血病　104
パッチテスト　284
発痛物質　221
発熱性好中球減少症　141
パトリシア・ベナー　402
馬尾症候群　206
パフォーマンスステータス　105, 133
晩期有害事象　182
汎適応症候群　405
ハンプ　24
HER2 検査　76

ヒ

ビーチャム　112
非オピオイド鎮痛薬　228
非上皮性悪性腫瘍　17
非ステロイド性抗炎症薬　221, 228
悲嘆　324
ヒト白血球型抗原　165
ヒトパピローマウイルス　99
皮膚炎　183

皮膚乾燥　157
皮膚の変化　299
非ホジキンリンパ腫　108
肥満　39
病期
　　胃がん　75
　　喉頭がん　94
　　子宮がん　100
　　食道がん　80
　　前立腺がん　97
　　乳がん　90
　　肺がん　87
病期分類　42
病理学的分類　41
ビルドアップ効果　177
貧血　143
BRM療法　158, 160
PSA監視療法　98
pTNM分類　41

フ

不安　19
フィッツヒュー・モラン　14
フィンク　330
フェンタニル　228
腹腔鏡下胃切除術　78
腹腔鏡下手術　192
複合的治療　263
複合的理学療法　264
複雑性悲嘆　325
副作用　155, 160
腹式呼吸　292
浮腫　268
不確かさ理論　330, 333
不眠症　272
プライマリーチーム　28
ブリンクマン指数　86
フレイル　380
分化　37
分化度　41
分子標的治療薬　19, 79, 88, 92, 96, 132, 146, 154
分子標的療法　154
噴門側胃切除術　78

ヘ

米国がん看護学会　7
米国国立がんサバイバーシップ連合　13, 57

米国臨床腫瘍学会　50
ペインスケール　223
壁深達度　75
ベックの三徴候　207
ベバシズマブ　154
ヘリコバクター・ピロリ　39, 75
便潜血検査　83
便秘　240
扁平上皮がん　80

ホ

放射線感受性　176
放射線食道炎　88
放射線性肺炎　186
放射線性皮膚炎　183
放射線線量計　187
放射線治療　18, 176, 245
放射線肺炎　88
放射線被曝防護　186
放射線防護の三原則　187
放射線療法　44, 63, 74, 176
　　喉頭がん　95
　　子宮がん　103
　　食道がん　81
　　前立腺がん　98
　　乳がん　93
　　肺がん　88
訪問介護　72
訪問看護　71
訪問診療　70
訪問リハビリテーション　71
ボウルビー　324
ホーマンズ徴候　203
補完代替医療　119, 280
補完療法　241
保健機能食品　294
保健師助産師看護師法　8, 55, 114
保健信念モデル　329
ホジキンリンパ腫　107
ポジトロン断層装置　43
補助化学療法　85
発疹　156
ボディイメージ　197, 358, 361
ポリファーマシー　379
ポリペクトミー　83
ホルモン薬　132

マ

マーゴ・マカフェリー　218
マイクロサテライト不安定性検査　49
マインドフルネスストレス低減法　293
マギー・ケスウィック・ジェンクス　16
マギーズセンター　5, 16
マギーズ東京　16
マッサージ　232, 282, 410
末梢血幹細胞移植　165
慢性骨髄性白血病　106
慢性骨髄性白血病病期分類　106
慢性GVHD　173
慢性白血病　106
慢性リンパ性白血病　106

ミ

味覚障害　245
ミッシェル　330, 333
看取り期　316
看取り期の家族ケア　321
民間療法　280

メ

瞑想法　288
免疫チェックポイント阻害薬　159
免疫賦活薬　158, 160
免疫便潜血検査　83
免疫抑制阻害療法　159
免疫療法　157
免疫力　286

モ

森田療法　293
モルヒネ　228, 258
問題中心型対処　333

ヤ

薬学的管理指導　134
薬物療法　44, 132, 276

ユ

有害事象　141, 182
有害事象共通用語規準　63, 183, 185, 250
幽門側胃切除術　78
幽門保存胃切除術　78
輸液ライン　140

ヨ

用量制限毒性　138, 141
予期悲嘆　197, 308, 322
抑うつ　19
余命告知　117

ラ

ラザルス　405

リ

罹患率　35
力動的精神療法　292
リツキシマブ　109
リニアック　178
リハビリテーション　57, 172
リハビリテーション中止基準　59
リバプール・ケア・パスウェイ　317
粒子線治療　178
リラクセーション　233, 286, 408
臨死期　314
臨終前後のケア　323
リンチ症候群　49, 54
リンパ行性転移　38
リンパ腫　104
リンパ節郭清　91
リンパ節転移　75
リンパドレナージ　265
リンパ浮腫　262
倫理指針　127
倫理的課題　9, 127, 400

レ

レジメン　76, 136, 351
レスキュー薬　228
RET遺伝子　50

ロ

労災保険　68
老年症候群　380
6R　140
ロボット支援手術　193

外 国 語 索 引

A

ABVD 109
acute lymphoblastic leukemia (ALL) 105
acute myeloid leukemia (AML) 105
adjuvant chemotherapy 79
adolescent and young adult (AYA) 4, 104
adult T-cell leukemia lymphoma (ATLL) 104
Aguilera, D. C. 330
American Society of Clinical Oncology 50
anorexia 242
aromatherapy 283
Asian Oncology Nursing Society (AONS) 7

B

Beck 207
Benner, P. 402
Billroth 78
biological response modifiers (BRM) 158
BMT 165
Bowlby, J. 324
BRCA1/2 47, 54, 89
Brinkman index 86
bronchoalveolar lavage (BAL) 44

C

cachexia 242
Cancer Dyspnoea Scale 259
Cancer Survival Toolbox 16
CBSCT 165
CDDP + PEM 137
certified nurse specialist (CNS) 392
chronic lymphocytic leukemia (CLL) 106
chronic myelogenous leukemia (CML) 106
complementary and alternative medicine (CAM) 280
Comprehensive Geriatric Assessment (CGA) 378
computed tomography (CT) 43

D

disseminated intravascular coagulation (DIC) 210
DNA 176
DNAR 123
dose limiting toxicity (DLT) 138, 141
Dreyfus model 402

E

EMR 81, 83
end-of-life care 310, 388
endoscopic mucosal resection (EMR) 77, 193
endoscopic submucosal dissection (ESD) 77, 81, 83, 193
enhanced recovery after surgery (ERAS) 62, 194

F

febrile neutropenia (FN) 141
Fink, S. L. 330
frailty 380

G

Geriatric Assessment (GA) 378
Gleason score 98
graft-versus-host disease (GVHD) 165, 172
graft-versus-leukemia effect (GVL) 164
graft-versus-tumor effect (GVT) 164
Gy 177

H

Hampe, S. O. 24
hand-foot skin reaction (HFSR) 155
hand-foot syndrome (HFS) 155
HBOC 47
Health Belief Model 329
HNPCC 49, 54
Hodgkin's lymphoma (HL) 107
Homans' sign 203
human epidermal growth factor receptor type2 (HER2) 76
human leukocyte antigen (HLA) 165
human papillomavirus (HPV) 99
human T-cell leukemia virus-1 (HTLV-1) 39, 104

I

IDR + Ara-C 108
informed consent 115
integrative therapy 280
International Society of Nurses in Cancer Care (ISNCC) 7
International Union Against Cancer (UICC) 41
interventional radiology (IVR) 192

J・K

Jencks, Maggie K. 16
Johnson, J. 15

Kübler-Ross, E. 316, 329
Kussmaul 207

L

Lazarus, R. S. 405
Leigh, Susan 14
Liverpool Care Pathway 317

M

Maggie's Cancer Caring Center 5
magnetic resonance imaging (MRI) 43
maximum tolerated dose (MTD) 138
Mullan, Fitzhugh 14

N

National Coalition for Cancer Survivorship (NCCS) 13, 16, 57
nausea 236
NCCN 386
non-Hodgkin's lymphoma (NHL) 108
NSAIDs 221, 228
Numerical Rating Scale (NRS) 252

O

oncologic emergency 200
Oncology Nursing Society (ONS) 7
OPCARE 316
OPTIM 322

Orem, D. E. 330

P

PAI-1 210
PBSCT 165
PD-1 159
Performance Status (PS) 105, 133, 350
poorly differentiated carcinoma 41
positron emission tomography (PET) 43
prostate specific antigen (PSA) 96
psychotherapy 291
pTNM 41
pulmonary embolism (PE) 202

Q

QOL 218, 236, 242, 246, 251, 256, 268, 273
qSOFA 208

R

R-CHOP 109, 344
Roach, M. Simone 9
Roux-en-Y 78

S

S-1 79
sarcopenia 382
Saunders, Cicely 305
self-efficacy 329
sentinel node 192
Simpson 100

Social Cognitive Theory 329
Special Interest Group (SIG) 6
survivor's guilt 55
Sv 177
syndrome of inappropriate antidiuretic hormone secretion (SIADH) 213
systemic inflammatory response syndrome (SIRS) 208

T

TNM 41
total pain 218
transbronchial lung biopsy (TBLB) 44
transurethral resection of the bladder tumor (TUR-Bt) 193
tumor lysis syndrome (TLS) 201

U・V

ultrasonography 43
venous thromboembolism (VTE) 203
Visual Analogue Scale (VAS) 252
vomiting 236

W

well-differentiated carcinoma 41
WHO 225, 302

がん看護学
―臨床に活かすがん看護の基礎と実践―
［第2版］

| 編　集 | 大西　和子
飯野　京子
平松　玉江 | 平成23年12月10日　初版発行
平成30年2月20日　第2版ⓒ
1刷発行 |

発行者　廣川　恒男
組　版　株式会社ワコープラネット
印刷・製本　図書印刷株式会社

発行所　**ヌーヴェルヒロカワ**

〒102-0083　東京都千代田区麹町3－6－5
電話 03(3237)0221　FAX 03(3237)0223
ホームページ http://www.nouvelle-h.co.jp
NOUVELLE HIROKAWA　3-6-5, Kojimachi, Chiyoda-ku, Tokyo

ISBN978-4-86174-070-1

ケア従事者のための 死生学

清水 哲郎 編集
島薗 進

医師、看護師など、ケア従事者が直面する死生の諸問題を考察する新しいタイプの死生学の入門書。

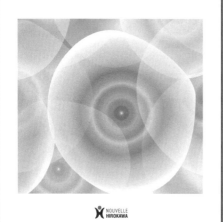

◎主な内容と執筆者

序　死生学とは何か　　　　　　　　　島薗進／清水哲郎

第1部　ケア現場の死生学

Ⅰ章　ケア従事者に求められるもの
　　　　清水哲郎／高橋都／松島たつ子／石谷邦彦

Ⅱ章　医療現場における生と死
　　　　行岡哲男・川原千香子／戈木クレイグヒル滋子
　　　　白石純子／玉井真理子／山崎浩司

Ⅲ章　介護現場における生と死
　　　　立岩真也／橋本操／川口有美子
　　　　岡部健・相澤出／大熊由紀子

第2部　死生学の諸問題

Ⅳ章　宗教・思想と人の死生　　　島薗進／安藤泰至

Ⅴ章　日本人の死生観　　　　　竹内整一／末木文美士

Ⅵ章　死生をめぐる心と振る舞い
　　　　宇都宮輝夫／河正子／堀江宗正／井上ウィマラ

Ⅶ章　死生をめぐる文化と社会
　　　　　　　　　　　　　　　谷山洋三／中筋由紀子

Ⅷ章　死生をめぐる倫理と法　　香川知晶／稲葉一人

A5判 上製 420頁 定価(3,000円+税)
ISBN978-4-86174-036-7　2010年9月刊行

NOUVELLE HIROKAWA
ヌーヴェルヒロカワ

ホームページ　http://www.nouvelle-h.co.jp
東京都千代田区麹町3-6-5　〒102-0083
TEL03-3237-0221（代）FAX03-3237-0223